实用儿科常见病诊治精要

主编 曾凡梅 鲁文东 古玉玉 宋 灿

张 欣 苏 曼 王 坤

黑龙江科学技术出版社
HEILONGJIANG SCIENCE AND TECHNOLOGY PRESS

图书在版编目（CIP）数据

实用儿科常见病诊治精要 / 曾凡梅等主编. -- 哈尔滨：黑龙江科学技术出版社，2023.2
ISBN 978-7-5719-1757-9

Ⅰ．①实… Ⅱ．①曾… Ⅲ．①小儿疾病－常见病－诊疗 Ⅳ．①R72

中国国家版本馆CIP数据核字（2023）第025604号

实用儿科常见病诊治精要

SHIYONG ERKE CHANGJIANBING ZHENZHI JINGYAO

主　　编	曾凡梅　鲁文东　古玉玉　宋　灿　张　欣　苏　曼　王　坤
责任编辑	陈兆红
封面设计	宗　宁
出　　版	黑龙江科学技术出版社
	地址：哈尔滨市南岗区公安街70-2号　邮编：150007
	电话：（0451）53642106　传真：（0451）53642143
	网址：www.lkcbs.cn
发　　行	全国新华书店
印　　刷	黑龙江龙江传媒有限责任公司
开　　本	787 mm×1092 mm　1/16
印　　张	28
字　　数	707千字
版　　次	2023年2月第1版
印　　次	2023年2月第1次印刷
书　　号	ISBN 978-7-5719-1757-9
定　　价	198.00元

编委会

主　编

曾凡梅　鲁文东　古玉玉　宋　灿

张　欣　苏　曼　王　坤

副主编

戴传花　孔　凡　邱玉美　李矢云

曹婷婷　张姣姣

编　委（按姓氏笔画排序）

王　坤（泗水县人民医院）

孔　凡（沂源县中医医院）

古玉玉（鱼台县人民医院）

苏　曼（菏泽曹州医院）

李矢云（中国人民解放军联勤保障部队第九八〇医院）

邱玉美（滕州市第一人民医院）

宋　灿（曹县人民医院）

张　欣（临朐县海浮山医院）

张姣姣（济宁市妇幼保健计划生育服务中心）

曹婷婷（三峡大学附属仁和医院/三峡大学第二临床医学院）

鲁文东（滕州市中心人民医院）

曾凡梅（曹县人民医院）

戴传花（泰安市泰山区人民医院）

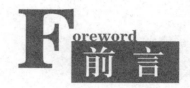

　　儿童是人类的希望、社会的未来、祖国的花朵,儿童的身心健康关系到一个民族的兴衰,因此,必须重视儿童的健康问题,而疾病是影响儿童健康的最主要因素。对疾病而言,最主要的是诊断和治疗,只有诊断明确才能有正确的治疗,才能使身体早日康复。新时代科学技术的迅猛发展带动了医学技术的发展,儿科学的理论与诊断技术也有了很大提高,使应用先进的诊断技术和治疗方法对小儿疾病给予及时的、正确的治疗,以促进小儿早日康复并健康地发育成长成为可能。为了给广大儿科医生、在校医学生等提供一本全面的、实用的儿科诊疗书籍,我们组织多名儿科专家编写此书,希望可以满足国内各级医疗机构及儿科医务工作者之需。

　　本书以儿科疾病常见症状开篇,着重介绍了新生儿疾病和儿科各个系统常见疾病的病因、发病机制、诊断治疗及预防等,内容囊括呼吸系统、心血管系统、消化系统、内分泌系统等多个系统的常见疾病。本书内容全面翔实,条理清楚,与临床紧密结合,既有一定的深度和广度,又有实际应用价值,值得有志学习儿科知识或从事儿科临床事业的相关人员参考借鉴。本书是编者根据近年来国内外儿科学的新进展,结合自己的临床实践经验精心编撰而成。在此,我们对他们为本书做出的贡献和付出的心血表示衷心的感谢。

　　在编写本书的过程中,虽力求写作方式及文笔风格一致,但鉴于编者的水平和拥有的资料有限,难免会有疏漏之处,望广大读者不吝赐教,多提宝贵意见,以便再版时修订。

《实用儿科常见病诊治精要》编委会

2022 年 11 月

Contents 目 录

第一章

儿科疾病常见症状

第一节 发 热

　　发热即指体温异常升高。正常体温小儿的肛温波动于 36.9～37.5 ℃之间,舌下温度比肛温低 0.3～0.5 ℃,腋下温度为 36～37 ℃,个体的正常体温略有差异,一天内波动<1 ℃。发热,指肛温>37.8 ℃,腋下温度>37.4 ℃,当肛温、腋下、舌下温度不一致时以肛温为准。因腋下、舌下温度影响因素较多,而肛温能真实反映体内温度。根据体温高低,将发热分为(均以腋下温度为标准):低热≤38 ℃,中度发热 38.1～39.0 ℃,高热 39.1～41.0 ℃,超高热>41 ℃。发热持续1 周左右为急性发热,发热病程>2 周为长期发热。本节重点讨论急性发热。

　　发热是小儿最常见的临床症状之一,可由多种疾病引起。小儿急性发热的病因主要为感染性疾病,常见病毒感染和细菌感染。大多数小儿急性发热,为自限性病毒感染引起,预后良好,但部分为严重感染,可导致死亡。

一、病因

(一)感染性疾病

　　病毒、细菌、支原体、立克次体、螺旋体、真菌、原虫等病原引起的全身或局灶性感染,如败血症、颅内感染、泌尿系统感染、肺炎、胃肠炎等。感染性疾病仍是发展中国家儿童时期患病率高、死亡率高的主要原因。

(二)非感染性疾病

1.变态反应及风湿性疾病

　　血清病、输液反应、风湿热、系统性红斑狼疮、川崎病、类风湿关节炎等。

2.环境温度过高或散热障碍

　　高温天气、衣着过厚或烈日下户外运动过度所致中暑、暑热症、先天性外胚层发育不良、家族性无汗无痛症、鱼鳞病等。

3.急性中毒

　　阿托品、阿司匹林、苯丙胺、咖啡因等。

4.代谢性疾病

甲状腺功能亢进症。

5.其他

颅脑外伤后体温调节异常、慢性间脑综合征、感染后低热综合征等。

二、发病机制及病理生理

正常人在体温调节中枢调控下，机体产热、散热呈动态平衡，以保持体温在相对恒定的范围内。在炎症感染过程中，外源性致热源刺激机体单核巨噬细胞产生和释放内源性致热源（EP）包括白细胞介素（IL-1、IL-6）、肿瘤坏死因子（TNF-2）干扰素（INF）及成纤维生长因子等。EP 刺激，丘脑前区产生前列腺素（PGE），后者作用于下丘脑的体温感受器，调高体温调定点，使机体产热增加，散热减少而发热。发热是机体的防御性反应，体温升高在一定范围内对机体有利，发热在一定范围可促进 T 细胞生成，增加 B 细胞产生特异抗体，增强巨噬细胞功能；发热还可直接抑制病原菌，减少其对机体损害。而另一方面发热增加了机体的消耗，体温每升高 1 ℃，基础代谢率增加 13%，心脏负荷增加；发热可致颅内压增高，体温每升高1 ℃，颅内血流量增加 8%，发热时消化功能减退，出现食欲缺乏、腹胀、便秘，高热时可致烦躁、头痛、惊厥，重者昏迷、呕吐、脑水肿。超高热可使细胞膜受损，胞质内线粒体溶解、变性，加上细菌内毒素作用引起横纹肌溶解、肝肾功能损害、凝血障碍、循环衰竭等。

三、诊断

发热是多种疾病的表现，诊断主要依靠病史的采集和详细全面的体格检查及对某疾病的高度认知性。

（一）病史

重视流行病学资料：注意年龄、流行季节、传染病接触史、预防接种史、感染史。小儿感染热性疾病中，大多数为病毒感染（占 60%），而病毒感染常呈自限性过程，患儿一般情况良好，病毒性肠炎、脑膜炎则病情严重，细菌感染大多严重，为小儿危重症的主要原因。

1.发病年龄

不同年龄感染性疾病的发生率不同，年龄越小，发生严重的细菌感染的危险性越大，新生儿、婴儿感染性疾病中以细菌感染发生率高，且感染后易全身扩散，新生儿急性发热 12%～32% 系严重感染所致，血培养有助病原诊断。2 岁以内婴幼儿发热性疾病中严重的细菌感染发生率为 3%～5%，主要为肺炎链球菌（占 60%～70%），流感嗜血杆菌（2%～11%）。其他如金黄色葡萄球菌、沙门菌等，另外泌尿系统感染也常见。

2.传染病史

对发热患儿应询问周围有无传染病发病及与感染源接触史，有助传染病诊断，如粟粒性结核患儿有开放性肺结核患儿密切接触史。冬春季节，伴皮疹，警惕麻疹、流脑，近年来发生的各种新病毒感染如严重急性呼吸综合征（SARS）、禽流感、肠道病毒 EV71 型感染（手足口病）、甲型流感 H1N1 感染，均有强传染性，且部分患儿可发生严重后果，流行疫区生活史、传染源及其接触史很重要，须高度警惕。

（二）机体免疫状态

机体免疫状态低下，如营养不良、患慢性消耗性疾病、免疫缺陷病、长期服用免疫抑制剂、化疗后骨髓抑制、移植后患儿易发生细菌感染，发生严重感染和机会性条件致病菌感染（如真菌感染、卡氏肺孢子菌感染等)的危险风险大。

(三)病原体毒力

细菌感染性疾病中军团菌性肺炎、耐药金黄色葡萄球菌、产超广谱 β-内酰胺酶革兰阴性耐药菌感染往往病情较重;而变异的新型病毒如冠状病毒(引起 SARS)、禽流感病毒、肠病毒 EV71型(肠炎、手足口病)、汉坦病毒(引起流行性出血热),可致多器官功能损害,病情凶险。

(四)发热时机体的状况

发热的高低与病情轻重不一定相关,如高热惊厥,患儿常一般情况良好,预后好,但脓毒症时,即使体温不很高,但一般情况差,中毒症状重,预后严重。有经验的临床医师常用中毒症状或中毒面容来形容病情危重,指一般状况差、面色苍白或青灰、反应迟钝、精神萎靡,以上现象提示病情笃重,且严重细菌感染可能性大。对所有发热患儿应测量和记录体温、心率、呼吸频率、毛细血管充盈时间,还要注意观察皮肤和肢端颜色、行为反应状况及有无脱水表现。英国学者Martin Richardson、Monica Lakhanpaul 等提出了对 5 岁以下发热患儿评估指南(表 1-1)。

表 1-1　5 岁以下发热儿童危险评估

项目	低危	中危	高危
颜色	皮肤、口唇、舌颜色正常	皮肤、口唇、舌颜色苍白	皮肤、口唇、舌颜色苍白,有斑点,呈青色或蓝色
活动	对刺激反应正常,满足或有笑容,保持清醒或清醒迅速,正常哭闹或不哭闹	对刺激反应迟缓,仅在延长刺激下保持清醒,不笑	对刺激无应答,明显病态,不能被唤醒或不能保持清醒,衰弱,尖叫或持续哭闹
呼吸	正常	鼻翼翕动,呼吸急促:呼吸频率＞50 次/分(6～12 个月龄),呼吸频率＞40 次/分(＞12 个月龄),血氧饱和度＜95%,肺部听诊湿啰音	呼吸急促:任何年龄＞60 次/分,中重度的胸部凹陷
含水量	皮肤、眼睑无水肿,黏膜湿润	黏膜干燥,皮肤弹性降低,难喂养,毛细血管再灌注时间＞3 秒,尿量减少	皮肤弹性差
其他	无中危、高危表现	持续发热＞5 天,肢体或关节肿胀,新生肿块直径＞2 cm	体温:0～3 个月龄＞38 ℃,3～6 个月龄＞39 ℃,出血性皮疹,囟门膨隆、颈强直,癫痫持续状态,有神经系统定位体征,局灶性癫痫发作,呕吐胆汁

注:将以上评估结果比作交通信号灯,则低危是绿灯,中危是黄灯,而高危是红灯。临床可依此对患儿做出相应检查和处理。

(五)发热的热型

根据发热特点分为以下几种。

1.稽留热

体温恒定在 39～40 ℃达数天或数周,24 小时内体温波动范围不超过 1 ℃。常见于大叶性肺炎、斑疹伤寒、伤寒高热期。

2.弛张热

体温常在 39 ℃以上,波动幅度大,24 小时体温波动超过 2 ℃,且都在发热水平。常见于败血症、风湿热、重症肺结核及化脓性炎症等。

3.间歇热

体温骤升达高峰后持续数小时又迅速降至正常水平,无热期可持续一天至数天,发热期与无热期反复交替出现,见于急性肾盂肾炎、痢疾等。

4.波状热

体温逐渐上升达 39 ℃以上,数天后又逐渐下降至正常水平,持续数天后又逐渐升高如此反复多次,常见于布鲁菌病。

5.回归热

体温急骤上升至 39 ℃或更高,持续数天后又骤然下降至正常水平,高热期与无热期各持续若干天后,规律性交替一次,见于回归热、霍奇金病、鼠咬热等。

6.不规则热

体温曲线无一定规律,见于结核、风湿热、渗出性胸膜炎等。

因不同的发热性疾病常具有相应的热型,病程中热型特点有助于临床诊断,但由于抗生素广泛或早期应用、退热剂及糖皮质激素的应用的影响,热型可变得不典型或不规则,应注意不能过分强调热型的诊断意义。

(六)症状体征

不同的症状、体征常提示疾病的定位,小儿急性发热中,急性上呼吸道感染是最常见的疾病,占儿科急诊首位,而绝大多数为病毒性感染,表现发热、流涕、咳嗽、咽部充血、精神好,外周血白细胞总数和中性粒细胞及 CRP 均不增高。咳嗽、肺部啰音提示肺炎,呕吐、腹泻提示胃肠炎。发热伴面色苍白,要注意有无出血、贫血;发热时前胸、腋下出血点、瘀斑,要警惕流脑或 DIC;黏膜、甲床瘀点伴心脏杂音或有心脏病史者杂音发生变化时,要警惕心内膜炎。有骨关节疼痛者:注意化脓性关节炎、化脓性骨髓炎、风湿热、Still 病、白血病、肿瘤。淋巴结肿大:要考虑淋巴结炎、川崎病、Still 病、传染性单核细胞增多症、白血病、淋巴瘤等。发热伴抽搐:要考虑热性惊厥、中毒性痢疾、颅内感染等。值得注意的是在采集病史和体格检查后,约 20% 的发热儿童没有明显感染定位灶,而其中少数为隐匿感染包括隐匿性菌血症、隐匿性肺炎、隐匿性泌尿系统感染和极少数为早期细菌性脑膜炎。

四、与危重症相关的情况

(一)发热伴有呼吸障碍

肺炎是儿童多发病常见病,也是发展中国家 5 岁以下儿童死亡主要原因之一,占该年龄小儿死亡总人数的 19%,肺炎的主要病原菌为细菌、病毒、肺炎支原体、肺炎衣原体等,重症感染多为细菌性感染主要为肺炎链球菌、流感嗜血杆菌,也有金黄色葡萄球菌及革兰阴性菌等。临床最早表现为呼吸障碍包括呼吸急促和呼吸困难,呼吸急促指新生儿>60 次/分,1 岁以内者>50 次/分,1 岁以上者>40 次/分;呼吸困难指呼吸费力、呼吸辅助肌也参与呼吸活动,并有呼吸频率、深度与节律改变,表现为鼻翼翕动、三凹征、点头呼吸、呼吸伴呻吟、喘息、呼气延长等。当发热出现发绀、肺部体征、呼吸障碍时,或<2 岁患儿虽无肺部体征只要血氧饱和度<95%,均提示有肺部病变,胸片可了解肺部病变,血气分析有助于呼吸功能判断。

(二)发热伴循环障碍

皮肤苍白、湿冷、花纹、毛细血管充盈时间延长、脉搏细弱、尿量减少、血压下降均提示循环障碍,要警惕心功能不全、休克存在,伴腹泻者多为低血容量休克,伴细菌感染者则为感染性休克。

(三)严重脓毒症

脓毒症是感染引起的全身炎症反应综合征(SIRS),当脓毒症合并休克或急性呼吸窘迫综合征(ARDS)或不少于两个以上其他脏器功能障碍即为严重脓毒症。严重脓毒症病原以细菌为主,其中葡萄球菌最多,其次为肺炎链球菌和铜绿假单胞菌,而致死率最高的是肺炎链球菌。临床以菌血症、呼吸道感染多见,其次为泌尿系统感染、腹腔感染、创伤、皮肤感染。所有感染中致死率最高的是心内膜炎和中枢神经系统感染。凡有中性粒细胞减少、血小板减少,应用免疫抑制剂、化疗药物、动静脉置管等感染高危因素的患儿,一旦发热应警惕脓毒血症,血液肿瘤患儿发生脓毒血症时死亡率>60%。

(四)严重中枢神经系统感染

常有发热、抽搐、昏迷,最常见的中枢神经系统感染为化脓性脑膜炎、病毒性脑膜炎、结核性脑膜炎,均表现为前囟饱满、颈项强直、意识障碍、抽搐或癫痫持续状态。化脓性脑膜炎:新生儿以金黄色葡萄球菌为主要致病菌,3个月以下婴儿以大肠埃希菌为主要致病菌,婴幼儿以肺炎球菌、流感嗜血杆菌、脑膜球菌为主;年长儿主要为脑膜炎双球菌和肺炎链球菌感染。病毒性脑膜炎以柯萨奇病毒和埃可病毒感染最常见,夏秋季多见,乙型脑炎夏季多见,腮腺炎病毒脑膜炎冬春季多见,而单纯疱疹脑膜炎无明显季节性。结核性脑膜炎多发生于3岁以下未接种卡介苗婴幼儿,在结核感染后1年内发生。另外中毒型痢疾脑型急性起病、高热、剧烈头痛、反复呕吐、呼吸不规则等。嗜睡、谵妄、抽搐、昏迷,抽搐易发生呼吸衰竭。

(五)感染性心肌炎

感染性心肌炎是感染性疾病引起的心肌局限或弥漫性炎性病变,为全身疾病的一部分,心肌炎最常见的病因是腺病毒,柯萨奇病毒A和B、埃可病毒和巨细胞病毒、艾滋病病毒(HIV)也可引起心肌炎,典型心肌炎表现有呼吸道感染症状,发热、咽痛、腹泻、皮疹、心前区不适,严重的腹痛、肌痛。重症者或新生儿病情凶险可在数小时至2天内暴发心力衰竭、心源性休克,表现烦躁不安、呼吸困难、面色苍白、末梢青紫、皮肤湿冷、多汗、脉细数、血压下降、心音低钝、心动过速、奔马律、心律失常等可致死亡。

(六)泌尿系统感染

泌尿系统是小儿常见的感染部位,尤其7岁以下儿童多见,严重的泌尿系统感染可引起严重脓毒症而危及生命,泌尿系统感染大多数由单一细菌感染,混合感染少见,病原菌主要是大肠埃希菌占60%~80%,其次为变形杆菌、克雷伯杆菌、铜绿假单胞菌、也有革兰阳性球菌(如肠球菌、葡萄球菌)等,新生儿B族链球菌占一定比例,免疫功能低下者,可发生真菌感染。此外,沙眼衣原体、腺病毒也可引起感染。年长儿常有典型尿路刺激症状;小年龄儿常缺乏典型泌尿系统症状,只表现发热、呕吐、黄疸、嗜睡或易激惹;多数小儿尤其<2岁婴幼儿,发热是唯一症状,而尿检有菌尿改变。泌尿系统感染所致的发热未能及时治疗,可致严重脓毒症。有学者等报道在有发热的泌尿系统感染婴幼儿中,经^{99}锝二巯丁二酸肾扫描证实60%~65%为肾盂肾炎。泌尿系统感染小儿原发性膀胱输尿管反流率达30%~40%,值得临床注意,凡泌尿系统感染者应在专科医师指导下,进一步影像学检查[超声检查、静脉肾盂造影(IVP)、排泄性肾盂造影(VCUG)和放射性核素显影等]。

(七)人禽流感病毒感染

在我国发病甲型禽流感病毒(H5N1亚型)感染是鸟类的流行病,可引起人类致病,其病死率高。由鸟禽直接传播给人是人感染 H5N1 的主要形式,WHO 指出 12 岁以下儿童最易禽流感感染。人禽流感,其潜伏期一般 2～5 天,最长达 15 天,感染后病毒在呼吸道主要是下呼吸道复制,可播散至血液、脑脊液。临床特点:急性起病,早期表现为其他流感症状,常见结膜炎和持续高热,热程 1～7 天,可有呼吸道症状和消化道症状。50%的患儿有肺实变体征,典型者常迅速发展为呼吸窘迫综合征(ARDS)为特征的重症肺炎,值得注意的是儿童感染后,常肺部体征不明显,甚至疾病进入典型重症肺炎阶段,临床也会仅表现为上呼吸道感染症状而缺乏肺炎体征。少数患儿病情迅速发展,呈进行性肺炎、ARDS、肺出血、胸腔积液、心力衰竭、肾衰竭等多脏器功能衰竭死亡率达 30%～70%。有以下情况者预后不佳,白细胞数减少,淋巴细胞减少,血小板轻度减少和转氨酶、肌酸、磷酸激酶升高,低蛋白血症和弥散性血管内凝血(DIC)。

(八)手足口病

由柯萨奇 A16(也可由 A5、A10 等型)及肠道埃可病毒 71 型(EV71)引起流行,近年来在亚太地区及我国流行的手足口病部分由 EV71 感染所致,病情凶险,除手足口病变外易引起严重并发症,以脑损害多见,可引起脑膜炎、脑干脑炎、脑脊髓炎,引起神经源性肺水肿表现为急性呼吸困难、发绀、进行性低氧血症、胸部 X 线片示双肺弥漫渗出改变,引起神经源性心脏损害,出现心律失常、心脏受损功能减退、循环衰竭、死亡率高。临床表现:①可见有手足口病表现,急性起病,手足掌、膝关节、臀部有斑丘疹或疱疹、口腔黏膜疱疹,同时伴肌阵挛、脑炎、心力衰竭、肺水肿。②生活于手足口病疫区,无手足口病表现,即皮肤、手足掌及口腔未见疱疹、皮疹,但发热伴肌阵挛或并发脑炎、急性弛缓性麻痹、心力衰竭、肺水肿,应及早诊断早治疗。对手足口病伴发热患儿应密切观察病情变化,若出现惊跳、肌阵挛或肌麻痹、呼吸改变,可能迅速病情恶化危及生命,应及时送医院抢救。

五、实验室指标

(1)依患儿危重程度选择有关实验室检查。

低危:①常规查尿常规以排除尿路感染;②不必常规做血化验或胸部 X 线片。

中危:①尿常规;②血常规、CRP;③血培养;④胸片[T>39 ℃和/或WBC>20×10⁹/L 时];⑤脑脊液检查(<1 岁)。

高危:①血常规;②尿常规;③血培养;④胸片;⑤脑脊液;⑥血电解质;⑦血气分析。

(2)外周血白细胞总数、中性粒细胞比例和绝对值升高,若同时测血清 C 反应蛋白(CRP)升高,多提示细菌感染,当 WBC>(15～20)×10⁹/L,提示严重细菌感染。

(3)CRP 在正常人血中微量,当细菌感染引发炎症或组织损伤后 2 小时即升高,24～48 小时达高峰,临床上常作为区别细菌感染和病毒感染的指标。CRP>20 mg/L 提示细菌感染。CRP升高幅度与细菌感染程度正相关,临床上 CRP 100 mg/L 提示脓毒症严重感染。CRP<5 不考虑细菌感染。在血液病、肿瘤、自身免疫性疾病也可增高。

(4)血降钙素原(PCT):PCT 被公认为鉴别细菌感染和病毒感染的可靠指标,其敏感性和特异性均较 CRP 高,健康人血清水平极低,当细菌感染时,PCT 即升高,升高程度与细菌感染严重程度呈正相关,而病毒感染时 PCT 不升高或仅轻度升高。PCT>0.5 mg/L 提示细菌感染,局部或慢性感染只有轻度升高,全身性细菌感染才大幅度升高,PCT 也是细菌感染早期诊断指标和评价细菌感染严重程度的指标。

(5)尿常规:发热但无局灶性感染的<2 岁小儿,应常规进行尿常规检查,尿沉渣每高倍视野

白细胞＞5/HP 提示细菌感染。

（6）脑脊液检查：发热但无局灶性感染的小婴儿，常规脑脊液检查，脑脊液白细胞数增加提示细菌感染。

发热婴儿低危标准：临床标准，既往体健，无并发症，无中毒症状，经检查无局灶感染。实验室标准：WBC(5～15)×10⁹/L，杆状核＜1.5×10⁹ 或中性杆状核/中性粒细胞＜0.2，尿沉渣革兰染色阴性，或尿 WBC＜5/HPF，腹泻患儿大便 WBC＜5/HPF，脑脊液 WBC＜8/mm³，革兰染色阴性。

严重细菌感染筛查标准：①外周血白细胞总数＞15×10⁹/L；②尿沉渣白细胞＞10/HP；③脑脊液白细胞＞8×10⁶/L，革兰染色阳性；④胸部 X 线片有浸润。

六、发热的处理

发热如不及时治疗，极易引起高热惊厥，将给小儿身体带来一定损害，一般当体温（腋温）＞38.5 ℃时予退热剂治疗，WHO 建议当小儿腋温＞38 ℃应采用安全有效的解热药治疗。

（一）物理降温

物理降温包括降低环境温度、温水浴、冷盐水灌肠、冰枕、冰帽和冰毯等。新生儿及小婴儿退热主要采取物理降温如解开衣被、置 22～24 ℃室内或温水浴降温为主。物理降温时按热以冷降，冷以温降的原则，即高热伴四肢热、无寒战者予冷水浴、冰敷等降温，而发热伴四肢冰冷、畏寒、寒战者予 30～35 ℃温水或 30%～50% 的温乙醇擦浴，至皮肤发红转温。

（二）药物降温

物理降温无效时，可用药物降温，儿童解热药应选用疗效明确、可靠安全、不良反应少的药物，常用对乙酰氨基酚、布洛芬、阿司匹林等。

1.对乙酰氨基酚

对乙酰氨基酚又名扑热息痛，为非那昔丁的代谢产物。是 WHO 推荐作为儿童急性呼吸道感染所致发热的首选药。剂量每次 10～15 mg/kg，4～6小时可重复使用，每天不超过 5 次，疗程不超过 5 天，＜3 岁1 次最大量＜250 mg。服药 30～60 分钟血浓度达高峰，不良反应少，但肝肾功能不全或大量使用者可出现血小板减少、黄疸、氮质血症。

2.布洛芬

布洛芬是环氧化酶抑制剂，是 FDA 唯一推荐用于临床的非甾体抗炎药。推荐剂量为每次 5～10 mg/kg。每 6～8 小时 1 次，每天不超过 4 次。该药口服吸收完全，服药后 1～2 小时血浓度达高峰，半衰期 1～2 小时，心功能不全者慎用，有尿潴留、水肿、肾功能不全者可发生急性肾衰竭。

3.阿司匹林

阿司匹林是应用最广泛的解热镇痛抗炎药，因不良反应比对乙酰氨基酚大得多，故 WHO 不推荐 3 岁以下婴幼儿呼吸道感染时应用，目前不作为常规解热药用，主要限于风湿热、川崎病等。剂量每次 5～10 mg/kg，发热时服 1 次，每天 3～4 次。不良反应：用量大时可引起消化道出血，某些情况下可引起瑞氏综合征（如患流感、水痘时）、过敏者哮喘、皮疹。

4.阿司匹林赖氨酸盐

阿司匹林赖氨酸盐为阿司匹林和赖氨酸复方制剂，用于肌内、静脉注射。特点：比阿司匹林起效快、作用强，剂量每次 10～25 mg/kg，不良反应少。

5.萘普生

解热镇痛抗炎药,解热作用为阿司匹林的 22 倍。剂量每次 5～10 mg/kg,每天 2 次。口服 2～4 小时血浓度达高峰,半衰期 13～14 小时,适用于贫血、胃肠疾病或其他原因不能耐受阿司匹林、布洛芬的患儿。

6.类固醇抗炎退热药

类固醇抗炎退热药又称肾上腺糖皮质激素,通过非特异性抗炎、抗毒作用,抑制白细胞致热源生成及释放,降低下丘脑体温调节中枢对致热源的敏感性而起退热作用,并减轻临床不适症状。但因为:①激素可抑制免疫系统,降低机体抵抗力,诱发和加重感染,如结核、水痘、带状疱疹等;②在病因未明前使用激素可掩盖病情,延误诊断治疗,如急性白血病患儿骨髓细胞学检查前使用激素,可使骨髓细胞形态不典型而造成误诊;③激素退热易产生依赖性。故除对超高热、脓毒症、脑膜炎、无菌性脑炎或自身免疫性疾病可使用糖皮质激素外,对病毒感染应慎用,严重变态反应和全身真菌感染禁用。必须指出的是糖皮质激素不应作为普通退热药使用,因对机体是有害的。

7.冬眠疗法

超高热、脓毒症、严重中枢神经系统感染伴有脑水肿时,可用冬眠疗法,氯丙嗪＋异丙嗪首次按 0.5～1.0 mg/kg,首次静脉滴入半小时后,脉率、呼吸均平稳,可用等量肌内注射 1 次,待患儿沉睡后,加冰袋降温,对躁动的患儿可加镇静剂,注意补足液体,维持血压稳定。一般 2～4 小时体温下降至 35～36 ℃(肛温),一般每2～4 小时重复给冬眠合剂 1 次。

注意:退热剂不能预防热性惊厥,不应以预防惊厥为目的使用退热剂。通常不宜几种退热剂联合使用或交替使用,只在首次用退热剂无反应时,考虑交替用二种退热剂。没有感染指征或单纯病毒感染不应常规使用抗菌药物。急性重症感染或脓毒症时,宜早期选用强力有效抗菌药物,尽早静脉输注给药,使用强力有效抗菌药物后才能使用激素,且在停用抗菌药前先停激素。

(曾凡梅)

第二节 呕 吐

呕吐是致吐因素通过呕吐中枢引起食管、胃、肠逆蠕动,并伴腹肌强力痉挛性收缩,迫使胃内容物从口腔、鼻腔排出。呕吐是儿科最常见的症状之一,消化系统和全身其他系统的疾病均可引起呕吐。其表现轻重不一。剧烈呕吐可致全身水、电解质紊乱及酸碱平衡失调,甚至危及生命;长期慢性呕吐可导致营养不良和生长发育障碍。

一、诊断与鉴别诊断

呕吐病因错综复杂,根据病因分类见表1-2。

(一)诊断程序

1.首先要了解呕吐的时间、性质、内容物及伴有的症状

(1)时间:呕吐的时间随疾病不同而异。出生后即出现呕吐多为消化道畸形,幽门肥厚性狭窄的患儿常在出生后 2 周发生呕吐。进食后立即出现呕吐多提示食管和贲门部位病变。突然发生的呕吐且与进食相关者,考虑急性胃(肠)炎或食物中毒。

表1-2　呕吐分类

类型	疾病
感染	①消化道为急性胃肠炎,消化性溃疡,病毒性肝炎,胰腺炎,胆囊炎,阑尾炎,肠道寄生虫病;②呼吸道为发热,扁桃腺炎,中耳炎,肺炎;③中枢神经系统为颅内感染(脑炎、脑膜炎、脑脓肿);④尿路感染,急性肾炎或肾盂肾炎,尿毒症;⑤败血症
消化道梗阻	肠梗阻,肠套叠,中毒性肠麻痹,先天性消化道畸形(食管闭锁、肥厚性幽门狭窄、肠闭锁、肠旋转不良、巨结肠、肛门直肠闭锁)
中枢神经病变	颅内占位性病变,颅脑损伤,颅内出血,呕吐型癫痫,周期性呕吐
代谢性疾病	糖尿病、酮症酸中毒,肾小管性酸中毒,低钠血症,肾上腺危象
中毒及其他	药物、农药、有机溶剂、金属中毒,误吞异物,晕车(船)

(2)性质:呕吐可分为3种类型,即溢乳、普通呕吐、喷射性呕吐。溢乳是奶汁从口角溢出,多发生在小婴儿;普通呕吐是呕吐最常见的表现;喷射性呕吐是大量的胃内容物突然从口腔、鼻孔喷涌而出。常由于颅内高压、中枢神经系统感染、幽门梗阻等引起。

(3)内容物:酸性呕吐物混有食物或食物残渣,常见于急性胃炎、溃疡病;呕吐物含有隔天宿食,见于幽门梗阻;呕吐物为咖啡色内容物时,考虑为上消化道出血、肝硬化食管胃底静脉曲张破裂出血;呕吐物伴胆汁,提示胆汁反流性胃炎,呕吐严重可见于高位小肠梗阻及胆管蛔虫症;呕吐物有粪汁或粪臭,见于低位肠梗阻。

(4)伴随的症状:呕吐伴腹泻提示急性胃肠炎;呕吐伴便血多为消化道出血;呕吐伴腹胀、无大便,可能消化道梗阻;呕吐伴婴儿阵发性哭吵可见于肠套叠、嵌顿疝;呕吐伴腹痛要排除胆囊炎、胰腺炎、腹膜炎;呕吐伴有发热要考虑感染性疾病;呕吐伴有头痛、嗜睡、惊厥多为中枢神经系统感染。

2.体格检查

全身状态的检查不可忽视,如体温、脉搏、呼吸、血压、神志、精神状态等常可反映病情的轻重。重点检查腹部体征,是否有肠型、压痛、包块、肠鸣音等。如腹胀,甚至皮肤发亮并伴有静脉怒张,有肠型,说明有肠梗阻可能;右上腹触及包块,可能为幽门肥厚性狭窄;疑有中枢病变,应仔细检查脑膜刺激征及病理反射。

3.辅助检查

(1)常规检查:有以下项目。①血、尿、大便常规检查:常可初步明确呕吐原因。②血电解质检查:常可了解呕吐的程度及电解质紊乱情况。

(2)特殊检查:有以下项目。①腰椎穿刺:疑有颅内感染的患者应进行脑脊液检查。②肝功能:可帮助了解肝胆疾病的情况。③腹部B超:可了解腹部脏器及包块性疾病。④腹部X线与钡餐、电子胃镜检查:有助于诊断消化道的畸形、梗阻,食管、胃部炎症和溃疡性疾病。⑤头颅CT和MRI(磁共振成像):可确诊有无颅内出血、占位性病变。

(二)诊断思维

1.不同年龄阶段引起的呕吐

不同年龄阶段引起呕吐的疾病见表1-3。

2.感染性与非感染性呕吐的鉴别

见图1-1。

表 1-3　不同年龄阶段引起呕吐的疾病

年龄分期	内科疾病	外科疾病
新生儿期	新生儿感染、颅脑损伤、羊水吞入	消化道畸形、幽门肥厚性狭窄
婴幼儿期	喂养不当、胃食管反流、消化道感染、中枢感染、中毒性疾病	消化道畸形、胃食管异物、急腹症（肠梗阻、胆管蛔虫症、肠套叠）
儿童期	消化道炎症、溃疡、中枢感染、周期性呕吐	急腹症（阑尾炎、腹膜炎、嵌顿疝、胆管蛔虫症）、颅内病变（肿瘤、出血）

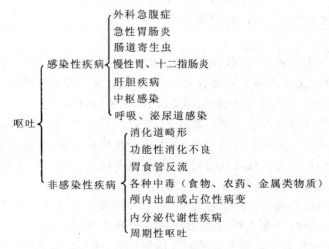

图 1-1　感染性与非感染性呕吐的鉴别

3.鉴别诊断

呕吐有以下疾病需鉴别。

(1)消化道畸形：包括食管闭锁、食管气管漏、膈疝，往往出生后不久即出现呕吐；幽门肥厚性狭窄常在出生后 2 周左右出现呕吐，同时可见胃蠕动波，在右上腹可扪及枣核样肿块；肠旋转不良、消化道重复畸形除呕吐外，常伴腹胀；先天性巨结肠及肛门闭锁行肛指检查时可发现，如有较多的粪便和气体随手指拔出而喷出，可能为巨结肠。消化道的畸形，常常出现腹部梗阻性的症状，要注意腹胀的情况、呕吐物的性质。如含胆汁和粪汁要考虑下消化道梗阻。可进行 X 线腹部平片或钡剂灌肠检查，对确诊食管闭锁、肠旋转不良、消化道重复畸形、先天性巨结肠及肛门闭锁有重要意义；B 超检查有助于先天性幽门肥厚性狭窄的诊断。

(2)急腹症：包括阑尾炎、腹膜炎、肠套叠、嵌顿疝、胆管蛔虫症、肠梗阻等疾病，起病急，往往伴有呕吐，但腹痛症状突出，腹部检查压痛、肌紧张、反跳痛等明显，肠套叠、嵌顿疝在腹部或腹股沟处可扪及块物。除肠套叠、嵌顿疝外，血常规检查示白细胞和中性粒细胞数均增高。腹部 X 线检查有助于腹膜炎、胆管蛔虫症、肠梗阻的诊断；B 超检查和空气灌肠可确诊肠套叠。

(3)感染性疾病：可分普通感染和颅内感染。①普通感染：如急慢性咽喉炎、中耳炎、急性肺炎、泌尿道感染、败血症等感染在发病的急性期都可以有呕吐表现，但同时应伴有鼻塞、流涕、打喷嚏、咽痛、咳嗽、耳痛等呼吸道症状，以及尿频、尿急、尿痛、血尿等泌尿道症状。血、尿常规和 X 线胸片检查可助诊。②颅内感染：发热、头痛、嗜睡、呕吐、惊厥，且呕吐呈喷射状，提示中枢神经系统感染,应进行神经系统和脑脊液的检查,尽早做出脑炎、脑膜炎、脑脓肿等中枢感染性疾病的诊断。

（4）消化系统疾病：可有以下几种。①急性胃肠炎：是由肠道病毒和细菌引起的胃肠道的急性病变,主要表现为发热、恶心、呕吐、腹泻,但临床上常起病急,呕吐在先,在腹泻出现前容易误诊。临床诊断依赖病史、临床表现和大便的形状、肠道病原学的检测。②胃食管反流：典型的症状是反酸、反胃、打嗝、胃灼热,但儿童表现常不典型。新生儿常表现为频繁溢乳,婴幼儿常见反复呕吐,年长儿可有腹痛、胸痛、胸闷、反胃等。部分患者可有吸入综合征,引起口腔溃疡、咽喉炎、哮喘；婴幼儿重者可突然窒息死亡。24 小时食管 pH 监测、食管胆汁反流检测和核素胃食管反流检查可以帮助诊断。③功能性消化不良：其表现是近 1 年内至少 12 周持续或反复出现上腹不适或疼痛,伴有餐后饱胀、腹部胀气、嗳气、恶心、呕吐等,且通过 X 线钡餐和胃镜检查没有发现食管、胃、肠等器质性疾病可解释的症状。④胃、十二指肠疾病：急性胃炎或慢性胃炎急性发作可表现为腹痛,以上腹痛或脐周痛为主,可伴餐后呕吐、恶心、嗳气、腹胀,寒冷及刺激性食物可加重,伴胃黏膜糜烂者可有呕血和黑便。消化性溃疡主要是指胃和十二指肠的溃疡,可发生在任何年龄,但学龄儿童明显增加。婴幼儿的主要症状是呕吐、食欲缺乏；学龄期儿童可有腹痛、腹胀、反酸、嗳气等表现,严重者可有呕血、黑便等症状。胃镜检查是急慢性胃炎和胃十二指肠溃疡的可靠方法,可直接观察到炎症的轻重、溃疡的变化。上消化道的钡餐造影也能帮助我们了解病变的情况。其他血常规、大便隐血和幽门螺杆菌检查能协助诊断。⑤周期性呕吐：表现为突然发生的反复、刻板的恶心、呕吐,呕吐症状很严重,可持续数小时和几天。呕吐的特点是在晚上和清早发生,50％的呕吐可呈喷射性,含有胆汁、黏液和血液,可伴有腹痛、头痛、心动过速等。呕吐发作严重者伴有脱水和电解质紊乱,大多患者需要静脉补液。需做详细检查,排除器质性的疾病,方可诊断。

（5）各种中毒（药物、农药、金属类物质）：其特点为病情呈急进性加剧；临床症状可累及全身各系统。误服或吸入是造成各种中毒的首要条件,应尽快了解误服的病史,或可以从患儿的气味辨别,或对血、尿、呕吐物和胃液进行快速检验,以利于及早诊治。

（6）内分泌代谢性疾病：尤其是糖尿病酮症酸中毒,其表现恶心、呕吐、嗜睡,甚至昏迷。有时由于脱水、腹痛、白细胞增高而误诊为急腹症。临床上血糖增高和尿酮体阳性、血气酸中毒及原有的糖尿病病史有助诊断。

（7）颅内占位性病变：起病急骤,表现剧烈头痛、头晕、恶心、呕吐等,需做头颅 CT 和 MRI 明确诊断。

二、处理措施

（一）确立是否需要外科处理
绝不能因对症治疗而延误诊断。

（二）一般治疗
对呕吐严重者应暂时禁食,防止呕吐物吸入到肺,引起窒息或吸入性肺炎；对有脱水和电解质紊乱的应积极纠正。

（三）对症治疗
根据不同病因,临床症状选用不同药物。

1.周围性镇吐药

(1)阿托品、颠茄可解除平滑肌的痉挛,抑制反应性的呕吐。

(2)吗丁啉为外周多巴胺受体拮抗剂,可增加食管下部括约肌的张力,增加胃蠕动,促进胃排空,防止胃、食管反流,抑制恶心、呕吐。

(3)莫沙必利。

2.中枢性镇吐药

(1)氯丙嗪:为多巴胺受体阻滞剂,可抑制呕吐中枢,有强大的止吐作用;但肝功能衰竭和心血管疾病者禁用。

(2)甲氧氯普胺(胃复安):对中枢及周围性的呕吐都有抑制作用,不良反应为直立性低血压,消化性溃疡患者不宜应用。

(3)舒必利:除有抗精神病作用外,可用作中枢性止吐药,常用于周期性呕吐。

(4)维生素B_6及谷维素:可调节自主神经,有轻度制吐作用,对使用红霉素和抗肿瘤药物引起的呕吐有效。

(四)病因治疗

根据不同的病因做出相应的治疗。

(曾凡梅)

第三节 发 绀

发绀是指血液中还原血红蛋白增多使皮肤和黏膜呈青紫色改变的一种表现,也称为发绀。这种改变常发生在皮肤较薄、色素较少和毛细血管较丰富的部位,如口唇、指(趾)、甲床等。

一、发病机制

发绀是由于血液中还原血红蛋白的绝对量增加所致。当毛细血管内的还原血红蛋白超过 50 g/L 时皮肤和黏膜可出现发绀。但临床上发绀并不总是表示缺氧,缺氧也不一定都有发绀。若患儿血红蛋白大于 180 g/L 时,即使在机体的氧含量正常不至于缺氧的情况下,如果存在 50 g/L 以上的还原血红蛋白亦可出现发绀。而严重贫血(Hb<60 g/L)时,即使所有的 Hb 都氧合了,但是 Hb 总量仍不足以为正常代谢运输足够的氧,即使不发绀也会缺氧。临床上,在血红蛋白浓度正常的患儿如 SaO_2<85%(相当于 22.5 g/L 的血红蛋白未饱和)时,发绀却已经很明显。近年来也有临床观察资料显示:在轻度发绀的患儿中,有 60% 的患儿其 SaO_2>85%。故而,在临床上所见发绀并不能完全确切反映动脉血氧下降的情况。

二、病因与分类

根据引起发绀的原因可将其做如下分类。

(一)血液中还原血红蛋白增加(真性发绀)

1.中心性发绀

此类发绀的特点表现为全身性,除四肢及颜面外也可累及躯干和黏膜的皮肤。受累部位的皮肤是温暖的。发绀的原因多由心、肺疾病引起呼吸功能衰竭、通气与换气功能障碍、肺氧合作用不足,导致 SaO_2 降低所致。一般可分为以下几种。

(1)肺性发绀:即由于呼吸功能不全、肺氧合作用不足所致。常见于各种严重的呼吸系统疾病。常见病因有以下几种。①呼吸道梗阻:如新生儿后鼻孔闭锁、胎粪吸入、先天性喉、气管畸形、急性喉炎、惊厥性喉痉挛、气道异物、血管环或肿物压迫气管、溺水及变态反应时支气管痉挛等。②肺部及胸腔疾病:以重症肺炎最常见,其他疾病如新生儿呼吸窘迫综合征、支气管肺发育不良、毛细支气管炎、肺水肿、肺气肿、肺不张、胸腔较大量积液、气胸及膈疝等。③神经、肌肉疾病:中枢性呼吸抑制可引起呼吸暂停而致发绀,如早产儿中枢发育不成熟、新生儿围产期缺氧、低血糖、重症脑炎、脑膜炎、肺水肿、颅内压增高及镇静剂(如苯巴比妥)过量等。呼吸肌麻痹时也可致发绀,如感染性多发性神经根炎、重症肌无力及有机磷中毒等。

(2)心性发绀:由于异常通道分流,使部分静脉血未通过肺进行氧合作用而入体循环动脉,如分流量超过心排血量的1/3,即可出现发绀。常见于右向左分流的发绀型先天性心脏病,如法洛四联症、大动脉转位、肺动脉狭窄、左心发育不良综合征、单心房、单心室、动脉总干、完全性肺静脉连接异常、持续胎儿循环及动静脉瘘等。只有下肢发绀时,应考虑主动脉缩窄位于动脉导管前。此类疾病吸入100%氧后发绀不能缓解。心脏阳性体征、X线检查及彩色多普勒超声心动图检查有助于诊断。

(3)大气氧分压低:如高原病、密闭缺氧等。

2.周围性发绀

此类发绀常由于周围循环血流障碍所致。其特点表现为发绀多为肢体的末端与下垂部位。这些部位的皮肤发冷,但若给予按摩或加温,发绀可减退。此特点可作为与中心性发绀的鉴别点。此型发绀可分为以下几种。

(1)淤血性周围性发绀:常见于引起体循环淤血、周围血流缓慢的疾病,如右心衰竭、渗出性心包炎、缩窄性心包炎、心包填塞、血栓性静脉炎、上腔静脉阻塞综合征、下腔静脉曲张等。

(2)缺血性周围性发绀:常见于引起心排血量减少的疾病和局部血流障碍性疾病,如严重休克、暴露于寒冷中和血栓闭塞性脉管炎、雷诺病(Raynaud病)、肢端发绀症、冷球蛋白血症等。

(3)混合性发绀:中心性发绀与周围性发绀同时存在。可见于心力衰竭等。

(二)血液中存在异常血红蛋白衍生物(变性血红蛋白血症)

血红蛋白分子由珠蛋白及血红素组成,血红素包括原卟啉及铁元素,正常铁元素是二价铁(Fe^{2+}),具有携氧功能;变性血红蛋白血症时,三价铁(Fe^{3+})的还原血红蛋白增多,失去携氧能力,称为高铁血红蛋白血症。

1.高铁血红蛋白血症

由于各种化学物质或药物中毒引起血红蛋白分子中二价铁被三价铁所取代,失去结合氧的能力。当血中高铁血红蛋白量达到30 g/L时可出现发绀。常见于苯胺、硝基苯、伯氨喹、亚硝酸盐、磺胺类、非那西丁及苯胺染料等中毒所发绀,其特点是突然出现发绀,抽出的静脉血呈深棕色,虽给予氧疗但发绀不能改善,只有给予静脉注射亚甲蓝或大量维生素C,发绀方可消退,用分光镜检查可证实血中高铁血红蛋白血症。由于大量进食含亚硝酸盐的变质蔬菜而引起的中毒性高铁蛋白血症,也可出现发绀,称"肠源性青紫症"。

2.先天性高铁血红蛋白血症

自幼即有发绀,而无心、肺疾病及引起异常血红蛋白的其他原因,有家族史,身体一般状况较好。①遗传性 NADH 细胞色素 b,还原酶缺乏症:此酶在正常时能将高铁血红蛋白转变为正常血红蛋白,该酶先天缺乏时血中高铁血红蛋白增多,可高达 50%,属常染色体隐性遗传疾病,发绀可于出生后即发生,也可迟至青少年时才出现。②血红蛋白 M 病:是常染色体显性遗传疾病。属异常血红蛋白病,是构成血红蛋白的珠蛋白结构异常所致,这种异常 HbM 不能将高铁血红蛋白还原为正常血红蛋白而引起发绀。

3.硫化血红蛋白血症

此症为后天获得性。服用某些含硫药物或化学品后,使血液中硫化血红蛋白达到 5 g/L(0.5 g/dL)即可发生发绀。凡引起高铁血红蛋白血症的药物或化学成分几乎都能引起本病。但一般认为本病患儿须同时有便秘或服用含硫药物在肠内形成大量硫化氢为先决条件。发绀的特点是持续时间长,可达数月以上,血液呈蓝褐色,分光镜检查可证明有硫化血红蛋白的存在。与高铁血红蛋白血症不同,硫化血红蛋白呈蓝褐色。高铁血红蛋白血症用维生素 C 及亚甲蓝治疗有效,而硫化血红蛋白无效。

三、伴随症状

(一)发绀伴呼吸困难

常见于重症心、肺疾病及急性呼吸道梗阻、大量气胸等,而高铁血红蛋白血症虽有明显发绀,但一般无呼吸困难。

(二)发绀伴杵状指(趾)

提示病程较长,主要见于发绀型先天性心脏病及某些慢性肺部疾病。

(三)发绀伴意识障碍或衰竭

主要见于某些药物或化学药物中毒、休克、急性肺部感染或急性心功能衰竭等。

(曾凡梅)

第四节　呼　吸　困　难

呼吸困难指患者主观上感觉到缺氧和呼吸费力,客观上表现为辅助呼吸肌参与呼吸运动,出现呼吸增快,或呼吸节律、深度及呼气/吸气相之比发生改变。

一、发生机制

正常呼吸维持是一个复杂的生理过程,包括呼吸中枢的控制,神经、化学感受器的反射调节,胸廓的正常结构及运动,呼吸道畅通及足够通气,血循环正常,使吸入肺泡的氧气能与血液中的二氧化碳进行有效的交换等。在病理因素作用下,以上任何一环节发生障碍,均可引起机体缺氧和/或二氧化碳潴留而致呼吸困难。机体通过辅助呼吸肌参与呼吸运动及呼吸频率、深度等的改变进行代偿,有时仍可维持血气正常;当代偿不全时,即可导致血 PaO_2 降低和/或 $PaCO_2$ 升高,严重者出现低氧血症(Ⅰ型呼吸衰竭)和/或高碳酸血症(Ⅱ型呼吸衰竭)。

二、病因及分类

临床上根据病因和发生部位不同,呼吸困难可归纳为肺源性、心源性、中毒性、神经精神性和血源性呼吸困难。

(一)肺源性呼吸困难

呼吸系统疾病时,通气、换气功能障碍导致机体缺氧和/或二氧化碳潴留所致。临床上又可细分为三种类型。

1.吸气性呼吸困难

炎症、水肿、痉挛、异物或肿瘤等因素使上呼吸道(喉部、气管、支气管等)狭窄和阻塞所致。表现为吸气显著费力,吸气相延长,严重者由于呼吸肌极度用力,胸腔负压增加而出现三凹征。喉部炎性水肿导致狭窄时,可伴有犬吠样咳嗽;喉软骨发育不全梗阻时,可出现高调吸气性喉鸣;鼻腔或咽部梗阻时则可出现张口呼吸及鼾声。此外,较小婴儿常不会张口呼吸,也可引起吸气性呼吸困难。

2.呼气性呼吸困难

主要由于肺泡弹性减弱和/或细小支气管等下呼吸道炎症、水肿和痉挛所致。常见于喘息型支气管炎、支气管哮喘和弥漫性毛细支气管炎等疾病。表现为呼气费力和缓慢,呼吸时间延长,可伴有呼吸音降低和呼气哮鸣音。

3.混合性呼吸困难

主要由于肺或胸腔病变使肺泡面积减少,换气功能障碍所致的混合性呼吸困难见于重症肺炎、重症肺结核、严重肺不张、弥漫性肺间质性疾病、大量胸腔积液、气胸和广泛性胸膜增厚等疾病,表现为吸气和呼气均费力,呼吸频率增快、深度变浅,可伴有异常呼吸音和湿啰音。

(二)心源性呼吸困难

主要见于各种严重心血管疾病,如先天性心脏病、心肌炎和心力衰竭等引起,表现为混合性呼吸困难。

左心衰竭所致的呼吸困难较为严重,其发生原因和机制:①肺淤血,气体弥散能力下降。②肺泡弹性减退,肺活量减少。③肺泡张力增高及肺循环压力增高,对呼吸中枢具有反射性刺激作用。

急性左心衰患儿可出现夜间阵发性呼吸困难和心源性哮喘,其发生原因和机制:①睡眠时迷走神经兴奋性增高,冠状动脉收缩,心肌供血减少,心功能降低;②小支气管收缩,肺通气量减少;③卧位时肺活量减少,下半身静脉回心血量增加,使肺淤血加重;④睡眠时呼吸中枢敏感性降低,对肺淤血引起的轻度缺氧反应迟钝,只有当淤血加重,缺氧明显时刺激呼吸中枢引起应答反应。

右心衰竭所致的呼吸困难相对较轻,主要体循环淤血所致。其发生机制:①右心房和上腔静脉压升高,刺激压力感受器反射性地兴奋呼吸中枢;②血氧含量降低,无氧酵解增强,酸性代谢产物(乳酸、丙酮酸等)增加,刺激呼吸中枢;③腹水、淤血性肝脏肿大,使呼吸运动受限。儿科临床上主要见于某些先天性心脏病和重症肺炎合并右心衰竭者。

此外,各种原因所致的急性或慢性心包积液也可引起呼吸困难,主要机制是大量心包渗出液填塞心包或心包纤维性增厚、钙化并发生缩窄,使心脏舒张受限,体循环淤血所致。

(三)中毒性呼吸困难

由代谢性酸中毒、某些中枢性抑制药(巴比妥类和吗啡类等)、某些化学毒物(一氧化碳、亚硝酸盐、苯胺类等)引起。水杨酸盐和氨茶碱中毒也可兴奋呼吸中枢引起呼吸深快。各种原因(重症感染并休克、心肺复苏后、慢性肾炎并尿毒症、糖尿病酮症酸中毒、有机酸血症等)所致代谢性酸中毒时,酸性代谢产物堆积,动脉血 H^+ 浓度增高,刺激颈动脉窦和主动脉体化学感受器,或脑

脊液中 H^+ 浓度增高,直接刺激呼吸中枢,使肺通气量增大,出现呼吸困难(深大呼吸)。巴比妥类、吗啡类等中枢性抑制药中毒时,可抑制呼吸中枢引起的呼吸困难。一氧化碳、亚硝酸盐和苯胺类等可与血红蛋白结合,分别形成碳氧血红蛋白和高铁血红蛋白,使之失去携氧能力,导致组织细胞缺氧,出现呼吸困难。氰化物等化学毒物氰化物可抑制细胞色素氧化酶的活性,影响细胞呼吸作用(细胞内窒息),导致组织缺氧,出现呼吸困难。

(四)神经精神性呼吸困难

神经性呼吸困难主要由于各种原因所致颅内压增高和/或供血减少刺激/损害呼吸中枢所致,如脑炎、脑膜炎、中毒性脑病、颅内出血、缺氧缺血性脑病等均可引起呼吸中枢过度兴奋,最终导致脑水肿、颅内压增高及脑疝引起呼吸困难,严重者出现呼吸衰竭;急性感染性多发性神经根炎、脊髓灰质炎、急性脊髓炎、重症肌无力危象、严重低钾血症、有机磷中毒,肉毒中毒所致末梢神经和/或呼吸肌麻痹而引起的呼吸困难,也属神经性呼吸困难范畴(严格地说,应该是神经肌肉性呼吸困难)。精神性呼吸困难主要由于过度通气诱发呼吸性碱中毒(如过度换气综合征)所致。

(五)血源性呼吸困难

严重贫血患者,红细胞数量减少,血氧含量下降,不能满足机体组织对氧的需求,刺激呼吸中枢,代偿性引起呼吸困难;若存在贫血性心功能不全时,呼吸困难更加明显。大出血或休克时,由于缺氧和血压下降,刺激呼吸中枢,呼吸加快。

三、诊断与鉴别诊断

正常小儿呼吸频率:新生儿为 40 次/分,婴幼儿为 30 次/分,儿童为 20 次/分左右。发现患儿存在呼吸困难时,应正确判断呼吸困难的程度,并积极寻找呼吸困难的原因,并对其进行正确分类。

(一)呼吸困难的程度

临床上,将呼吸困难程度分为轻、中、重三度。①轻度:患儿仅表现为呼吸增快或节律略有不整,哭闹或活动后可出现轻度青紫,睡眠不受影响。②中度:患儿烦躁不安,呼吸急促,可有节律不整,鼻翼翕动,点头呼吸,明显三凹征(吸气时胸骨上窝、锁骨上窝和肋间隙凹陷),活动受限,影响睡眠,安静时口周青紫,吸氧后有所缓解。③重度:上述呼吸困难症状明显加重,患儿极度烦躁或处于抑制状态,可出现张口呼吸、端坐呼吸、呻吟喘息,且有呼吸深度和节律改变(呼吸浅表或深浅不一、呼吸暂停等),口周及四肢末梢青紫严重,吸氧不能使青紫缓解。明确呼吸困难的严重程度,对临床治疗具有重要指导意义。

(二)呼吸困难的病因

临床上,明确呼吸困难的病因并正确分类(肺源性、心源性、中毒性、神经精神性和血源性呼吸困难)在疾病诊断、鉴别诊断和治疗方面具有极其重要意义。

1.肺源性呼吸困难

主要由上呼吸道疾病、下呼吸道疾病、胸腔及胸廓疾病等引起。

(1)上呼吸道疾病:鼻后孔闭锁、鼻炎、鼻甲肥厚、Pierre-Robin 综合征(小下颌和舌后坠)、巨舌症、先天性喉喘鸣(喉软骨软化病)、喉蹼、喉囊肿、扁桃体炎(极度肥大)、咽后壁脓肿、会咽炎、急性喉-气管炎、声门下狭窄、气管软化、气管异物气管外部受压(颈部、纵隔肿瘤或血管畸形)等。

(2)下呼吸道疾病:各种肺炎、湿肺、肺透明膜病、胎粪吸入综合征、支气管肺发育不良、支气管扩张、肺水肿、肺出血、肺不张、肺大疱、肺囊肿、隔离肺、肺脓肿、肺栓塞、急性呼吸困难综合征、膈疝、朗格罕组织细胞增生症、特发性肺含铁血黄素沉着症、肺泡蛋白沉积症和肺部肿瘤等。

（3）胸腔及胸廓疾病：各种病因所致胸腔积液、气胸、液气胸、纵隔积气、胸廓畸形，或腹压增高（腹水、腹胀或腹部肿物）使膈肌运动受限等。

不同年龄小儿，其引起不同类型肺源性呼吸困难的病因有所不同。不同年龄患儿肺源性呼吸困难的常见病因见表1-4。

表 1-4　不同年龄患儿肺源性呼吸困难的常见病因

类型	新生儿	婴幼儿	年长儿
吸气性呼吸困难	急性上呼吸道感染、先天性喉蹼、先天性喉软骨软化症、鼻后孔闭锁、声门下狭窄、Pierre-Robin综合征	急性喉炎、喉头水肿、喉痉挛、咽后壁脓肿、支气管异物、气管炎	感染、过敏、化学刺激所致急性喉梗阻、气管异物
呼气性呼吸困难	慢性肺疾病（支气管肺发育不良）	毛细支气管炎、婴幼儿哮喘、支气管淋巴结结核	儿童哮喘病、嗜酸性粒细胞增多性肺浸润
混合性呼吸困难	肺透明膜病、胎粪吸入综合征、肺出血、肺不张、肺水肿、肺发育不全、先天性膈疝、食管气管瘘、气漏、脓胸	支气管肺炎、肺结核、脓胸、气胸、肺气肿、肺不张、肺水肿、肺大疱、纵隔气肿	肺炎、肺脓肿、脓胸、气胸、肺气肿、肺不张、肺水肿、支气管扩张、支气管异物、结缔组织病肺部浸润、胸部外伤

2.心源性呼吸困难

呼吸困难是心力衰竭的常见症状，可见于各种心血管病，如先天性心脏病、风湿性心脏病、病毒性心肌炎、心肌病、心内膜弹力纤维增生症合并心力衰竭时；青紫性心脏病（法洛四联症、重度肺动脉狭窄，肺动脉高压、肺动静脉瘘等）缺氧发作、心律失常（阵发性室上性心动过速等）、急性或慢性心包积液时，可出现呼吸困难。此外，急性肾炎严重循环充血、严重贫血患儿并心力衰竭时，也可出现呼吸困难。

左心衰竭所致的呼吸困难较为严重，其临床特点：①基础疾病存在，如风湿性心脏病等。②活动时呼吸困难出现或加重，休息时减轻或消失；卧位时明显，坐位或立位时减轻，故患儿病情较重时，往往被迫采取半坐位或端坐位（端坐呼吸）。③两肺底或全肺可闻及湿啰音。④心影异常，肺野充血或肺水肿。⑤应用强心剂、利尿剂和血管扩张剂改善左心功能后，呼吸困难好转。

急性左心衰竭时，患者夜间出现阵发性呼吸困难，表现为睡眠中突感胸闷气急而清醒，惊恐不安，被迫坐起。轻者数分钟内症状逐渐减轻或消失；重者端坐呼吸，面色青紫，大汗淋漓，出现哮鸣音，咳粉红色泡沫痰，两肺底湿啰音，心率增快，可有奔马律（心源性哮喘）。

右心衰竭所致的呼吸困难相对较轻，主要由体循环淤血所致。其临床特点：①基础疾病所致，如重症肺炎和某些先天性心脏病等。②静脉压升高表现，包括颈静脉怒张、淤血性肝脏肿大和下肢水肿等。③心率、呼吸增快，口周青紫。④应用强心剂和利尿剂后，呼吸困难好转。

临床上，呼吸困难患儿有时伴有哮喘，其病因可以是肺源性，也可以是心源性。两者的鉴别非常重要，因为其治疗方法完全不同。肺源性哮喘与心源性哮喘的鉴别见表1-5。

3.中毒性呼吸困难

严重代谢性酸中毒，巴比妥类及吗啡类等中枢性抑制药和有机磷中毒时，均可出现呼吸困难。

表 1-5　肺源性哮喘和心源性哮喘的鉴别

鉴别要点	肺源性哮喘	心源性哮喘
病史	既往有哮喘病史、过敏病史	既往有心脏病史
发作时间	任何时候,冬、春、秋季多发	常在夜间睡眠时出现,阵发性,端坐呼吸
肺部体征	双肺哮鸣音,呼气延长,可有其他干、湿啰音	双肺底可闻及较多湿啰音
心脏体征	正常	心脏扩大,心动过速,奔马律,器质性心脏杂音
胸部 X 线	肺野透亮度增加,肺气肿	肺淤血表现、心脏扩大

(1)代谢性酸中毒呼吸困难的特点:①基础疾病(糖尿病酮症和尿毒症等)存在;②呼吸深长而规则,可伴有鼾音,即所谓酸中毒深大呼吸(Kussmaul 呼吸)。

(2)中枢性抑制药引起呼吸困难的特点:①药物中毒史;②呼吸缓慢、深度变浅,伴有呼吸节律改变,即所谓 Cheyne-Stokes 呼吸(潮式呼吸)或 Biots 呼吸(间停呼吸)。

此外,一氧化碳中毒所致碳氧血红蛋白血症,亚硝酸盐、苯胺类、磺胺和非那西丁所致高铁血红蛋白血症,苦杏仁等含氰苷果仁中毒、氰化物中毒所致组织细胞缺氧(细胞内窒息症)等也可引起呼吸困难。

4.神经精神性呼吸困难

该症多见于重症颅脑疾病(脑出血、脑炎、脑膜炎、脑脓肿、脑外伤及脑肿瘤等),表现为呼吸深慢,并由呼吸节律改变,如双吸气(抽泣样呼吸)、呼吸突然停止(呼吸遏止)等中枢性呼吸衰竭症状,同时伴昏迷、反复惊厥或青紫等。少部分患儿可出现呼吸中枢过度兴奋表现如呼吸急促、深大,严重者发生呼吸性碱中毒。肋间肌麻痹患儿除有辅助呼吸肌参与呼吸运动出现三凹征外,尚有呼吸急促、浅表及矛盾呼吸运动,即吸气时胸廓下陷而腹部隆起;呼气时则相反。呼吸肌麻痹患儿在呼吸困难的同时,常伴有肢体弛缓性瘫痪或吞咽困难(舌咽肌麻痹)。膈肌麻痹时腹式呼吸消失,X 线透视下无膈运动。精神性(心因性)呼吸困难主要见于过度换气综合征患者,多见于女性青少年,自觉憋气、头晕、乏力、焦虑,呼吸困难突然发生,为叹息样呼吸,有时伴手足抽搐。

5.血源性呼吸困难

该症主要见于严重贫血、大出血和休克患者。患儿因红细胞数量减少,血氧含量下降,刺激呼吸中枢,反射性引起呼吸困难;若存在贫血性心功能不全时,临床上呼吸困难更加明显,表现为呼吸浅和心率快同时出现。大出血和休克时,由于有效血容量下降,血压下降和组织缺氧,反射性刺激呼吸中枢引起呼吸加快。

(曾凡梅)

第五节　剧烈啼哭

剧烈啼哭是婴幼儿对来自体内或体外不良刺激引起不适的一种本能反应,2岁以下小儿,一般不能用语言表达或语言表达能力尚不成熟,而是用啼哭这种形式来表达。一般分为生理性啼哭和病理性啼哭。如果只为达到某种要求的啼哭,称之为生理性啼哭;疼痛是机体不适,由疼痛或其他因素引起的啼哭,处理不及时,有可能产生严重的后果,这种啼哭称之为病理性啼哭。临床上因啼哭而来诊的婴幼儿,特别是长时间或阵发性剧烈啼哭者,一定要仔细检查,找出病因,及时处理。

一、啼哭的特点

(一)时间

婴幼儿缺乏语言表达能力,多数是以啼哭来表达某种要求,故婴幼儿啼哭多是生理性的。这种啼哭的特点:啼哭的时间多较短暂,当要求得到或以玩具分散注意力时,啼哭即停止,活动如常。不同的生理要求有不同的啼哭时间,如在进食 4 小时或午夜的啼哭多为饥饿所致。每于进食时啼哭或一会儿吸乳一会儿啼哭,则可能是鼻塞或口腔炎影响吸乳所致;或可能乳头过短,奶嘴过小不能吸到足够的奶量。若进食后抽出奶头或奶嘴即啼哭,则可能为进食不足或奶嘴过大吸入过多的空气所致。患有某些疾病时,常因无力吸乳而啼哭,如先天性心脏病、肺部疾病或严重贫血等。排便时啼哭要注意肠炎、肛裂、脱肛、尿道口炎、尿道畸形等。疾病所致的啼哭,因致哭原因不能马上去除,常为持续性啼哭或反复发作。

(二)声调

生理性啼哭在声调上较为平和一致。但在 2 岁以上的幼儿,有时为达到要挟的目的会将声调忽然提高,出现哭声时高时低的特点,这种声调提高的时间不长,要求得到满足即中止;未能满足时,也不会长时间高声啼哭。高调尖叫声或哭声发直的啼哭多为脑部疾病所致,如颅内出血、胆红素脑病、脑膜炎等,称为脑性啼哭或脑性尖叫。哭声嘶哑多为喉部疾病所致,如喉炎、喉头水肿或白喉。哭声嘶哑而低调者,见于声带损伤或甲状腺功能低下患儿。哭声细小提示先天性肌弛缓综合征或疾病严重衰弱无力。猫叫样哭声提示染色体异常。

(三)强弱

突然啼哭,哭声洪亮,往往是受惊吓或被刺痛等强烈刺激引起;伴有烦躁不安、面色苍白者,多为腹痛引起,如肠套叠、嵌顿疝或肠痉挛等。哭声细弱,或为低钾,或病情严重。哭声由强变弱,全身软弱无力,呈困倦无力状者,多为病情严重的表现。哭声嘶哑,多为发音器官疾病。

二、生理性啼哭的常见原因

(一)饥饿性啼哭

在餐前发生,哭声响亮,抱起婴儿时头转向母体一侧,做吸吮的动作,喂乳后仍哭,应注意是否奶头过大、过小、过短致吸吮困难;或因母乳分泌过多或过少,不能及时咽下或咽下过少。

(二)外界环境刺激

外界环境刺激包括尿布湿了,衣服过多、过少、粗糙不平,硬物或不洁性刺激,过强的声、光刺激,情绪变化、口渴、睡眠不足、体位不当、饮食改变如断奶、食物过冷过热、喂乳不当咽气过多、见到生人、大便前肠蠕动加剧及不良习惯(喜抱或昼眠夜哭)等。

(三)要挟性啼哭

哭声洪亮或时大时小,可伴有自暴行为,不予理睬,自行止哭。

(四)生理性夜啼

生理性夜啼多见于 4 个月内的婴儿,表现为昼眠夜哭,即白天睡的很多,夜晚则很兴奋,喜抱和逗其玩耍,熄灯或大人睡觉时即啼哭不止,为习惯问题,6 个月后多有缓解。婴儿躯体不适时,饥饿、过冷过热、被服过重、噪音刺激等,或睡眠环境改变,也可出现夜啼。睡眠时被惊吓,特别是被反复惊吓,则会形成条件反射而夜啼。

三、肠道疾病引起的啼哭

任何疾病都是引起病理性啼哭的常见原因,处理不及时往往会带来严重的后果。

(一)肠套叠

肠套叠是婴幼儿病例性啼哭最常见且特征性的疾病。患儿表现为突然阵发性剧烈啼哭,多伴有面色苍白、屈腿,每次发作约数分钟,发作后可入睡或玩耍如常。以后反复发作,发作次数越多,持续时间越长,间歇时间越短,则示病情越重应积极治疗。病程中有呕吐,初期为内容物,继之为胆汁,甚至粪质。发病后数小时可有血便(开始可有正常大便)。腹部以扪及腊肠状包块为特征,但如套至结肠肝曲亦可扪不到包块。对可疑病例做肛查、腹部 B 超、空气灌肠进行 X 检查,以便确定诊断。后者对肠套叠具有确诊价值。但如肠套叠已超过 24 小时,不宜做灌肠检查,以免发生肠穿孔。

(二)婴幼儿阵发性腹痛

婴幼儿阵发性腹痛为功能性疾病。多见于 4 个月内的小婴儿,起病常在出生后1~2周,多在喂乳时或傍晚发生,表现为阵发性啼哭,烦躁不安,严重者可产生阵发而规律的剧哭,持续数分钟至数十分钟后转而安静入睡。发作时肠鸣音亢进,但无腹部包块,亦无血便及面色苍白,排气或排便后可缓解。需与肠套叠鉴别。原因可能与更换饮食或进食糖类过多致肠积气有关。

(三)嵌顿疝

嵌顿疝为婴幼儿啼哭的常见原因。突然发作为其特征,过去多有同样发作史。检查腹股沟有疝囊突出可明确诊断。

(四)肠道感染

常因腹痛引起婴幼儿啼哭。多伴有典型的消化道症状,如腹泻、呕吐、发热。查体肠鸣音亢进。排便后腹痛可暂时缓解。

(五)肠道寄生虫

学爬后的婴幼儿,特别是生活在农村者,常感染肠道寄生虫,以蛔虫、蛲虫多见。蛔虫引起的腹痛可呈发作性,不甚剧烈(胆道蛔虫排除),患儿哭闹时体态不定,腹软喜按,肠鸣音亢进,常反复发作,有排蛔虫史或大便检查发现蛔虫卵可明确诊断。蛲虫所致啼哭常发生在睡眠时,蛲虫从肛门爬出引起肛周瘙痒,哭时可在肛门周围发现蛲虫。驱虫后阵发性啼哭可缓解。

(六)其他肠道疾病

其他肠道疾病包括各种机械性肠梗阻、腹腔脏器穿孔、腹膜炎等。机械性肠梗阻常伴有呕吐,呕吐物为梗阻部位以上的胃肠内容物,有时可见肠型,扪及包块,肠鸣音早期亢进,有气过水声。腹膜炎者可有腹膜刺激征,但在婴幼儿常不典型。

四、神经系统疾病引起的啼哭

神经系统疾病如颅内出血、颅内感染、颅内占位性疾病等均可引起颅内压增高,引起啼哭,往往为高调尖叫性啼哭,伴有呕吐,常为喷射性呕吐。婴儿癫痫亦可以啼哭为先导,继而抽搐。周围神经炎如维生素 B_1 缺乏症,多在夜间啼哭,声音嘶哑,腱反射异常。此外,还有以下几种具有特征性啼哭的神经系统疾病。

（一）新生儿破伤风

啼哭具有特征性，且是最早出现的症状。因为咀嚼肌痉挛不能吸乳，患儿啼哭，但哭不成声，同时有找乳头的动作，喂奶患儿又拒食，继续啼哭不止，表现出想吃又不能吃的症状。因此，新生儿破伤风的主诉往往是长时间啼哭、拒乳。患儿拒抱或转换体位时哭喊加剧，并伴有发热、牙关紧闭、苦笑面容。

（二）脊髓灰质炎

由脊髓灰质炎病毒引起，主要侵犯中枢神经系统，以脊髓前角运动神经细胞受损明显。在瘫痪前期有感觉过敏的表现，患儿拒抱，一碰即哭，烦躁不安，同时伴发热、出汗等。

五、其他疾病引起的啼哭

任何引起疼痛的疾病均可导致患儿啼哭，仔细查体可找到炎症或损伤部位，常见的有以下几种疾病。

（一）口腔疾病

患儿口腔疾病时，常因吸乳疼痛而啼哭。患儿可同时有拒食、流涎。检查口腔可见黏膜有溃疡或糜烂，患有鹅口疮时口腔黏膜有不易擦去的白色膜状物。

（二）中耳炎

婴幼儿耳咽管短且呈水平位，上呼吸道感染时很容易蔓延到中耳。典型的中耳炎有耳流脓，不典型者可无耳流脓的症状。婴幼儿啼哭伴发热而又无明确病因时，应想到中耳炎的可能，及时检查耳鼓膜。

（三）低钙血症

低钙血症的小儿神经肌肉兴奋性高，早期可出现兴奋、烦躁、啼哭、易激动、惊跳、睡眠不安。注意询问户外活动情况，有无鱼肝油添加史，有无长期腹泻史，查体有无佝偻病体征，化验血清钙 <2 mmol/L 和/或钙剂治疗有效可明确诊断。

（四）病理性夜啼

最常见为活动性佝偻病，患儿可伴有多汗、枕秃、前囟过大或闭合延迟等，患蛲虫病时，雌虫常在夜间爬出肛门产卵，肛门瘙痒引起婴幼儿夜啼。严重维生素 B_1 缺乏，可出现脑型脚气病的症状，患儿烦躁不安，并有夜啼，同时伴有前囟饱满、头后仰等症状。湿疹、荨麻疹可因痒感引起患儿啼哭。

六、诊断

首先应根据婴幼儿啼哭的时间、声调、强弱和伴随症状等，区别是生理性啼哭，还有病理性啼哭。生理性啼哭一般时间不长，声调、强弱较平和一致，不伴有其他症状。如啼哭时间过长、声调尖叫，可能有中枢神经系统疾病，应注意是否伴有呕吐、发热、精神异常，检查囟门有无饱满隆起等。伴有症状对诊断很重要。如面色好，食欲和大小便正常，无呕吐，多为生理性啼哭。如面色苍白、便秘、呕吐者，应注意是否有肠梗阻。阵发性啼哭应注意肠套叠的可能。肠套叠的发展是以小时计算的，延误诊断，轻则失去非手术复位的机会，重则会发生肠穿孔，因此，对任何一个长时间啼哭或阵发性啼哭者，都应排除肠套叠的可能。对于夜啼的婴幼儿，还应注意有无活动性佝偻病。

（孔　凡）

第六节 咯 血

喉及喉以下呼吸道任何部位的出血,经口腔排出称为咯血。婴幼儿及体弱患儿不易将咯出物从口腔清除,而被吞咽后经肠道排出,亦可经鼻腔溢出或涌出。咯血可表现为痰中带血丝,或血与痰混合,或血凝块,或大量鲜血。依据出血量的多少可将咯血分为三度:Ⅰ度,痰中带血,失血量少于有效循环血量的 5%,外周血红细胞计数及血红蛋白值无明显改变;Ⅱ度,一次或反复加重的咯血,失血量达有效循环血量的 5%~10%,外周血红细胞计数及血红蛋白值较出血前降低 10%~20%;Ⅲ度,大口咯血,口鼻喷血,失血量大于有效循环血量的 15%,血压下降,外周血红细胞计数及血红蛋白值较出血前降低 20%以上。咯血量与病因或病变性质有关,而与病变范围或病变的严重程度并不一定平行。如特发性肺含铁血黄素沉着症患儿,咯血症状常不明显,但是肺泡壁、毛细血管壁变性、增生及肺泡腔、细支气管腔出血量较多,常引起严重贫血及呼吸道阻塞症状。因此对大量咯血者要高度警惕,采取积极有效的止血措施,对仅有少量咯血症状者也不应疏忽麻痹,要详细询问病史,细致检查,弄清原因,妥善处理。

一、病因

咯血的病因很多,涉及面很广,主要有以下几方面。

(一)气管、支气管疾病

如支气管扩张症、支气管内膜结核、气管炎、支气管炎、气管支气管肿瘤、支气管结石、支气管囊肿等。

(二)肺部疾病

如肺炎链球菌、金黄色葡萄球菌、流感嗜血杆菌等引起的细菌性肺炎,腺病毒、流感病毒、合胞病毒等引起的病毒性肺炎,白色念珠菌、放线菌、曲霉、隐球菌、毛霉等引起的真菌性肺炎、支原体肺炎、衣原体肺炎、卡氏肺孢子菌肺炎、肺结核,肺吸虫、血吸虫、蛔虫、钩虫、丝虫等引起的肺部寄生虫感染,特发性肺含铁血黄素沉着症,肺弥漫性间质性纤维化,肺部肿瘤,肺隔离症,肺出血一肾炎综合征,肺泡蛋白沉积症,肺囊肿等。

(三)心血管、肺循环改变

其主要包括各种原因引起的肺动脉高压,左心衰竭,肺动、静脉瘘,心脏瓣膜病,肺栓塞等。

(四)全身性疾病

如新生儿出血症、血友病、白血病、再生障碍性贫血、弥散性血管内凝血、血小板减少性紫癜、白塞病、系统性红斑狼疮、流行性出血热、遗传性毛细血管扩张症等。

(五)理化因素刺激

理化因素刺激主要包括放射性肺、异物吸入、胸部外伤、氯气、碳酸铵等吸入。

二、发病机制

(一)肺部微血管壁通透性增加

当肺部感染、中毒、血管栓塞时,病原体及代谢产物可直接损伤微血管或通过血管活性物质间接使微血管通透性增加,红细胞自扩张的微血管内皮细胞间隙进入肺泡引起咯血,该类咯血一般量比较少。

(二)支气管及肺血管壁损伤破裂

异物、外伤、医疗操作可直接损伤支气管、肺血管壁;病变直接侵犯血管,使血管破裂出血,常见的有空洞型肺结核、支气管扩张症、动脉瘤等。血管破裂所致咯血常为大咯血。

(三)肺血管压力增高

各种原因引起的肺血管压力增高,达到一定程度,红细胞通过血管壁向肺泡内渗透,出现咯血。如原发性肺动脉高压、左心衰竭引起肺静脉压力增高肺淤血等均可致咯血。

(四)凝血功能障碍

白血病、血友病、弥散性血管内凝血等由于凝血功能障碍,在全身出血的基础上亦可出现咯血。

(五)血管活性物质代谢障碍

肺部参与前列腺素、5-羟色胺、血小板活化因子、血管紧张素等多种血管活性物质的代谢,肺部病变可直接影响血管活性物质形成、释放、灭活,进而影响血管的舒缩效应,促使血小板聚集引起肺血管微血栓形成,而致咯血。

(六)其他

有 10%～20% 的咯血患儿,经各项检查均未能发现引起咯血的原发疾病,称此为特发性咯血。

三、诊断

(一)确定是否为咯血

咯血是指喉及喉以下呼吸道任何部位的出血,经口腔排出,因此首先要排除口腔及鼻咽部的出血,其次要注意与呕血进行鉴别(表 1-6)。

表 1-6 咯血与呕血的鉴别

鉴别要点	咯血	呕血
病史	多有心肺病病史	多有胃病、肝病史
出血方式	咳出	呕出
出血前症状	咽部痒感、胸闷、咳嗽等	上腹部不适、恶习、呕吐等
血的颜色	多为鲜血	多为暗红、棕黑
血中混有物	痰、泡沫	常有食物残渣、胃液
酸碱反应	碱性	酸性
粪便	无改变,除非咽下部分血液	黑便、柏油样便
出血后的症状	常有少量血痰数天	无血痰
胸部 X 线	有肺部病变	无肺部病变
肺部体征	常有湿啰音	无阳性体征

(二)病史

应详细询问年龄、性别、病程、服药史、咯血量、性状及伴随症状以及是否早产,有无高浓度吸氧史、麻疹史、百日咳病史、结核接触史等;小婴儿咯血可见于先天性支气管肺畸形或发育不良、肺囊性纤维化等,儿童及青少年咯血可见于气管、支气管炎症、支气管扩张、肺结核、特发性肺含铁血黄素沉着症等;女性周期性咯血要考虑子宫内膜异位症;咯粉红色泡沫痰见于左心衰竭肺水肿,铁锈色痰见于大叶性肺炎,砖红色胶冻样痰见于克雷伯杆菌肺炎。

(三)体格检查

对咯血患儿查体应观察精神反应、营养状况及有无全身出血表现,有无杵状指(趾)等,特别要对患儿进行全面细致、反复的胸部检查。

(四)相关辅助检查

1.痰液检查

痰液检查是重要的检查项目,包括肉眼观察痰液的颜色,如红色、粉红色、褐色均提示含有血液,粉红色泡沫痰见于肺水肿,铁锈色痰见于大叶性肺炎,果酱样痰见于肺吸虫病,脓血痰见于支气管扩张等;痰涂片、细菌及真菌培养、病毒分离等。

2.血液检查

主要查血常规及凝血功能。

3.影像学检查

主要包括胸部透视、胸片、胸部 CT、仿真支气管 CT 等。

4.纤维支气管镜检查

可以明确出血原因及部位,并进行止血治疗,多用于一般止血效果不佳、诊断不明确的患儿。

5.动脉造影

有利于发现动脉瘤、有无血管栓塞,并对栓塞进行治疗。

四、鉴别诊断

(一)支气管扩张

多数病例有反复咯脓痰、咯血病史,有呼吸道感染、麻疹、百日咳、肺炎后咳嗽迁延不愈等,高分辨率 CT 显示支气管腔扩大的异常影像学改变,纤维支气管镜检查或局部支气管造影,可明确扩张的部位。

(二)大叶性肺炎

典型病例一般起病较急,有发热、咳嗽、胸痛、咯铁锈色痰等临床症状,致病菌以肺炎链球菌最多见,其次为葡萄球菌、大肠埃希菌、肺炎克雷伯杆菌等,胸部 X 线片显示肺叶或肺段的实变阴影。

(三)肺结核

典型病例有午后低热、盗汗、疲乏无力、体重减轻等结核中毒症状,应结合卡介苗接种史、结核病接触史、PPD 皮试等对明确诊断有较大帮助,胸片可见病变多在肺门,表现为肺门结构不清或肿块影或为原发病灶、淋巴管炎、淋巴结炎组成的典型的"哑铃"状改变,痰中可找到结核分枝杆菌,一般抗菌治疗无效。

(四)气管、支气管炎

一般咯血量少,多表现为痰中带血,不持续,一般不反复,胸片表现为肺纹理增粗、紊乱,抗感染治疗有效。

(五)肺部真菌病

常发生于免疫力低下的患儿,长期应用抗生素、激素、免疫抑制剂或婴幼儿肺炎迁延不愈时,要考虑继发肺部真菌感染。肺部体征及胸片与一般肺部感染无特异性改变,经痰液或血液培养出真菌是确诊的依据。

(六)肺含铁血黄素沉着症

本病大多在 7 岁以前发病,以反复咳嗽、咯血、气促、喘鸣伴明显贫血为特征,贫血程度与咯血量不成比例,贫血为小细胞低色素性贫血,痰或胃液中查见含铁血黄素巨噬细胞是诊断的主要依据。

(七)肺栓塞

典型病例多在先天性心脏病、外伤、手术、血栓性静脉炎等后突然出现胸闷、胸痛、呼吸困难、咯血等症状,胸片及 CT 可见尖端指向肺门的楔形阴影,心电图检查可出现异常改变。

(八)弥散性血管内凝血

典型病例有导致弥散性血管内凝血的基础疾病,有多发出血倾向,血小板明显下降或进行性下降,凝血功能异常,咯血可为其全身出血的一部分。

五、治疗

咯血的治疗重点是及时制止出血,保持呼吸道通畅,防止气道阻塞窒息,维持患儿的生命功能,并同时进行病因治疗。

(一)一般治疗

1.镇静、休息与对症处理

Ⅰ度咯血出血量少,一般无须特殊处理,适当减少活动量,对症处理即可。Ⅱ度及Ⅱ度以上咯血常可危及患儿生命,应做紧急处理,首先宜取半卧位,如果发生大咯血窒息时,则取头低足高位,轻拍背部,助血液排出;如不能迅速改善,应及时气管插管,以保持气道通畅,并清除积血。镇静一般用苯巴比妥,镇咳药物一般不用,咳嗽剧烈时,酌情应用二氧丙嗪、喷托维林(咳必清)等,吗啡有强烈的抑制中枢咳嗽反射的作用,不宜使用。

2.观察与护理

进食易消化食物,保持大便通畅,避免用力屏气排便,对Ⅱ度及Ⅱ度以上咯血的患儿,应监测心率、呼吸、脉搏及血压,并做好大咯血与窒息的各项抢救准备。

(二)止血药物的应用

止血药物主要通过改善出凝血机制、毛细血管及血小板功能而起作用。常用的止血药物有血凝酶(立止血)、酚磺乙胺、维生素 K_1、氨基己酸、垂体后叶素、高渗氯化钠等。

(三)纤维支气管镜下止血

纤维支气管镜不仅能帮助确定出血部位,同时能清理积血并进行镜下止血治疗。

(四)手术治疗

出血部位明确,大咯血经内科治疗保守治疗无效,有发生窒息和休克可能,又无手术禁忌者,应及时手术治疗,以挽救患儿生命。

(五)病因治疗

细菌、真菌、寄生虫、结核杆菌、病毒感染引起者,及时予以有效的抗菌、驱虫及抗病毒治疗;对自身免疫性疾病,肺含铁血黄素沉着症等所致者,及时予以皮质激素治疗;对肿瘤引起者,应及时手术治疗等。

六、咯血并发窒息的识别抢救

窒息是咯血患儿迅速死亡的主要原因,应及早识别和抢救。当患儿出现:①烦躁不安、气促、发绀;②突然呼吸困难,伴明显痰鸣音、神情呆滞、发绀;③咯血突然中止、呼吸困难加剧、张口瞪目、双手乱抓、面色转灰白,均提示有窒息发生,应立即采取急救措施,重点是保持呼吸道通畅和纠正缺氧,将患儿置头低足高位,轻拍患儿背部,并清除口腔内血凝块,如不能迅速改善,则立即予以气管插管或气管切开,通畅气道,抢救的同时予以高流量吸氧。

(苏 曼)

第七节 水 肿

一、定义

过多的液体在组织间隙积聚称为水肿。按水肿波及的范围可分为全身性水肿和局部性水肿;按发病原因可分为肾性水肿、肝性水肿、心性水肿、营养不良性水肿、淋巴性水肿、炎性水肿等。

如液体在体腔内积聚,则称为积水,如心包积液、胸腔积液、腹水、脑积水等。

二、病理生理

正常人体液总量和组织间隙液体的量是保持相对恒定的。组织间液量和质的恒定性是通过血管内外和机体内外液体交换的动态平衡来维持的。水肿发生的基本机制是组织间液的生成异常,其生成量大于回流量,以致过多的体液在组织间隙或体腔内积聚。水肿在不同疾病或同一疾病不同时期其发病机制不完全相同,但基本发病因素不外两大方面:①组织间液的生成大于回流:血管内外液体交换失衡导致组织间液增多;②体内水钠潴留:细胞外液增多导致组织间液增多。

(一)组织间液的生成大于回流

机体血管内外液体交换动态平衡,主要依靠以下几个因素:有效流体静压(驱使血管内液体向组织间隙滤过)、有效胶体渗透压(使组织间液回吸到血管内)、毛细血管壁的通透性、淋巴回流等。当上述一种或几种因素发生变化,影响了这一动态平衡,使组织液的生成超过回流时,就会引起组织间隙的液体增多而造成水肿。

1.毛细血管有效流体静压升高

全身或局部的静脉压升高是有效流体静压增高的主要成因。静脉压升高可逆向传递到微静脉和毛细血管静脉端,使后者的流体静压增高,有效流体静压便随之升高。这种情况常见于全身或局部淤血。如右心衰竭引起的全身性水肿、左心衰竭引起的肺水肿、肝硬化时引起的腹水及局部静脉受阻时(如静脉内血栓形成、肿瘤或瘢痕压迫静脉壁等)引起的局部水肿等。此时常伴有淋巴回流增加,从而可排除增多的组织间液。若组织间液的增多超过了淋巴回流的代偿程度,就会发生水肿。

2.有效胶体渗透压下降

当血浆胶体渗透压下降或组织间液胶体渗透压升高,均可导致有效胶体渗透压下降,而引起毛细血管动脉端滤出增多和静脉端回流减少,利于液体在组织间隙积聚。常见于下列情况。

(1)血浆蛋白浓度降低:血浆胶体渗透压的高低取决于血浆蛋白含量,尤其是清蛋白的含量。引起水肿的血浆清蛋白临界浓度,有学者认为大约是 20.0 g/L。但这不是绝对的,因往往不是单因素引起水肿。血浆蛋白浓度下降的主要原因是以下几种。①蛋白质摄入不足:如禁食、胃肠道消化吸收功能障碍。②蛋白质丢失:如肾病综合征或肾炎引起大量尿蛋白时,蛋白质丢失性肠病时以及严重烧伤、创伤使血浆蛋白从创面大量丢失等。③蛋白合成减少:如肝实质严重损害(肝功能不全、肝硬化等)或营养不良。④蛋白质分解代谢增强,见于慢性消耗性疾病,如慢性感染、恶性肿瘤等。

(2)组织间液中蛋白质积聚:正常组织间液只含少量蛋白质,这些蛋白质再由淋巴携带经淋巴管流入静脉,故不致在组织间隙中积聚。蛋白质在组织间隙中积聚的原因,主要有微血管滤出蛋白增多、组织分解代谢增强以及炎症等情况下,造成组织间液中蛋白质的增多超过淋巴引流速度,另也见于淋巴回流受阻时。

3.微血管壁通透性增高

正常的毛细血管壁只容许微量的血浆蛋白滤出,其他微血管则完全不容许蛋白质滤过,因而毛细血管内外胶体渗透压梯度很大。毛细血管壁通透性增高常伴有微静脉壁通透性的增高,故合称为微血管壁通透性增高。通透性增高的最重要表现是含大量蛋白质的血管内液体渗入组织间液中,使组织间液胶体渗透压升高,降低有效胶体渗透压,而促使溶质及水分在组织间隙积聚,见于各种炎症性、过敏性疾病,可于炎症灶内产生多种炎症介质,如组胺、5-羟色胺、缓激肽、激肽、前列腺素、白三烯、胶原酶等使微血管壁的通透性增高。

4.淋巴回流受阻

在某些病理情况下,当淋巴管阻塞使淋巴回流受阻时,可使含蛋白的淋巴液在组织间隙中积聚而引起水肿。这种情况可见于:①淋巴结的摘除,如乳腺癌根治手术时广泛摘除腋部淋巴结引起该侧上肢水肿。②淋巴管堵塞,如恶性肿瘤细胞侵入并堵塞淋巴管;丝虫病时主要淋巴管被丝虫阻塞,可引起下肢和阴囊的慢性水肿。

(二)体内水钠潴留

水钠潴留是指血浆及组织间液中钠与水成比例地积聚过多,血管内液体增多时,必然引起血管外组织间液增多。若事先已有组织间液增多,则水钠潴留会加重水肿的发展。

正常时机体摄入较多的钠、水并不引起水钠潴留,这是因为机体有对钠、水的强大调节功能,肾脏的球-管平衡为保证。若出现球-管失平衡,则导致水钠潴留和细胞外液量增多。引起水钠潴留的机制,主要是因为:①肾小球滤过率下降;②肾小管对钠、水的重吸收增强。

以上是水肿发病机制中的基本因素。在不同类型的水肿发生发展中,通常是多种因素先后或同时发挥作用。

三、病因及鉴别诊断

(一)心源性水肿

心源性水肿指原发的疾病为心脏病,出现充血性心力衰竭而引起的水肿。轻度的心源性水肿可以仅表现踝部有些水肿,重度的病例不仅两下肢有水肿,上肢、胸部、背部、面部均可发生,甚至出现胸腔、腹腔及心包腔积液。

心源性水肿的主要特点：①有心脏病的病史及症状表现，如有心悸、气急、端坐呼吸、咳嗽、吐白色泡沫样痰等症状；②心脏病的体征，如心脏扩大、心脏器质性杂音、颈静脉扩张、肝淤血肿大、中心静脉压增高、肺底湿啰音等；③为全身性凹陷性水肿，与体位有关。水肿的程度与心功能的变化密切相关，心力衰竭好转水肿将明显减轻。

(二)肾源性水肿

肾源性水肿表现在皮下组织疏松和皮肤松软的部位，如眼睑部或面部显著。肾源性水肿在临床常见于肾病综合征、急性肾小球肾炎和慢性肾小球肾炎的患儿。由于肾脏疾病的不同，所引起的水肿表现及机制都有很大差异。

1.肾病综合征的水肿

常表现为全身高度水肿，而眼睑、面部更显著。尿液中含大量蛋白质并可见多量脂性和蜡样管型。血浆白蛋白减少，胆固醇增加。主要机制是低蛋白血症和继发性的水钠潴留。

2.急性肾炎的水肿

其水肿的程度多为轻度或中度，有时仅限于颜面或眼睑。水肿可以骤起，迅即发展到全身。急性期(2～4周)过后，水肿可以消退。发病机制主要为肾小球病变所致肾小球滤过率明显降低，球-管失衡致水钠潴留所致。

3.慢性肾炎的水肿

水肿多仅限于眼睑。常见有轻度血尿、中度蛋白尿及管型尿。肾功能显著受损，血尿素氮增高，血压升高。

(三)肝源性水肿

肝源性水肿往往以腹水为主要表现。患儿多有慢性肝炎的病史，肝脾大，质硬，腹壁有侧支循环，食管静脉曲张，有些患儿皮肤可见蜘蛛痣和肝掌。实验室检查可见肝功能明显受损，血浆清蛋白降低。

肝性腹水最常见的原因是肝硬化，且多见于失代偿期的肝硬化患儿。此时由于肝静脉回流受阻及门静脉高压，滤出的液体主要经肝包膜渗出并滴入腹腔；同时肝脏蛋白质合成障碍使血浆白蛋白减少，醛固酮和抗利尿激素等在肝内灭活减少可使水钠潴留，均为肝源性水肿发生的重要因素。

(四)营养性水肿

营养性水肿是由于低蛋白血症所引起。水肿发生较慢，其分布一般是从组织疏松处开始，当水肿发展到一定程度之后，低垂部位如两下肢水肿表现明显。

(五)静脉阻塞性水肿

此型水肿由于静脉回流受阻。常发生于肿瘤压迫、静脉血栓形成等。临床上较常见的有以下几种。

1.上腔静脉阻塞综合征

早期的症状是头痛、眩晕和眼睑水肿，以后头、颈、上肢及胸壁上部静脉扩张，而水肿是上腔静脉阻塞综合征的主要体征。

2.下腔静脉阻塞综合征

其特点是下肢水肿，其症状和体征与下腔静脉阻塞的水平有关。如阻塞发生在下腔静脉的上段，在肝静脉入口的上方，则出现明显腹水，而双下肢水肿相对不明显；阻塞如发生在下腔静中段,肾静脉入口的上方,则下肢水肿伴腰背部疼痛;阻塞如在下腔静脉的下段,则水肿仅限于两下肢。

3.肢体静脉血栓形成及血栓性静脉炎

在浅层组织静脉血栓形成与血栓性静脉炎的区别是后者除有水肿外局部还有炎症的表现。而深层组织的静脉炎与静脉血栓形成则很难鉴别,因两者除水肿外都有疼痛及压痛,只是前者常有发热,而后者很少有发热。

4.慢性静脉功能不全

慢性静脉功能不全一般是指静脉的慢性炎症、静脉曲张、静脉的瓣膜功能不全和动静脉瘘等所致的静脉血回流受阻或障碍。水肿是慢性静脉功能不全的重要临床表现之一。水肿起初常在下午出现,夜间卧床后可消退,长期发展后还可致皮下组织纤维化,有的患儿踝部及小腿下部的皮肤出现猪皮样硬化。由于静脉淤血,局部可显青紫、色素沉着,可合并湿疹或溃疡。

(六)淋巴性水肿

淋巴性水肿为淋巴回流受阻所致的水肿。根据病因不同,可分为原发性和继发性两大类。

原发性淋巴性水肿原因不明,故又称特发性淋巴水肿,可发生在一侧下肢,也可发生在其他部位。发生这种水肿的皮肤和皮下组织均变厚,皮肤表面粗糙,有明显的色素沉着。皮下组织中有扩张和曲张的淋巴管。

继发性淋巴水肿多为肿瘤、手术、感染等造成淋巴管受压或阻塞而引起。感染的病因可以是细菌也可以是寄生虫。在细菌中最常见的是溶血性链球菌所引起的反复发作的淋巴管炎和蜂窝织炎。在寄生虫中最多见为丝虫寄生于淋巴系统引起淋巴管炎和淋巴结炎,称为丝虫病。丝虫病以下肢受侵最多见,最后演变成象皮肿,象皮肿的皮肤明显增厚,皮肤粗糙如皮革样,有皱褶。根据患儿的临床表现,血中检出微丝蚴和病变皮肤活组织检查,一般诊断不难。

(七)其他

甲状腺功能低下可出现水肿,为黏液性水肿。水、钠和黏蛋白的复合体在组织间隙中积聚,患儿常表现颜面和手足水肿,皮肤粗厚,呈苍白色。血 T_3、T_4 降低,TSH 增高有助于诊断。新生儿硬肿症,极低出生体重儿,早产儿维生素 E 缺乏及摄食盐或输注含钠液过多时,均可引起水肿。

(古玉玉)

第二章

新生儿疾病

第一节　新生儿窒息

新生儿窒息是指婴儿出生后1分钟内未起动自主呼吸或未建立有效通气的呼吸动作,呈现外周性(四肢肢端)和/或中央性(面部、躯干和黏膜)发绀甚至肤色苍白,肌张力不同程度的降低(严重时四肢松软),心率可能下降至<100次/分甚至<60次/分,血压正常或下降,最严重者甚至无心跳。主要是由于产前或产程中胎儿与母体间的血液循环和气体交换受到影响,致使胎儿发生进行性缺氧、血液灌流降低,称胎儿窒息或宫内窘迫。少数是出生后的因素引致的。产前、产时或产后因素导致的窒息可统称为围产期窒息。

几十年来,为降低围产新生儿窒息的发生率、病死率和致残率,我国围产新生儿学工作者进行了十分艰苦的努力。近年来在卫生健康委员会和中华医学会的领导和组织下,参照国外成功的经验,成立了"中国新生儿复苏专项专家组",制定了《新生儿窒息复苏指南》,广泛开展复苏的人员培训,同时大力推动复苏所需设备、用品的国产化,我国新生儿窒息复苏工作揭开了崭新的一页,各地纷纷报道执行复苏指南取得的成效。然而,在许多地区新生儿窒息仍是新生儿死亡和导致智力障碍的主要因素之一。如何做到凡有婴儿出生的地方,都有经过复苏培训的人员,都具备合适的复苏场所和应有的设备、用品,还需要我们继续进行十分艰苦的努力。

一、病因

产前或产程中,常见的因素如下。

(1)任何导致母体血氧含量降低的因素都会引致胎儿缺氧,如急性失血、贫血(Hb<100 g/L)、一氧化碳中毒、低血压、妊娠期高血压疾病、慢性高血压,以及心、肾、肺疾病和糖尿病等。另外要注意医源性因素:①孕妇体位,仰卧位时子宫可压迫下腔静脉和腹主动脉,前者降低回心血量,后者降低子宫动脉血流;②孕妇用药:保胎用吲哚美辛可致胎儿动脉导管早闭,妊娠期高血压疾病用心痛定可降低胎盘血流,孕妇用麻醉药,特别是腰麻和硬膜外麻可致血压下降。

(2)脐带因素:脐带>75 cm(正常30~70 cm)时易发生打结、扭转、绕颈、脱垂等而致脐血流受阻或中断。

（3）胎盘因素：胎盘功能不全、胎盘早剥、前置胎盘等。

（4）胎儿因素：宫内发育迟缓、早产、过期产、宫内感染。

（5）生产和分娩因素：常见的因素是滞产，现代妇产科学将第一产程分潜伏期和活跃期，初产妇潜伏期正常约需 8 小时，超过 16 小时称潜伏期延长，初产妇活跃期正常需 4 小时，超过 8 小时称活跃期延长，或进入活跃期后宫口不再扩张达 2 小时以上称活跃期停滞；而第二产程达 1 小时胎头下降无进展称第二产程停滞。以上情况均可导致胎儿窘迫。其他因素有急产、胎位异常、多胎、头盆不称、产力异常等。

少数婴儿出生后不能启动自主呼吸，常见的原因：中枢神经受药物抑制（母亲分娩前 30 分钟至 2 小时接受镇静剂或麻醉药）、早产儿、颅内出血、先天性中枢神经系统疾病、先天性肌肉疾病、肺发育不良等。

二、病理生理

（一）生化改变

由于缺氧，糖原进入无氧酵解，导致大量乳酸堆积，即代谢性酸中毒。同时二氧化碳潴留致高碳酸血症，即呼吸性酸中毒。故婴儿出现严重混合性酸中毒和低氧血症，血气分析可见 PaO_2、SaO_2、$PaCO_2$、pH、BE 下降。此外，很快出现低血糖（由于糖原耗竭）、低血钙和高血钾，并见氧自由基、心钠素等释放，以及血清肌酸激酶同工酶（CPK-MB）和乳酸脱氢酶增高。

（二）血流动力学改变

新生儿窒息后，回复到胎儿型循环，此时肺血管收缩，阻力增加，肺血流量减少，故左心房血流量亦减少，压力降低，通过卵圆孔右向左分流增加，新生儿即出现发绀。如此状态持续则可诊断为"持续胎儿循环"或"肺动脉高压"。另外，窒息初期，血液重新分配，肠、肾、皮肤、肌肉、肺血管收缩，心排血量和血压基本正常，保持了脑、心、肾上腺的血液供应。但这种代偿时间短暂，随着窒息持续，缺氧、酸中毒和低血糖等代谢紊乱造成脑和心等重要脏器损伤，血压、心率下降，加重缺氧、酸中毒和器官损伤，形成恶性循环。

（三）再灌注损伤

近年来研究发现，窒息过程的缺氧、缺血、酸中毒等对重要脏器（如脑）的损伤只是初步的，更重要的损伤往往发生在经过复苏、血液再灌注之后，由于一些有害的兴奋氨基酸的释放、钙内流及大量氧自由基产生，造成重要脏器更多细胞凋亡和坏死。

（四）重要脏器损伤

（1）脑对缺氧最敏感。动物试验发现，窒息 8 分钟，部分动物出现脑损伤；窒息 12.5 分钟，全部动物发生脑损伤。主要改变是脑水肿、出血、脑实质坏死和白质软化。

（2）心脏：缺氧、酸中毒、ATP 减少、钙离子内流，以及心肌糖原耗竭均可致心肌受损，使心排血量、血压和心率下降。有报道缺氧可致心脏乳头肌坏死，导致房室瓣反流而发生心力衰竭。

（3）肾脏：窒息后不少新生儿出现尿少[尿量＜1 mL/（kg·h）]、血尿、蛋白尿和管型尿，少数因重度窒息致肾皮质和/或肾小管坏死而致肾衰竭，监测尿 α_1 及 β_2 微球蛋白有助早期发现肾功能减退。

（4）胃肠道：可发生应激性溃疡并出血，早产儿窒息可诱发坏死性小肠结肠炎。

（5）肝脏：缺氧可全面影响肝脏功能，包括转氨酶升高、黄疸加重、凝血因子生成障碍而引起出血等。

(6)肺脏:缺氧、酸中毒可引起肺血管收缩及血管活性介质释放,而导致持续肺动脉高压;又由于肺泡上皮细胞坏死、脱落,形成透明膜,而发生肺透明膜病;同时肺毛细血管亦受损伤,如凝血因子减少(肝脏受损所致),加上医源性因素(如心功能受损情况下,仍大量输入碳酸氢钠、全血、清蛋白等),可发生肺出血;如窒息同时有胎粪吸入,则可发生肺不张、张力性气胸等严重并发症。

三、临床表现

正常分娩过程,胎儿要经历短暂缺氧,这是由于子宫阵阵收缩,子宫、胎盘和脐带受到挤压而使血流间歇性减少甚或中断,致胎儿间歇性缺氧即窒息。但时间短暂,每次宫缩平均历时50~75秒,宫缩停止,血流便恢复。90%的胎儿可以耐受此过程,娩出后2~5秒便发出第一声哭声,起动自主呼吸,1分钟内出现规律呼吸。约10%的胎儿受到一些病理因素的影响,出生后起动自主呼吸有困难,表现为轻或中度窒息:发绀,心率100次/分左右,肌张力尚可或稍差,需简单复苏支持。其中约1%则因缺氧严重,表现为重度窒息:中央性发绀,甚或肤色苍白,肌张力低,心率<100次/分甚至<60次/分,需强有力的复苏措施。90%的新生儿窒息发生在产前或产时,前者称孕期胎儿窘迫,多为慢性缺氧,后者称产时胎儿窘迫,多为急性缺氧或慢性缺氧急性加重。

(一)慢性缺氧或慢性窒息

较多见。由于上述各种致病因素影响,使胎儿间歇发生缺氧缺血。开始通过血液重新分配进行代偿,如病因不去除,胎儿由于缺氧和酸中毒逐渐加重,出现胎动异常,胎心率不规则(<120次/分或>160次/分),排出胎粪。如生物物理学监测(biophysicalprofile,BPP,生物物理学监测包括胎儿呼吸、胎动、肌张力、胎儿心率反应、羊水量等)、心音图(cardiotocograph,CTG)异常或胎儿头皮血pH<7.2(正常7.25~7.35),如接近足月,应考虑结束妊娠。此时婴儿娩出,多为轻度窒息,发绀可能主要是外周性(四肢肢端),呼吸轻度抑制,对复苏反应良好,少有后遗症。如胎儿窘迫持续,发展为严重酸中毒和低血压,必然导致重要脏器损伤。此时婴儿娩出,虽经积极复苏抢救,难免发生并发症和后遗症。可见,早期检出胎儿窘迫并密切观察十分重要,这有待产科、儿科医师密切合作,共同研究,必要时提早分娩,即宁要一健康的、接近足月的早产儿,而不应等发生了脑损伤才让婴儿娩出,此时娩出的可能是一个足月儿,但将来可能是个智残儿,这是一定要避免发生的。

(二)急性缺氧或急性窒息

临床上并不少见,如产程中突然发现持续的脐血流受阻或中断。急性窒息的典型过程,根据在猕猴身上所做的试验(正常、足月猕猴胎儿剖宫产娩出,未开始呼吸便将其头放入一袋盐水内),分为4个期。

(1)原发性呼吸增快:1~2分钟,一阵阵喘气,肢体挣扎,皮色红,反应良好、活跃。

(2)原发性呼吸停止:约1分钟,发绀,心率下降,约100次/分,肌张力及对刺激反应尚可,刺激它可恢复自主呼吸。

(3)继发性呼吸增快:5~6分钟,深而不规则的连续喘气,发绀加重,血压开始下降。

(4)继发性(终末性)呼吸停止:约在窒息开始后8分钟出现,呼吸动作完全停止,刺激不能诱发自主呼吸,肌张力进行性降低,显著苍白,心率和血压进一步下降。如不复苏抢救,于数分钟内死亡。

在试验性窒息过程中,PaO_2在3分钟内从3.3 kPa(25 mmHg)降至0,$PaCO_2$按1.3 kPa

(10 mmHg)/min 速度升高,即在 10 分钟内从 6.0 kPa(45 mmHg)升至 20.0 kPa(150 mmHg),血中乳酸含量从 15 mmol/L 升至 10 mmol/L,pH 在 10 分钟内从 7.3 降至 6.8~6.5。终末期并出现高钾血症,血钾高达 15 mmol/L。

临床上很难准确判定一名窒息婴儿是处在原发性呼吸停止或继发性(终末性)呼吸停止。凡婴儿出生后无呼吸或只阵发性喘气(无效的呼吸动作),说明婴儿极需辅助通气,故均应认真进行复苏抢救。有条件者,可测血中 pH,如 pH>7.25,则多属原发性呼吸停止,即轻或中度窒息,经处理很快出现自主呼吸;如 pH 在 7.0~7.1,可能是原发性也可能是继发性呼吸停止,经刺激,可能出现微弱自主呼吸,但不足以建立肺泡通气,需短时间的复苏支持;如 pH<7.0,多为严重窒息,肌肉松弛,心率<60 次/分,肯定是处在继发性(终末性)呼吸停止阶段,如仍得不到正确的复苏抢救,婴儿最终死亡,全过程在足月儿约 20 分钟。

四、诊断

主要根据临床表现做出诊断,并决定是否需要进行复苏。

新生儿窒息的诊断标准至今尚未统一。1953 年美国麻醉科医师 Virginia Apgar 提出 Apgar 评分(表 2-1),包括 5 个项目,每一项目分 0 分、1 分和 2 分 3 个分度。婴儿娩出后 1 分钟、5 分钟各进行一次评分,1 分钟评分在 4~7 分为轻度窒息,0~3 分为重度窒息;如 1 分钟评分正常(8 分及以上),但 5 分钟评分在 7 分或以下,仍应诊断为窒息。必要时在 10 分钟、15 分钟和 20 分钟再行评分。Apgar 评分提出后在国外继而在国内广为应用,对及时发现和处理窒息以及不良预后的判断起了很好的作用。但现在人们认识到,婴儿出生后第一秒钟便要进行初步评估,以确定该婴儿是正常分娩或需要复苏支持;一名窒息婴儿生后 1 分钟已经经历了至少两次甚至三次评估以及一系列的处理,故 1 分钟 Apgar 评分已不可能反映婴儿出生时状况,但是 5 分钟、10 分钟、15 分钟和 20 分钟的 Apgar 评分,对估计婴儿对复苏的反应以及对不良预后的判断仍有参考价值。在实际工作中,除使用 Apgar 评分,将当时的复苏情况予以详细记录也十分重要。

表 2-1　Apgar 评分表

体征	评分		
	0	1	2
心率(次/分)	0	<100	>100
呼吸	无	不规则,喘气	规则,哭声响亮
肌张力	松软	降低或正常,但无活动	正常伴活跃动作
对咽插管反应	无	面部有少许反应	反应好,咳嗽
躯干颜色	苍白	紫蓝	红润

由于 Apgar 评分存在局限性,美国儿科学会(AAP)和美国妇产科学会(ACOG)共同制定了新生儿窒息诊断标准:①脐动脉血显示严重代谢性或混合性酸中毒,pH<7.0;②Apgar 评分 0~3 分,并且持续时间>5 分钟;③有神经系统表现,如惊厥、昏迷或肌张力低;④多脏器损伤。我国也有学者在探讨新生儿窒息的诊断标准,这有待大家展开讨论,最后由有关学会共同商定。制订统一的新生儿窒息诊断标准十分必要。

五、新生儿窒息的复苏术

（1）首先强调 3 个 30 秒：第 1 个 30 秒决定是否要复苏，不要等待 1 分钟进行 Apgar 评分后认为"有窒息"再开始复苏，而是生后立即用几秒钟时间进行快速评估四项指标（是否足月、羊水是否清、是否呼吸或哭、肌张力好否），如全为"是"，不必进行复苏，但只要四项中有一项为"否"，则进行初步复苏（进入 A 即通畅的气道：保暖、头轻度仰伸体位、清理气道、擦干全身、触觉刺激诱发自主呼吸）。以上快速评估及初步复苏共需时 30 秒。第 2 个 30 秒根据评估三项生命体征：呼吸、心率和肤色，决定是否需要进入 B（即人工正压通气）。第 3 个 30 秒再次评估三项生命体征，特别是心率（可听诊心脏或触摸脐带根部脐动脉搏动）。心率＞100 次/分说明病情稳定，心率＜60 次/分需进入 C（即胸外心脏按压）和（D 即应用肾上腺素和/或扩容剂）。

（2）羊水胎粪污染的处理问题：国内、外对是否早期插管吸引或用表面活性物质冲洗等存在不同意见。羊水胎粪污染不论稀或稠，不再推荐头娩出后肩娩出前插管吸引，只要婴儿有活力（呼吸规则或哭声响亮，肌张力好，心率＞100 次/分），则继续初步复苏而不插管，如无活力（上述三项中有一项不好者），立即插管吸引。

（3）用氧或空气复苏问题：国内、外近年来都有用空气（含 21％的氧）进行新生儿窒息复苏的成功经验，主要是用于足月儿，至于对早产儿，其安全性及效果尚不清楚。总之，对用空气进行复苏尚需进行更深入的研究。指南首先推荐用纯氧进行复苏，也可用 21％～100％的氧，但如 90 秒病情无改善，应将吸氧浓度（FiO_2）提高至 100％（即纯氧）。至于早产儿，动脉血氧过高有伤害性，用氧浓度要特别小心。

（4）用药问题：复苏一般不再推荐使用碳酸氢钠，但经加压通气及心脏按压改善通气和循环以后，如确定存在代谢性酸中毒，特别是较重的酸中毒，可以适当使用碳酸氢钠。纳洛酮一般也不再推荐使用，除非指征明确：①正压人工呼吸使心率和肤色恢复正常后，出现严重的呼吸抑制。②母亲分娩前 4 小时有注射麻醉药史，则推荐静脉内给药。若母亲是吸毒者，则一定不能使用纳洛酮，否则会使病情加重。肾上腺素要静脉内给药，药量是 1：10 000 每次 0.1～0.3 mL/kg。

（5）专项强调早产儿[特别是出生体重＜1 500 g 的极低出生体重（VLBW）儿和＜1 000 g 的超低出生体重（ELBW）儿]，复苏需关注的 6 个方面，如保暖特别重要。初步复苏中的擦干身只适用于足月儿，对早产儿（特别是 VLBW 儿和 ELBW 儿）则不应费时去擦身，而是除头颅外，全身立即放入聚乙烯塑料袋（保鲜袋）内并放在辐射保暖台上。但无论是早产儿或足月儿都要避免高体温，缺血后高体温可加重脑损伤。

（6）人工正压通气问题：新生儿窒息复苏首先是要让肺泡有良好的通气和换气，建立稳定的功能残气量，避免肺内分流。要达此目标就要正确进行人工正压通气，正确应用 PEEP 和 CPAP，特别是早产儿及早应用 CPAP 可减少插管和正压通气的并发症。

（7）强调每次高危分娩都有一名熟悉新生儿复苏的人员参加，要达此目标：①要有计划广泛开展理论与实践相结合的人员培训，让各级医疗机构凡有分娩的地方都要有人熟悉进行新生儿复苏；人员掌握的技术可分两个层次：多数人掌握保持气道通畅和让肺膨胀的技术（如用面罩气囊加压通气），少数人掌握较全面的复苏技术如气管插管、正压通气、胸外按压及用药等。②要建立良好的产儿合作机制，提高预见性，及早发现高危分娩。③国外用复苏现场录影带进行回顾研究，发现即使是高年资的顾问医师在复苏时都有不规范的动作，因此强调复训的重要性。

（8）强调事前做好准备，包括场所（保暖、抢救台、光照、电源等）、设备、药物及各种用品等。

(9)强调各级政府和医疗机构的有力领导和支持,才有可能保证上述各项的实现。

(10)总之,新生儿窒息复苏成功的关键在于:①预见性,根据存在的高危因素预测婴儿出生时需要复苏;②足够的准备,包括熟悉复苏的人员、场所、设备、药品和用品等;③正确的评估;④迅速开始各项支持措施。

(11)还特别强调复苏后继续监护,包括体温、生命体征、血液生化及血气,以及各重要脏器的功能,并积极防止感染。

(鲁文东)

第二节 新生儿颅内出血

一、概述

颅内出血(intracranial hemorrhage,ICH)是新生儿期常见疾病,严重者病死率高、容易遗留长期神经系统后遗症或致残。依据出血部位的不同,颅内出血主要分为脑室周围-脑室内出血(periventricular-intraventricular hemorrhage,PIVH)、硬脑膜下出血、蛛网膜下腔出血、脑实质出血,其他还可见到小脑出血及丘脑、基底核等部位出血。

二、病因

(一)硬脑膜下出血

由硬膜下血窦及附近血管发生机械性损伤(即破裂)引起出血,常见损伤部位为上矢状窦、下矢状窦、直窦和横窦,严重病例可以发生大脑镰和小脑幕撕裂。常见于各种原因导致的难产、高位产钳助产的新生儿,以及巨大儿或者头围过大新生儿。目前,随着产科技术的提高,SDH发生率明显降低。

(二)蛛网膜下腔出血

出血原发部位在蛛网膜下腔,出血来自软脑膜动脉间的小血管吻合支或蛛网膜下腔静脉。硬膜下、脑室内、小脑等其他部位发生出血后也可向蛛网膜下腔扩展。原发性蛛网膜下腔出血在新生儿期较为常见,病因主要包括缺氧、酸中毒、低血糖等,产伤也可导致严重SAH。

(三)脑实质出血常见原因

(1)由缺氧所致的脑实质出血出血常呈点状及片状。

(2)因感染或不明原因的局部小血管破裂也可出现小片状出血。

(3)早产儿Ⅳ级IVH伴有脑实质出血胎龄越小发病率越高,出血原因主要与早产儿脑的特殊发育机制有关,另外与早期严重疾病、特殊治疗及出凝血机制也有密切关系。

(4)脑血管畸形所致脑实质出血此类出血一般突然发病,无明显诱因,无法预料,多在出血后外科手术和尸解时才能作出最后诊断。

(四)其他部位出血

(1)小脑出血(cerebellar hemorrhage,CEH)可以是原发性小脑出血,也可以由第四脑室周围生发基质出血、脑室内出血、后颅凹部位硬膜下出血、SAH等扩展而来,早产儿较足月儿多见。

常见病因包括产伤、缺氧及早产儿各种疾病病理生理过程中脑血流动力学改变等。

（2）丘脑、基底核区域出血该区域的血液由大脑中动脉在颅底水平段发出的豆纹动脉分支供应，这些小血管很细，并且与主干血管呈90°，故很容易受血流动力学影响而破裂出血。新生儿期发病率较低，其病因可能与疾病导致局部脑血流动力学改变有关。

三、诊断

（一）病史

有难产、产伤、宫内窘迫、出生窒息、出生后长时间复苏抢救、宫内感染、过度早产、极低出生体重、胎儿生长受限、母亲使用抗凝血药物、家族中有遗传性出血性疾病史、需要气管插管机械通气支持、严重感染伴血小板降低和凝血功能障碍等因素均容易引起新生儿颅内出血。应该注意监测患儿的神经系统，及时进行影像学检查。

（二）临床表现

新生儿颅内出血的临床表现与出血部位、出血程度密切相关。

1.硬膜下出血

严重后颅凹出血（横窦和直窦破裂）时患儿的神经系统症状进展迅速，表现为不安、尖叫、抽搐。由于出血压迫脑干、中脑、脑桥，患儿表现出严重意识障碍、昏迷、瞳孔不等大、对光反应异常或固定、散大，容易出现心动过缓、中枢性呼吸衰竭，短时内即可危及生命。少量的下矢状窦或上矢状窦出血，临床无症状或仅表现易激惹等，如果出血量继续增多也可使双侧脑半球受压而出现脑组织水肿，出现明显神经系统症状。当出血扩展至小脑幕附近，可出现脑干压迫使病情突然恶化，还可能出现局限性惊厥、偏瘫、动眼神经受累、眼斜视等。还有些患儿在新生儿期无异常，但由于慢性硬膜下渗出，数月后出现头围增大（图2-1A）。

2.原发性蛛网膜下腔出血

出血量很少时无或仅有轻微异常表现，如激惹、肌张力异常等；出血对脑皮质的刺激可诱发惊厥。大量SAH时病情常急剧进展，大量血液存留于脑间隙及后颅凹，患儿表现为嗜睡、反应差、反复呼吸暂停、反复惊厥、肌张力低下，危及生命（图2-1B）。

3.脑实质出血

（1）单纯点片状脑实质出血出血量少，可很快被吸收，不易发现，临床无明显的神经系统症状。

（2）早产儿Ⅳ级IVH伴有脑实质出血常表现为反应差、顽固呼吸暂停、反复惊厥、肌张力低下，容易危及生命。

（3）脑血管畸形所致脑实质出血可发生于新生儿期任何时间，临床常表现为突然发生的频繁抽搐，部分患儿有定位体征（图2-1C）。

4.小脑出血（cerebellar hemorrhage，CEH）

严重者因脑干受压出现严重呼吸功能障碍和心动过缓，意识障碍明显，可短时间内死亡（图2-1D）。

5.丘脑、基底核区域出血

此部位出血范围一般局限，急性期临床常无特殊表现（图2-1E）。

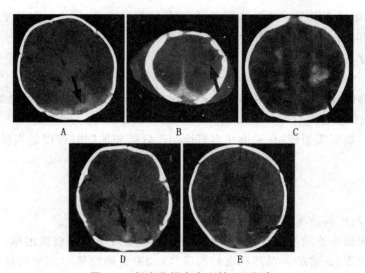

图 2-1　新生儿颅内出血的 CT 征象

A.硬膜下出血；B.蛛网膜下腔出血；C.脑实质出血；D.小脑出血；E.脑室内出血

(三)影像学检查

1.头颅 CT 检查

CT 是诊断颅内出血的金标准，但是要注意检查的时机，过早和过晚检查均可能出现假阴性。

2.头颅超声检查

对于脑室内出血的敏感性高于头颅 CT，但是对于其他部位颅内出血的诊断价值不足。

3.头部磁共振(MRI)检查

也可作为诊断颅内出血的金标准。

四、鉴别诊断

(一)颅内出血引起的抑制状态

需要和低血糖、低血钾、先天性中枢神经畸形、先天性肌迟缓综合征、遗传性代谢病、染色体疾病、重症肌无力、脊髓损伤等疾病鉴别。

(二)颅内出血引起的抽搐

需要和电解质紊乱(低血钙、低血镁、低血钠)、低血糖、维生素 B_6 依赖症、先天性中枢神经畸形、颅内感染、核黄疸等疾病进行鉴别。

(三)颅内出血

常常是新生儿缺氧缺血性脑病的一部分，但有的时候要注意在排除缺氧后应该单独作出颅内出血的诊断，此时应该注意寻找引起颅内出血的原因。

五、治疗

(一)一般性治疗

(1)止血：维生素 K_1、血凝酶、酚磺乙胺等常用止血药物均可使用；有凝血功能障碍的患儿及时补充凝血因子；血小板严重降低的患儿及时输注血小板。

(2)维持内环境稳定以及脏器功能正常,纠正缺氧和酸中毒、维持电解质平衡、维持水平衡。

(3)有惊厥时可给予苯巴比妥等对症治疗。

(二)特殊治疗

1.外科治疗

对于危及生命的较大血肿,出现脑干压迫症状的患儿,须由神经外科紧急处理。

2.脑实质损伤的治疗

对出血造成的脑实质损伤,在采取止血等恰当医疗措施的同时可以适当脱水、选用神经细胞营养药物等。

六、预防

降低早产、提高产科技术是预防新生儿颅内出血的重要环节。

维持颅内压和脑血流的平稳:①尽可能维持稳定的颅内压和脑血流范围,避免"涨落"状态;②保持良好的心功能、正常的体循环和良好的通气;③避免静脉推注高渗液体;④护理患儿时动作轻柔,保持安静,避免患儿剧烈哭闹。

七、小结

(1)有早产、缺氧、难产和器械助产的新生儿容易发生颅内出血。

(2)轻度颅内出血常表现为激惹、肌张力增高;较重的出血以神经系统抑制和反复抽搐;严重出血迅速出现脑干压迫,危及生命。

(3)头颅 CT 或 B 超可发现不同部位出血灶。

(4)诊断主要依据病史、临床表现及头颅 CT 或 B 超检查。

(5)轻度颅内出血以内科保守治疗为主,治疗措施包括止血药物、补充凝血因子、维持颅内压和脑血流稳定、维持酸碱平衡和电解质平衡。对于病情迅速进展的大量出血应及时手术挽救生命。

(鲁文东)

第三节 早产儿脑室内出血

一、概述

早产儿脑室内出血是早产儿常见的并发症之一,多见于孕周<34 周的早产儿,胎龄越小发病率越高。存活者可遗留神经系统后遗症,导致脑瘫、癫痫及精神运动发育迟滞等严重后果。导致早产儿颅内出血的病因包括围产期脑缺氧缺血、早产、凝血功能障碍及宫内感染等。临床可出现前囟隆起、意识、神智改变、抽搐及贫血等。

二、病因

早产儿脑室内出血通常是侧脑室外生发基质出血破溃入侧脑室所致,主要病因:①血管因素,早产儿侧脑室外生发基质血管丰富,血管床大,血管走行不规则,缺乏支持组织,毛细血管壁由单层血管内皮细胞组成,这些特殊的血管结构是早产儿颅内出血的解剖基础。②血管内因素,早产儿脑功能和脑血管自主调节功能发育不完善,颅内压改变时易导致脑血流发生变化,形成"压力被动性脑血流",导致出血。③血管外因素,生后细胞外液容量降低,是血管外组织压力降低,导致颅内出血。另外全身凝血功能障碍可以导致出血。

三、诊断

(一)病史

任何胎龄早产儿均可能发生颅内出血,主要好发于 34 周以下早产儿。围产期可有宫内缺氧、出生时窒息和抢救史、宫内感染史或母亲有孕期感染史。部分早产儿曾患有呼吸系统或循环系统疾病,或曾进行过机械通气治疗。

(二)临床表现

临床症状明显与否,取决于脑室内出血的严重程度及有无并发症。临床表现通常分为 3 种类型:临床无表现型,断续进展型及急剧恶化型。轻度颅内出血(如Ⅰ级或部分Ⅱ级颅内出血)临床多无症状,仅在常规头颅 B 超筛查时发现;Ⅱ级或部分Ⅲ级颅内出血可表现为继续进展型,临床上出现自发动作减少、肌张力降低及眼球偏斜等症状,临床症状常有好转间隙;急剧恶化型通常见于部分Ⅲ级及Ⅳ级颅内出血,病程进展常较迅速,表现为意识障碍、严重肌张力低下、呼吸节律不整或呼吸暂停,继之出现昏迷、前囟突起、光反射消失、呼吸停止以及强直性惊厥。

(三)头颅 B 超检查

推荐头颅 B 超检查作为早产儿脑室内出血的首选检查方法,可进行冠状面和矢状面检查。由于颅内出血可以发生在任何胎龄早产儿,轻度颅内出血临床往往无明显症状,建议对所有早产儿常规进行头颅 B 超检查。生后 3 天内进行初次头颅 B 超检查,以后每隔一周复查 1 次,直至出院。可酌情复查,出血较重者,至少每隔 3 天复查 1 次,直至出血稳定,以及时探查有无出血后脑积水的发生。

头颅 B 超检查采用 Papile 等的分级方法将颅内出血分为 4 级。Ⅰ级,单或双侧室管膜下生发层基质出血;Ⅱ级,室管膜下出血穿破室管膜,引起脑室内出血,但无脑室增大;Ⅲ级,脑室内出血伴脑室增大;Ⅳ级,脑室内出血伴脑室周围出血性梗死。后者在超声中表现为沿侧脑室外上方呈球形或扇形强回声反射,一般为单侧,偶见左右明显不对称。脑室测量方法可测量旁矢状面侧脑室体部最宽纵径,6～10 mm 为脑室轻度增大,11～15 mm 为中度增大,＞15 mm 为重度增大;也可由内向外测量旁矢状面侧脑室后角斜径,≥14 mm 为脑室增大;或可测量脑室增大的任何部位,每次测量取相同部位,以便前后对照。

(四)头颅 CT 检查

暂无头颅 B 超检查条件的单位,在早产儿生命体征稳定后,可进行 CT 检查。为横断面扫描。在出血早期可显示各级颅内出血(见图 2-1E),但对室管膜下级少量脑室内出血的敏感性不及超声。7 天后对残余积血不敏感。

(五)头颅 MRI 检查

在早产儿生命体征稳定后,提倡进行合成磁共振检查,可进行横断面、冠状面及矢状面检查。MRI 可清晰显示各级颅内出血。

四、鉴别诊断

(一)电解质紊乱

低钙、低钾及低钠血症患儿可表现为惊厥、呼吸暂停、肌张力降低等,临床表现类似于严重颅内出血。头颅B超、血生化检查、补充电解质后患儿临床症状好转或消失可进行鉴别。

(二)颅内感染

细菌、病毒性脑炎或脑膜炎可出现惊厥、意识障碍、肌张力降低或增高等症状,病程中可有发热及感染中毒症状,腰椎穿刺脑脊液检查、头颅影像学检查可与颅内出血相鉴别。

五、治疗

(1)一般治疗:常规采用止血药物,如维生素 K_1,或应用其他止血药。

(2)控制惊厥:有惊厥者首选苯巴比妥钠静脉注射,负荷量 15～20 mg/kg,如惊厥未控制可每隔 5～10 分钟追加 5 mg/kg,直至总量达到 30 mg/kg。24 小时后给维持量,每天 5 mg/kg,疗程视病情而定。

(3)严重脑室内出血致脑室显著扩张者,至少在随后的 4 周内,要常规监测头围大小、前囟变化和临床状态,可酌情选择以下治疗措施。①埋置皮下脑脊液存储器:当脑室内出血伴脑室进行性增宽时即可采用该方法。根据病情可每天抽取 1～2 次脑脊液,每次抽取脑脊液的量视病情而定(一般每次不少于 10 mL),注意无菌操作,每周进行一次脑脊液常规及生化复查,当脑脊液性质正常、每次穿刺量少于 5 mL、脑室大小恢复正常且稳定 8 周后,可停止引流并取出存储器。每周至少复查一次颅脑超声以监测侧脑室大小的变化。②体外脑室引流系统:融脑脊液引流、灌洗和溶纤治疗为一体,在严重脑室内出血发生后,于两侧脑室内各置入一根引流管,其中一根用于引流出脑室内的积血及脑脊液,另一根向侧脑室内注入人工脑脊液(可用生理盐水代替,也可加入纤维蛋白溶解剂和抗生素)而达到治疗目的。24 小时引流量通常比注入量多 60～100 mL。疗程视病情而定(一般 2～7 天),当引流出的脑脊液颜色正常时即可停止。③上述方法无效者,可外科脑室-腹腔分流术治疗。

(4)恢复期以康复治疗为主。

六、预防

(1)减少早产脑室内出血是早产儿颅内出血的主要发病类型,尽可能减少早产,增加早产儿孕周,减少颅内出血的发生。

(2)恰当的医疗和护理措施:①避免和减少对患儿的不良刺激,如尽量减少各种穿刺、避免频繁的肺部物理治疗和吸引、检查和治疗集中进行等;②优化呼吸管理,合理使用机械通气,纠正缺氧和酸中毒,避免低或高碳酸血症,使 $PaCO_2$ 维持在 4.0～6.7 kPa(30～50 mmHg)[可接受的范围是 4.0～7.3 kPa(30～55 mmHg)];③维持血压在正常范围,避免血压波动,以维持脑血流正常灌注和脑血流动力学稳定;④维持电解质、血糖、血浆渗透压在正常范围和最佳的营养状态;⑤置患儿于中性温度环境,维持体温正常,避免低体温;⑥监测凝血功能,使凝血功能、血小板计数等维持在正常范围;⑦积极控制感染与炎症反应。

(鲁文东)

第四节 早产儿脑白质损伤

一、概述

早产儿中枢神经系统发育不成熟,容易遭受围产期各种不良因素的打击而导致损伤。围产期脑损伤的病理类型主要依赖于成熟度,足月儿易损区主要位于大脑矢状旁区,导致大脑皮质神经元损伤;而早产儿脑的易损区主要位于脑室周围的白质区,因支配脑白质的血管分支发育尚未完善,脑血流调节功能较薄弱,且脑白质区的少突胶质细胞发育尚不成熟,易遭受兴奋性毒性氨基酸以及过氧化损伤;导致未成熟的少突胶质细胞损伤。早产儿脑白质损伤在病理上可分为3种类型。①囊性脑室周围白质软化:侧脑室周围深部白质区呈灶性坏死,所有细胞成分丢失,形成多发性囊腔,即1962年由Banker等命名的经典脑室周围白质软化(periventricular leukomalacia,PVL),软化灶可单个,也可多个,多分布于侧脑室前后角的外侧,也可发生于侧脑室外侧及背侧白质。②非囊性脑室周围白质软化:侧脑室周围深部白质灶性坏死,形成胶质瘢痕,但无囊腔形成。③弥漫性脑白质病变:脑白质无灶性坏死,但中央区白质少突胶质细胞前体呈弥漫性凋亡伴星形胶质细胞和小胶质细胞增生浸润,然后发展为脑白质体积缩小。其中囊性PVL损伤最重,发展至脑瘫的比例极高,目前较少见,非囊性PVL是目前早产儿脑白质损伤的主要类型,可导致脑瘫和认知功能障碍,而弥漫性脑白质病变相对损伤较轻。近年来,发现早产儿脑白质损伤可同时伴有灰质损伤,包括大脑皮质区和下丘脑及基底节等深部核结构的神经元缺失,与白质损伤后影响神经元移行和轴突髓鞘化有关,称为早产儿脑病。

二、病因

(一)早产

这是本病发病的基础。临床上绝大多数脑白质损伤发生在早产儿,尤其是极不成熟的早产儿,因为早产儿支配脑白质的血管分支发育尚未完善,脑血流调节功能较薄弱,且脑白质区的少突胶质细胞发育尚不成熟,易遭受兴奋性毒性氨基酸以及自由基攻击导致损伤或凋亡。

(二)围产期缺氧缺血

包括母亲、胎儿、脐带胎盘等各方面原因,如妊娠期高血压综合征、胎儿宫内窘迫、脐带绕颈、胎盘早剥、产时窒息,也可由生后严重心肺疾病所致,如肺透明膜病、呼吸暂停、先天性心脏病等,使脑室周围白质区缺氧缺血,造成能量耗竭、少突胶质细胞直接水肿坏死。

(三)围产期感染

孕期宫内感染或早产儿败血症可触发胎儿或新生儿发生全身炎症反应综合征,激活免疫系统分泌大量促炎细胞因子而导致脑白质区少突胶质细胞凋亡。

三、诊断

脑白质损伤常发生在胎龄<32周并存活1周以上的极不成熟儿。早期往往无症状或症状轻微而不易发现。新生儿期可有下肢肌张力降低、颈部伸肌张力增高、呼吸暂停和心率缓慢发

作、激惹和喂养困难等,可出现惊厥,部分患儿近足月时可出现双下肢肌张力增高。婴儿期可逐渐出现智力发育迟缓和脑瘫,尤以下肢痉挛性瘫痪较多见。病变累及近三角区、枕角视放射和颞角听放射时常表现为视觉和听觉功能障碍。严重弥漫性脑白质病变不仅累及运动功能,还可因皮层及皮层下神经元受损、星形胶质细胞迁移障碍,导致认知缺陷,感觉功能障碍。因早期临床表现轻微或缺乏特异性,新生儿诊断主要依赖影像学检查。

(一)头颅 B 超

超声以其便捷、无创、可床旁动态检测、相对廉价的优势,成为脑白质损伤早期诊断的首选诊断方法。对所有早产儿均应在生后 1 周内常规行床边头颅 B 超检查,以早期发现 PVL。典型 PVL 病程在 B 超下可分为四期。

(1)回声增强期多在生后 1 周左右,表现为脑室周围回声增强。

(2)相对正常期为生后 1~3 周,此期 B 超常无明显异常。

(3)囊腔形成期常在生后 2 周左右出现,表现为在原回声增强区呈现囊腔样低回声或无回声区,发生率约 15%。病变程度与囊腔大小及分布有关,偶可见宫内或生后早期即发生囊性变。

(4)囊腔消失期:2~3 个月,小囊腔可消失(反应性星形胶质细胞及血管内皮增生),由于脑室周围白质容量减少,侧脑室呈轻度增大。但头颅 B 超对弥漫性脑白质病变无法诊断。

(二)头颅 CT

对 PVL 早期诊断敏感性和特异性不高,且存在放射线损害的问题,目前一般少用。在早期水肿阶段表现为在脑室周围呈明显双侧对称性低密度区,以侧脑室前角上外侧最为多见。在晚期 PVL,典型的 CT 表现:①半卵圆中心的明显低密度影;②脑室周围白质的低密度点;③侧脑室扩大伴脑室壁边缘不规则(脑室周围白质丢失所致)。

(三)头颅 MRI

常规 MRI 在 T_1 加权相上表现为高信号,强度与颅骨相当,在 T_2 加权相上表现为低信号(反映白质丢失,容量减少),如伴有出血可表现为高信号,但总体上对局部早期病变的显示特异性较差。MRI 对晚期 PVL 诊断有较大价值,常表现为双侧脑室周围 T_1 加权相低信号、T_2 加权相高信号,白质容量减少,侧脑室扩大,脑室壁不规则,髓鞘形成延迟等。

弥散加权成像(diffusion-weighted imaging,DWI)技术能及时反映细胞内水分子的运动状态。当受累的脑组织发生细胞内水肿时,该区域的水分子即出现弥散受限、ADC 值(表观弥散系数)下降,DWI 示受累脑组织呈明显高信号,而 ADC 图上呈现低信号。DWI 适用于急性期检查,表现为深层脑白质点片状异常高信号,能持续数天。在 WMD 早期诊断方面 DWI 比常规 MRI 更具优势,尤其是对脑底部病变,且能定量地描述皮质脊髓束损伤,但对晚期病变诊断能力不佳。

四、鉴别诊断

早产儿脑白质损伤在新生儿期的症状不明显或很轻微且缺乏特异性,故对所有早产儿均应进行神经系统临床与影像学评估及随访追踪,以及时发现异常并确诊。早产儿常发生低血糖与高胆红素血症,也可导致脑损伤,应进行鉴别。

(一)低血糖脑病

有反复严重低血糖发作史及神经系统症状,颅脑 MRI 检查典型病变主要位于枕叶和后顶颞区。

(二)胆红素脑病

有高非结合胆红素血症,常伴血-脑屏障通透性增高的高危因素,常累及听神经和锥体外系,急性期 MR 苍白球区出现对称性 T_1 高信号为相对特征表现,在 1～3 周消失,慢性期表现为 T_2 相对称性高信号影。

五、治疗

目前对早产儿脑白质损伤的治疗尚无特异性的有效方法,针对发病机制中多个环节的药物开发研究仍处于动物试验或个别临床试验阶段。故本病的重点是针对高危因素进行预防。

(1)加强围产期保健、预防早产的发生,预防围产期缺氧缺血,选用抗生素防治孕期宫腔内细菌感染等。

(2)对早产儿生后加强监护,维持生命体征(心率、呼吸、血压、血气)及内环境的稳定,尤其要避免全身血流动力学的突然变化,以保证适当的脑灌注压。

(3)早产儿生后 1 周内常规行床边头颅 B 超检查,在脑白质损伤的早期及时诊断至关重要,因此时处于白质水肿阶段,努力祛除病因,维持内环境稳定,适当地予以神经营养药物,可在一定程度上缓解病情,改善预后。在 PVL 形成后,病变常不可逆转,但仍应每 1～2 周行头颅 B 超检查直至出院。

(4)出院后定期随访体格、认知、行为、视觉、听觉、运动发育等项目。影像学检查:每 3～6 个月头颅 B 超 1 次,并至少进行 1 次头颅 MRI 检查。及时发现智力、运动、视听感官功能发育过程中存在的问题,予以个体化的后期康复锻炼以最大可能地减轻残疾程度。

(鲁文东)

第五节　新生儿缺氧缺血性脑病

一、概述

新生儿缺氧缺血性脑病(hypoxic-ischemic encephalopathy,HIE)是指在围产期窒息而导致脑的缺氧缺血性损害,本症不仅严重威胁着新生儿的生命,并且是新生儿期后病残儿中最常见的病因之一,其导致的后遗症占婴幼儿神经伤残的 25％～28％。

二、病因

新生儿 HIE 病因较为复杂,围产期窒息是主要原因。凡是造成母体和胎儿间血液循环和气体交换障碍,使血氧浓度降低者均可造成窒息。由宫内窒息引起者占 50％,娩出过程中窒息占 40％,先天疾病所致者占 10％。①母亲因素:主要有妊娠高血压综合征、大出血、心肺疾病、严重贫血或休克。②胎盘因素:如胎盘早剥、前置胎盘、胎盘功能不良或结构异常。③胎儿因素:常见的有胎儿生长受限(FGR)、早产儿、过期产、先天畸形。④脐带因素:如脐带脱垂、压迫、打结或绕颈。⑤分娩过程因素:如滞产、急产、胎位异常,手术或应用麻醉药等。⑥新生儿因素:包括反复呼吸暂停、ARDS、心动过缓、重症心力衰竭、休克及红细胞增多症等。

三、诊断

中华医学会儿科学分会新生儿学组于 1989 年于济南首次制定了新生儿缺氧缺血性脑病的诊断标准。最近于长沙发布了第二次修订的我国新生儿 HIE 诊断标准如下(本诊断标准仅适用于足月新生儿 HIE 的诊断)。

(一)临床表现

临床表现是诊断 HIE 的主要依据,同时具备以下 4 条者可确诊,第 4 条暂时不能确定者可作为拟诊病例。

(1)有明确的可导致胎儿宫内窘迫的异常产科病史,以及严重的胎儿宫内窘迫表现(胎心 <100 次/分,持续 5 分钟以上;和/或羊水Ⅲ度污染),或者在分娩过程中有明显窒息史。

(2)出生时有重度窒息,指 Apgar 评分 1 分钟 ≤3 分,并延续至 5 分钟时仍 ≤5 分,和/或出生时脐动脉血气 pH ≤7。

(3)出生后不久出现神经系统症状,并持续至 24 小时以上,如意识改变(过度兴奋、嗜睡、昏迷),肌张力改变(增高或减弱),原始反射异常(吸吮、拥抱反射减弱或消失),病重时可有惊厥,脑干征(呼吸节律改变、瞳孔改变、对光反应迟钝或消失)和前囟张力增高(表 2-2)。

表 2-2 新生儿 HIE 分度

分度	轻度	中度	重度
意识	过度兴奋	嗜睡、迟钝	昏迷
肌张力	正常	减低	松软
拥抱反射	稍活动	减弱	消失
吸吮反射	正常	减弱	消失
惊厥	无	常用	频繁发作
中枢性呼吸衰竭	无	无或轻	常有
瞳孔改变	无	无或缩小	不对称或扩大
前囟张力	正常	正常或稍饱满	饱满紧张

(4)排除电解质紊乱、颅内出血和产伤等原因引起的抽搐,以及宫内感染、遗传代谢性疾病和其他先天性疾病所引起的脑损伤。

(二)辅助检查

1.脑电图

在生后 1 周内检查。振幅整合脑电图则可连续监测,与常规脑电图相比,具有经济、简便、有效和可连续监测等优点。

2.B 超

可在病程早期(72 小时内)开始检查。具有可床旁动态检查、无放射线损害、费用低廉等优点。

3.CT

待患儿生命体征稳定后检查,一般以生后 7 天为宜。有病变者,建议 3~4 周后复查。

4.MRI

可多轴面成像,分辨率高,无放射性损害,生后 1 天即可显示脑损伤表现。但检查时间长、噪声大、费用较高。

四、治疗

(一)原则

1.争取早治疗

窒息复苏后出现神经症状即应开始治疗,最好在 24 小时内。

2.中重度 HIE

应采用以亚低温治疗为主的综合措施,确保内环境稳定,对症处理和恢复神经细胞的能量代谢,以及促使受损神经细胞的修复和再生。

3.足够的疗程

中度 HIE 需治疗 10～14 天,重度 HIE 需治疗 20～28 天,甚至延至新生儿期之后。轻度 HIE 不需过多干预。

(二)急性期治疗

此阶段主要针对窒息缺氧所致多器官功能损害,维持机体内环境稳定,控制各种神经症状,采取相应的支持对症疗法。亚低温是目前唯一公认能改变中重度 HIE 预后的治疗手段。其他治疗目前均有争议,疗效不确定。

1.亚低温疗法

目前,主要的方式有选择性头部亚低温(冰帽系统)和全身亚低温(冰毯系统)两种方式。选择性头部亚低温使鼻咽部温度维持在 33.5～34.0 ℃(目标温度),可接受温度为 33.0～34.5 ℃,同时直肠温度维持在 34.5～35.0 ℃。全身亚低温使直肠温度维持在 33.5～34.0 ℃(目标温度),可接受温度为 33.0～34.5 ℃。亚低温治疗开始越早越好,最好在生后 6 小时以内,治疗时间多为 72 小时。治疗期间,严密监测生命体征及血液、呼吸、循环等系统功能。

(1)适应证如下。

胎龄≥36 周和出生体重≥2 500 g,并且同时存在下列情况:①有胎儿宫内窘迫的证据;②有新生儿窒息的证据;③有新生儿 HIE 或 aEEG 脑功能监测异常的证据。

胎儿宫内窘迫的证据至少包括以下 1 项:①急性围产期事件,如胎盘早剥或脐带脱垂或严重胎心异常变异或迟发减速;②脐血 pH<7.0 或 BE>−16 mmol/L。

新生儿窒息的证据(满足以下 3 项中的任意 1 项):①5 分钟 Apgar 评分≤5 分;②脐带血或生后 1 小时内动脉血气分析 pH≤7.0 或 BE≤−16 mmol/L;③需正压通气至少 10 分钟。

新生儿 HIE 诊断依据中华医学会儿科学分会新生儿学组制定的新生儿 HIE 诊断标准。

aEEG 脑功能监测异常的证据,至少描计 20 分钟并存在以下任意 1 项。①严重异常:上边界电压≤10 μV。②中度异常:上边界电压>10 μV 和下边界电压<5 μV;③惊厥。

(2)具体用法:主要包括下述几点。

临床实施前的准备:新生儿放置在远红外辐射式抢救台或暖箱中。关闭远红外辐射式抢救台或暖箱电源。新生儿尽量裸露,除去新生儿身体部位一切可能的加温设施。监测心电、氧饱和度、血压和体温,aEEG 监测脑功能。建立动、静脉通路。完善治疗前检查。

置温度探头(直肠温度探头):插入直肠 5 cm 左右,并固定于定于大腿一侧。鼻咽部温度探头:放置长度相当于鼻孔至耳垂的距离,蝶形胶布固定。食道温度探头:放置长度相当于鼻孔至耳垂,然后向下至剑突的距离再减去 4 cm,蝶形胶布固定。放置皮肤温度探头于腹部,监测皮肤温度。特别提示温度探头放置后应标记位置,作为操作后无滑脱的检验指示。

选择合适的冰帽或冰毯:冰帽应大小适中,覆盖头部,应不遮盖眼睛;冰毯应大小适中,覆盖躯干和大腿。特别提示冰帽或冰毯均不能覆盖新生儿颈部。

初始治疗:如果新生儿体温已经在亚低温治疗的可接受温度范围内,直接进入维持治疗状态;如果新生儿体温没有达到可接受的温度范围,开始诱导亚低温治疗,1~2 小时达到亚低温治疗的目标温度(33.5~34.0 ℃);直肠温度降至可接受温度范围的最低限度(33 ℃)时,应开启暖箱或远红外辐射式抢救台电源给予维持体温。

维持治疗:达到亚低温治疗的目标温度后转为维持治疗 72 小时。连续监测皮肤、鼻咽部或食道温度:开始每 15 分钟记录 1 次,直至达到目标温度后 1 小时,然后每 2 小时记录 1 次,复温期间每小时记录 1 次。监测新生儿体温低于或高于目标温度 1 ℃以上或新生儿出现烦躁、颤抖等应通知主治医师。每 4 小时检查新生儿皮肤 1 次,每 2 小时变动 1 次体位。冰毯或冰帽应保持干燥。测定血气的化验单应标注当时新生儿的体温。亚低温治疗期间,根据临床需要可继续给予其他对症支持治疗措施。亚低温期间新生儿皮肤可能发暗或呈灰色,如果氧饱和度正常,不需特殊处理。如果新生儿存在持续低氧血症(经过积极呼吸支持治疗后,SaO_2 仍低于 80%)或持续低血压[积极支持治疗和给予血管活性药物后,平均动脉压仍低于 4.7 kPa(35 mmHg)],应考虑停止亚低温治疗。亚低温治疗期间,心率会降至 90 次/分以下,亚低温治疗仪报警设置应调整为低于 80 次/分,如果心率持续降低或出现心律失常,应及时处理或停止亚低温治疗。开始亚低温治疗后出现不良反应,应终止亚低温治疗,按照复温流程进行复温。

自然复温法:关闭亚低温治疗按钮,关闭远红外辐射式抢救台电源或暖箱电源,逐渐开始复温。人工复温法:设定鼻咽部温度或直肠温度为每 2 小时升高 0.5 ℃。复温期间每小时记录 1 次鼻咽部温度或直肠温度,直至温度升至 36.5 ℃。

2.支持疗法

(1)维持良好的通气、换气功能,使血气和 pH 保持在正常范围。

(2)维持周身和各脏器足够的血液灌流,使心率和血压保持在正常范围。

(3)维持血糖在正常范围,以保证神经细胞代谢所需。

在此期间加强监护,如生命体征、血气、电解质、血糖。

3.对症疗法

(1)控制惊厥:HIE 惊厥常在 12 小时内发生,首选苯巴比妥,负荷量为 20 mg/kg,维持量为 5 mg/(kg·d)静脉滴注或肌内注射。

(2)降低颅内压:颅内压增高最早在生后 4 小时出现,一般在 24 小时更明显,首选呋塞米 1 mg/kg,可选用甘露醇,但甘露醇可损伤肾脏功能,故在有明显肾功能损害的患者,甘露醇应慎用。

(三)新生儿期后治疗

可使用神经营养药物,对出现神经系统发育异常的患儿,早期进行神经康复治疗和功能训练。

五、预防

由于该病无特效治疗方法,应着力预防胎儿宫内窘迫,进行孕产期监护,提高新生儿窒息复苏水平。对窒息复苏后的新生儿要密切观察神经症状和监护各项生命体征,一旦发现有异常神经症状及早给予治疗,以减少存活者中后遗症的发生率。

(鲁文东)

第六节 新生儿惊厥

一、概述

新生儿惊厥是新生儿期神经系统疾病或功能异常最常见的临床表现。在新生儿期尤其是生后第1周内的发生率很高,随着年龄的增加其发生率逐渐下降。新生儿惊厥常提示体内存在严重的原发病,如缺氧缺血性脑病、颅内出血、感染等。研究证明,惊厥可影响新生儿后期的脑发育,可产生一系列神经系统后遗症,因此,一旦发现惊厥,必须立即寻找病因并给予处理。

二、病因

新生儿惊厥的病因众多,很多惊厥是在其内在疾病的发展过程中出现的,但同时惊厥可能为某些疾病的首发症状和体征。近年来缺氧缺血性脑病已跃居病因的首位,感染和单纯代谢因素所占比例较前明显下降。常见的新生儿惊厥原因:①围产期并发症,窒息、缺氧缺血性脑病、颅脑损伤、颅内出血、脑梗死等;②感染,宫内感染或生后感染,引起脑炎、脑膜炎、败血症等;③代谢-内分泌因素,低血糖、低血钙、低血镁、核黄疸、维生素 B_6 缺乏症、甲状旁腺功能低下、先天性酶缺陷等;④药物相关性惊厥,包括药物中毒和撤药综合征;⑤其他,如先天性脑发育不全、染色体病、基因缺陷病等。

三、诊断

(一)病史

母孕期接触史、疾病史、分娩史、家族遗传史及用药史,患儿的喂养史、黄疸情况、有无感染,详细询问惊厥的发生时间则有助于鉴别诊断。

(二)体格检查

除观察了解惊厥表现、伴随症状、神经系统体征外,还应注意有无其他部位畸形,皮肤改变如皮疹、黄疸、色素沉着或脱失,有无其他感染灶等。

(三)临床表现

根据临床表现将新生儿惊厥分为微小型、强直型、多灶性阵挛型、局灶性阵挛型和全身性肌阵挛型。

1.微小型

新生儿期最常见的惊厥表现形式,表现为呼吸暂停、眼部异常运动(如眨眼,眼球震颤)、口-颊-舌异常运动(如吸吮、咀嚼、面肌抽动)、异常肢体运动(如上肢划船样、游泳样动作,下肢踏车样动作)。

2.强直型

单个肢体或四肢强直型伸展,或双下肢强直而双上肢屈曲,全身强直型可有躯干后仰或俯屈。常伴呼吸暂停、双眼上翻、意识模糊。此型是疾病严重的征象,提示脑器质性病变,如化脓性脑膜炎、核黄疸、重度颅内出血等。

3.多灶性阵挛型

由一个肢体移向另一个肢体或身体一侧向另一侧的游走性、阵挛性抽动。常伴意识障碍,多见于缺氧缺血性脑病、颅内出血和感染。

4.局灶性阵挛型

身体某个部位局限性阵挛,常见于单个肢体或一侧面部,然后扩大到身体同侧的其他部位。通常意识清醒或轻度障碍,多见于代谢异常、脑局部损伤(如出血或梗死)。

5.全身性肌阵挛型

表现为肢体反复短促的屈曲性痉挛,躯干同样也可发生。此型新生儿期少见,往往提示弥漫性脑损害,预后不良。

四、辅助检查

结合病史和临床表现安排合理的检查进一步明确诊断。

(1)生化检查:血糖、血气、血电解质、血氨、血乳酸,必要时行氨基酸或有机酸检查。

(2)感染排查:血培养、脑脊液常规生化及培养。

(3)有遗传家族史者行特殊代谢物筛查,染色体及基因分析。

(4)影像学检查:头颅X线片、MRI、CT和颅脑超声。

(5)脑电图:对病因诊断意义不大,但有助于判断疗效和评估预后。

五、鉴别诊断

(1)新生儿颤抖可因声音、皮肤刺激或牵拉某一关节诱发,表现为踝部、膝部和下颌抖动。区别之处在于发作时无眼球凝视,弯曲抖动肢体后发作立可停止,不伴有脑电图异常。

(2)早产儿呼吸暂停表现为呼吸暂停伴心率下降。区别处在于无眼球活动改变,刺激后即可缓解,且呼吸兴奋剂治疗有效。

六、治疗

新生儿惊厥发作的处理原则:①及时控制惊厥发作;②及时诊断处理导致惊厥的原发病;③脑损伤的保护与对症治疗。

(一)一般治疗

保暖,保持呼吸道畅通,维持水、电解质及酸碱平衡,静脉营养支持、监护生命体征,由脑水肿所致的颅内压增高可用20%甘露醇0.25～0.50 g/kg,每天2～4次。

(二)病因治疗

新生儿惊厥一经发现,应立即诊断病因给予治疗,尽量去除或缓解引起惊厥的原发疾病。

（三）抗惊厥药物治疗

常用抗惊厥药物用法见表 2-3。

表 2-3　常用抗惊厥药物用法

药物名称	起始剂量	给药方式	维持剂量
苯巴比妥	15～20 mg/kg	静脉	5 mg/kg,间隔 12 小时分 2 次
苯妥英钠	10～20 mg/kg	静脉	5 mg/kg,间隔 12 小时分 2 次
地西泮	0.3～0.5 mg/kg	静脉	20 分钟后可重复使用
氯硝西泮	0.05 mg/kg	静脉	20 分钟后可重复使用
咪达唑仑	0.05～0.15 mg/kg	静脉	0.01～0.06 mg/(kg·h)
水合氯醛	30～50 mg/kg	口服	—

1.苯巴比妥钠

首选苯巴比妥控制,其优点为静脉注射见效快、半衰期长、作用持续时间长和不良反应小。负荷量为 15～20 mg/kg,静脉推注。惊厥停止后 12～24 小时给予维持量 5 mg/kg,间隔 12 小时分 2 次静脉注射。

2.苯妥英钠

使用苯巴比妥无效时使用。负荷量 10～20 mg/kg,分次缓慢静推。惊厥控制后 12 小时予以维持量 5 mg/kg,间隔 12 小时分 2 次静脉注射。

3.地西泮

上述药物控制惊厥无效时可改用地西泮,每次 0.3～0.5 mg/kg,缓慢推注,20 分钟后可重复。应注意该药作用时间短,对呼吸和心率有抑制作用。

4.氯硝西泮

每次 0.05 mg/kg,缓慢推注,20 分钟后可重复。注意使用时常引起新生儿唾液和支气管分泌物增加。

5.咪达唑仑

首次 0.05～0.15 mg/kg,缓慢推注,此后 0.01～ 0.06 mg/(kg·h)维持静脉滴注,用药 1 小时内可控制惊厥,并减少惊厥发作频率。

6.水合氯醛

每次 30～50 mg/kg,口服或灌肠,起效较快,常用于配合检查时。

（鲁文东）

第七节　新生儿湿肺

新生儿湿肺亦称暂时性呼吸困难,系由于肺液吸收延迟而使其暂时积留于肺间质、叶间胸膜和肺泡等处,为自限性疾病。

一、诊断

(1)多见于足月儿、过期产儿、剖宫产儿、窒息及产妇有妊娠毒血症的新生儿。

(2)生后数小时内出现呼吸急促,但吃奶好、哭声响亮及反应佳,重者也伴有发绀和呼气性呻吟,甚至发生呼吸暂停。

(3)体征:①呼吸频率增快(>60 次/分,可达 100~120 次/分);可有不同程度的呻吟、鼻翼翕动、三凹征,不同程度的发绀。②两肺呼吸音减弱,有时可闻及细湿啰音。

(4)X 线表现:①肺泡积液征,肺野呈斑片状、面纱或云雾状密度增高,或呈小结节影,直径2~4 mm,或呈磨砂毛玻璃样片絮阴影如白肺。②间质积液,网状条纹影。③叶间胸膜(多在右肺上、中叶间)和胸腔积液。④其他征象,肺门血管淤血扩张,肺纹理自肺门呈放射状向外周伸展。⑤肺气肿征,透光度增加。X 线表现 24 小时吸收占 71%,72 小时吸收占 97.8%,偶有延长至 4 天后吸收。有时可见叶间胸膜积液,也可伴有肺气肿改变。

二、治疗

(一)一般处理

轻者无须特殊处理,注意保温,加强监护和对症治疗。

(二)氧疗

呼吸急促和发绀时给予氧疗并作血气分析。吸入氧浓度通常小于 60%。如果氧浓度增加,而且 100%氧无效,给予 NCPAP。以上治疗无效,进行气管插管呼吸机通气。

(三)抗生素

在排除败血症和肺炎以前要给予广谱抗生素。

(四)喂养

若呼吸频率<60 次/分,可以经口喂养。若呼吸 60~80 次/分,为了防止误吸应避免经口喂养,给予鼻饲。若呼吸>80 次/分,需进行静脉内营养。

(五)输液和电解质

控制液速,保证足够水分。

(六)利尿

肺内湿啰音多时,可用呋塞米 0.5~1.0 mg/kg,并注意纠正心力衰竭。

(鲁文东)

第八节　新生儿呼吸困难

呼吸困难是指新生儿的呼吸频率、节律、强弱、深浅度改变,吸气与呼气比例失调,出现呼吸急促、费力、点头、张口呼吸、"三凹征"(胸骨上窝、剑突下窝和肋间隙的吸气性凹陷)、鼻翼翕动等。呼吸困难可由呼吸系统、循环系统、中枢神经系统异常等多种原因引起,临床表现为程度不同的低氧血症、代谢性和/或呼吸性酸中毒,如不及时处理,可危及生命。

一、诊断

新生儿呼吸困难原因很多,询问病史、体格检查和各种辅助检查是明确诊断的主要手段。

(一)病史

详细询问病史包括母孕期健康状况、胎龄、分娩方式、胎盘情况及是否有窒息、宫内窘迫、羊水胎粪污染等。注意了解呼吸困难开始的时间、变化及伴随症状。

(1)生后即出现严重的呼吸困难和发绀,应考虑严重心肺畸形的可能。

(2)早产儿生后不久出现进行性加重的呼吸困难伴呻吟,应考虑新生儿肺透明膜病(HMD)的可能。

(3)有宫内窘迫或出生窒息伴羊水胎粪污染,出生后有呼吸困难,应考虑胎粪吸入综合征(MAS)的可能。

(4)剖宫产儿生后出现呼吸困难,应考虑湿肺的可能。

(5)母亲产前有发热或胎膜早破>18小时,生后有呼吸困难应考虑感染性肺炎的可能。

(6)治疗过程中呼吸困难突然加重,应注意有无气胸发生。

(7)生后严重发绀伴呼吸困难,应考虑先天性心脏病及心源性呼吸困难的可能。

(8)有严重出生窒息,生后有新生儿缺氧缺血性脑病(HIE)及呼吸节律改变或喘息样呼吸,应考虑中枢性呼吸困难的可能。

(二)体格检查

(1)观察呼吸的频率、节律和深度:呼吸频率持续>60次/分称为新生儿呼吸增快。新生儿呼吸<30次/分,称为呼吸减慢,往往是由呼吸中枢受抑制所致,是病情危重的表现之一。

(2)观察呼吸是否通畅:鼻部通气不畅伴吸气时三凹征,应注意有无后鼻孔闭锁。观察是否有点头呼吸、鼻翼翕动及三凹征、呻吟。点头呼吸、鼻翼翕动及三凹征提示有呼吸窘迫,多由呼吸系统疾病引起。呼吸不规则、浅表,提示有中枢性呼吸衰竭。

(3)观察有无发绀、发绀的程度及分布、吸氧是否能够缓解:由呼吸系统疾病引起的发绀,吸氧多能缓解;如吸氧不能缓解,且发绀与呼吸困难不一致,应注意有无先天性心脏病。

(4)观察胸廓的形态:一侧胸廓饱满伴呼吸音改变提示有气胸。

(5)胸部听诊是诊断新生儿呼吸系统疾病如新生儿肺炎、湿肺、HMD、MAS、肺出血等的重要依据,要注意两肺呼吸的强弱及是否对称,啰音的多少、性质及分布等。

(6)除与呼吸系统疾病相关的检查外,还要检查引起新生儿呼吸困难的其他方面的原因:①心脏:有无扩大,心尖冲动的位置,心音及心脏杂音等。②肤色:观察有无贫血和血红细胞增多症,有无皮肤胎粪黄染。③神经系统:有无意识改变,有无惊厥,前囟是否紧张饱满,神经反射是否正常,有无呼吸节律的改变及中枢性呼吸衰竭的表现。

(三)辅助检查

(1)影像检查:新生儿呼吸困难大部分是由呼吸系统疾病引起的,而胸部 X 线检查对其诊断有很大价值。如胸部 X 线不能明确诊断,CT 是进一步的检查手段。

(2)血气分析:是呼吸困难的重要检测项目,对鉴别诊断、指导治疗和估计预后都有重要价值。

(3)纤维支气管镜:可直接观察气管内黏膜病变及行组织病理学检查、细胞学检查、病原体鉴定等,对明确呼吸困难原因有重要意义。

（4）心脏超声：如患儿发绀明显，吸氧不能缓解，怀疑有先天性心脏病及心源性呼吸困难，应做此检查。

（5）伴有神经系统症状及体征的患儿，应在病情稳定后或在保证适当通气和氧合的情况下进行头颅 CT 或超声检查以明确中枢性呼吸困难的原因。

二、治疗

（1）首先应查明呼吸困难的原因，进行病因治疗。

（2）密切监测患儿的心率、呼吸、血压、体温、血气的变化，保证正常通气、换气功能，必要时给予人工通气治疗。机械通气者要密切观察气管插管的位置及呼吸机参数的变化，根据临床情况、血气等及时调整呼吸机参数。配合进行全身治疗，纠正各种代谢紊乱。

（鲁文东）

第九节　新生儿气漏

新生儿气漏是指由于肺泡内空气外漏而造成的病症，包括肺间质气肿、气胸、气腹、心包囊积气、纵隔腔积气、皮下气肿与全身性空气栓塞症。

一、病因及发病机制

由于肺泡的过度膨胀和肺泡壁破裂导致空气外漏形成，通常与过高的压力或不均匀的换气有关，但亦可为自发性，即无明显外因。

高危因素有以下几种。

（1）呼吸道疾病：气道梗阻，肺代偿性过度充气，如肺发育不全、肺不张等；肺部疾病，如肺透明膜病、吸入综合征、肺部感染、慢性肺疾病等。

（2）出生时急救复苏，医源性肺脏破裂。

（3）应用呼吸机：吸气压力过高；呼气末期压力过高；呼吸不协调，出现人机对抗；气管插管位置不当等。

（4）其他：对侧膈疝；先天肾发育畸形；神经肌肉性疾病等。

二、诊断

（一）症状

轻者可无症状。重者可出现气促、喘憋、发绀、呼吸停止。

（二）体征

1.肺间质气肿

肺间质气肿指气体在气道外和间质的集聚，可以表现为全肺病变、单侧或单肺叶病变，全肺性病变与早期支气管肺发育不良难以鉴别。多与呼吸机使用有关，愈早产的婴儿因肺脏含较多的结缔组织以及肺泡发育不完善，故发生肺间质气肿的危险性愈高。

肺间质气肿较轻的，常无明显症状。病变较广泛的，患儿表现呼吸窘迫，呼吸音减低。血气可出现高碳酸血症和低氧血症。胸部 X 线可确诊,表现为过度膨胀的肺组织中,多处出现小气囊而形成网状影。

2.纵隔积气

纵隔积气指气体在纵隔中的集聚,常因肺泡破裂后,由于形成类似"活瓣"结构,使空气不断经由纵隔腔胸膜的破孔进入纵隔腔而形成。少数病例则由食管破裂引起。也可以由肺间质积气发展形成。

少量纵隔腔积气在临床上无症状。积气量多则引起呼吸困难、发绀、听诊心音遥远。胸部 X 线可看见集于纵隔腔的空气而确诊。另一特殊表现为空气围绕于胸腺四周,将胸腺抬起,而形成"船帆样"阴影。大量纵隔积气也可致膈下气体集聚形成气腹,或气体进入皮下形成皮下气肿。

3.气胸

气胸指气体进入胸膜腔形成。自发性气胸发病率在足月正常新生儿约为 1%,其中仅 10%出现临床表现。患有肺透明膜病、肺炎或胎粪吸入综合征的婴儿,气胸的危险性大大增加。呼吸器正压通气的使用使之发生率增加,为 20%～40%。气胸 15%～20%表现为双侧,2/3 表现为单侧气胸。

气胸对心肺功能影响的大小,视胸腔气体量的大小、气胸形成的快慢及原发肺部病变的严重程度而不同。少量气胸通常胸膜腔被占据不足 15%,中量气胸 15%～60%,大量气胸超过60%。较重且发生较快的气胸可出现呼吸窘迫,严重者甚至会出现发绀、心跳缓慢或呼吸暂停。临床可见患侧胸廓饱满、听诊呼吸音减弱、叩诊呈鼓音,左侧气胸听诊心脏时,可见心音遥远、心音右移等。

4.心包腔积气

心包腔积气指气体在心包腔集聚形成,较少见,甚少自发性,通常与纵隔气肿伴行,一般为呼吸器使用或急救不当引起。小量积气可无症状,严重者可压迫心脏,引起心排血量减少、心率减慢甚至心搏骤停等心脏压塞表现。

5.全身性空气栓塞

全身性空气栓塞为罕见、病死率极高的病症。由过高的呼吸器压力引起,故常伴有其他气漏的现象。临床表现为病情急速恶化而出现苍白、发绀、低血压与心跳缓慢,患儿可于数小时或数分钟内死亡。

6.皮下气肿

触诊时可于皮下摸到如碎冰、握雪的感觉,需注意其他合并出现的气漏症状。

(三)实验室检查

1.胸部 X 线

胸部 X 线可明确诊断。

2.透照法

应用冷光源透照胸部患侧,可帮助确定气胸部位,可用于危重不便搬动又无条件床边拍片的患儿。

3.血气分析

轻者无异常,重者可有呼吸衰竭的血气表现。

4.超声学检查

可帮助诊断。

(四)鉴别诊断

1.先天性肺囊肿

胸片、胸部CT、超声检查有助于明确诊断。

2.大叶气肿

胸片、胸部CT、超声检查有助于明确诊断。

三、治疗

(一)一般处理

治疗原发病。

(二)针对不同类型气漏治疗

1.肺间质气肿

使用呼吸机的,首先尽量保证人机合拍,确保气管插管位置良好;在可能范围内,先增加呼吸频率与氧浓度,以降低吸气压力与呼气末正压;采用较短的吸气时间;严重病例可使用高频通气。让患侧肺部位于低处,有助于严重气肿的自然消退。轻微的肺间质气肿可于数天内自然消退。出生体重<1 500 g的婴儿,如出现肺间质气肿,则病死率可明显增高,存活者发生肺支气管发育不良的机会亦较高。

2.纵隔积气

纵隔积气常不需加以特殊处理,对肺功能并无多大改变,需加以监测,如肺功能受损则需引流,用呼吸机患者应尽量减低呼吸机压力。

3.气胸

临床无症状的气胸可密切观察,对于足月儿可以予鼻导管吸氧12～24 小时,以利于气胸吸收,此种方法不能用于早产儿及张力性气胸患儿;严重者应穿刺抽气以缓解症状;对于正使用呼吸器或气胸持续加重(多为张力性气胸)的患儿,可放置胸腔闭式引流管行持续引流,进针位置一般为患侧锁骨中线上第二肋间。

4.心包腔积气

无症状者仅支持治疗即可。然而,对于伴有心排血量降低或心脏功能受损的患儿,则需要紧急以空针将空气抽出。进针位置从剑突下方,针尖朝左肩的方向进入心包腔。

5.全身性空气栓塞

无特效治疗,主要是对症、支持治疗。

6.皮下气肿

无特别治疗。

四、预防

针对病因进行预防。

(鲁文东)

第十节 新生儿胸腔积液

新生儿胸腔积液包括脓胸、乳糜胸。

一、脓胸和脓气胸

脓胸是胸膜急性感染，合并胸腔积脓，若并有气体蓄积则为脓气胸。

(一)病因及发病机制

因肺炎、肺脓肿或败血症的病原菌(以葡萄球菌、肺炎球菌及大肠埃希菌多见，医源性脓胸厌氧菌多见)经血行或淋巴管侵及胸膜所致；亦可由邻近脏器或组织的感染蔓延，如纵隔炎、膈下脓肿、肝脓肿等；或因产时胸部创伤、外科手术并发气胸、穿刺等操作污染所致。若肺脓肿或金葡菌感染的肺囊腔破裂可以形成脓气胸；若脓胸破入肺组织或与支气管通连，则发生支气管、肺-胸膜瘘；若脓胸向胸壁破溃，称自溃性脓胸，形成包裹称包裹性脓胸。

(二)诊断

1.症状

患儿可在原发病症状基础上，病情加重，出现反应弱、呼吸急促、明显呼吸困难、发绀等，同时伴有感染中毒症状。

2.体征

呼吸促，心率快，病变侧叩诊浊音，脓气胸时胸上部叩诊鼓音，听诊呼吸音减低，发生张力性脓气胸时可突然呼吸困难加重、发绀甚至休克等。

3.实验室检查

(1)胸部 X 线检查：患侧呈大片均匀阴影，大量积脓时纵隔向对侧移位；脓气胸时见气液平面；包裹性脓胸，可见边缘清楚的阴影。

(2)超声检查：B 超定位穿刺可明确诊断。

(3)外周血白细胞数增多，以中性粒细胞增多为主，C 反应蛋白(CRP)增高，还可有血小板降低等感染征象。

(4)胸腔穿刺：抽得脓液确诊脓胸，脓液培养可确定病原菌和敏感抗生素。

4.鉴别诊断

(1)肺脓肿：病变局限在肺野范围内，可多发病灶，胸片、胸部 CT 可帮助诊断。

(2)心包积液：心前区无明显心尖冲动，心音遥远，胸片和超声检查可帮助诊断。

(3)肺大疱：主要表现缺氧、呼吸困难，感染征象不明显。胸片、肺部 CT 可帮助诊断。

(4)先天性肺囊肿：病变较广泛者在新生儿期即可出现呼吸困难、发绀等，有些还可继发感染而临床表现类似肺炎，体征亦可表现患侧呼吸音减低、闻及啰音、叩诊浊音或遇较大张力性囊肿时叩诊鼓音。与肺炎合并脓胸或脓气胸不易区别，诊断不清时应做胸部 CT，可清楚显示囊肿部位、大小、数量、病变范围等。

（三）治疗

1.排除脓液

同时做脓液培养和药物敏感试验。

（1）胸腔穿刺：每次穿刺前透视或 B 超定位（选积液阴暗区中心），若液体多，可在患侧腋前线或腋中线第 4 肋间穿刺，针尖紧贴下一肋的上缘刺入胸腔，应尽量将脓液抽尽。抽脓后可复查胸透或 B 超，观察脓液增长情况，可反复穿刺抽脓，脓液稠厚或减少不多，中毒症状重者，应改变排脓方式。

（2）胸腔闭式引流：胸透或 B 超定位后经穿刺证实脓液很易被抽出时，再做引流。重症脓气胸应及早穿刺引流。当感染控制，胸片或 B 超显示积脓消失、肺叶扩张后 5～7 天，可拔管。

2.手术治疗

较大的支气管胸膜瘘，引流 3 周以上，或包裹性脓肿、胸膜明显增厚纤维化等情况下，急性感染已控制，全身一般情况较好时，可行胸膜脏层纤维板剥除、支气管瘘结扎或部分肺叶切除术。

3.积极控制感染

选用对病原菌敏感的抗生素全身和局部用药，疗程 3～4 周。

4.支持疗法

可给肠内、外营养支持。呼吸道症状明显时，应给予呼吸支持和加强呼吸道管理。

二、乳糜胸

新生儿乳糜胸是由于淋巴液漏入胸腔引起。

新生儿乳糜胸预后常较好，半数以上能自愈。大多数患儿用内科保守疗法治愈，仅少数病例需手术治疗。

（一）病因及发病机制

1.病因

任何原因（包括疾病和损伤）引起胸导管或胸腔内大淋巴管破裂时，都可造成乳糜胸，如产伤、臀位产、胸部损伤、心胸手术损伤胸导管及先天性淋巴管异常等。但多数乳糜胸常无明确病因。

（1）先天性乳糜胸：是淋巴系统先天性发育异常，多于出生后（有些在宫内）发现有单侧或双侧乳糜胸。

（2）创伤性乳糜胸：主要由于产伤（如臀位牵引或复苏操作等）造成颈腰脊柱过度伸展，中心静脉压过高，导致胸导管过度扩张、破裂或撕裂。

（3）手术后乳糜胸：在胸导管附近的手术操作可能损伤胸导管主干及分支，如在新生儿期进行胸部或心脏手术后、中心静脉置管或 PICC 置管术（经外周静脉中心置管）后，乳糜胸的发病率有所增加，常在术后 3～14 天发生。

（4）自发性乳糜胸：指原因不明者，本型占新生儿乳糜胸的大多数。

（5）栓塞性乳糜胸：中心静脉营养、静脉血栓、手术结扎上腔静脉导致淋巴回流障碍，多发生在极低出生体重儿。

2.病理生理

胸导管是血管外蛋白质返回循环和运输的途径。乳糜液内含有蛋白、脂类物质、纤维蛋白原、凝血酶原等；还含大量 T 淋巴细胞，因此长期大量漏出乳糜液可损伤免疫功能。大量乳糜液使肺受压,纵隔移位,产生一系列呼吸、循环和代谢功能紊乱。

(二)诊断

1.症状

出生早期有窒息复苏与呼吸窘迫史,或有心胸外科手术史。自发性乳糜胸常见于足月儿,患儿表现生后 1 周内逐渐出现呼吸困难、发绀等,易继发感染。

2.体征

可见呼吸困难体征,患侧胸部叩诊浊音,听诊呼吸音减低,心脏和纵隔向健侧推移,双侧积液者无移位,但呼吸困难更明显。

3.实验室检查

(1)胸部 X 线表现:患侧胸腔密度增高,肋膈角消失,心与纵隔向对侧移位。

(2)超声检查:用于宫内诊断或生后穿刺定位。

(3)胸腔积液检查:胸腔穿刺见乳糜液可确诊本病。若哺乳前已发病,胸腔积液呈淡黄色澄清液与血清相似,已经开始哺乳后,则乳糜液呈淡黄色牛乳状,常规检查以淋巴细胞为主,培养无菌生长。乳糜胸继发感染后则胸腔积液检查呈炎性改变。

4.鉴别诊断

新生儿脓胸,有感染征象,胸腔积液检查可明确诊断。

(三)治疗

(1)反复胸腔穿刺是诊断及治疗的有效手段。闭式引流适用于经多次穿刺放液但乳糜液仍增长迅速者。

(2)营养支持:多数主张禁食 2 周并应用静脉营养。也可试喂中链甘油三酯(MCT)或脱脂奶,但如胸腔积液增多时应禁食。

(3)药物治疗。①生长抑素:开始剂量 3.5 $\mu g/(kg \cdot h)$,可逐渐增加至最大剂量 12 $\mu g/(kg \cdot h)$。②奥曲肽(人工合成生长抑素):0.3 $\mu g(kg \cdot h)$。不良反应有胆石症、肝功能损害(包括胆汁淤积)、肾损害、暂时性葡萄糖不耐受等。因此,仅适用于其他内科治疗无效者。

(4)手术治疗 保守治疗 2～4 周无效后可考虑外科手术修补瘘管。

(5)合并感染时,应积极控制感染。

(鲁文东)

第十一节　早产儿呼吸暂停

早产儿呼吸暂停为呼吸停止 20 秒以上伴心动过缓(心率＜100 次/分)及发绀。心动过缓及发绀常在呼吸停止 20 秒后出现,当呼吸停止 30～40 秒后出现苍白、肌张力低下,此时婴儿对刺激反应可消失。

胎龄越小呼吸暂停的发作越多,发作持续时间并不一致,但到达 37 周时即停止发作,严重反复发作的呼吸暂停如处理不当可因脑缺氧损害造成脑室周围白质软化及耳蜗背侧神经核受损导致脑性瘫痪及高频性耳聋,故呼吸暂停必须及时发现迅速纠正。

一、病因及发病机制

早产儿呼吸暂停可分为特发性及继发性两类。

(一)特发性呼吸暂停

指无任何原发疾病而发生的呼吸暂停,发病机制可能与下列因素有关。

1.与脑干神经元的功能有关

早产儿脑干神经细胞间树状突少,神经元细胞间突触少,呼吸控制不稳定,当神经元传入冲动少时,呼吸中枢传出冲动亦少,即引起呼吸暂停,胎龄越小,中枢越不成熟,脑干听觉诱发反应示传导时间延长,随着胎龄增加传导时间缩短,呼吸暂停发作亦随之减少。

2.与胎龄大小及对二氧化碳的敏感性有关

胎龄越小中枢越不成熟,对二氧化碳升高的反应敏感性低,尤其低氧时化学感受器对二氧化碳的刺激反应更低易使呼吸抑制。

3.与快速眼动相睡眠期有关

早产儿快速眼动相睡眠期占优势,此期内呼吸不规则,肋骨下陷,肋间肌抑制,潮气量降低,肺容量降低 30%,PaO_2 下降后呼吸功增加,早产儿膈肌的氧化纤维数量少易疲劳而产生呼吸暂停。

4.与上气道呼吸肌张力有关

上气道呼吸肌,如颏舌肌,能起着吸气时保持咽部开放的作用,早产儿颏舌肌张力低下,快速眼动相期常可引起梗阻性呼吸暂停发作。

5.与神经递质有关

早产儿神经递质儿茶酚胺量低,致使化学感受器敏感性差,易造成低通气及呼吸暂停。

(二)继发性呼吸暂停

1.低氧血症

早产儿肺透明膜病当肺广泛萎陷时,动脉导管开放左向右分流肺血流增加肺顺应性降低时,感染性肺炎时的低氧血症均可导致呼吸暂停发作,当上述疾病出现呼吸暂停发作时常为疾病恶化的象征。

2.中枢疾病

早产儿易发生脑室及脑室周围出血,严重时可发生呼吸暂停。严重的中枢缺氧性损害及中枢感染时均易导致呼吸暂停发作。

3.异常高反射

由于贲门、食管反流或其他因素所致的咽部分泌物积聚,通过喉上神经可反射性抑制呼吸,吮奶时奶汁刺激迷走神经,32 周龄以下者吞咽常不协调及放置胃管刺激咽部时均可引起呼吸暂停。

4.早产儿贫血

医源性失血,超过总血容量的 10% 时,因中枢灌注压降低可引起呼吸暂停发作,早产儿晚期贫血亦可导致严重呼吸暂停发作。

5.感染

如败血症时。

6.代谢紊乱

早产儿易倾向发生低血糖、低血钙、代谢性酸中毒等均易导致呼吸暂停发作。

7.环境温度

相对高的控制环境温度可诱发呼吸暂停发作。

8.体位不当

颈部过度屈曲或延伸时因上气道梗阻可引起呼吸暂停。

9.药物抑制

镇静剂用量太大,速度太快时可引起呼吸暂停。

继发于上述病因呼吸暂停发作时又分 3 种类型:第一类称中枢性呼吸暂停,发作时无吸气动作;第二类为梗阻性呼吸暂停,发作时有呼吸动作但因气道阻塞无气流进入;第三类为混合性呼吸暂停,先为气流阻塞性呼吸暂停继之发生中枢性呼吸暂停。

二、监护

所有小于 34 周龄的婴儿生后的第 1 周内,条件许可时必须以呼吸暂停监护仪监护,或以心、肺监护仪监护心率及呼吸,并设置好心率的呼吸暂停时间报警值,当心率小于 100 次/分出现报警时应检查患儿有无呼吸运动,以及有呼吸运动而无气流进入,每个有呼吸暂停发作的婴儿均应详细记录呼吸暂停发作的时间、发作时的严重情况及经过处理等。

三、诊断

根据上述定义即可诊断。

早产儿特发性呼吸暂停往往在生后第 2~6 天发生,生后第 1 天或 1 周后出现呼吸暂停发作者常有原因可以找到,在做出早产儿特发性呼吸暂停诊断时必须排除可能存在的继发因素,应从病史、体检着手考虑,出生第 1 天发生呼吸暂停常示肺炎、败血症或中枢缺氧缺血性损害;根据不同情况考虑行动脉血气、血糖、血钙、血电解质、血细胞比容、胸片、血培养及头颅 B 超检查以明确病因诊断。

四、治疗

早产儿频繁发作的呼吸暂停(指每小时发作 3 次以上者)当无继发因素可查得时可按下列步骤进行治疗。

(一)增加传入神经冲动,防止触发因素

1.给予刺激增加传入冲动

发作时可先用物理刺激(如弹拍足底、摇动肩胸部等),并可置振荡水袋于患儿背部,定时加以振荡刺激(给予前庭及本体感受刺激)以减少呼吸暂停发作。

2.防止触发因素

置于低限的中性环境温度中,保持皮肤温度于 36.2 ℃可减少发作,避免寒冷刺激面部,面罩或头罩吸氧均需加温湿化,避免咽喉部用力吸引,摆好头位勿屈颈及过度延伸头颈部,以免引起气道梗阻。

(二)给氧

反复发作有低氧倾向者在监测 PaO_2 情况下(可用经皮测氧分压、脉搏血氧饱和度仪及血气)可给低浓度氧,一般吸入氧浓度不超过 25%,将 PaO_2 保持在 6.7~9.3 kPa(50~70 mmHg)。SpO_2 保持在 85%~95%,轻度低氧引起呼吸暂停发作者给氧可减少呼吸功和/或可减少中枢因低氧所致的抑制反应。

(三)俯卧位

俯卧位可改善肺的通气功能,可减少呼吸暂停发作。

(四)皮囊加压手控通气

上述治疗无效,发作严重时需以面罩皮囊加压手控通气,使呼吸立刻恢复,并可同时加用药物治疗。

(五)药物治疗

可用甲基黄嘌呤类药物(茶碱、氨茶碱、咖啡因)。

1.茶碱或氨茶碱(含茶碱量 85%)

国内常用氨茶碱,可静脉注射或口服,剂量随妊娠周龄、生后年龄而异,推荐负荷量为 4~6 mg/kg,隔 6~8 小时后用维持量每次 1.4~2.0 mg/kg,作用机制:①增加延髓化学感受器对二氧化碳的敏感性,使呼吸规则,潮气量增加;②抑制磷酸二酯酶,增加环磷酸腺苷水平,作用于多种神经介质;③增加呼吸的驱动作用;④增加膈肌收缩减少膈肌疲劳;⑤增加儿茶酚胺的作用,从而增加心脏搏出,改善组织氧合。应用茶碱或氨茶碱时如条件许可应行血浓度监测,血清浓度应保持在6~12 μg/mL间,峰浓度应在用维持量 3 剂后测定,静脉给药者在给药后 0.5~1.0 小时采血测定,口服者在用药后 2 小时测定,药物平均半衰期为 30 小时,生后 3~4 周后半衰期可缩短至 20 小时。茶碱在体内的代谢可受某些同时应用的药物影响,并与体内某些脏器的功能有关,如红霉素可使茶碱在体内的代谢率减慢,充血性心力衰竭、严重肝脏疾病时代谢率亦可减慢,如有上述情况可延长给药间隔时间,茶碱的毒性与血浆浓度有关,新生儿期当血浓度为 20 μg/mL 时可发生心动过速(心率可大于 180 次/分),继之出现激惹、不安及胃肠道症状如呕吐、腹胀和/或喂养不耐受等;当与洋地黄类药物一起应用时可出现心动过缓,血浓度如大于 50 μg/mL 时可出现抽搐,茶碱又可增加肾小球滤过率引起利尿、利钠,在应用过程中因对糖皮质激素及儿茶酚胺的刺激会导致高血糖及游离脂肪酸增加,茶碱亦可使脑血管收缩,增加脑血管阻力,减少脑血流,但对中枢功能的影响不大。

2.咖啡因

常用枸橼酸咖啡因(10 mg 枸橼酸咖啡因中含咖啡因基质 5 mg),此药对中枢刺激作用较茶碱强,但不良反应较茶碱弱。治疗量与中毒量间的范围较大,较为安全。负荷量为枸橼酸咖啡因 20 mg/kg,口服或静脉注射,负荷量应用 24 小时后用维持量 5~10 mg/kg,1 天 1 次(或可分为 1 天2 次),口服能完全吸收。作用机制与茶碱同,能增加中枢对呼吸的驱动作用及增加对二氧化碳的敏感性,有条件时应做血浓度监测,将浓度维持在 10~20 μg/mL,血液平均半衰期为 100 小时,毒性小无心血管、胃肠道不良反应,降低药物代谢的因素与茶碱相同。血浓度大于 50 μg/mL 时有激惹不安,静脉给药时亦可产生高血糖及游离脂肪酸增加。

(六)持续气道正压(CPAP)

可用鼻塞或气管插管进行,压力可置于 0.2~0.4 kPa,由于用 CPAP 后能将气体阻滞于肺内,增加功能残气量可改变肺的牵张感受器,达到稳定胸壁顺应性,消除吸气时对肋间反射的抑制,使呼吸暂停发作的次数减少。

(七)机械通气

上述治疗无效者,严重反复发作持续较长时间者可用机械通气,无肺部疾病者呼吸机初调值:吸气峰压 1.5~1.7 kPa(11~13 mmHg),吸气时间 0.75~1 秒,呼吸率 20~25 次/分吸入氧浓度 0.25 左右(一般与应用呼吸机前一致)。

(八)病因治疗

如短期内医源性失血量达总血液 10%时应及时输血。

生后 1 个月左右一般情况良好的早产儿呼吸暂停曾缓解后再次出现时,必须检查血红蛋白或血细胞比容以排除贫血引起的呼吸暂停,有贫血时输血治疗可使呼吸暂停迅速停止。

(九)警惕婴儿猝死综合征

对于一般情况良好体重已达 2 kg 左右待出院早产儿如再次出现呼吸暂停又无病因可查得时可重新应用氨茶碱治疗,条件许可对于这类患儿应作脑干听觉诱发反应测定,如脑干功能异常除继续应用氨茶碱外,应警惕婴儿猝死综合征的发生,出院时应教会其父母亲或家属作正确的心肺复苏。

(鲁文东)

第十二节　新生儿胎粪吸入综合征

新生儿胎粪吸入综合征(meconium aspiration syndrome,MAS)是由胎儿在宫内或产时吸入混有胎粪的羊水而导致,以呼吸道机械性阻塞及化学性炎症为主要病理特征,以生后出现呼吸窘迫为主要表现的临床综合征。多见于足月儿或过期产儿。

一、病因和病理生理

(一)胎粪吸入

若胎儿在宫内或分娩过程中缺氧,使肠道及皮肤血流量减少,继之迷走神经兴奋,最终导致肠壁缺血痉挛,肠蠕动增加,肛门括约肌松弛而排出胎粪。同时缺氧使胎儿产生呼吸运动(喘息),将胎粪吸入气管内或肺内,或在胎儿娩出建立有效呼吸后,使其吸入肺内。也有学者根据早产儿很少发生羊水混有胎粪,而过期产儿发生率则高于 35%这一现象,推断羊水混有胎粪也可能是胎儿成熟的标志之一。

(二)不均匀气道阻塞和化学性炎症

MAS 的主要病理变化是由于胎粪的机械性阻塞所致。

1.肺不张

部分肺泡因其小气道被较大胎粪颗粒完全阻塞,其远端肺泡内气体吸收,引起肺不张,使肺泡通气/血流降低,导致肺内分流增加,从而发生低氧血症。

2.肺气肿

黏稠胎粪颗粒不完全阻塞部分肺泡的小气道,则形成"活瓣",吸气时小气道扩张,使气体能进入肺泡,呼气时因小气道阻塞,气体不能完全呼出,导致肺气肿,致使肺泡通气量下降,发生二氧化碳潴留;若气肿的肺泡破裂则发生肺气漏,如间质气肿、纵隔气肿或气胸等。

3.正常肺泡

部分肺泡的小气道可无胎粪,但该部分肺泡的通换气功能均可代偿性增强。由此可见,MAS 的病理特征为不均匀气道阻塞,即肺不张、肺气肿和正常肺泡同时存在,其各自所占的比例决定患儿临床表现的轻重。

因胆盐是胎粪组成之一,故胎粪吸入除引起呼吸道的机械性阻塞外,也可刺激局部引起化学性炎症,进一步加重通换气功能障碍。胎粪尚有利于细菌生长,故 MAS 也可继发细菌感染。此外,近年来有文献报道,MAS 时 Ⅱ 型肺泡上皮细胞受损和肺表面活性物质减少,但其结论尚需进一步研究证实。

(三)肺动脉高压

严重缺氧和混合性酸中毒使肺小动脉痉挛,甚至血管平滑肌肥厚(长期低氧血症),导致肺动脉阻力增加,右心压力升高,发生卵圆孔水平的右向左分流;肺血管阻力的持续增加,使肺动脉压超过体循环动脉压,从而导致已功能性关闭或尚未关闭的动脉导管发生导管水平的右向左分流,即新生儿持续肺动脉高压(persistent pulmonary hypertension of newborn,PPHN)。上述变化将进一步加重低氧血症及混合性酸中毒,并形成恶性循环。

二、临床表现

(一)吸入混有胎粪的羊水

吸入混有胎粪的羊水是诊断 MAS 的前提。①分娩时可见羊水混有胎粪。②患儿皮肤、脐带和指、趾甲床留有胎粪污染的痕迹。③口、鼻腔吸引物中含有胎粪。④气管插管时声门处或气管内吸引物可见胎粪(即可确诊)。

(二)呼吸系统表现

患儿症状轻重与吸入羊水的性质(混悬液或块状胎粪等)和量的多少密切相关。若吸入少量或混合均匀的羊水,可无症状或症状轻微;若吸入大量或黏稠胎粪者,可致死胎或生后不久即死亡。常于生后开始出现呼吸急促(>60 次/分)、发绀、鼻翼翕动和吸气性三凹征等呼吸窘迫表现,少数患儿也可出现呼气性呻吟。体格检查可见胸廓前后径增加,早期两肺有鼾音或粗湿啰音,以后出现中、细湿啰音。如呼吸窘迫突然加重,并伴有呼吸音明显减弱,应怀疑气胸的发生。

(三)PPHN

多发生于足月儿,在有文献报道的 PPHN 患儿中,75% 其原发病是 MAS。重症 MAS 患儿多伴有 PPHN,主要表现为持续而严重的发绀,其特点:当 FiO_2>0.6,发绀仍不能缓解;哭闹、哺乳或躁动时发绀加重;发绀程度与肺部体征不平行(发绀重,体征轻)。部分患儿胸骨左缘第 2 肋间可闻及收缩期杂音,严重者可出现休克和心力衰竭。

尽管发绀是 PPHN 的主要临床表现,但常需与青紫型先天性心脏病或严重肺部疾病所导致的发绀相鉴别,故应做如下试验。①高氧试验:吸入纯氧 15 分钟,如动脉氧分压(PaO_2)或经皮血氧饱和度($TcSO_2$)较前明显增加,提示为肺实质病变;PPHN 和青紫型先心病则无明显增加。②动脉导管前、后血氧差异试验:比较动脉导管前(右桡或颞动脉)和动脉导管后(左桡、脐或下肢动脉)的 PaO_2 或 $TcSO_2$,若动脉导管前、后 PaO_2 差值>2.0 kPa(15 mmHg)或 $TcSO_2$ 差值>4%,表明动脉导管水平有右至左分流;若无差值也不能除外 PPHN,因为也可有卵圆孔水平的右至左分流。③高氧-高通气试验:应用气管插管纯氧复苏囊通气,频率 60~80 次/分,通气 10~15 分钟,使动脉二氧化碳分压($PaCO_2$)下降和血 pH 上升,若 PaO_2 较通气前升高>4.0 kPa

(30 mmHg)或 TcSO$_2$>8％,则提示 PPHN 存在。

严重 MAS 可并发红细胞增多症、低血糖、低钙血症、HIE、多器官功能障碍及肺出血等。

三、辅助检查

(一)实验室检查

血气分析:pH 及 PaO$_2$ 降低,PaCO$_2$ 增高;血常规、血糖、血钙和相应血生化检查;气管内吸引物及血液的培养。

(二)X 线检查

两肺透过度增强伴有节段性或小叶性肺不张,也可仅有弥漫性浸润影或并发纵隔气肿、气胸等(见图 2-2、2-3)。临床统计尚发现部分 MAS 患儿胸片改变不与临床表现成正比,即胸片严重异常者症状却很轻,胸片轻度异常甚或基本正常,症状反而很重。

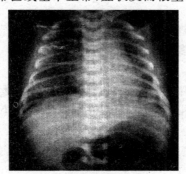

图 2-2 MAS 的胸部 X 线片

双肺纹理增强、模糊,见模糊小斑片影,双肺野透过度增高,右侧水平叶间胸膜增厚

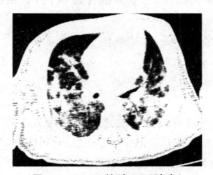

图 2-3 MAS 的肺 CT(肺窗)

双肺纹理增强、模糊,双肺见沿纹理走行散在斑片状模糊高密度影,以双肺下叶明显

(三)超声波检查

彩色多普勒有助于 PPHN 的诊断。

四、治疗

(一)促进气管内胎粪排出

为促进气管内胎粪排出,可采用体位引流、拍叩和震动胸部等方法。对病情较重且生后不久的 MAS 患儿,可气管插管后进行吸引,胎粪黏稠者也可气管内注入 0.5 mL 氯化钠溶液后再行

吸引,以减轻 MAS 的病变程度及预防 PPHN 发生。此外,动物试验结果表明,即使胎粪进入气道 4 小时后,仍可将部分胎粪吸出。

(二)对症治疗

1.氧疗

当 $PaO_2 < 8.0$ kPa(60 mmHg)或 $TcSO_2 < 90\%$ 时,应依据患儿缺氧程度选用鼻导管、面罩等吸氧方式,以维持 PaO_2 8.0~10.6 kPa(60~80 mmHg)或 $TcSO_2$ 90%~95% 为宜。若患儿已符合上机标准,应尽早机械通气治疗。

2.纠正酸中毒

(1)纠正呼吸性酸中毒:可经口、鼻或气管插管吸引,保持气道通畅,必要时进行正压通气。

(2)预防和纠正代谢性酸中毒:纠正缺氧,改善循环,当血气结果中碱剩余为 -10~-6 时,应在保证通气的前提下予以碱性药物。

3.维持正常循环

出现低体温、苍白和低血压等休克表现者,应用血浆、全血、5%清蛋白或氯化钠溶液等进行扩容,同时静脉点滴多巴胺和/或多巴酚丁胺等。

4.其他

(1)限制液体入量:严重者常伴有脑水肿、肺水肿或心力衰竭,应适当限制液体入量。

(2)抗生素:不主张预防性应用抗生素,但对有继发细菌感染者,根据血、气管内吸引物细菌培养及药敏结果应用抗生素。

(3)肺表面活性物质:目前有应用其治疗 MAS 的临床报道,但病例数较少,确切疗效尚有待证实。

(4)预防肺气漏:需机械通气的病例,PIP 和 PEEP 不宜过高,以免引起气胸等。

(5)气胸治疗:应紧急胸腔穿刺抽气,可立即改善症状,然后根据胸腔内气体的多少,可反复胸腔穿刺抽气或行胸腔闭式引流。

(6)其他:保温、镇静,满足热量需要,维持血糖和血钙正常等。

(三)PPHN 治疗

去除病因至关重要。

1.碱化血液

碱化血液是治疗 PPHN 经典且有效的方法之一。采用人工呼吸机进行高通气,以维持动脉血气:pH 7.45~7.55,$PaCO_2$ 3.3~4.7 kPa(25~35 mmHg),PaO_2 10.6~13.3 kPa(80~100 mmHg)或 $TcSO_2$ 96%~98%,从而降低肺动脉压力。

但应注意,低碳酸血症可减少心搏量和脑血流量,特别是早产儿增加了脑室周围白质软化的发生机会,故 PPHN 治疗中应避免造成过度的低 $PaCO_2$。此外,静脉应用碱性药物如碳酸氢钠,对降低肺动脉压也有一定疗效。

2.血管扩张剂

静脉注射妥拉唑林虽能降低肺动脉压,但也引起体循环压相应或更严重下降,鉴于妥拉唑林可使肺动脉和体循环压同时下降,其压力差较前无改变甚或加大,故非但不能减少反而可能增加右向左分流,目前临床已很少应用。近年来,磷酸二酯酶抑制剂如西地那非等,可选择性扩张肺血管,被试用于新生儿 PPHN,也取得一定疗效。

3.一氧化氮吸入

一氧化氮是血管舒张因子,由于 iNO 的局部作用,使肺动脉压力下降,而动脉血压不受影响,故不乏是 PPHN 治疗的选择之一。近年来的临床试验也表明,iNO 对部分病例有较好疗效。

4.其他

在 PPHN 的治疗中,有报道肺表面活性物质能使肺泡均匀扩张,降低肺血管阻力;关于是否应用糖皮质激素及 CPAP 治疗尚存在争议;液体通气尚在试验中;高频振荡通气取得一定效果;体外膜肺(ECMO)对严重 MAS(并发 PPHN)疗效较好,但价格昂贵,人员及设备要求高。

(四)预防

积极防治胎儿宫内窘迫和产时窒息;尽量避免过期产;及时纠正低氧血症和混合性酸中毒对预防 PPHN 至关重要。

（鲁文东）

第十三节　新生儿上呼吸道感染

新生儿上呼吸道感染由病毒、细菌、衣原体或其他病原体引起。主要侵犯鼻、鼻咽和咽部,简称上感。

一、病因及发病机制

各种病毒及细菌均可引起上感,常见的病毒有呼吸道合胞病毒、流感和副流感病毒、巨细胞病毒和柯萨奇病毒;常见的细菌有葡萄球菌、溶血性链球菌、大肠埃希菌;衣原体和支原体。

新生儿由于呼吸系统的特点,鼻腔小,鼻道狭窄,鼻黏膜柔嫩,富于血管,炎症时黏膜易肿胀而出现严重的鼻腔阻塞和呼吸困难;由于新生儿对感染的局限能力较差,上呼吸道感染易发展成附近组织和器官的炎症。

二、诊断

(一)临床表现

轻重不一,轻者只有鼻塞、喷嚏、流涕,偶咳,重者发热,伴拒食、呕吐、不安和腹泻。有的新生儿可出现鼻炎、咽炎、结膜炎和喉咽的症状。

(二)并发症

1.中耳炎

症状不典型,表现为低热不退,烦躁。

2.颈(或下颌下)淋巴结炎

发热持续不退,颈部淋巴结肿大,有压痛。

三、治疗

(1)一般治疗:多喂水湿润和清洁口腔;不能吸吮时用小匙喂入。

(2)多由病毒感染引起。当有鼻炎时用 0.5％利巴韦林滴鼻,每侧鼻孔 1 滴,1 天 4 次,连用

3～5 天。以咽炎为主时,可用利巴韦林雾化喷入,1 天 2 次。

(3)继发细菌感染时或发生并发症时选用适当抗生素,口服阿莫西林,30～50 mg/(kg·d),分 3～4 次;无效时改用其他适合的抗生素。

(4)鼻部阻塞严重,还可滴入生理盐水洗去分泌物,短期少量滴入地麻滴鼻剂。

四、预防

可应用相关的疫苗预防。

(鲁文东)

第十四节　新生儿感染性肺炎

感染性肺炎为新生儿常见病,是引起新生儿死亡的重要原因,可发生在宫内、分娩过程中或出生后,由细菌、病毒或原虫等引起。发生在宫内、分娩过程中占活产新生儿的 0.5%,占新生儿尸解的 5%～35%。全世界每年约有 200 万儿童死于新生儿肺炎。

一、宫内感染性肺炎

宫内感染性肺炎(先天性肺炎)是一个严重疾病,是通过羊水或血行传播发病,其病理变化广泛,临床表现与出生后肺炎不同,常与产科因素密切相关。

(一)病因

宫内感染的途径如下。

1.吸入污染的羊水

母亲孕期受细菌、病毒、原虫等感染,羊膜早破 24 小时以上或绒毛膜羊膜炎污染羊水,感染发生率高达 80% 以上。孕母阴道内的细菌(如大肠埃希菌、克雷伯杆菌、李斯特菌、GBS、金黄色葡萄球菌)和真菌、病毒、支原体、衣原体等上行感染羊膜,胎儿吸入污染的羊水而产生肺炎。诱因为早产、滞产、阴道指诊过多等。

2.血行传播至肺

孕母在妊娠后期受到病毒、原虫、支原体及梅毒螺旋体等感染,本人可无症状,但病原体可通过胎盘屏障,经血行传播给胎儿,使胎儿发生脑、肝、脾及肺等全身性多脏器感染。

(二)病理

由羊水及血行传播,引起广泛性肺泡炎,渗液中含多核细胞、单核细胞和少量红细胞。镜检下可见到羊水沉渣,如角化上皮细胞及胎儿皮脂及病原体等。

(三)临床表现

婴儿出生时常有窒息史,复苏后呼吸快,常伴呻吟、憋气、呼吸暂停、体温不稳、黄疸等,无咳嗽。体征:反应差,半数患儿可有啰音,呼吸音粗糙或减低。严重病例出现发绀、呼吸衰竭。有时抽搐,昏迷,但不一定有颅内病变,少数病例可有小头畸形,颅内钙化灶。合并心力衰竭者心脏扩大,心音低钝,心率快,肝脏增大。常并发 DIC、休克、新生儿持续肺动脉高压(PPHN)、肺出血等。

（四）X 线表现

出生后第一天肺部 X 线检查可无改变,随访中出现病灶:①以间质性肺炎为主;②双肺满布小片状或线状模糊影,从肺门向周围呈扇形扩展;③支气管壁增厚;④有时呈颗粒影伴支气管充气影及肺气肿,肋间肺膨出。

（五）实验室检查

周围血常规白细胞数大多正常或减低或增高,多形核粒细胞不高,血 IgM 和 IgA 升高(早产儿可不增高)。血培养阳性率不高,出生后 1 小时内检查胃液涂片可发现白细胞与孕母阴道相同的病原体。生后 8 小时内气管内分泌物涂片及培养可提示肺炎致病菌。

采用血、尿、气管分泌物培养及涂片,对流免疫电泳、ELISA 等检查相关病原菌的特异性 IgG、IgM,聚合酶链反应(PCR)及 16 SrRNA 基因 PCR 加反相杂交检测细菌的 DNA,可快速诊断相关的病原细菌。血气分析判断有无呼吸衰竭;血液生化检查了解有无肝肾功能损伤、心肌酶谱异常及电解质紊乱。

（六）防治

对羊膜早破、绒毛膜羊膜炎孕妇在分娩前可用抗生素预防胎儿感染,婴儿娩出后孕妇仍继续 2～3 天;新生儿在 NICU 监护,一旦出现呼吸增快等症状,可先选用氨苄西林和/或头孢噻肟、甲硝唑、阿莫西林-克拉维酸等治疗。然后根据病原学结果调整抗生素。衣原体、支原体等感染用红霉素、阿奇霉素等治疗;病毒感染者根据病原体采用 α-干扰素、阿昔洛韦、更昔洛韦等治疗。常规进行心电监护、血压监测、24 小时尿量及血糖监测,保持内环境稳定。置于中性温度,加强营养,不能经口喂养者予肠外营养,保持液体和电解质平衡,纠正酸碱平衡紊乱。呼吸困难者给予机械通气,合并 PPHN 者予一氧化氮吸入治疗。有低血压及心功能不全者予多巴胺和/或多巴酚丁胺等血管活性药物治疗。

二、分娩过程中感染性肺炎

胎儿在分娩过程中吸入孕母阴道内被病原体污染的分泌物而发生肺炎,或因断脐不洁发生血行感染。

（一）病因

致病的微生物与宫内吸入污染羊水所致肺炎相仿,细菌感染以革兰阴性杆菌较多见,此外有 GBS、沙眼衣原体、解脲脲原体及巨细胞病毒(CMV)、疱疹病毒(HSV)等病毒。

（二）临床表现

分娩时的感染须经过一定潜伏期才发病。如Ⅱ型疱疹病毒感染在分娩后 5～10 天出现症状,开始为皮肤疱疹,后出现脑、肝、脾、肺等脏器受累症状与体征。肺炎的症状有呼吸暂停、肺部啰音等,严重者出现呼吸衰竭。衣原体肺炎常在生后 3～12 周发病。细菌感染发病多在生后 3～5 天,可伴有败血症。

（三）治疗

同宫内感染性肺炎的治疗。

三、出生后感染性肺炎

（一）病因

1.传播途径

出生后感染性肺炎发生率最高,其传播途径如下。

(1)接触传播:接触婴儿者患呼吸道感染时易传给新生儿,致新生儿发生肺炎。

(2)血行传播:脐炎、皮肤感染和败血症时,病原体经血行传播至肺而致肺炎。肺炎的病原体也可进入血液,引起败血症,但较前者少见。

(3)医源性传播:医用器械(如暖箱、吸引器、雾化吸入器、供氧用面罩、气管插管、呼吸机管道及湿化器等)消毒不严格,医护人员无菌观念不强、洗手不勤,输入含有 CMV、HIV 等病毒的血制品等,均可致病。医源性感染的高危因素:①出生体重<1 500 g;②长期住院;③病房过于拥挤、消毒制度不严;④护士过少;⑤医护人员无菌观念差;⑥滥用抗生素;⑦使用呼吸机交叉感染;⑧多种侵入性操作,气管插管 72 小时以上或多次插管。

2.病原体

(1)细菌:以金黄色葡萄球菌、大肠埃希菌为多见。许多机会致病菌如克雷伯杆菌、铜绿假单胞菌、枸橼酸杆菌、表皮葡萄球菌、不动杆菌在新生儿也可致病。我国近年来在肺炎和败血症新生儿中表皮葡萄球菌的阳性率不断增加。另外,厌氧菌、深部真菌感染呈上升趋势,亦应引起重视。

(2)病毒:以呼吸道合胞病毒、腺病毒感染多见,见于晚期新生儿。易发生流行,同时继发细菌感染。出生后亦可发生 CMV 感染,病情比宫内感染轻。

(3)其他:如卡氏肺孢子虫、解脲脲原体、衣原体都可致肺炎。

(二)病理生理

肺炎时,由于气体交换面积减少和病原体的作用,可发生不同程度的缺氧和感染中毒症状,如低体温,反应差,昏迷,抽搐以及呼吸、循环衰竭。可由毒素、炎症细胞因子、缺氧及代谢紊乱、免疫功能失调引起。缺氧的发生机制如下。

1.外呼吸功能障碍

可由于下列因素引起:①小气道因炎症、水肿而增厚,管腔变小甚至堵塞。由于新生儿出生后肺尚未发育成熟,毛细支气管径小,气道阻力增高,再加出生时窒息,肺膨胀不全,更易堵塞。同时,由于呼气阻力高于吸气阻力,气流排出受阻,可引起肺气肿。如小支气管完全堵塞,则可引起肺不张。②病原菌侵入肺泡后损伤肺泡,促发炎症介质与抗炎因子的产生,两者平衡失调常产生抗蛋白溶解酶,结果加重组织破坏,使促纤维因子增加,使肺纤维化。③早产儿原发性 PS 生成少,炎症使 PS 生成减少、灭活增加,可致微型肺不张,使肺泡通气下降。上述因素引起通气性呼吸功能不全。④肺透明膜形成、肺泡壁炎症、细胞浸润及水肿,致肺泡膜增厚,引起换气性呼吸功能不全。

由于以上变化,可使肺泡通气量下降,通气/血流比例失调及弥散功能障碍,结果导致低氧血症、二氧化碳潴留。

2.内呼吸功能障碍

当细胞缺氧时,组织对氧的摄取和利用不全,加上新生儿胎儿血红蛋白高,2,3-DPG 低,易造成组织缺氧,以及酸碱平衡失调,胞质内酶系统受到损害,不能维持正常功能,可引起多脏器炎性反应及功能障碍,导致多器官功能衰竭。

(三)病理

以支气管肺炎和间质性肺炎为主,可影响一叶或数叶。有时小病灶融合成大片病变,肺不张和肺气肿较易发生。镜检各病灶存在不同阶段的炎症反应,由于病原不同,病变也不同。

(四)X线表现

细菌性和病毒性肺炎在胸部X线片上不易区别,常见表现:①两肺广泛点状浸润影;②片状、大小不一、不对称的浸润影,常伴肺气肿、肺不张,偶见大叶实变伴脓胸、脓气胸、肺脓肿、肺大疱(图2-4);③两肺弥漫性模糊影,阴影密度深浅不一,以细菌性感染较多见;④两肺门旁及内带肺野间质索条影,可伴散在的肺部浸润及明显肺气肿以及纵隔疝,以病毒性肺炎较多见(图2-5)。

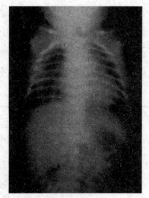 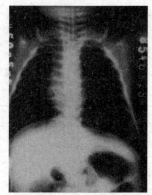

图2-4 细菌性肺炎胸部X线表现

示右肺内侧和右心后区斑片状、大小不一浸润影,伴两侧肺气肿,致横膈向下压低变平

图2-5 呼吸道合胞病毒肺炎胸部X线表现

示两肺内带间质点状、条索状阴影伴两侧肺气肿

(五)预防

(1)育龄妇女在婚前应注射风疹疫苗及GBS荚膜多糖疫苗等。

(2)分娩过程中避免过多阴道指诊。羊水早破应严密监测,尽早结束分娩。有绒毛膜羊膜炎或胎盘炎症者应取脐血、羊膜、胎盘做相关检查,以便早诊早治。胎儿娩出后应在无菌操作下吸净胎粪及污染羊水。

(3)母婴同室、婴儿室、新生儿病房及NICU,应严格执行隔离制度,护理新生儿前必须严格洗手,能引起流行的患者应予以隔离,病房不应过度拥挤,患有呼吸道感染者严禁探视,有感染性疾病的医护人员应暂调离新生儿病房,给予相应治疗。

(六)治疗

1.加强护理及重症监护

保暖,保持适中环境温度。

2.供氧及加强呼吸管理

保持呼吸道通畅,必要时给予雾化吸入。供氧,使血PaO_2维持在$6.7\sim10.7$ kPa($50\sim80$ mmHg),不高于13.3 kPa(100 mmHg),以防氧中毒。氧需先加温($31\sim33$ ℃)、湿化后供给。一般用头罩供氧,氧流量需≥5 L/min以防止二氧化碳潴留。当肺炎伴Ⅰ型呼吸衰竭用持续呼气末正压给氧(CPAP),病情严重或Ⅱ型呼吸衰竭作气管插管和机械通气,注意呼吸机并发症,适时停机。

3.胸部物理治疗

胸部物理治疗包括体位引流,胸部叩击/震动。

(1)体位引流:根据重力作用的原理,通过改变体位的方法,促使肺部分泌物从小支气管向大的支气管方向引流。肺部不同部位病变采用不同的姿势(表2-4)。体位引流适用于呼吸道分泌物多及肺不张的患儿,每 2 小时更换体位 1 次,俯卧位有利于肺扩张及分泌物引流,改善氧合。

(2)叩击/震动:胸部叩击是应用无创性的叩击器或以医护人员的手指手掌紧贴患儿胸壁(手指方向与肋间平行)。在婴儿呼气时,通过上肢和肩部肌肉有节奏的紧缩,引起手掌的震动,促使分泌物排出,创伤比叩击小,效果相似。叩击应在喂养或吸痰前 30～45 分钟时改变体位后进行,操作时可适当提高 FiO_2 10%～15%,持续时间不超过 10 分钟。叩击器边缘均要接触胸壁,以免漏气。叩击速度为 100～120 次/分,每次提起叩击器 2.5～5.0 cm,每次叩击 1～2 分钟,每部位反复 6～7 次。当叩击/震动治疗出现呼吸困难、发绀、呼吸暂停、心动过缓时应停止叩击,予吸痰、吸氧,待症状消失后再予叩击。但下列情况下不宜进行:①机械通气的前 48～72 小时及 ELBW 儿;②应用呼吸机高氧、高通气时,此操作会影响通气效果;③胃管喂养后 30 分钟内。

表 2-4　胸部理疗的部位

病变部位	体位引流	叩击/震动区域
上叶尖段	垂直位(扶坐位)	适于大于 1 个月的婴儿
上叶前段	仰卧位,床头抬高 30°	锁骨与乳头之间
右肺尖段	左侧卧位,右侧抬高 30°	右锁骨与肩胛骨之间
左肺尖后段	右侧卧位,左侧抬高 30°	左锁骨与肩胛骨之间
右上叶后段	俯卧位,右侧抬高 45°,床头抬高 30°	右侧肩胛骨上方
左上叶后段	俯卧位,左侧抬高 45°,床头抬高 30°	左侧肩胛骨上方
右肺中叶	侧仰卧位,右侧抬高 45°,床头放低 45°	右侧乳头上方
左上叶舌段	侧仰卧位,左侧抬高 45°,床头抬高 45°	左侧乳头上方
下叶上段	俯卧位	左侧或左侧肩胛骨下缘
下叶前基底段	仰卧,床头放低 30°	最低的肋骨上方
下叶基底段	侧卧,床头放低 30°	腋窝下方
下叶后基底段	俯卧,床头放低 30°	肩胛骨下缘

4.抗病原体治疗

细菌性肺炎以早用抗生素为宜,静脉给药疗效较佳。原则上选用敏感药物,但肺炎的致病菌一时不易确定,因此多先采用青霉素类和头孢菌素,根据病情选用其他药物,如红霉素、氯唑西林钠、头孢霉素等。病毒性肺炎可采用利巴韦林雾化吸入,或 α_1 干扰素,轻症 20×10^4 U/d,重症 100×10^4 U/d,肌内注射,疗程 5～7 天。

5.供给足够的营养及液体

喂奶以少量多次为宜。供应热量不足,可予静脉营养。输液勿过多过快,以防心力衰竭、肺水肿。

6.对症治疗

脓气胸时立即抽气排脓或行胸腔闭式引流,其他并发症及并发症应对症治疗。

四、呼吸机相关性肺炎

随着机械通气在新生儿临床的广泛应用,呼吸机相关性肺炎(VAP)已是 NICU 主要获得性感染。国外文献报道新生儿 VAP 的发生率为 28.3%～50%,每用机械通气 1 天,VAP 的发生率增加 1‰～3‰。

(一)病因

NICU 收治的患者病情严重,免疫功能低下,侵入性操作多;气管插管损害患者气道的防御功能,口咽部寄植菌被吸入并繁殖;胃内容物反流;病室环境过度拥挤,消毒隔离不严,尤其是医务人员未按操作规程洗手;呼吸机及治疗器械污染,机械通气时间延长等都是造成 VAP 的原因。

病原菌:文献报道 VAP 的病原菌以革兰阴性杆菌为主,如大肠埃希菌、肺炎克雷伯杆菌、不动杆菌、铜绿假单胞菌等,对多种抗生素均耐药;革兰阳性球菌以葡萄球菌、肠球菌为主,对青霉素、头孢菌素也常耐药。因此临床医师必须熟悉并了解当地当前有关的细菌感染的流行病学和药敏资料,并根据自己医院的情况,建立本医院或本病房的抗生素应用指南。近年来,白色念珠菌在 VAP 中也有上升趋势,对氟康唑尚敏感。

(二)诊断

根据 Medun 提出的诊断标准如下。

(1)患者机械通气 48 小时后发生肺部炎症。

(2)体温＞37.5 ℃,呼吸道吸出脓性分泌物,肺部可闻及湿啰音,外周血常规白细胞增多(大于 $10×10^9/L$)。

(3)胸部 X 线片检查示肺部有浸润阴影。

(4)支气管分泌物培养出病原菌。

(5)对考虑肺部已存在感染者,应在上机前和上机后 48 小时分别行痰培养,如病原菌不同可考虑 VAP 的诊断。

(三)治疗

除加强全身支持治疗,选用敏感抗生素外,积极防治其他并发症及脏器功能衰竭,尽早结束机械通气。

(1)最大限度减少机械通气所造成的肺损伤,包括降低吸气峰压、平均气道压和吸入氧浓度,给予低潮气量 5～8 mL/kg,并尽早撤机。

(2)给予规范化抗感染治疗,每 3 天复查气道分泌物细菌培养。

(3)合理的营养支持,除静脉营养外,尽早开始肠内微量喂养。

(4)规范化无菌操作,轻柔地拍背吸痰。

(5)监测重要感染指标,包括血常规、CRP、PCT、胸片、体温、脉搏、呼吸、血压、血氧饱和度等。

(四)预防

预防 VAP 的发生是关键。

(1)严格执行消毒隔离制度,阻断交叉感染及感染暴发流行。

(2)加强呼吸道管理,缩短气管插管时间。

(3)定时监测院内及社区感染及真菌感染情况,防止滥用抗生素。

(4)改善患儿全身情况,及时供应肠内外营养。

(5)呼吸机管道应定期用环氧乙烷消毒。

(6)建立与健全一整套完善的院内感染监测体系,是预防 NICU 中 VAP 发生的关键。

五、不同病原体所致的新生儿感染性肺炎

(一)金黄色葡萄球菌肺炎

在新生儿室中常有发生,并可引起流行。金黄色葡萄球菌致病性强,能产生多种毒素和酶并具有多种中毒表现,病理示有散在的浸润病灶和脓肿,易发生脓胸或脓气胸,有时空气沿血管至纵隔引起纵隔气肿。临床中毒症状重、体温不稳、神萎,面色苍灰,气促,呼吸困难,不规则,呼吸暂停,拒乳,反应差,肺部半数可有啰音,有时呼吸音减低或管样呼吸音,黄疸,肝脏>2 cm,硬肿等。有时尚有呻吟、肌张力低下、脱水及心动过速等,常并发休克、化脓性脑膜炎、脓胸、肺脓肿、肺大疱、骨髓炎等。X线表现与支气管肺炎相似。肺脓肿时两侧肺野可有大小不等之播散病灶和云絮影。血常规白细胞可增多,减少或正常。血、脓液、气管吸取液、脑脊液、气管分泌物、肺穿刺液培养阳性有助于确诊。近年来用对流免疫电泳、质粒分析、限制性核酸内切酶及核酸分子杂交等对流行病学提供可靠方法。

治疗选用头孢呋辛、头孢硫脒和耐酶青霉素如苯唑西林、氯唑西林。万古霉素作为二线抗生素,主要针对耐甲氧西林葡萄球菌感染。新一代糖肽类抗生素替考拉宁疗效与万古霉素相同,而毒性反应小,新生儿第 1 天剂量 16 mg/kg,第 2 天 8 mg/kg,每天 1 次静脉滴注,且时间不少于 30 分钟,由于其脑脊液浓度低,故不用于化脓性脑膜炎的治疗。

(二)B 组溶血性链球菌肺炎

该病多发生于发达国家,国内少有报道。GBS 根据菌壁 S 抗原特异性又分为 8 个血清型,以Ⅲ型毒力最强,为发达国家 GBS 感染的主要血清型,发展中国家则以Ⅰ$_b$、Ⅰ$_c$ 及Ⅱ型感染为主。出生前感染者临床表现为出生时常有窒息,早产儿、低出生体重儿多见呼吸困难、青紫、吸气性三凹征等,两肺呼吸音减低,有时可有啰音,由于缺氧、高碳酸血症和酸中毒,脑和心肌受累,反应差,四肢松弛,体温不升。X线表现与肺透明膜病不易区别,后期呈大片磨玻璃影。在分娩过程中或生后感染者与细菌性肺炎相似。血、脑脊液、气管分泌物培养及对流免疫电泳、乳胶凝集试验可助快速诊断。治疗选用青霉素 G 20×10^4 U/(kg · d)静脉注射,氨苄西林 150~200 mg/(kg · d),疗程10 天;合并脑膜炎者青霉素 G 50×10^4 U/(kg · d),氨苄西林 300~400 mg/(kg · d),疗程 14 天;亦可用头孢菌素。

(三)大肠埃希菌肺炎

大肠埃希菌感染在国内仅次于葡萄球菌,它具有多糖荚膜 KI 抗原,可由母亲垂直传播给婴儿,也可由医护人员水平传播。临床表现中毒症状重,神志萎靡,不吃、不哭、低体温、呼吸窘迫、黄疸与贫血。脓胸之脓液黏稠,有臭味,可有肺大疱及肺脓肿。治疗:近年来对氨苄西林耐药,虽对阿米卡星、环丙沙星敏感,但前者有耳、肾毒性,后者动物试验可影响软骨发育故不宜应用,可选用第三代头孢菌素或碳青霉烯类抗生素治疗。

(四)机会致病菌肺炎

1.表皮葡萄球菌肺炎

近年来国内报道的病例增多,表皮葡萄球菌占院内感染的 10%,NICU 中占 31%,近年来有增多趋势。表皮葡萄球菌有类 δ 毒素,可引起溶血,能产生黏液、介质或增加黏附力,能减弱抗生素渗透,干预宿主的防御作用,从而增加毒力。病情比金黄色葡萄球菌肺炎轻,常有发热或低体温、咳嗽等,病程迁延。但常是医院内感染的一个重要病原菌,且常耐药。治疗用头孢硫脒或万古霉素,耐药者可与利福平合用。

2.克雷伯杆菌肺炎

肺炎克雷伯杆菌为肺炎杆菌科细菌,革兰染色阴性,根据荚膜抗原成分的不同,肺炎克雷伯杆菌可分78型,引起呼吸道感染以1~6型为多。近年来发病率增加,占院内感染69%。新生儿特别是早产儿使用污染的呼吸器、雾化器等可导致感染发病,急性者似支气管肺炎,慢性者病程长,肺组织坏死,形成脓肿和空洞,易发生脓胸、心包炎、BPD及肺纤维化。X线表现呈大叶实变、小叶浸润和脓肿及空洞形成,治疗根据药敏选用头孢曲松,耐药株对亚胺培南、环丙沙星等敏感,但后者具有毒性反应,不作为首选。

3.铜绿假单胞菌肺炎

铜绿假单胞菌为假单胞菌属中对人类致病的主要病原菌,它具有许多种细胞外毒力,如黏附素、黏液外多糖、外毒素、溶血素等,是院内感染的一种严重肺炎,近年来有上升趋势,病死率高。由于长期应用抗生素、激素、免疫抑制剂,应用雾化器、暖箱等消毒不严,早产儿免疫功能低下易于感染。尤其是气管插管患者,其分泌物为绿色,皮肤溃疡坏死为本病特征。病理改变示肺泡壁坏死形成微脓肿及局部出血,小动脉壁坏死与动脉血栓形成。临床表现和一般细菌性肺炎相似。有败血症时常有口腔溃疡,眼睑溃疡,皮肤有坏死灶。病原诊断依靠鼻咽部拭子、气管分泌物培养。铜绿假单胞菌由于细胞壁的构造改变,使多种抗生素耐药。治疗用羧苄西林、头孢他啶或碳青霉烯类抗生素。

(五)呼吸道合胞病毒肺炎

由呼吸道合胞病毒(RSV)引起肺间质和毛细支气管炎,易发生在住房拥挤、早产儿、LBW儿。院内继发RSV感染高达30%~50%。病理变化主要为肺泡间隔增宽及单核细胞浸润为主的间质渗出,肺泡腔水肿可见透明膜形成,亦可见肺实质坏死区水肿导致肺泡阻塞实变和萎缩。病情常较严重,常有呼吸暂停,且可发生BPD。患儿常有喘憋,咳嗽,无热,肺部听诊有哮鸣音,有时有湿啰音。X线表现为散在小斑片影和两肺过度膨胀和条索影、肺气肿。气管分泌物及鼻咽部洗液可分离到合胞病毒,酶联免疫吸附试验,血清查特异性IgM抗体,可以作为敏感、特异性指标,帮助快速诊断。RSV可引起新生儿室流行,必须隔离患者。治疗可选用利巴韦林雾化吸入或用干扰素100×10^4 U/d,肌内注射5~7天。

(六)巨细胞病毒肺炎

CMV常侵犯多脏器,孕母CMV感染后经胎盘或污染羊水感染胎儿,出生后亦可由母乳、输血感染,约1/3发生肺炎。病理改变镜下可见双侧或单侧肺泡细胞变大,部分肺泡细胞有核内包涵体,间隔壁上有局限性或弥散性单核细胞或浆细胞浸润,呈间质性肺炎。患儿除肺炎症状外,常有黄疸、皮疹、肝脾大、发育落后、小头畸形及神经行为异常等。尿沉渣涂片、鼻咽分泌物或肺吸取液做病毒分离,可找到核内或胞质内含有包涵体的巨大细胞。荧光抗体间接染色法、酶联免疫吸附试验和放射免疫法可测得CMV特异性IgM抗体,检测血CMV特异PP65抗原,DNA杂交检测及聚合酶链定量法可快速、敏感检测CMV-DNA等做病原诊断。治疗可用更昔洛韦。

(七)腺病毒肺炎

本病占新生儿病毒性肺炎的10%~35%,近年来新生儿腺病毒性肺炎并不少见,这可能与新生儿白细胞产生干扰素少有关。新生儿腺病毒肺炎多在出生后获得,亦可发生于宫内或产程中经胎盘或产道上行感染所致。我国流行以血清3型(3Ⅰ、3Ⅱ、3Ⅲ)、7型(7b、7d)及11型多见。其中7b型常发生重型肺炎,且中毒症状重,病程长,病死率高。而7d、3Ⅰ型引起的肺炎较轻,临床表现为低热、轻咳、咽结合膜炎、口唇发绀。新生儿重症常有喘憋,中毒症状重,体温不稳,常合并多脏器功能衰竭,病死率高。病理特征为小支气管、毛细支气管及肺泡内见严重的坏死性炎症,在坏死病灶内可找到大量核内包涵体为特征。鼻咽部洗液及气管分泌物可分离到腺病毒,酶联免疫吸附试验和血清查特异性 IgM 抗体有助于早期诊断,治疗除对症和支持疗法外,可用利巴韦林或 α 干扰素雾化吸入。

(八)卡氏肺孢子虫肺炎

卡氏肺孢子虫肺炎(PCP)是由卡氏肺孢子虫所引起的肺炎。由于近年来获得性免疫缺陷病(艾滋病,AIDS)增多,PCP 的发病率随之上升,在未感染 HIV 但免疫力低的人群中亦显著上升,可高达 80%。主要见于:①早产儿和新生儿;②先天性免疫缺损或继发性免疫力低下患儿;③恶性肿瘤患儿;④器官移植接受免疫抑制治疗的患儿;⑤艾滋病患儿。传播方式为人与人之间的传播。病理示肺肿大、质硬;镜检:肺气肿明显,肺间质纤维增生,细胞浸润以浆细胞为主,故又称为浆细胞肺炎。临床上多在生后 3~5 周发病,起病慢,气促或呼吸困难,发绀,咳嗽,体温正常或低热。偶有湿啰音,可并发气胸。X 线表现示广泛肺间质浸润,呈间质性肺炎,有时肺野有弥漫性颗粒状浸润影,结节,空洞。病因诊断可从气管吸取物或肺活检组织切片染色发现原虫,用乌洛托品硝酸银染色可见 6~8 μm 的黑褐色圆形或椭圆形囊体可确诊。或用交叉免疫电泳法测特异性抗体。治疗可用复方磺胺甲噁唑(SMZ Co)100 mg/(kg·d),疗程 2 周,减半量再用 2 周,后用 1/4 量连用 2 个月,有效率 75%。

(九)解脲脲原体肺炎

解脲脲原体(UU)是泌尿生殖道中常见的支原体之一。在性成熟无症状的妇女宫颈或阴道定植率为 40%~80%。国内报道非孕期妇女下生殖道的定植率为 52.3%,孕期妇女可达 72.6%,孕母胎盘分离到解脲脲原体 26%~71%。由孕母垂直传播发生的足月儿为 45%~66%,早产儿为 58%。国外有研究报告在生后 12~24 小时气管内分泌物分离到解脲脲原体为 14%。孕妇可发生绒毛膜羊膜炎,导致流产、早产、死产、羊膜早破、LBW 儿和肺、脑部感染;早产儿病死率高于足月儿的 40 倍,发病占出生婴儿的 8%~10%。UU 阳性孕妇新生儿出生时口腔分泌物 UU 阳性率为 14.3%,肺炎发生率为 48%。先天性肺炎常由 UU 绒毛膜羊膜炎所致。UU 在体内产生特异抗体形成免疫复合物激发免疫效应。患儿生后常有严重窒息,复苏后呼吸窘迫,呼吸暂停,发绀,反应差,体温低下,肺部呼吸音减低,偶有啰音,常合并 PPHN,早产儿可发生 BPD。X 线表现似间质性肺炎。检测特异 IgM 抗体;PCR 法检测解脲脲原体 DNA;分泌物、羊水、胎盘、羊膜培养阳性或免疫荧光、电镜检测到解脲脲原体可确诊。治疗首选红霉素,体重<1.2 kg,0~4 周,20 mg/(kg·d)分成 2 次,每 12 小时 1 次;体重≥1.2 kg,0~7 天,20 mg/(kg·d)分成 2 次,每 12 小时 1 次,>7 天,30 mg/(kg·d),分成 3 次,每 8 小时 1 次,共 14 天。红霉素耐药者可用阿奇霉素,10 mg/(kg·d),静脉注射,3~5 天。预防:对 UU 定植于下生殖道孕妇进行口服大环内酯类抗生素,对清除下生殖道有一定的作用。

(十)衣原体肺炎

据调查孕妇宫颈沙眼衣原体(CT)定植率为 2%~47%。宫颈衣原体感染阴道产儿 25%~60% 可被感染,17%~46% 发生结膜炎,14%~23% 发生肺炎。孕妇感染后未治疗者常早期破水,在低出生体重儿中有较高的发生率。患婴生后 5~14 天少数可发生衣原体结膜炎,多数在生后 3~12 周发病,起病缓慢,先有上呼吸道感染症状,气促,呼吸窘迫,喘憋,断续的咳嗽,无热或低热;肺部有哮鸣音及湿啰音,病程可达数周至 1 个月以上。X 线表现两肺呈过度膨胀与弥漫性间质浸润;有时有肺膨胀不全及网状影。嗜伊红细胞增多,血清 IgM 及 IgG 增高。诊断可取鼻咽部或气管吸取物标本做mecoy细胞培养;直接荧光抗体法检测CT特异性抗体;酶联免疫试验检测CT抗原等。血清特异性IgM常>1:64;IgG特异性抗体对诊断价值不大。治疗首选红霉素,剂量同上。红霉素耐药者可用阿奇霉素10 mg/(kg·d),共3天。预防:对有衣原体宫颈炎孕妇口服红霉素0.25 g每天4次,连服14天。

(十一)真菌性肺炎

近年来,由于新生儿NICU的发展,广谱抗生素的广泛应用,中心静脉置管、机械通气等有创治疗技术的应用,加之新生儿处于免疫发育未成熟阶段,侵袭性真菌感染已成为VLBW儿院内感染的主要原因。真菌的来源大部分来自医务人员及各种诊疗用具,部分由于内源性感染,由血行或消化道侵入肺。引起侵袭性真菌肺炎的病原菌较多,其中主要致病菌有念珠菌属、曲霉菌属、隐球菌属等。白色念珠菌则是新生儿肺炎最主要的致病菌。念珠菌入侵组织后即转为菌丝型,并大量繁殖,且有芽生孢子形成。菌丝型念珠菌对抗吞噬作用的能力较一般念珠菌强,毒力大,可引起以多核白细胞浸润为主的急性炎症反应,在急性播散性病变中产生凝固性坏死和多发性小脓肿,慢性感染可出现纤维组织增生,肉芽肿形成而发生BPD。新生儿真菌性肺炎临床表现呈非特异性,可表现为发热或低体温,反应差,呼吸增快或呼吸暂停增多,腹胀或胃肠不耐受,胸部X线片出现病变或肺炎加重,且更换抗生素治疗无效。怀疑真菌感染时应做痰、血、脑脊液、中心静脉或周围静脉插管尖端培养。确诊应根据临床表现,镜检、培养或组织病理检查阳性。必要时可作肺、脑、肝、肾等部位CT扫描以确定肺部感染或肺外脏器的感染。抗原检测如乳胶颗粒凝集试验和ELISA检测可用于早期诊断。巢式聚合酶链反应(巢式PCR)具有良好的灵敏度和特异性可作早期诊断,但应注意污染,以防假阳性。

在治疗新生儿真菌性肺炎时应强调综合治疗,包括全身支持治疗,如IVIG、血浆的应用。在治疗原发病的同时,注意防治并发症和多脏器功能衰竭,此外应治疗合并的细菌及病毒感染。关于抗真菌治疗可选用:①氟康唑是一种新型的三唑类抗真菌药,适用于全身性念珠菌病,隐球菌病。剂量3~6 mg/(kg·d)口服或静脉注射。脑脊液中浓度为血浓度的60%,可治疗脑膜炎,需监测肝功能。氟康唑是治疗新生儿、早产儿、VLBW儿真菌感染的首选的安全有效药物。②两性霉素B脂质体,能安全有效的治疗新生儿及VLBW儿侵袭性真菌感染。国内使用的是两性霉素B,适用于包括念珠菌、曲霉菌、毛霉菌、隐球菌和球孢子菌。不良反应有高热,畏寒恶心,呕吐,可有谷丙转氨酶(ALT)升高和低钾血症,但均为一过性。治疗剂量:第1天0.5 mg/(kg·d),第2天1.0 mg/(kg·d),第3天2.0 mg/(kg·d),第4天2.0~4.0 mg/(kg·d),5天以上2.0~4.0 mg/(kg·d),每天滴注6~8小时,需监测肾功能。该药价格昂贵。

(十二)厌氧菌肺炎

近年来有增高趋势,为社区或隐性感染的常见病原菌。革兰阴性厌氧菌以脆弱类和产黑素类杆菌为常见,革兰阳性厌氧球菌以消化球菌属和消化链球菌属为主,革兰阴性厌氧球菌主要为产碱韦荣球菌;革兰阳性厌氧杆菌中包括产芽孢的艰难梭菌、产气荚膜杆菌、不产气的放线菌属、真杆菌属。这些细菌入侵后可引起肺间质炎症,轻中度单核细胞反应并发化脓性坏死,呈脓肿,脓胸,痰液有恶臭。送培养时避免接触空气。重症选用甲硝唑,治疗剂量每次7.5 mg/kg;<1 200 g者每48小时1次;<2 000 g者0~7天每24小时1次,>7天每12小时1次;≥2 000 g者每12小时1次或用碳青霉烯类抗生素,治疗2~4周。

(鲁文东)

第十五节　新生儿肺透明膜病

新生儿肺透明膜病(neonatal pulmonary hyaline membrane disease,HMD)又称为新生儿呼吸窘迫综合征(respiratory distress syndrome of newborn,RDS),主要表现生后不久即出现进行性呼吸困难,发病率与胎龄成反比,也可发生于糖尿病母亲婴儿及剖宫产儿。

一、病因及发病机制

本病是由肺表面活性物质(pulmonary surfactant,PS)缺乏引起的,PS缺乏使肺泡表面张力增高,肺泡萎陷,肺不张,形成肺内动-静脉短路、右向左分流,导致严重缺氧和代谢性酸中毒;进一步损害肺泡和肺血管,最终导致血浆蛋白和细胞渗入肺泡、沉着并形成透明膜;同时缺氧和酸中毒损害全身各器官系统,导致多脏器功能障碍。

早产儿,尤其是孕周<35周的早产儿,由于肺不成熟,PS缺乏,易发生本病。胎龄越小,发病率越高;糖尿病母亲的婴儿由于体内胰岛素水平较高,可拮抗肾上腺皮质激素,抑制肺成熟和PS分泌,虽然婴儿体重较大,但肺不成熟,发病率亦较高;选择性剖宫产儿由于无应激反应,激素水平较低,同时肺液排出减少等,亦易患本病;此外,有围产期缺氧、家族中曾有同样病史等均为发病的高危因素。

早产儿未应用产前激素治疗的发病率:孕龄<28周,发病率60%;孕龄28~31周,发病率40%;孕龄30~34周,发病率15%;孕龄≥34周,发病率5%。产前激素的应用可以相应减少发病率的50%。

二、诊断

(一)症状

多为早产儿,生后6~12小时内出现呼吸困难,呈进行性加重,若有围产期窒息史,可能更早发病。

(二)体征

进行性加重的呼吸困难为其特征,表现为呼吸急促、发绀并伴呻吟,鼻翼翕动,吸气性三凹征,发绀但吸氧不易缓解,严重者呼吸减慢,节律不整,矛盾呼吸和呼吸暂停。由于严重缺氧和酸中毒,患儿可出现反应迟钝、肌张力低下、体温不升、心功能衰竭、休克等。体格检查有双肺呼吸音减低,深吸气时听到细湿啰音应警惕合并肺水肿或肺出血。病情于24~48小时达顶峰,若无呼吸支持,多于3天内死于呼吸衰竭。

(三)实验室检查

1.胸部X线检查

典型表现为肺容量减少,肺野呈磨玻璃样改变伴支气管充气征。X线表现与临床病情程度一致。依据X线表现分为四期(级)。

(1)Ⅰ期:两肺细小颗粒网状阴影,分布较均匀,心影清楚,支气管充气征不明显。

(2)Ⅱ期:两肺见较大密集的颗粒网状阴影,肺透光度减低,可见支气管充气征。

（3）Ⅲ期：全肺透光度明显减低，呈磨玻璃样，横膈及心界模糊，支气管充气征明显。

（4）Ⅳ期：全肺野一致性密度增高，完全变白，膈面和心影看不见，支气管充气征更明显或消失（发生肺水肿或出血）。

2.泡沫稳定试验

对怀疑可能发生 RDS 的患者生后 30 分钟内取胃液 0.5～1.0 mL 加等量 95％乙醇于试管内，用力振荡 15 秒钟，静立 15 分钟后观察试管内泡沫多少。

（－）无泡沫；（＋）试管液面周边 1/3 有小泡沫；（＋＋）试管液面周边＞1/3 至整个管周有一层泡沫；（＋＋＋）试管周边有泡沫层。

（－）支持 HMD 诊断；（＋）或（＋＋）可疑；（＋＋＋）可排除 HMD。

3.动脉血气分析

示低氧血症，伴/不伴代谢性酸中毒、呼吸性酸中毒等。

（四）鉴别诊断

1.B 族 β 溶血性链球菌感染

宫内感染或分娩时感染 B 族 β 溶血性链球菌肺炎或败血症，症状和胸片与 HMD 有时不易鉴别，应注意有无胎膜早破或母孕末期及产时感染史，患儿有无感染中毒症状，做血常规、CRP、血培养等以资鉴别，对怀疑者应同时应用青霉素治疗。

2.湿肺

生后早期的呼吸困难表现难以与 RDS 鉴别。但本病呼吸困难呈一过性，无进行性加重趋势，通过监测临床表现及复查胸片以助鉴别。

3.新生儿肺出血

患儿出现反应弱、气促、呻吟、发绀、呼吸困难等，体格检查肺部可闻及细湿啰音，严重者口、鼻流出血性液体，或经气管插管可吸出血性物质。胸部 X 线检查显示斑片状阴影，严重者可有"白肺"。

（五）治疗

1.支持治疗及护理

应按早产儿加强护理。

（1）保温：将患儿置于暖箱式暖台中，可监测体温，又便于抢救和护理，维持患儿体温在36～37 ℃。

（2）水、电解质平衡：因患儿有缺氧、复苏抢救的过程，为防止发生新生儿坏死性小肠结肠炎（NEC），应适当延迟经口喂养。如患儿已经排胎便，肠鸣音正常，一般情况稳定，可给鼻饲喂奶，每次 2～3 mL，每 2～3 小时一次。然后根据患儿耐受情况每天增加奶量，按每次增加 2～5 mL 为宜，不足部分经静脉补充。HMD 患儿对液体的负荷耐受差，液体过多可引起肺水肿、动脉导管开放及支气管肺发育不良等。因此应控制液量。生后 3 天之内液量应控制在 60～80 mL/(kg·d)，3 天后可渐增至80～100 mL/(kg·d)，但还要根据患儿代谢情况以及不显性失水丢失的多少而增减液量。生后 1～2 天就可加用氨基酸液和脂肪乳剂，以保证摄入足够的热量。

（3）维持血压和血容量：应连续监测血压，在发生肺出血、颅内出血、NEC、败血症等严重并发症时，血压可下降。应给予扩容，同时给多巴胺，多巴酚丁胺 5～10 μg/(kg·min)，静脉输入，使收缩压维持在 5.3～6.7 kPa(40～50 mmHg)。

（4）抗生素：因宫内肺炎，尤其是 B 族溶血性链球菌感染，易与 HMD 混淆，且机械通气又增加了感染的机会，因此应给抗生素治疗，以后应定期做痰培养，根据细菌培养和药敏选择适当的抗生素。

2.氧疗和机械通气

氧疗目的：维持 PaO_2 在 8.0～10.7 kPa(60～80 mmHg)。出生体重＞1 500 g，X 线表现为Ⅰ～Ⅱ期病变的患儿，可用鼻塞作持续气道正压通气(NCPAP)。治疗成功的关键是早期应用和保持正压的持续性。

（1）机械通气指征(具以下任何一条)：①用 CPAP 压力＞0.8 kPa(8 cmH_2O)，FiO_2 80％，PaO_2＜6.7 kPa(50 mmHg)。②反复发作呼吸暂停。③严重Ⅱ型呼吸衰竭，$PaCO_2$＞9.3 kPa(70 mmHg)。④胸部 X 线片Ⅱ级以上病变，并且发病较早，进展较快。⑤体重＜1 500 g。

（2）呼吸机参数初调参考值：FiO_2 60％～80％，PIP 2.0～2.5 kPa(20～25 cmH_2O)，PEEP 0.4～0.6 kPa(4～6 cmH_2O)，呼吸频率30～40 次/分，吸/呼比 1：(1～1.5)。用呼吸机后应定期复查血气，根据血气调整呼吸器参数。

（3）注意事项：①病初期病情最重，往往需要较高的条件，若 FiO_2 已达 95％，PIP 3.0 kPa(30 cmH_2O)，PEEP 0.6 kPa (6 cmH_2O)，PaO_2 仍偏低 5.3～6.7 kPa(40～50 mmHg)，SaO_2 85％～90％，$PaCO_2$偏高7.3～8.0 kPa(55～60 mmHg)，这是可允许的，不必再增加压力，避免产生气压伤。②48～72 小时后，病变逐渐恢复，此时应及时降低呼吸器参数，先降低对患者危险大，容易引起并发症的，如 FiO_2 和压力。③HMD 初期肺部无合并感染和肺不张的，可减少注水、拍背吸痰的次数，避免过多刺激患儿及注水多而影响表面活性物质的产生。④无并发症的患儿，一般在 3 天后病情好转，可逐渐降低呼吸器参数直至撤离呼吸器。撤机后可继续用鼻塞CPAP辅助呼吸，便于病情进一步恢复。⑤影响呼吸器撤离的主要因素是并发症。急性并发症有气漏、肺部感染、肺出血、颅内出血、动脉导管开放。慢性并发症有支气管肺发育不良、气管软化或狭窄等。以上并发症使得用机时间延长，或撤机后再次气管插管机械通气，因此应积极预防。

3.表面活性物质(PS)替代疗法

目前国内外已有数种不同制剂。天然 PS(猪肺或牛肺 PS)，首剂 120～200 mg/kg。还可应用第 2 或 3 次(一般不超过 3 次)，间隔 6～12 小时，剂量 100～120 mg/kg。药液通过气管插管注入，给药后即予手控气囊加压给氧，使药物深入肺泡，尽量减少给药造成的一过性低氧血症及心动过缓。治疗有效者 1～2 小时后呼吸困难减轻，血气改善，胸片好转，可降低呼吸器参数，缩短机械通气时间。如病情出现反复，可再给第 2 次或第 3 次。

（六）并发症

1.新生儿气漏

由复苏或正压通气引起，需密切监测病情进展，及时调整呼吸机参数，尤其给药后应根据患儿病情变化及时下调机械通气参数，防止气胸的发生。必要时做胸腔闭式引流。

2.新生儿肺炎

如呼吸机相关肺炎。做痰培养，及时调整抗生素的使用，严格无菌操作，预防院内感染。

3.支气管肺发育不良

由早产儿长期应用呼吸机、氧疗、液体过多等引起。

(七)预防

1.产前预防

做好孕妇保健,避免早产,对不可避免的早产,可在产前1周至产前24小时给孕母用糖皮质激素预防,如地塞米松5～10 mg/d,连用2天。

2.产后预防

对高危新生儿,可生后30分钟内给予气管内注入PS 100 mg/kg,预防本病。

(鲁文东)

第十六节　新生儿肺出血

新生儿肺出血指肺两叶以上出血,不包括肺散在、局灶性小量出血,多发于出生后1周内,常见于各种严重疾病的晚期,发病率占活产儿0.8‰～1.2‰。本病缺乏早期临床诊断方法,如不予治疗,病死率可高达75%～90%,是新生儿死亡的主要原因,近年应用正压呼吸治疗,治愈率明显提高。常见的危险因素:出生窒息、感染、低体温、氧疗、严重Rh溶血病、表面活性物质治疗及凝血机制异常等。

一、诊断要点

(一)症状

患儿突然出现进行性呼吸困难,发绀,周身苍白。

(二)体征

(1)早期休克表现:肢体凉、毛细血管再充盈时间延长等。

(2)肺内啰音迅速增多,可伴有呼吸暂停。

(3)自口鼻腔内涌出大量血性泡沫状液体,或直接喉镜下有血性液体自气管溢出。

(4)心率下降。

(5)可见皮肤出血点及瘀斑,穿刺部位出血不止。

(6)如出血量不多,无血性分泌物自气管内涌出,应根据肺部体征及血气变化及时诊断,早期治疗。

(三)实验室检查

(1)血常规:红细胞总数、血细胞比容及血小板计数进行性下降,亦可测定出血性肺液的血细胞比容。

(2)血气分析:常为混合性酸中毒及低氧血症。

(3)凝血因子水平异常。

(四)影像学检查

(1)双肺可见网状或斑片状阴影,严重者双肺透过度明显降低,可伴支气管充气征,此时与RDS及肺炎不易鉴别。

(2)可见心脏增大。

(3)原发病改变。

二、治疗

肺出血的治疗关键是早期诊断,对有发生肺出血可能者,应及时治疗。

（一）保温

出生时即应将婴儿身体擦干,防止过多散热,保持体温恒定。

（二）供氧

可给鼻导管或氧气罩吸氧。

（三）限制液体量,纠正酸中毒

输液量 60 mL/(kg·d),以免加重肺水肿和诱发心力衰竭;纠正代谢性酸中毒用 1.5％碳酸氢钠。

（四）纠正凝血机制异常,维持有效循环血量

可输浓缩红细胞或血浆,合并 DIC 时,可根据血液凝固状态,给予肝素。

（五）改善心功能

血管活性药物,如多巴胺和多巴酚丁胺,必要时可用强心剂和利尿剂。

（六）正压呼吸

正压呼吸可使肺泡扩张,减少渗出,纠正低氧。经气管滴入 1:10 000 肾上腺素每次 0.1～0.2 mL,加压吸氧,必要时可重复使用。通气方式 IPPV,呼吸机初调参数:$FiO_2 0.6～0.8$,RR 40 次/分,PIP 2.5～3.0 kPa(25～30 cmH$_2$O),PEEP 0.4～0.6 kPa(4～6 cmH$_2$O)。治疗中应根据血气及时调整呼吸机参数。当气管内无血性分泌物,肺部啰音消失,无明显呼吸困难时,可撤离呼吸机。

（七）病因治疗

积极治疗原发病。

（八）表面活性物质

替代疗法因肺出血时肺泡 II 型上皮细胞结构破坏,表面活性物质产生减少,故有研究认为气管内滴入外源性表面活性物质可降低呼吸机参数,缩短使用时间。

（鲁文东）

第十七节　新生儿呼吸衰竭

新生儿呼吸衰竭是由于多种原因引起的新生儿通气/换气功能异常,导致动脉氧分压下降和二氧化碳分压升高。

一、病因及发病机制

（一）病因

1.上呼吸道梗阻

鼻后孔闭锁、小颌畸形、声带麻痹、喉蹼、鼻咽肿物、喉气管软化症、咽喉或会厌炎症水肿、分泌物阻塞上气道等。

2.肺部疾病

肺透明膜病、肺炎、吸入综合征、湿肺症、肺不张、肺出血、肺水肿、肺发育不良等。

3.肺外疾病使肺受压

气胸、胸腔积液(血、脓、乳糜液等)、膈疝、胸腔或纵隔肿瘤、肿块、腹部严重膨胀等。

4.心血管疾病

先天性心脏病、心肌炎、急性心力衰竭、休克等。

5.神经系统与肌肉疾病

围产期窒息、脑病、颅内出血、中枢神经系统感染、早产儿原发性呼吸暂停、新生儿破伤风、先天畸形、药物中毒、代谢紊乱等。

(二)病理生理

(1)换气(弥散)功能障碍。

(2)通气功能障碍。

(3)通气血流比例失调(肺内分流)。

(4)肺外分流。

二、诊断

(一)症状

1.呼吸困难

安静时呼吸频率持续＞60 次/分或呼吸＜30 次/分,出现呼吸节律改变甚至呼吸暂停,三凹征明显,伴有呻吟。

2.发绀

除外周围性及其他原因引起的发绀。

3.神志改变

精神萎靡,反应差。

4.循环改变

肢端凉,皮肤发花等。

(二)体征

除引起呼吸衰竭的原发病表现外,还包括以下症状。

1.呼吸系统

呼吸困难、鼻翼翕动、三凹征、呻吟样呼吸;呼吸频率和节律改变,出现点头样呼吸、叹息样呼吸、呼吸暂停等。

2.循环系统

严重缺氧和酸中毒可导致皮肤毛细血管再充盈时间延长、心率增快或减慢、血压下降;$PaCO_2$增高可扩张末梢小血管,引起皮肤潮红、结膜充血和红肿。

3.神经系统

呼吸衰竭引起脑水肿。临床上表现精神萎靡、意识障碍、肌张力低下甚至惊厥发作。

4.其他

主要包括肾功能损害、胃肠功能衰竭、消化道出血、代谢紊乱、DIC 等。

(三)实验室检查

动脉血气分析结果如下。

1. I型呼吸衰竭

海平面,吸入室内空气时,$PaO_2 \leqslant 6.7$ kPa(50 mmHg)。

2. II型呼吸衰竭

$PaO_2 \leqslant 6.7$ kPa(50 mmHg)和/或 $PaCO_2 \geqslant 6.7$ kPa(50 mmHg)。

3. 诊断

需要通过临床症状体征和血气分析综合判断。PaO_2 降低和急性期 $PaCO_2$ 增高伴 pH 降低是呼吸衰竭诊断的重要指标,可反映通气和氧合状态。$PaCO_2$ 显著增高是需要机械通气的指征。

(四)鉴别诊断

主要是病因学鉴别。

三、治疗

(一)病因治疗

积极治疗原发病是最根本的。为排除呼吸道先天畸形,有时还需要请外科或五官科协助诊断治疗。

(二)综合治疗

(1)保持患儿安静,减少刺激。注意保暖,注意体位,以保证上气道通畅和便于分泌物引流。

(2)生命体征监护:体温、心率、呼吸、血压、血气、记液体出入量等。

(3)支持疗法:维持水、电解质平衡及营养摄入。①液量:生后 3 天给 $60 \sim 80$ mL/(kg·d),以后逐渐增至 $100 \sim 120$ mL/(kg·d),如需要限液者如心力衰竭、脑水肿、肺水肿等,给 $60 \sim 80$ mL/(kg·d),于 24 小时内均匀输入,注意应随不显性失水的增或减而随时调整液量。②热量:生后 1 周热量应逐渐达到 $60 \sim 80$ cal/(kg·d),以利于疾病恢复,口服不能满足者应进行静脉营养。

(4)并发症处理:见下"并发症及处理"。

(三)呼吸管理

1. 保持呼吸道通畅

(1)拍背吸痰和体位引流:可清除鼻腔及气道分泌物,防止气道阻塞和肺不张。每 $2 \sim 4$ 小时翻身、拍背、吸痰 1 次。在整个操作过程中应注意动作轻柔,并注意供氧和观察患儿的耐受程度。

(2)湿化吸入和雾化吸入:可供给气道水分,防止呼吸道黏膜受损和分泌物干燥阻塞,保持气道通畅。加温湿化可通过加温湿化器用于普通吸氧、鼻塞 CPAP 及机械通气治疗时。超声雾化为间歇应用,每次 $15 \sim 20$ 分钟,每天 $2 \sim 4$ 次。

(3)气管插管:在复苏过程中或需要机械通气的危重患儿,需气管插管来建立通畅的气道,并应用机械通气维持其呼吸功能。气管内吸痰应先以复苏气囊加压给氧提高血氧分压,再滴注生理盐水 $0.5 \sim 1.0$ mL 后再抽吸,注意气管内吸痰时必须严格无菌操作。

2. 氧疗法

指征:通常吸入空气时,PaO_2 持续 < 8.0 kPa(60 mmHg)。供氧方法有以下 5 种。

(1)鼻导管法:低流量给氧,流量 $0.3 \sim 0.6$ L/min。缺点:实际的 FiO_2 无法精确估计,鼻翼部疼痛,分泌物阻塞,流量过高引起鼻咽部刺激。

（2）口罩或面罩法：氧流量 1.0～1.5 L/min，患儿口鼻均可吸入氧气，且比较舒适，但应注意固定好，对准患儿口鼻，另外注意不要压迫损伤面部皮肤。

（3）头罩法：能维持氧浓度相对稳定，又不妨碍观察病情。输入气体要加温湿化。流量需5～8 L/min。注意流量＜5 L/min，可致头罩内二氧化碳积聚；流量过大可致头罩内温度下降，在供氧过程中应监测头罩内实际吸入氧浓度，尤其是早产儿，应避免因氧浓度过高而导致氧中毒。

（4）鼻塞持续气道正压（NCPAP）法：主要用于肺顺应性降低的肺部疾病，早产儿呼吸暂停及呼吸机撤机后的过渡阶段。

相对禁忌证：①进行性呼吸衰竭氧合不能维持；②中枢性呼吸衰竭；③先天性畸形如膈疝、后鼻孔闭锁；④未经闭式引流的张力性气胸。

并发症：①鼻塞或导管压迫局部皮肤刺激和损伤；②胃肠胀气；③二氧化碳潴留；④压力过高 [＞0.8 kPa(8 cmH$_2$O)] 可引起心排血量降低并有气压伤的可能。

（5）机械通气。

需要注意：在氧疗和机械通气过程中应严密监测吸入氧浓度和患儿的血氧分压，尤其是早产儿，避免由于氧中毒导致的早产儿视网膜病和慢性肺疾病等。一般供氧浓度以能保持患儿的经皮血氧饱和度维持在 88%～92% 即可。

四、并发症及处理

（一）由于缺氧引起

1.新生儿休克

维持血压、改善心功能。可用生理盐水或胶体液扩容，10 mL/kg，在 30～60 分钟内输入，扩容后仍有持续低血压可静脉输注多巴胺 2.5～10.0 μg/(kg·min)，有心功能不全者，可加多巴酚丁胺 2.5～10.0 μg/(kg·min)；心功能不全，心率增快可加用洋地黄；有心动过缓和/或心脏停搏时用肾上腺素，稀释成 1:10 000(0.1 mg/mL)，每次用 0.1 mL/kg，静脉滴注。

2.酸中毒

呼吸性酸中毒可通过改善通气纠正。代谢性酸中毒，在改善通气条件下，可用5% NaHCO$_3$ 每次 3～5 mL/kg，用葡萄糖稀释成等张液，在 30～60 分钟内输入，可先给预计量的 1/2，输注量过大、速度过快可致高钠血症、高渗透压、心力衰竭、脑室内出血。

3.脑缺氧、脑水肿

患儿烦躁不安，应慎用镇静剂；若出现惊厥，在应用止惊药时，需做好呼吸支持；注意限液量 60～80 mL/(kg·d)，可给甘露醇每次 0.25～0.50 g/kg，30～60 分钟输入，根据病情可2～3 次/天。

4.肾功能损害

出现尿少，应控制液量，呋塞米每次 1～2 mg/kg，并可用小剂量多巴胺改善微循环、扩张肾血管，剂量 2.5～5.0 μg/(kg·min)，静脉滴注。

（二）由于氧中毒引起

1.早产儿视网膜病（ROP）

规范早产儿用氧，尽可能降低吸入氧浓度，缩短用氧时间，减少动脉血氧分压的波动，积极防治呼吸暂停，治疗代谢性酸中毒，预防贫血，减少输血，预防感染，避免 PaCO$_2$ 过低。

2.慢性肺疾病（CLD）

与长时间吸入高浓度氧对肺的直接损害有关。一般吸入纯氧≥24 小时或 FiO_2≥50％数天即可引起。此外，正压通气的气压伤、早产儿肺不成熟、感染、液量过多、动脉导管开放及胃食管反流等亦可能有关。患儿表现呼吸困难、发绀、需长时间吸氧（＞28 天）、不能撤离 CPAP 或呼吸机、动脉血气显示二氧化碳潴留等。胸部 X 线片（或 CT）有广泛间质改变及小囊泡或肺气肿表现。本病以预防为主。加强胸部物理治疗和支持疗法，可能需要较长时间用氧和呼吸支持，还可试用抗氧化剂、激素、利尿剂等治疗。

五、预防

针对病因进行预防，及早进行呼吸支持。

（鲁文东）

第三章

儿童呼吸系统疾病

第一节 急性上呼吸道梗阻

呼吸道梗阻包括发生于呼吸道任何部位的正常气流被阻断。阻断的部位如果位于呼吸道隆突以上,往往会迅速引起窒息,危及生命。阻断的部位如果位于呼吸道隆突以下,影响支气管或小气道的气流,但不致立刻危及生命。急性上呼吸道梗阻不仅包括上呼吸道,也包括隆突以上所有气道的梗阻。上呼吸道梗阻危及患儿的情况取决于多方面的因素,包括梗阻的部位、梗阻的程度、梗阻发展的速度,以及患儿心脏和肺的功能状态。

一、病因

(一)引起急性上呼吸道梗阻病因的解剖分布

1.鼻咽和口咽

严重的面部创伤、骨折,咽部异物,扁桃体周围脓肿,咽旁脓肿,腭垂肿胀伴血管神经性水肿,黏膜天疱疮。

2.咽后壁软组织

咽后壁脓肿,咽后壁出血,颈椎损伤后水肿,烫伤和化学性损伤。

3.颈部软组织

创伤及医源性血肿,颌下蜂窝组织炎。

4.会厌

急性会厌炎,外伤性会厌肿胀,过敏性会厌肿胀。

5.声门

创伤性声门损伤(常为医源性),手术引起的声带麻痹。

6.喉

急性喉炎,血管神经性水肿,喉痉挛,异物,手足抽搐伴发的喉痉挛、喉软化症,外伤、骨折、水肿、局部血肿,白喉的膜性渗出,传染性单核细胞增多症的膜性渗出,喉脓肿,软骨炎。

7.声门下区和气管

喉气管炎,喉气管软化,异物,插管、器械、手术引起的医源性水肿,膜性喉气管炎。

8.食管

食管异物,呕吐物急性吸入。

(二)引起急性上呼吸道梗阻病因的年龄分布

1.新生儿及小婴儿

包括喉软化、声门下狭窄、声带麻痹、气管软化、血管畸形、血管瘤等。

2.新生儿~1岁

包括先天性畸形(同上)、喉气管炎、咽后壁脓肿、异物等。

3.1~2岁

包括如喉气管炎、异物、会厌炎等。

4.3~6岁

有肿大的扁桃体及腺样体、鼻充血、会厌炎和异物等。

二、临床表现

气道部分梗阻时可听到喘鸣音,可见到呼吸困难,呼吸费力,辅助呼吸肌参加呼吸活动。肋间隙、锁骨上窝、胸骨上窝凹陷。严重病例呼吸极度困难,头向后仰、发绀并窒息,如瞪眼、口唇凸出和流涎。患儿欲咳嗽,但咳不出。辅助呼吸肌剧烈运动,呈矛盾呼吸运动,吸气时胸壁下陷,而腹部却隆起,呼气时则相反。虽然拼命用力呼吸,但仍无气流,旋即呼吸停止,继而出现心律失常,最终发生致命的室性心律失常,可因低氧和迷走神经反射引起心跳停止而迅速死亡。

三、鉴别诊断

临床上常以喘鸣音作为鉴别诊断的依据。喘鸣是由鼻和气管之间的上呼吸道因部分梗阻而部分中断了气体的通道,由一股或多股湍流的气体所产生。喘鸣的重要意义在于反映部分性的气道梗阻。儿童患者的气道并非一固定的管道,而为一相当软的管道,其管腔的横断面积随压力的不同而发生变化。在正常呼吸时其变化较小,当有阻塞性病变时则表现得相当重要。正常呼吸时,作用于气道的压力变化在胸腔内外是完全相反的。吸气时,在胸腔内作用于气道壁的外周压力降低,因此,胸内气道趋于增宽;呼气时,外周压力升高使胸内气道变窄。胸外气道在吸气时,其周围软组织的压力保持近于不变,而胸腔内压力降低,使气道变窄;呼气时,胸腔内压力升高使胸外气道变宽。部分梗阻如果发生在气道内径能发生变化的部位,当气道变为最小时,梗阻将是最严重的。气道内径变小会使气流变慢并分裂,从而产生喘鸣。因此,胸外气道梗阻会产生吸气性喘鸣,胸内气道梗阻会产生呼气性喘鸣。较大的病变会产生吸气性和呼气性双相气流梗阻,从而引起双相(往返)喘鸣,双相喘鸣比单相喘鸣有更紧急的临床严重性。

喉是一固定性结构,其内径不随呼吸发生明显变化,婴儿喉腔最窄部位在声带处,横断面积为14~15 mm^2。该部黏膜水肿仅1 mm时,可使气道面积减少65%。喉部病变多产生双相喘鸣。

不同病变引起的喘鸣的呼吸时相有以下3种病变。

(一)倾向于产生吸气性喘鸣的病变

先天性声带麻痹,喉软化,插管后喘鸣,急性喉炎,小颌、巨舌,甲状舌骨囊肿,声门上及声门蹼,声门下血管瘤,喉气管炎,会厌炎,咽后壁脓肿,白喉。

(二)常产生双期喘鸣的病变

先天性声门下狭窄,气管狭窄,血管环、血管悬带,声门下血管瘤,声门下蹼。

(三)倾向产生呼气性喘鸣的病变

气管软化,气管异物,纵隔肿瘤。

喘鸣的听觉特征可能对诊断有帮助,如喉软化症的喘鸣为高调、鸡鸣样、吸气性。声门梗阻亦产生高调喘鸣;而声门上病变通常产生低调、浑厚的喘鸣。粗糙的鼾声是咽部梗阻的表现。

发音的特征对上呼吸道梗阻的病因也可能提供诊断线索。如声音嘶哑,常见于急性喉炎、喉气管炎、白喉和喉乳头状瘤病;声音低沉或无声,常见于喉蹼、会厌炎和喉部异物。

咳嗽的声音也有一定诊断意义。犬吠样咳嗽高度提示声门下腔病变,"钢管乐样"咳嗽常提示气管内异物。

由于上呼吸道与食管相毗邻,因此,上呼吸道梗阻也可引起进食困难。在婴儿鼻咽梗阻时,由于鼻呼吸障碍,其所引起的进食困难常伴有窒息和吸入性呼吸困难;口咽梗阻,特别是舌根部病变及声门上喉部病变,均影响吞咽;咽后壁脓肿及声门上腔炎症,如会厌炎,不仅极不愿吞咽而且引起流涎。

X线诊断:上呼吸道的梗阻在X线下有些疾病有特异性改变,有些则不具有特异性改变。在胸片上,上呼吸道梗阻的其他表现:①肺充气量趋于正常或减少,这与其他原因引起的呼吸困难所见的肺过度膨胀相反;②气道可见狭窄的部分;③若下咽腔包括在X线片内,则可见扩张。

四、治疗

(一)恢复气道通畅

急性上呼吸道梗阻患儿应立即设法使其气道通畅,尽量使患儿头向后仰。让患儿仰卧,抢救人员将一手置于患儿颈部,将颈部抬高,另一手置于额部,并向下压,使头和颈部呈过度伸展状态,此时舌可自咽后部推向前,使气道梗阻缓解。若气道仍未能恢复通畅,抢救者可改变手法,将一手指置于患儿下颌之后,然后尽力把下颌骨推向前;同时使头向后仰,用拇指使患儿下唇回缩,以便恢复通过口、鼻呼吸。若气道恢复通畅后,患儿仍无呼吸,应即刻进行人工机械通气。

(二)迅速寻找并取出异物

如果气道已经通畅,患儿仍无自主呼吸,通过人工机械通气肺仍不能扩张,应立即用手指清除咽喉部的分泌物或异物。患儿宜侧卧,医师用拇指和示指使患儿张口,用另一只手清除患儿口、咽部的分泌物或异物,以排出堵塞物。亦可用一长塑料钳,自口腔置入,深入患儿咽后部,探取异物,切勿使软组织损伤。亦可通过突然增加胸膜腔内压的方法,以形成足够的呼出气压力和流量,使气管内异物排出。具体做法是用力拍其肩胛间区或自患儿后方将手置于患儿的腹部,两手交叉,向上腹部施加压力。较安全的方法是手臂围绕于胸廓中部,婴儿围绕于下胸廓,用力向内挤压或用力拍击中背部,亦可得到类似结果。因为大部分吸入异物位于咽部稍下方的狭窄处,不易进一步深入,患儿因无足够的潮气量而无法将阻塞的异物排出。但此时患儿肺内尚有足够的残气量,故对胸或腹部迅速加压,排出的气量足以将异物排出。如有条件可在气管镜下取异物。

(三)气管插管、气管切开或环甲膜穿刺通气

来不及用上述方法或用上述方法失败的病例,以及其他情况紧急窒息时,如手足搐搦症喉痉挛、咽后壁脓肿、甲状舌骨囊肿等,可先作气管插管,必要时可作气管切开。来不及作气管切开

时,可先用血浆针头作环甲膜穿刺,或连接高频通气,以缓解患儿缺氧。然后再作气管插管或作气管切开,并置入套管。

(四)病因治疗

引起上呼吸道梗阻的病因除了异物按上述方法抢救外,由其他病因所引起者,应分别按照病因进行处理。

（张 欣）

第二节 急性上呼吸道感染

急性上呼吸道感染(AURI)简称上感,俗称"感冒",是小儿最常见的疾病是由各种病原体引起的上呼吸道炎症,主要侵犯鼻、咽、扁桃体及喉部。一年四季均可发病。若炎症局限在某一组织,即按该部炎症命名,如急性鼻炎、急性咽炎、急性扁桃体炎、急性喉炎等。急性上呼吸道感染主要用于上呼吸道局部感染定位不确切者。

一、病因

各种病毒和细菌均可引起,以病毒感染为主,可占原发性上呼吸道感染的90%以上,主要有鼻病毒、呼吸道合胞病毒、流感病毒、副流感病毒、腺病毒、单纯疱疹病毒、柯萨奇病毒、埃可病毒、冠状病毒、EB病毒等,少数可由细菌引起。由于病毒感染,上呼吸道黏膜失去抵抗力而继发细菌感染,最常见致病菌为A组溶血性链球菌、肺炎链球菌、流感嗜血杆菌、葡萄球菌等。近年来肺炎支原体亦不少见。

婴幼儿时期由于上呼吸道的解剖生理特点及免疫特点易患本病。营养障碍性疾病,如维生素D缺乏性佝偻病、锌或铁缺乏症,以及护理不当、过度疲劳、气候改变和不良环境因素等,给病毒、细菌的入侵造成了有利条件,则易致反复上呼吸道感染或使病程迁延。

二、临床表现

本病多发于冬春季节,潜伏期1~3天,起病多较急。由于年龄大小、体质强弱及病变部位的不同,病情的缓急、轻重程度也不同。年长儿症状较轻,而婴幼儿症状较重。

(一)一般类型上感

1.症状

(1)局部症状:流清鼻涕、鼻塞、打喷嚏,也可有流泪、微咳或咽部不适。患儿多于3~4天内不治自愈。

(2)全身症状:发热、烦躁不安、头痛、全身不适、乏力等。部分患儿有食欲缺乏、呕吐、腹泻、腹痛等消化系统的症状。有些患儿病初可出现脐部附近阵发性疼痛,多为暂时性,无压痛。可能是发热引起反射性肠痉挛或蛔虫骚动所致。如腹痛持续存在,多为并发急性肠系膜淋巴结炎应注意与急腹症鉴别。

婴幼儿起病急,全身症状为主,局部症状较轻。多有发热,有时体温可达39~40 ℃,热程2~3天至1周不等,起病1~2天由于突发高热可引起惊厥,但很少连续多次,退热后惊厥及其他神经症状消失,一般情况良好。

年长儿以局部症状为主,全身症状较轻,无热或轻度发热,自诉头痛、全身不适、乏力。极轻者仅鼻塞、流稀涕、喷嚏、微咳、咽部不适等,多于3～4天内自愈。

2.体征

检查可见咽部充血,咽后壁滤泡肿大,如感染蔓延至鼻咽部邻近器官,可见相应的体征,如扁桃体充血肿大,可有脓性分泌物,下颌淋巴结肿大,压痛。肺部听诊多数正常,少数呼吸音粗糙或闻及痰鸣音。肠病毒感染者可见不同形态的皮疹。

(二)两种特殊类型上感

1.疱疹性咽峡炎

疱疹性咽峡炎由柯萨奇A组病毒引起,多发于夏秋季节,可散发或流行。临床表现为骤起高热,咽痛,流涎,有时呕吐、腹痛等。体查可见咽部充血,在咽腭弓、腭垂、软腭或扁桃体上可见数个至十数个2～4 mm大小灰白色的疱疹,周围有红晕,1～2天后疱疹破溃形成小溃疡。病程一周左右。

2.咽-结合膜热

咽-结合膜热由腺病毒3、7型引起,多发生于春夏季,可在集体儿童机构中流行,以发热、咽炎和结膜炎为特征。临床表现为多呈高热、咽痛、眼部刺痛、结膜炎,有时伴有消化系统的症状。体查可见咽部充血、有白色点块状分泌物,周边无红晕,易于剥离,一侧或两侧滤泡性眼结膜炎,颈部、耳后淋巴结肿大。病程1～2周。

三、并发症

婴幼儿上呼吸道感染波及邻近器官,引起中耳炎、鼻窦炎、咽后壁脓肿、颈部淋巴结炎,或炎症向下蔓延,引起气管炎、支气管炎、肺炎等。年长儿若患A组溶血性链球菌性咽峡炎可引起急性肾小球肾炎、风湿热等。

四、实验室检查

病毒感染者血白细胞计数在正常范围内或偏低,中性粒细胞数减少,淋巴细胞计数相对增高。病毒分离、血清反应、免疫荧光、酶联免疫等方法,有利于病毒病原体的早期诊断。细菌感染者血白细胞数可增高,中性粒细胞增高,在使用抗菌药物前进行咽拭子培养可发现致病菌。链球菌引起者可于感染2～3周后血中ASO滴度增高。

五、诊断和鉴别诊断

根据临床表现不难诊断,但应与以下疾病相鉴别。

(一)流行性感冒

流行性感冒由流感病毒、副流感病毒所致,有明显的流行病史。局部症状轻,全身症状重,常有发热、头痛、咽痛、四肢肌肉酸痛等,病程较长。

(二)急性传染病早期

上呼吸道感染常为急性传染病的前驱症状,如麻疹、流行性脑脊髓膜炎、脊髓灰质炎、猩红热、百日咳、伤寒等,应结合流行病史、临床表现及实验室资料等综合分析,并观察病情演变加以鉴别。

(三)急性阑尾炎

上呼吸道感染同时伴有腹痛应与急性阑尾炎鉴别,本病腹痛常先于发热,腹痛部位以右下腹为主,呈持续性,有肌紧张和固定压痛点,白细胞及中性粒细胞数增高。

六、治疗

(一)一般治疗

(1)注意适当休息,多饮水,发热期间宜给流质或易消化食物。

(2)保持室内空气新鲜及适当的温度、湿度。

(3)加强护理,注意呼吸道隔离,预防并发症。

(二)抗感染治疗

1.抗病毒药物应用

病毒感染时不宜滥用抗生素。常用抗病毒药物以下几种。

(1)利巴韦林:具有广谱抗病毒作用,10～15 mg/(kg·d),口服或静脉滴注,或2 mg含服,1次/2小时,6次/天,疗程为3～5天。

(2)局部可用1%的利巴韦林滴鼻液,4次/天;病毒性结膜炎可用0.1%的阿昔洛韦滴眼,1次/1～2小时。

2.抗生素类药物

如果细菌性上呼吸道感染病情较重,有继发细菌感染,或有并发症者可选用抗生素治疗,常用者有青霉素和大环内酯类抗生素,疗程3～5天。如证实为溶血性链球菌感染或既往有风湿热、肾炎病史者,青霉素疗程应为10～14天。

(三)对症治疗

(1)退热:高热应积极采取降温措施,通常可用物理降温如冷敷、冷生理盐水灌肠、温湿敷或擦浴等方法,或给予阿司匹林、对乙酰氨基酚、布洛芬制剂口服或小儿退热栓(吲哚美辛栓)肛门塞入,均可取得较好的降温效果。非超高热最好不用糖皮质激素类药物治疗。

(2)高热惊厥者可给予镇静、止惊等处理。

(3)咽痛者可含服咽喉片。

(4)鼻塞者可在进食前或睡前用0.5%的麻黄素液滴鼻。用药前应先清除鼻腔分泌物,每次每侧鼻孔滴入1～2滴,可减轻鼻黏膜充血肿胀,使呼吸道通畅,便于呼吸和吮乳。

(四)中医疗法

常用中成药如银翘散、板蓝根冲剂、感冒退热冲剂、小柴胡冲剂、藿香正气散等。上呼吸道感染在中医称伤风感冒,根据临床辨证分为风寒感冒和风热感冒,分别选用辛温解表方剂和宜辛凉解表方剂,疗效可靠。

七、预防

(1)加强锻炼,以增强机体抵抗力和防止病原体入侵。

(2)提倡母乳喂养,经常到户外活动,多晒阳光,防治营养不良及佝偻病。

(3)患者应尽量不与健康小儿接触,在呼吸道发病率高的季节,避免去人多拥挤的公共场所。

(4)避免发病诱因,注意卫生,保持居室空气新鲜,在气候变化时注意增减衣服,避免交叉感染。

（5）对反复呼吸道感染的小儿可用左旋咪唑每天 2.5 mg/kg，每周服 2 天，3 个月一疗程。或用转移因子，每周注射 1 次，每次 4 U，连用 3～4 月。中药黄芪每天 6～9 g，连服 2～3 个月，对减少复发次数也有一定效果。

（张　欣）

第三节　急性毛细支气管炎

急性毛细支气管炎是 2 岁以下婴幼儿特有的一种呼吸道感染性疾病，尤其以 6 个月内的婴儿最为多见，是此年龄最常见的一种严重的急性下呼吸道感染，以呼吸急促、三凹征和喘鸣为主要临床表现。本病主要为病毒感染，50％以上为呼吸道合胞病毒（RSV），其他副流感病毒、腺病毒亦可引起，RSV 是本病流行时唯一的病原。寒冷季节发病率较高，多为散发性，也可成为流行性。发病率男女相似，但男婴重症较多。早产儿、慢性肺疾病及先天性心脏病患儿为高危人群。

一、诊断

（一）表现

1.症状

（1）2 岁以内婴幼儿，急性发病。

（2）上呼吸道感染后 2～3 天出现持续性干咳和发作性喘憋，咳嗽和喘憋同时发生，症状轻重不等。

（3）无热、低热、中度发热，少见高热。

2.体征

（1）呼吸浅快，60～80 次/分，甚至 100 次/分以上；脉搏快而细，常达 160～200 次/分。

（2）鼻翕明显，有三凹征；重症面色苍白或发绀。

（3）胸廓饱满呈桶状胸，叩诊过清音，听诊呼气相呼吸音延长，呼气性喘鸣。毛细支气管梗阻严重时，呼吸音明显减低或消失，喘憋稍缓解时，可闻及弥漫性中、细湿啰音。

（4）因肺气肿的存在，肝脾被推向下方，肋缘下可触及，合并心力衰竭时肝脏可进行性增大。

（5）因不显性失水量增加和液体摄入量不足，部分患儿可出现脱水症状。

（二）辅助检查

1.胸部 X 线检查

胸部 X 线检查可见不同程度的梗阻性肺气肿（肺野清晰，透亮度增加），约 1/3 的患儿有肺纹理增粗及散在的小点片状实变影（肺不张或肺泡炎症）。

2.病原学检查

取鼻咽部洗液做病毒分离检查，呼吸道病毒抗原的特异性快速诊断，呼吸道合胞病毒感染的血清学诊断，都可对临床诊断提供有力佐证。

二、鉴别诊断

患儿年龄偏小，在发病初期即出现明显的发作性喘憋，体检及 X 线检查在初期即出现明显肺气肿,故与其他急性肺炎较易区别。但本病还需与以下疾病鉴别。

(一)婴幼儿哮喘

婴儿的第一次感染性喘息发作,多数是毛细支气管炎。毛细支气管炎当喘憋严重时,毛细支气管接近于完全梗阻,呼吸音明显降低,此时湿啰音也不易听到,不应误认为是婴幼儿哮喘发作。如有反复多次喘息发作,亲属有变态反应史,则有婴幼儿哮喘的可能。婴幼儿哮喘一般不发热,表现为突发突止的喘憋,可闻及大量哮鸣音,对支气管扩张药及皮下注射小剂量肾上腺素效果明显。

(二)喘息性支气管炎

喘息性支气管炎发病年龄多见于1~3岁幼儿,常继发于上感之后,多为低至中等度发热,肺部可闻及较多不固定的中等湿啰音、喘鸣音。病情多不重,呼吸困难、缺氧不明显。

(三)粟粒性肺结核

粟粒性肺结核有时呈发作性喘憋,发绀明显,多无啰音。有结核接触史或家庭病史,结核中毒症状,PPD试验阳性,可与急性毛细支气管炎鉴别。

(四)可发生喘憋的其他疾病

其他疾病如百日咳、充血性心力衰竭、心内膜弹力纤维增生症、吸入异物等。

(1)因肺脏过度充气,肝脏被推向下方,可在肋缘下触及,且患儿的心率与呼吸频率均较快,应与充血性心力衰竭鉴别。

(2)急性毛细支气管炎一般多以上呼吸道感染症状开始,此点可与充血性心力衰竭、心内膜弹力纤维增生症、吸入异物等鉴别。

(3)百日咳为百日咳鲍特杆菌引起的急性呼吸道传染病,人群对百日咳普遍易感。目前我国百日咳疫苗为计划免疫接种,发病率明显下降。百日咳典型表现为阵发性、痉挛性咳嗽,痉咳后伴1次深长吸气,发出特殊的高调鸡鸣样吸气性吼声,俗称"回勾"。咳嗽一般持续2~6周。发病早期外周血白细胞计数增高,以淋巴细胞为主。采用鼻咽拭子法培养阳性率较高,第1周可达90%。百日咳发生喘憋时需与急性毛细支气管炎鉴别,典型的痉咳、鸡鸣样吸气性吼声、白细胞计数增高以淋巴细胞为主、细菌培养百日咳鲍特杆菌阳性可鉴别。

三、治疗

该病最危险的时期是咳嗽及呼吸困难发生后的48~72小时,主要死因是过长的呼吸暂停、严重的失代偿性呼吸性酸中毒、严重脱水。病死率为1%~3%。

(一)对症治疗

吸氧、补液、湿化气道、镇静、控制喘憋。

(二)抗生素

考虑有继发细菌感染时,应想到金黄色葡萄球菌、大肠杆菌或其他院内感染病菌的可能。对继发细菌感染的重症患儿,应根据细菌培养结果选用敏感抗生素。

(三)并发症的治疗

及时发现和处理代谢性酸中毒、呼吸性酸中毒、心力衰竭及呼吸衰竭。并发心力衰竭时应及时采用快速洋地黄药物,如毛花苷C。对疑似心力衰竭的患儿,也可及早试用洋地黄药物观察病情变化。

(1)监测心电图、呼吸和血氧饱和度,通过监测及时发现低氧血症、呼吸暂停及呼吸衰竭的发生。一般吸入氧气浓度在 40% 以上即可纠正大多数低氧血症。当患儿出现吸气时呼吸音消失，严重三凹征，吸入氧气浓度在 40% 仍有发绀，对刺激反应减弱或消失，血二氧化碳分压升高，应考虑做辅助通气治疗。病情较重的小婴儿可有代谢性酸中毒，需做血气分析。约 1/10 的患者有呼吸性酸中毒。

（2）毛细支气管炎患儿因缺氧、烦躁而导致呼吸、心跳增快，需特别注意观察肝脏有无在短期内进行性增大，从而判断有无心力衰竭的发生。小婴儿和有先天性心脏病的患儿发生心力衰竭的机会较多。

（3）过度换气及液体摄入量不足的患儿要考虑脱水的可能。观察患儿哭时有无眼泪，皮肤及口唇黏膜是否干燥，皮肤弹性及尿量多少等，以判断脱水程度。

（四）抗病毒治疗

利巴韦林、中药双黄连。

1. 利巴韦林

常用剂量为每天 10～15 mg/kg，分 3～4 次。利巴韦林是 1972 年首次合成的核苷类广谱抗病毒药，最初的研究认为它在体外有抗 RSV 作用，但进一步的试验却未能得到证实。目前美国儿科协会不再推荐常规应用这种药物，但强调对某些高危、病情严重患儿可以用利巴韦林治疗。

2. 中药双黄连

北京儿童医院采用双盲随机对照方法的研究表明，双黄连雾化吸入治疗 RSV 引起的下呼吸道感染是安全有效的方法。

（五）呼吸道合胞病毒（RSV）特异治疗

1. 静脉用呼吸道合胞病毒免疫球蛋白（RSV-IVIG）

在治疗 RSV 感染时，RSV-IVIG 有两种用法：①一次性静脉滴注 RSV-IVIG 1 500 mg/kg；②吸入疗法，只在住院第 1 天给予 RSV-IVIG 制剂吸入，共 2 次，每次 50 mg/kg，约 20 分钟，间隔 30～60 分钟。两种用法均能有效改善临床症状，明显降低鼻咽分泌物中的病毒含量。

2. RSV 单克隆抗体

用法为每月肌内注射 1 次，每次 15 mg/kg，用于整个 RSV 感染季节，在 RSV 感染开始的季节提前应用效果更佳。

（六）支气管扩张药及肾上腺糖皮质激素

1. 支气管扩张药

过去认为支气管扩张药对毛细支气管炎无效，目前多数学者认为，用 β 受体兴奋药治疗毛细支气管炎有一定的效果。综合多个研究表明，肾上腺素为支气管扩张药中的首选药。

2. 肾上腺糖皮质激素

长期以来对糖皮质激素治疗急性毛细支气管炎的争议仍然存在，目前尚无定论。但有研究表明，糖皮质激素对毛细支气管炎的复发有一定的抑制作用。

四、疗效分析

（一）病程

一般为 5～15 天。恰当的治疗可缩短病程。

（二）病情加重

如果经过合理治疗病情无明显缓解，应考虑以下方面：①有无并发症出现，如合并心力衰竭者病程可延长;②有无先天性免疫缺陷或使用免疫抑制剂;③小婴儿是否输液过多,加重喘憋症状。

五、预后

预后大多良好。婴儿期患毛细支气管炎的患儿易于在病后半年内反复咳喘,随访 2～7 年有 20%～50% 发生哮喘。其危险因素为过敏体质、哮喘家族史、先天小气道等。

(张　欣)

第四节　反复呼吸道感染

一、定义和诊断标准

呼吸道感染是儿童尤其婴幼儿最常见的疾病,据统计发展中国家每年每个儿童患 4.2～8.7 次的呼吸道感染,其中多数是上呼吸道感染,肺炎的发生率则为每年每 100 个儿童 10 次。反复呼吸道感染是指一年内发生呼吸道感染次数过于频繁,超过一定范围。根据反复感染的部位可分为反复上呼吸道感染和反复下呼吸道感染(支气管炎和肺炎),对于反复上呼吸道感染或反复支气管炎国外文献未见有明确的定义或标准,反复肺炎国内外较为一致的标准是 1 年内患 2 次或 2 次以上肺炎,或在任一时间框架内患 3 次或 3 次以上肺炎,每次肺炎的诊断需要有胸部 X 线的证据。我国儿科学会呼吸学组于 1987 年制订了反复呼吸道感染的诊断标准,并于 2007 年进行了修订,如表 3-1。

表 3-1　反复呼吸道感染判断条件

年龄(岁)	反复上呼吸道感染(次/年)	反复下呼吸道感染(次/年)	
		反复气管支气管炎	反复肺炎
0～2	7	3	2
3～5	6	2	2
6～14	5	2	2

注:①两次感染间隔时间至少 7 天以上。②若上呼吸道感染次数不够,可以将上、下呼吸道感染次数相加,反之则不能。但若反复感染是以下呼吸道为主,则应定义为反复下呼吸道感染。③确定次数须连续观察 1 年。④反复肺炎指 1 年内反复患肺炎≥2 次,肺炎须由肺部体征和影像学证实,两次肺炎诊断期间肺炎体征和影像学改变应完全消失。

二、病因和基础疾病

小儿反复呼吸道感染病因复杂,除了与小儿时期本身的呼吸系统解剖生理特点及免疫功能尚不成熟有关外,微量元素和维生素缺乏、环境因素、慢性上气道病灶等也是反复上呼吸道感染常见原因。对于反复下呼吸道感染尤其是反复肺炎患儿,多数存在基础疾病,我们对北京儿童医院 106 例反复肺炎患儿回顾性分析发现其中88.7%存在基础病变,先天性或获得性呼吸系统解剖异常是最常见的原因,其次为呼吸道吸入、先天性心脏病、哮喘、免疫缺陷病和原发纤毛不动综合征等。

(一)小儿呼吸系统解剖生理特点

小儿鼻腔短,后鼻道狭窄,没有鼻毛,对空气中吸入的尘埃及微生物过滤作用差,同时鼻黏膜嫩弱又富于血管,极易受到损伤或感染,鼻道狭窄经常引起鼻塞而张口呼吸。鼻窦黏膜与鼻腔黏膜相连续,鼻窦口相对比较大,鼻炎常累及鼻窦。小儿鼻咽部较狭小,喉狭窄而且垂直,其周围的淋巴组织发育不完善,防御功能较弱。婴幼儿的气管、支气管较狭小,软骨柔软,缺乏弹力组织,支撑作用薄弱,黏膜血管丰富,纤毛运动较差,清除能力薄弱,易引起感染,并引起充血、水肿、分泌物增加,易导致呼吸道阻塞。小儿肺的弹力纤维发育较差,血管丰富,间质发育旺盛,肺泡数量较少,造成肺含血量丰富而含气量相对较少,故易感染,并易引起间质性炎症或肺不张等。同时,小儿胸廓较短,前后径相对较大呈桶状,肋骨呈水平位,膈肌位置较高,使心脏呈横位,胸腔较小而肺相对较大,呼吸肌发育不完善,呼吸时胸廓活动范围小,肺不能充分地扩张、通气和换气,易因缺氧和 CO_2 潴留而出现面色青紫。以上特点容易引起小儿呼吸道感染,分泌物容易堵塞且感染容易扩散。

(二)小儿反复呼吸道感染的基础病变

1.免疫功能低下或免疫缺陷病

小儿免疫系统在出生时发育尚未完善,随着年龄增长逐渐达到成人水平,故小儿特别是婴幼儿处于生理性免疫低下状态,是易患呼吸道感染的重要因素。新生儿外周血 T 细胞数量已达成人水平,其中 CD4 细胞数较多,但 CD4 辅助功能较低且具有较高的抑制活性,一般 6 个月时 CD4 的辅助功能趋于正常。与细胞免疫相比,体液免疫的发育较为迟缓,新生儿 B 细胞能分化为产生 IgM 的浆细胞,但不能分化为产生 IgG 和 IgA 的浆细胞,有效的 IgG 类抗体应答需在生后 3 个月后才出现,2 岁时分泌 IgG 的 B 细胞才达成人水平,而分泌 IgA 的 B 细胞 5 岁时才达成人水平。婴儿自身产生的 IgG 从 3 个月开始增多,1 岁时达成人的 60%,6~7 岁时接近成人水平。IgG 有 IgG1、IgG2、IgG3 和 IgG4 四个亚类,在正常成人血清中比率为 70%、20%、6% 和 4%,其中 IgG1、IgG3 为针对蛋白质抗原的主要抗体,而 IgG2、IgG4 为抗多糖抗原的重要抗体成分,IgG1 在 5~6 岁,IgG3 在 10 岁左右,IgG2 和 IgG4 在 14 岁达成人水平。新生儿 IgA 量极微,1 岁时仅为成人的 20%,12 岁达成人水平。另外,婴儿期非特异免疫如吞噬细胞功能不足,铁蛋白、溶菌酶、干扰素、补体等的数量和活性不足。

除了小儿时期本身特异性和非特异性免疫功能较差外,许多研究表明反复呼吸道感染患儿(复感儿)与健康对照组相比多存在细胞免疫、体液免疫或补体某种程度的降低,尤其是细胞免疫功能异常在小儿反复呼吸道感染中起重要作用,复感儿外周血 $CD3^+$ 细胞、$CD4^+$ 细胞百分率及 $CD4^+/CD8^+$ 比值降低,这种异常标志着辅助性 T 细胞功能相对不足,不利于对病毒等细胞内微生物的清除,也不利于抗体产生,因只有在抗原和辅助性 T 细胞信号的协同作用下,B 细胞才得以进入增殖周期。在 B 细胞应答过程中,辅助性 T 细胞(Th)除提供膜接触信号外,还分泌多种细胞因子,影响 B 细胞的分化和应答特征。活化的 Th_1 细胞可通过分泌白细胞介素 2(IL-2),使 B 细胞分化为以分泌 IgG 抗体为主的浆细胞;而活化的 Th_2 细胞则通过分泌白细胞介素 4(IL-4),使 B 细胞分化为以分泌 IgE 抗体为主的浆细胞。活化的抑制性 T 细胞(Ts)可通过分泌白细胞介素 10(IL-10)而抑制 B 细胞应答,就功能分类而言,CD8 T 细胞属于抑制性 T 细胞。反复呼吸道感染患儿 CD8 细胞百分率相对升高必然会对体液免疫反应产生不利影响,有报道复感儿对肺炎链球菌多糖抗原产生抗体的能力不足。分泌型 IgA(SIgA)是呼吸道的第一道免疫屏障,能抑制细菌在气道上皮的黏附及定植,直接刺激杀伤细胞的活性,可特异性或非特异性地防御呼吸道细菌及病毒的侵袭,因此对反复呼吸道感染患儿注意 SIgA 的检测。IgM 在早期感染中发挥重要的免疫防御作用,且 IgM 是通过激活补体来杀死微生物的。补体系统活化后可通过溶解细胞、细菌和病毒发挥抗感染免疫作用,补体成分降低或缺陷时,机体的吞噬和杀菌作用明显减弱。

呼吸系统是免疫缺陷病最易累及的器官,因此需要特别注意部分反复呼吸道感染患儿不是免疫功能低下或紊乱,而是存在各种类型的原发免疫缺陷病,最常见的是 B 淋巴细胞功能异常导致体液免疫缺陷病,如 X 连锁无丙种球蛋白血症(XLA),常见变异型免疫缺陷病(CVID)、IgG亚类缺乏症和选择性 IgA 缺乏症等。106 例反复肺炎患儿发现 6 例原发免疫缺陷病,其中 5 例为体液免疫缺陷病,年龄均在 8 岁以上,反复肺炎病程在 2~9 年,均在 2 岁后发病,表现为间断发热、咳嗽和咳痰,肝脾大 3 例,胸部 X 线合并支气管扩张 3 例,诊断根据血清免疫球蛋白的检查,2 例常见变异性免疫缺陷病反复检查血 IgG、IgM 和 IgA 测不出或明显降低。1 例 X 链锁无丙种球蛋白血症为 11 岁男孩,2 岁起每年肺炎 4~5 次,其兄 3 岁时死于多发性骨结核;查体扁桃体未发育,多次测血 IgG、IgM 和 IgA 含量极低,外周血 B 淋巴细胞明显减少,细胞免疫功能正常。1 例选择性 IgA 缺乏和 1 例 IgG 亚类缺陷年龄分别为 10 岁和 15 岁,经检测免疫球蛋白和 IgG 亚类诊断,这例 IgG 亚类缺陷患儿反复发热、咳嗽 6 年半,每年患肺炎住院 7~8 次。查体:双肺可闻及大量中等水泡音,杵状指(趾)。免疫功能检查 IgG 略低于正常低限,IgG2,IgG4未测出。肺 CT 提示两下肺广泛支气管扩张。慢性肉芽肿病是一种原发吞噬细胞功能缺陷病,由于遗传缺陷导致吞噬细胞杀菌能力低下,临床表现婴幼儿期反复细菌或真菌感染(以肺炎为主)及感染部位肉芽肿形成,四唑氮蓝(NBT)试验可协助诊断,近年来我们发现多例反复肺炎和曲霉菌肺炎患儿存在吞噬细胞功能缺陷。

继发性免疫缺陷多考虑恶性肿瘤、免疫抑制剂治疗和营养不良,目前 HIV 感染已成为获得性免疫缺陷的常见原因,2 例艾滋病患儿年龄分别为 4 岁和 6 岁,病程分别为 3 月和 2 年,均表现间断发热、咳嗽,1 例伴腹泻和营养不良,2 例均有输血史,X 线表现为两肺间质性肺炎,经查血清 HIV 抗体阳性确诊。

2.先天气道和肺发育畸形

气道发育异常包括喉气管支气管软化、气管性支气管、支气管狭窄和支气管扩张,其中以喉气管支气管软化症最为常见,软化可发生于局部或整个气道,气道内径正常,但由于缺乏足够的软骨支撑这些患儿在呼气时气道发生内陷,气道阻力增加,气道分泌物排出不畅,易于感染,41 例反复肺炎患儿中 16 例经纤维支气管镜诊断为气管支气管软化症,其中 1 例 2 岁男孩,1 年内患"肺炎"5 次,纤支镜检查提示左总支气管软化症。气管性支气管是指气管内额外的或异常的支气管分支,通常来自气管右侧壁,这种异常损害了右上肺叶分泌物的排出或造成气管的严重狭窄。先天性支气管狭窄导致的肺部感染可发生于主干支气管或中叶支气管,而肺炎和肺不张后的支气管扩张发生于受累支气管狭窄部位的远端。

支气管扩张是先天或获得性损害。获得性支气管扩张多是由于肺的严重细菌感染后导致的局部气道损害,麻疹病毒、腺病毒、百日咳杆菌、结核分枝杆菌是最常见的病原,近年发现支原体感染也是支气管扩张的常见病原。支气管扩张分为柱状和囊状扩张,早期柱状扩张损害仅涉及弹性和气道肌肉支撑组织,积极治疗可部分或完全恢复。晚期囊状扩张损害涉及气道软骨,这时支气管形成圆形的盲囊,不再与肺泡组织交流。抗菌药物不能渗入到扩张区域的脓汁和潴留的黏液中,囊状支气管扩张属于不可逆性,易形成反复或持续的肺部感染。

肺发育异常包括左或右肺发育不良、肺隔离症、肺囊肿和先天性囊性腺瘤畸形均可引起反复肺炎。肺隔离症是一块囊实性成分组成的非功能性肺组织团块异常连接到正常肺,其血供来自主动脉而不是肺血管,通常表现为学龄儿童反复肺炎。支气管源性肺囊肿常位于气管周围或隆突下,囊肿被覆纤毛柱状上皮、平滑肌、黏液腺和软骨,感染可发生于囊肿本身或被囊肿压迫的周围肺。很多患者在婴儿期表现呼吸困难,这些患儿肺炎的发生往往是邻近正常肺蔓延而来,而一旦感染发生,由于与正常的支气管树缺乏连接使感染难于清除。先天性囊性腺瘤畸形约80%出生前的经超声诊断,表现为生后不久出现的呼吸窘迫,一小部分表现为由于支气管压迫和分泌物清除障碍引起的反复肺炎。

3.原发纤毛不动综合征

本病是由于纤毛先天结构异常导致纤毛运动不良,气道黏液纤毛清除功能障碍,表现反复呼吸道感染和支气管扩张,可同时合并鼻窦炎、中耳炎。部分病例有右位心或内脏转位称为Kartagener综合征。

4.囊性纤维化

囊性纤维化属遗传性疾病,遗传缺陷引起跨膜传导调节蛋白功能障碍,气道和外分泌腺液体及电解质转运失衡,呼吸道分泌稠厚的黏液并清除障碍,在儿童典型表现为反复肺炎、慢性鼻窦炎、脂肪痢和生长落后。囊性纤维化是欧洲和美洲白人儿童反复肺炎的常见原因,在我国则很少见。

5.先天性心脏病

先天性心脏病的患儿易患反复肺炎有几个原因:心脏扩大的血管或房室压迫气管,引起支气管阻塞和肺段分泌物的排出受损,导致肺不张和继发感染;左向右分流和肺血流增加增加了反复呼吸道感染的易感性,其机制尚不清楚;长期肺水肿伴肺静脉充血使小气道直径变小,肺泡通气减少和分泌物排出减少易于继发感染等。

(三)反复呼吸道感染的原因

1.反复呼吸道吸入

许多原因可以造成反复呼吸道吸入,可能是由于结构或功能的原因不能保护气道,或由于不能把口腔分泌物(食物、液体和口腔分泌物)传送到胃,或由于不能防止胃内容物反流。肺浸润的部位取决于吸入发生时患儿的体位,立位时多发生于中叶或肺底,而仰卧位时则易累及上叶。

吞咽功能障碍可由中枢神经系统疾病、神经肌肉疾病或环咽部的解剖异常引起。闭合性脑损伤或缺氧性脑损伤形成的完全性中枢神经系统功能障碍经常发生口咽分泌物控制不良,通常伴有严重的智能落后和脑性瘫痪。慢性反复发作的癫痫也可导致反复吸入发生。外伤、肿瘤、血管炎、神经变性等引起的脑神经损伤或功能障碍也与吞咽功能受损有关。某些婴儿吞咽反射成熟延迟可引起环咽肌肉不协调导致反复吸入。神经肌肉疾病如肌营养不良可以有吞咽功能异常,气道保护反射如咳嗽呕吐反射减弱或缺乏,易于反复的微量吸入和感染。上气道的先天性或获得性的解剖损害(如腭裂、喉裂和黏膜下裂)引起吸入与吞咽反射不协调、气道清除能力下降和喂养困难有关。

食管阻塞或动力障碍也可引起呼吸道反复的微量吸入,血管环是外源性的食管阻塞最常见的原因,经肺增强CT和血管重建可确诊。其他较少见原因有肠源性的重复畸形、纵隔囊肿、畸胎瘤、心包囊肿、淋巴瘤和神经母细胞瘤等。食管异物是内源性食管阻塞的最常见原因,最重要的主诉是吞咽困难、吞咽痛和口腔分泌物潴留,部分患儿表现为反复喘鸣和胸部感染。食管蹼和食管狭窄也可引起食管内容物的吸入,表现为反复下呼吸道感染。

气管食管瘘与修复前和修复后的食管运动障碍有关,多数的气管食管瘘在出生后不久诊断,但小的 H 型的瘘可引起慢性吸入导致儿童期反复下呼吸道感染。许多儿童在气管食管瘘修复后仍有吸入是由于残留的问题如食管狭窄、食管动力障碍、胃食管反流和气管食管软化持续存在。胃食管反流的儿童可表现出慢性反应性气道疾病或反复肺炎。

2.支气管腔内阻塞或腔外压迫

(1)腔内阻塞:异物吸入是儿科患者腔内气道阻塞最常见的原因。常发生于 6 个月～3 岁,窒息史或异物吸入史仅见于 40% 的患者,肺炎可发生于异物吸入数天或数周,延迟诊断或异物长期滞留于气道是肺炎反复或持续的原因。例如,1 例 2 岁女孩,临床表现反复发热、咳嗽 4 个月,家长否认异物吸入史,外院反复诊断左下肺炎。查体左肺背部可闻及管状呼吸音及细湿啰音,杵状指(趾)。胸片可见左肺广泛蜂窝肺改变,右肺大叶气肿,纤维支气管镜检查为左下异物(瓜子壳)。造成腔内阻塞的其他原因有支气管结核、支气管腺瘤和支气管内脂肪瘤等。

(2)腔外压迫:肿大的淋巴结是腔外气道压迫最常见的原因。感染发生是由于管外压迫导致局部气道狭窄引起黏液纤毛清除下降,气道分泌物在气道远端至阻塞部位的潴留,这些分泌物充当了感染的根源,同时反复抗生素治疗可引起耐药病原菌的感染。

气道压迫最常见原因是结核分枝杆菌感染引起的淋巴结肿大,肿大淋巴结可以发生在支气管旁、隆突下和肺门周围区域。在某些地区真菌感染如组织胞浆菌病或球孢子菌病也可引起气道压迫和继发细菌性肺炎。

非感染原因引起的肺淋巴结肿大也可导致外源性气道压迫。结节病可引起淋巴组织慢性非干酪性肉芽肿样损害,往往涉及纵隔淋巴结。纵隔的恶性疾病如淋巴瘤偶然引起腔外气道压迫,但以反复肺炎为主要表现并不常见。

心脏和大血管的先天异常也可导致大气道的管外压迫,压迫导致气道狭窄或引起局部的支气管软化,感染的部位取决于血管压迫的区域。这些异常包括双主动脉弓、由右主动脉弓组成的血管环、左锁骨下动脉来源异常、动脉韧带、无名动脉压迫和肺动脉索,其中最常见的是双主动脉弓包围气管和食管,症状通常始于婴儿早期,除了感染并发症外,可能包括喘息、咳嗽和吞咽困难。肺动脉索为一实体,左肺动脉缺如,供应左肺的异常血管来自右肺动脉,这一血管压迫了右支气管。

3.支气管哮喘

支气管肺炎是哮喘的一个常见并发症,同时也有部分反复肺炎患儿实际上是未诊断的哮喘,这在临床并不少见。造成哮喘误诊为肺炎的原因是部分哮喘患儿急性发作时,临床表现不典型,如以咳嗽为主要表现,无明显的喘息症状,由于黏液栓阻塞胸部 X 线表现为肺不张,也有部分原因是对哮喘的认识不够。

4.营养不良、微量元素及维生素缺乏

营养不良能引起广泛免疫功能损伤,由于蛋白质合成减少,胸腺、淋巴结萎缩,各种免疫激活剂缺乏,免疫功能全面降低,尤其是细胞免疫异常,营养不良引起免疫功能低下容易导致感染;反复感染又可引起营养吸收障碍而加重营养不良,造成恶性循环。

钙剂能增强气管、支气管纤毛运动,使呼吸道清除功能增强,同时又可提高肺巨噬细胞的吞噬能力,加强呼吸道防御功能。因此血钙降低必然会影响机体免疫状态导致机体抵抗力下降,以及易致呼吸道感染。当患维生素D缺乏性佝偻病时,患儿可出现肋骨串珠样改变、赫氏沟、肋骨外翻、鸡胸等骨骼的改变,能使胸廓的生理活动受到限制而影响小儿呼吸,并加重呼吸肌的负担。

微量元素锌、铁缺乏可影响机体的免疫功能与反复呼吸道感染有关。锌对免疫系统的发育和免疫功能的正常会产生一定的影响。锌参与体内40多种酶的合成,并与200多种酶的活性有关。缺锌可引起体内相关酶的活性下降,导致核酸、蛋白、糖、脂肪等多种代谢障碍。同时缺锌可使机体的免疫器官(胸腺、脾脏)和全身淋巴器官重量减轻、甚至萎缩,致使T细胞功能下降,体液免疫功能受损而削弱机体免疫力,导致反复呼吸道感染。

铁是人体中最丰富的微量元素,婴幼儿正处在生长发育的黄金时期,对铁的需要相对增多,若体内储蓄铁减少,不及时补充,可导致铁缺乏。铁也与多种酶的活性有关,如过氧化氢酶、过氧化物酶、单氨氧化酶等。缺铁时这些酶的活性降低,影响机体的代谢过程及肝内DNA的合成,儿茶酚胺的代谢受抑制,并且铁能直接影响淋巴组织的发育和对感染的抵抗力。缺铁性贫血或铁缺乏症儿童的特异性免疫功能(包括细胞和体液免疫功能)和非特异性免疫功能均有一定程度的损害,故易发生反复呼吸道感染。有研究表明反复呼吸道感染患儿急性期血清铁水平明显低于正常,感染发生频率与血清铁下降程度有关,补充铁剂后感染次数明显减少,再感染症状也明显减轻。

铅暴露对儿童及青少年健康可产生多方面危害,除了对神经系统、精神记忆功能、智商及行为能力等方面的影响外,铅暴露对幼儿免疫系统功能也有影响,且随着血铅水平的增高,这种影响越显著;有研究表明铅能抑制某些免疫细胞的生长和分化,削弱机体的抵抗力,使机体对细菌、病毒感染的易感性增加;血铅含量与血IgA、IgG水平存在较明显的负相关,因此血铅升高也是反复呼吸道感染的一个原因。

维生素A对维持呼吸道上皮细胞的分化及保持上皮细胞的完整性具有重要的作用。正常水平的维生素A对维持小儿的免疫功能具有重要的作用。而当维生素A缺乏时,呼吸道黏膜上皮细胞的生长和组织修复发生障碍,带纤毛的柱状上皮细胞纤毛消失,上皮细胞出现角化、脱落阻塞气道管腔,而且腺体细胞功能丧失,分泌减少,呼吸道局部的防御功能下降。此时病毒和细菌等微生物易于侵入造成感染。有研究表明反复呼吸道感染患儿血维生素A的水平降低,且降低水平与疾病严重程度呈正相关,回升情况与疾病的恢复水平平行,补充维生素A可降低呼吸道感染的发生率。

5.环境因素

环境的变化与呼吸道的防卫有密切关系,尤其是小儿对较大的气候变化的调节能力较差,在北方多见于冬春时,南方多见于夏秋两季气温波动较大时。当白天与夜间温差加大、气温多变、忽冷忽热时,小儿机体内环境不稳定,对外界适应力差,很易患呼吸道感染。此外空气污染程度与小儿的呼吸道感染密切相关,居住在城镇比在农村儿童发病率高,与城镇内汽车尾气、工业污水、废气等对空气污染有关,家庭内化纤地毯、室内装修、油漆和被动吸烟等,有害气体吸入呼吸道,直接破坏支气管黏膜的纤毛上皮,降低呼吸道黏膜抵抗力,易患呼吸道感染。居住人口密集,人员流动多,空气流动差,也会增加发病率。

家庭中有呼吸系统病患者、入托幼机构、家里饲养宠物也是易患反复呼吸道感染的环境因素,原因是这些情况下儿童易受生活环境中病原体的传播、变应原刺激,以及脱离家庭进入陌生的环境(托儿所)发生心理、生理、免疫方面的改变和缺少了家里父母的悉心照顾。

6.上呼吸道慢性病灶

小儿上呼吸道感染如治疗不及时,可形成慢性病灶如慢性扁桃体炎、鼻炎和鼻窦炎,细菌长期处于隐伏状态,一旦受凉、过劳或抵抗力下降时,就会引起反复发病。小儿鼻窦炎症状表现不典型,常因鼻涕倒流入咽以致流涕症状不明显,而以咳嗽为主要症状。脓性分泌物流入咽部或吸入支气管导致咽炎、腺样体炎、支气管炎等疾病。因此慢性扁桃体炎,慢性鼻-鼻窦炎和过敏性鼻炎是部分患儿反复呼吸道感染的原因。

三、诊断思路

对于反复呼吸道感染患儿首先是根据我国儿科呼吸组制订的标准确定诊断,然后区分该患儿是反复上呼吸道感染,还是反复下呼吸道感染(支气管炎、肺炎),或者是二者皆有。

对于反复上呼吸道感染患儿,多与免疫功能不成熟或低下、护理不当、入托幼机构的起始阶段、环境因素(居室污染和被动吸烟)、营养因素(微量元素缺乏,营养不良)有关,部分儿童与慢性病灶有关,如慢性扁桃体炎、慢性鼻窦炎和过敏性鼻炎等,进一步检查包括血常规、微量元素和免疫功能检查,摄鼻窦片,请五官科会诊等。

对于反复支气管炎的学前儿童,多由于反复上呼吸道感染治疗不当,使病情向下蔓延,少数有潜在基础疾病,如先天性喉气管支气管软化症,伴有反复喘息的患儿尤其应与婴幼儿哮喘、支气管异物相鉴别。反复支气管炎的学龄儿童,多与反复上呼吸道感染治疗不当、鼻咽部慢性病灶、咳嗽变应性哮喘和免疫功能低下引起一些病原体反复感染有关;进一步的检查包括血常规、免疫功能、变应原筛查、病原学检查(咽培养、支原体抗体等)、肺功能、五官科检查(纤维喉镜),必要时行支气管镜检查。

反复肺炎患儿多数存在基础疾病,应进行详细检查,首先根据胸部 X 线平片表现区分是反复或持续的单一部位肺炎还是多部位肺炎,在此基础上结合病史和体征选择必要的辅助检查。对于反复单一部位的肺炎,诊断第一步应进行支气管镜检查,对于支气管异物可达到诊断和治疗目的。也可发现其他的腔内阻塞如结核性肉芽肿、支气管腺瘤或某些支气管先天异常如支气管软化、狭窄,开口异常或变异。如果支气管镜正常或不能显示,胸部 CT 增强和气管血管重建可以明确腔外压迫造成支气管阻塞(纵隔肿物、淋巴结或血管环),支气管扩张和支气管镜不能发现的远端支气管腔阻塞,以及先天性肺发育异常如肺发育不良、肺隔离症、先天性肺囊肿和先天囊腺瘤样畸形等。

对于反复或持续的多部位的肺炎,如果患儿为婴幼儿,以呛奶、溢奶或呕吐为主要表现,考虑呼吸道吸入为反复肺炎的基础原因,应进行消化道造影、24 小时食管 pH 检测。心脏彩超检查可以排除有无先天性心脏病。免疫功能检查除了常规的 CD 系列和 Ig 系列外,应进行 IgG 亚类、SIgA、补体及 NBT 试验检查。年长儿自幼反复肺炎伴慢性鼻窦炎或中耳炎,应考虑免疫缺陷病、原发纤毛不动综合征或囊性纤维化,进行免疫功能检查、纤毛活检电镜超微结构检查或汗液试验。反复肺炎伴右肺中叶不张,应考虑哮喘,进行变应原筛查、气道可逆性试验或支气管激发试验有助于诊断。反复间质性肺炎有输血史应考虑 HIV 感染,进行血 HIV 抗体检测。反复肺炎伴贫血应怀疑特发性肺含铁血黄素沉着症,应进行胃液或支气管肺泡灌洗液含铁血黄素细胞检查。

四、鉴别诊断

(一)支气管哮喘

哮喘常因呼吸道感染诱发,因此常被误诊为反复支气管炎或肺炎。鉴别主要是哮喘往往有家族史、患儿多为特应性体质如易患湿疹、过敏性鼻炎,肺部可多次闻及喘鸣音,变应原筛查阳性,肺功能检查可协助诊断。

(二)特发性肺含铁血黄素沉着症

急性出血等易误诊为反复肺炎,特点为反复发作的小量咯血,往往为痰中带血,同时伴有小细胞低色素性贫血,咯血和贫血不成比例,胸片双肺浸润病灶短期内消失。慢性反复发作后胸片呈网点状或粟粒状阴影,易误诊为粟粒型肺结核。

(三)闭塞性毛细支气管炎并(或)机化性肺炎

闭塞性毛细支气管炎(BO)、闭塞性毛细支气管炎并机化性肺炎(BOOP)多为特发性,感染、有毒气体或化学物质吸入等也可诱发,临床表现为反复咳嗽、喘息、肺部听诊可闻及喘鸣音和固定的中小水泡音。肺功能提示严重阻塞和限制性通气障碍。肺片和高分辨 CT 表现为过度充气,细支气管阻塞及支气管扩张。BOOP 并发肺实变,有时呈游走性。

(四)肺结核

小儿肺结核临床多以咳嗽和发热为主要表现,如纵隔淋巴结明显肿大可压迫气管、支气管出现喘息症状,易于误诊为反复肺炎和肺不张。鉴别主要通过结核接触史、卡介苗接种史和结核菌素试验,以及肺 CT 上有无纵隔和肺门淋巴结肿大等。

五、治疗

小儿反复呼吸道感染病因复杂,因此积极寻找病因,进行针对性的病因治疗是这类患儿的基本的治疗原则。

(一)免疫调节治疗

当免疫功能检查发现患儿存在免疫功能低下时,可使用免疫调节剂进行免疫调节治疗。所谓免疫调节剂泛指调节、增强和恢复机体免疫功能的药物。此类药物能激活一种或多种免疫活性细胞,增强机体的非特异性和特异性免疫功能,包括增强淋巴细胞对抗原的免疫应答能力,提高机体内 IgA、IgG 水平,从而使患儿低下的免疫功能好转或恢复正常,以达到减少呼吸道感染的次数。目前常用的免疫调节剂有以下几种,在临床中可以根据经验和患儿具体情况选用。

1.细菌提取物

(1)必思添:含有两个从克雷伯肺炎杆菌中提取的糖蛋白,能增强巨噬细胞的趋化作用和使白细胞介素-1(IL-1)分泌增加,从而提高特异性和非特异性细胞免疫及体液免疫,增加 T、B 淋巴细胞活性,提高 NK 细胞、多核细胞、单核细胞的吞噬功能。用法为每月服用 8 天,停 22 天,第 1 个月为 1 mg,2 次/天;第 2、3 个月为 1 mg,1 次/天,空腹口服,连续 3 个月为 1 疗程。这种疗法是通过反复刺激机体免疫系统,使淋巴细胞活化,并产生免疫回忆反应,达到增强免疫功能的作用。

(2)泛福舒:自 8 种呼吸道常见致病菌(流感嗜血杆菌、肺炎链球菌、肺和臭鼻克雷伯杆菌、金黄色葡萄球菌、化脓性和绿色链球菌、脑膜炎奈瑟菌)提取,具有特异和非特异免疫刺激作用,能提高反复呼吸道感染患儿 T 淋巴细胞反应性及抗病毒活性,能激活黏膜源性淋巴细胞,刺激补体和细胞活素生成及促进气管黏膜分泌分泌型免疫球蛋白。实验表明,口服泛福舒后能提高 IgA 在小鼠血清中的浓度及肠、肺中的分泌。用法为每天早晨空腹口服 1 粒胶囊(3.5 mg/cap),连服 10 天,停 20 天,3 个月为 1 个疗程。

(3)兰菌净为呼吸道常见的 6 种致病菌(肺炎链球菌、流感嗜血杆菌 b 型、卡他布兰汉姆菌、金黄色葡萄球菌、A 组化脓性链球菌和肺炎克雷伯杆菌)经特殊处理而制成的含有细菌溶解物和核糖体提取物的混悬液,抗原可透过口腔黏膜,进入白细胞丰富的黏膜下层,通过刺激巨噬细胞,释放淋巴因子,激活 T 淋巴细胞和促进 B 淋巴细胞成熟,并向浆细胞转化产生 IgA。研究证实,舌下滴入兰菌净可提高唾液分泌型 IgA(SIgA)水平,尤适用于婴幼儿 RRI。用法为将药液滴于舌下或唇与牙龈之间,<10 岁 7 滴/次,早晚各 1 次,直至用完 1 瓶(18 mL),≥10 岁 15 滴/次,早晚各 1 次,直至用完 2 瓶(36 mL)。用完上述剂量后停药 2 周,不限年龄再用 1 瓶。

(4)卡介苗是减毒的卡介苗及其膜成分的提取物,能调节体内细胞免疫、体液免疫、刺激单核-吞噬细胞系统,激活单核-巨噬细胞功能,增强 NK 细胞活性,诱生白细胞介素、干扰素来增强机体抗病毒能力,可用于 RRI 治疗。2～3 次/周,0.5 mL/次(0.5 mg/支),肌内注射,3 个月为 1 个疗程。

2.生物制剂

(1)丙种球蛋白(IVIG):其成分 95% 为 IgG 及微量 IgA、IgM。IgG 除能防止某些细菌(金葡菌、白喉杆菌、链球菌)感染外,对呼吸道合胞病毒(RSV)、腺病毒(ADV)、埃可病毒引起的感染也有效。IVIG 的生物功能主要是识别、清除抗原和参与免疫反应的调节。用于替代治疗性连锁低丙种球蛋白血症或 IgG 亚类缺陷症,血清 IgG<2.5 g/L 者,常用剂量为 0.2～0.4 g/(kg·次),1 次/月,静脉滴注。也可短期应用于继发性免疫缺陷患儿,补充多种抗体,防治感染或控制已发生的感染。但选择性 IgA 缺乏者禁用。另外需注意掌握适应证,避免滥用。

(2)干扰素(IFN):能诱导靶器官的细胞转录出翻译抑制蛋白(TIP)-mRNA 蛋白,它能指导合成 TIP,TIP 与核蛋白体结合使病毒的 mRNA 与宿主细胞核蛋白体的结合受到抑制,因而妨碍病毒蛋白、病毒核酸及复制病毒所需要的酶合成,使病毒的繁殖受到抑制。其还具有明显的免疫调节活性及增强巨噬细胞功能。1 次/天,10 万～50 万单位/次,肌内注射,3～5 天为 1 个疗程。也可用干扰素雾化吸入防治呼吸道感染。

(3)转移因子是从健康人白细胞、脾、扁桃体提取的小分子肽类物质,作用机制可能是诱导原有无活性的淋巴细胞合成细胞膜上的特异性受体,使之成为活性淋巴细胞,这种致敏淋巴细胞遇到相应抗原后能识别自己,排斥异己而引起一系列细胞反应,致敏的小淋巴细胞变为淋巴母细胞,并进一步增殖、分裂,并释放出多种免疫活性介质,以提高和触发机体的免疫防御功能,改善机体免疫状态。用法为 1～2 次/周,2 mL/次,肌内注射或皮下注射,3 个月为 1 个疗程。转移因子口服液含有多种免疫调节因子,与注射制剂有相似作用,且无明显不良反应,更易被患儿接受。

(4)胸腺素:从动物(小牛或猪)或人胚胸腺提取纯化而得。它可使由骨髓产生的干细胞转变成 T 淋巴细胞,诱导 T 淋巴细胞分化发育,使之成为效应 T 细胞,也能调节 T 细胞各亚群的平衡,并对白细胞介素、干扰素、集落刺激因子等生物合成起调节作用,从而增强人体细胞免疫功能,用于原发或继发细胞免疫缺陷病的辅助治疗。

(5)分泌型 IgA(SIgA):对侵入黏膜中的多种微生物有局部防御作用,当不足时,可补充 SIgA 制剂。临床应用的 SIgA 制剂如乳清液,为人乳初乳所制成,富含 SIgA。SIgA 可防止细菌、病毒吸附、繁殖,对侵入黏膜中的细菌、病毒、真菌、毒素等具有抗侵袭的局部防御作用。每次

5 mL,2 次/天口服,连服 2～3 周。

3.其他免疫调节剂

(1)西咪替丁：H_2 受体阻断剂,近年发现其有抗病毒及免疫增强作用。15～20 mg/(kg·d),分 2～3 次口服,每 2 周连服 5 天,3 个月为 1 个疗程。

(2)左旋咪唑：小分子免疫调节剂,可激活免疫活性细胞,促进 T 细胞有丝分裂,长期服用可使 IgA 分泌增加,增强网状内皮系统的吞噬能力,因此能预防 RRI。2～3 mg/(kg·d),分 1～2 次口服,每周连服 2～3 天,3 个月为 1 个疗程。

(3)卡慢舒：又名羧甲基淀粉,可使胸腺增大,胸腺细胞增多,选择性刺激 T 细胞,提高细胞免疫功能,增加血清 IgG、IgA 浓度。3 岁以下 5 mL/次,3～6 岁 10 mL/次,7 岁以上 15 mL/次,口服,3 次/天,3 个月为 1 个疗程。

(4)匹多莫德：一种人工合成的高纯度二肽,能促进非特异性和特异性免疫反应,可作用于免疫反应的不同阶段,在快反应期,它可刺激非特异性自然免疫,增强自然杀伤细胞的细胞毒作用,增强多形性中性粒细胞和巨噬细胞的趋化作用、吞噬作用及杀伤作用;在免疫反应中期,它可调节细胞免疫,促进白介素-2 和 γ-干扰素的产生;诱导 T 淋巴细胞母细胞化,调节 TH/TS 的比例使之正常化;在慢反应期,可调节体液免疫,刺激 B 淋巴细胞增殖和抗体产生。该药本身不具有抗菌活性,但与抗生素治疗相结合,可有效地改善感染的症状和体征,缩短住院日,因此该药不仅可用于预防感染,也可用于急性感染发作的控制。

4.中药制剂

黄芪是一种常用的扶正中药,具有增强机体和非特异免疫功能的作用,能使脾脏重量及其细胞数量增加,促进抗体生成,增加 NK 细胞活性和单核细胞吞噬功能。其他常用的中成药有玉屏风散(生黄芪、白术、防风等)、黄芪防风散(生黄芪、生牡蛎、山药、白术、陈皮、防风)、健脾粉(黄芪、党参、茯苓、白术、甘草)等。

(二)补充微量元素和各种维生素

铁、锌、钙及维生素 A、B 族维生素、维生素 C、维生素 D 等,可促进体内各种酶及蛋白的合成,促进淋巴组织发育,维持体内正常营养状态和生理功能,增强机体的抗病能力。

(三)去除环境因素

合理饮食;避免被动吸烟及异味刺激,保持室内空气新鲜,适当安排户外活动及身体锻炼;治疗慢性鼻窦炎和过敏性鼻炎,手术治疗先天性肺囊性病和先心病等。

(四)接种疫苗

根据儿童自身情况及流行病学调查病原菌流行情况及时接种疫苗。

(五)合理使用抗病毒药及抗菌药物

应严格掌握各种抗菌和抗病毒药的适应证、应用剂量和方法,防止产生耐药性或混合感染。避免滥用激素导致患儿免疫功能下降继发新的感染。

(六)对症处理

根据不同年龄和病情,正确选择应用祛痰、平喘、镇咳药物,雾化治疗、肺部体位引流和肺部物理治疗等。

(张　欣)

第五节 支气管扩张症

支气管扩张症是以感染及支气管阻塞为根本病因的慢性支气管病患,分为先天性与后天性两种。前者因支气管发育不良,后者常继发于麻疹、百日咳、毛细支气管炎、腺病毒肺炎、支气管哮喘、局部异物堵塞或肿块压迫。

一、诊断要点

(一)临床表现

慢性咳嗽,痰多,多见于清晨起床后或变换体位时,痰量或多或少,含稠厚脓液,臭位不重,痰液呈脓性,静置后可分层,反复咳血,时有发热。患儿发育差,发绀,消瘦,贫血。病久可有杵状指(趾)、胸廓畸形,最终可致肺源性心脏病。

(二)实验室检查

1.血常规

血红蛋白降低,急性感染时白细胞总数及中性粒细胞增高。可见核左移。

2.痰培养

痰培养可获致病菌,多为混合感染。

3.X线胸部平片

早期见肺纹理增多,粗而紊乱。典型后期变化可见环状透光影,呈两中下肺野蜂窝状阴影,常伴肺不张、心脏及纵隔移位。继发感染时可见支气管周围炎症改变,必要时可行肺部 CT 检查。

4.支气管造影

支气管造影示支气管呈柱状、梭状、囊状扩张,是确诊及决定是否手术与手术范围的重要手段,宜在感染控制后进行。

二、鉴别诊断

本病与慢性肺结核、慢性支气管炎、肺脓肿、先天性肺囊肿、肺隔离症、肺吸虫病等的鉴别主要在于X线表现不同。此外,痰液检查、结核菌素试验、肺吸虫抗原皮试等亦可帮助诊断。

三、西医治疗

(一)一般治疗

多晒太阳,呼吸新鲜空气,注意休息,加强营养。

(二)排除支气管分泌物

(1)顺位排痰法每天进行 2 次,每次 20 分钟。

(2)痰稠者可服氯化铵,30～60 mg/(kg·d),分 3 次口服。

(3)雾化吸入:在雾化液中加入异丙肾上腺素有利痰液排出。

(三)控制感染

急性发作期选用有效抗生素,针对肺炎链球菌及流感嗜血杆菌有效的抗生素,如阿莫西林、磺胺二甲嘧啶、新的大环内酯类药物、二代头孢菌素是合理的选择。疗程不定,至少 7～10 天。

(四)人免疫球蛋白

对于低丙种球蛋白血症的患儿,人免疫球蛋白替代治疗能够防止支气管扩张病变的进展。

(五)咳血的处理

一般可予止血药,如酚磺乙胺、卡巴克络等。大量咳血可用垂体后叶素 0.3 U/kg,溶于 10%葡萄糖注射液内缓慢静脉滴注。

(六)手术治疗

切除病肺为根本疗法。手术指征为病肺不超过一叶或一侧、反复咳血或反复感染用药物不易控制、体位引流不合作、小儿内科治疗 9～12 个月以上无效、病儿一般情况日趋恶化者。

(张 欣)

第六节 支气管哮喘

支气管哮喘是一种以嗜酸性粒细胞、肥大细胞、T 细胞等多种炎性细胞及细胞组分共同参与的气道慢性炎症性疾病,患者气道具有对各种激发因子刺激的高反应性。临床以反复发作性喘息、呼吸困难、胸闷或咳嗽为特点。本病常在夜间和/或清晨发作或加剧,多数患者可自行缓解或治疗后缓解。

一、病因

(一)遗传因素

遗传过敏体质(特异反应性体质,Atopy-特应质)对本病的形成关系很大,多数患儿有婴儿湿疹、过敏性鼻炎和/或食物(药物)过敏史。本病多数属于多基因遗传病,遗传度 70%～80%,家族成员中气道的高反应性普遍存在,双亲均有遗传基因者哮喘患病率明显增高。国内报道约 20%的哮喘患儿家族中有哮喘患者。

(二)环境因素

1.感染

最常见的是呼吸道感染。其中主要是病毒感染,如呼吸道合胞病毒、腺病毒、副流感病毒等,此外支原体、衣原体及细菌感染都可引起。

2.吸入变应原

吸入变应原如灰尘、花粉、尘螨、烟雾、真菌、宠物、蟑螂等。

3.食入变应原

食入变应原主要是摄入异类蛋白质如牛奶、鸡蛋、鱼、虾等。

4.气候变化

气温突然下降或气压降低,刺激呼吸道,可激发哮喘。

5.运动

运动性哮喘多见于学龄儿童,运动后突然发病,持续时间较短。病因尚未完全明了。

6.情绪因素

情绪过于激动,如大笑、大哭引起深吸气,过度吸入冷而干燥的空气可激发哮喘。另外情绪紧张时也可通过神经因素激发哮喘。

7.药物

如阿司匹林可诱发儿童哮喘。

二、发病机制

20世纪70年代和80年代初的"痉挛学说",认为支气管平滑肌痉挛导致气道狭窄是引起哮喘的唯一原因,因而治疗的宗旨是解除支气管痉挛。20世纪80年代和90年代初的"炎症学说",认为哮喘发作的重要机制是炎性细胞浸润,炎性介质引起黏膜水肿,腺体分泌亢进,气道阻塞。因此,在治疗时除强调解除支气管平滑肌痉挛外,还要针对气道的变应性炎症,应用抗炎药物。这是对发病机制认识的一个重大进展。变应原进入机体可引发两种类型的哮喘反应。

(一)速发型哮喘反应(immediate asthmatic reaction,IAR)

进入机体的抗原与肥大细胞膜上的特异性IgE抗体结合,而后激活肥大细胞内的一系列酶促反应,释放多种介质,引起支气管平滑肌痉挛而发病。患儿接触抗原后10分钟内产生反应,10～30分钟达高峰,1～3小时变应原被机体清除,自行缓解,往往表现为突发突止。

(二)迟发型哮喘反应(late asthmatic reaction,LAR)

变应原进入机体后引起变应性炎症,嗜酸粒细胞、中性粒细胞、巨噬细胞等浸润,炎性介质释放,一方面使支气管黏膜上皮细胞受损、脱落,神经末梢暴露,另一方面使肺部的微血管通透性增加、黏液分泌增加,阻塞气道,使呼吸道狭窄,导致哮喘发作。患儿在接触抗原后一般3小时发病,数小时达高峰。24小时后变应原才能被清除。

此外,无论轻患者或是急性发作的患者,其气道反应性均高,都可有炎症存在,而且这种炎症在急性发作期和无症状的缓解期均存在。

三、临床表现

起病可急可缓。婴幼儿常有1～2天的上呼吸道感染表现,年长儿起病较急。发作时患儿主要表现为严重的呼气性呼吸困难,严重时端坐呼吸,患儿焦躁不安,大汗淋漓,可出现发绀。肺部检查可有肺气肿的体征,两肺满布哮鸣音(有时不用听诊器即可听到),呼吸音减低。部分患儿可闻及不同程度的湿啰音,且多在发作好转时出现。

根据年龄及临床特点分为婴幼儿哮喘、儿童哮喘和咳嗽变异性哮喘。

哮喘持续发作超过24小时,经合理使用拟交感神经药物和茶碱类药物,呼吸困难不能缓解者,称为哮喘持续状态。但需要指出,小儿的哮喘持续状态不应过分强调时间的限制,而应以临床症状持续严重为主要依据。

四、辅助检查

(一)血常规

白细胞数大多正常,若合并细菌感染可增高,嗜酸性粒细胞增高。

(二)血气分析

一般为轻度低氧血症,严重患者伴有二氧化碳潴留。

(三)肺功能检查

呼气峰流速(peak expiratory,PEF)减低,PEF指肺在最大充满状态下,用力呼气时所产生的最大流速;1秒钟最大呼气量降低。

(四)变应原测定

变应原测定可作为发作诱因的参考。

(五)X线检查

在发作期间可见肺气肿及肺纹理增重。

五、诊断

支气管哮喘可通过详细询问病史做出诊断。不同类型的哮喘诊断条件如下。

(一)婴幼儿哮喘

(1)年龄小于3岁,喘憋发作不低于3次。

(2)发作时双肺闻及以呼气相为主的哮鸣音,呼气相延长。

(3)具有特异性体质,如湿疹、过敏性鼻炎等。

(4)父母有哮喘病等过敏史。

(5)除外其他疾病引起的哮喘。

符合(1)、(2)、(5)即可诊断哮喘;如喘息发作2次,并具有(2)、(5)可诊断为疑哮喘或喘息性支气管炎;若同时有(3)和/或(4)者,给予哮喘诊断性治疗。

(二)儿童哮喘

(1)年龄不低于3岁,喘息反复发作。

(2)发作时双肺闻及以呼气相为主的哮鸣音,呼气相延长。

(3)支气管舒张剂有明显疗效。

(4)除外其他可致喘息、胸闷和咳嗽的疾病。

疑似病例可选用1‰肾上腺素皮下注射,0.01 mL/kg,最大量不超过每次0.3 mL,或用沙丁胺醇雾化吸入,15分钟后观察,若肺部哮鸣音明显减少,或FEV上升不低于15%,即为支气管舒张试验阳性,可诊断支气管哮喘。

(三)咳嗽变异性哮喘

各年龄均可发病。

(1)咳嗽持续或反复发作超过1个月,特点为夜间(或清晨)发作性的咳嗽,痰少,运动后加重,临床无感染征象,或经较长时间的抗生素治疗无效。

(2)支气管扩张剂可使咳嗽发作缓解(基本诊断条件)。

(3)有个人或家族过敏史,变应原皮试可阳性(辅助诊断条件)。

(4)气道呈高反应性,支气管舒张试验阳性(辅助诊断条件)。

(5)除外其他原因引起的慢性咳嗽。

六、鉴别诊断

(一)毛细支气管炎

此病多见于 1 岁以内的婴儿,病原体为呼吸道合胞病毒或副流感病毒,也有呼吸困难和喘鸣现象,但其呼吸困难发生较慢,对支气管扩张剂反应差。

(二)支气管淋巴结核

支气管淋巴结核可引起顽固性咳嗽和哮喘样发作,但阵发性发作的特点不明显,结核菌素试验阳性,X 线检查有助于诊断。

(三)支气管异物

患儿会出现哮喘样呼吸困难,但患儿有异物吸入或呛咳史,肺部 X 线检查有助于诊断,纤维支气管镜检可确诊。

七、治疗

(一)治疗原则

坚持长期、持续、规范、个体化的治疗原则。

1.发作期

快速缓解症状、抗炎、平喘。

2.持续期

长期控制症状、抗炎、降低气道高反应性、避免触发因素、自我保健。

(二)发作期治疗

1.一般治疗

注意休息,去除可能的诱因及致敏物。保持室内环境清洁,适宜的空气湿度和温度,良好的通风换气和日照。

2.平喘治疗

(1)肾上腺素能 β_2 受体激动剂:松弛气道平滑肌,扩张支气管,稳定肥大细胞膜,增加气道的黏液纤毛清除力,改善呼吸肌的收缩力。①沙丁胺醇(舒喘灵,喘乐宁)气雾剂每撤 100 μg。每次 1~2 撤,每天 3~4 次。0.5% 水溶液每次 0.01~0.03 mL/kg,最大量 1 mL,用 2~3 mL 生理盐水稀释后雾化吸入,重症患儿每 4~6 小时一次。片剂每次 0.10~0.15 mg/kg,每天 2~3 次。或小于 5 岁每次 0.5~1.0 mg,5~14 岁每次 2 mg,每天 3 次;②特布他林每片 2.5 mg,1~2 岁每次 1/4~1/3 片,3~5 岁每次 1/3~2/3 片,6~14 岁每次 2/3~1 片,每天 3 次;③其他 β_2 受体激动剂,如丙卡特罗等。

(2)茶碱类:氨茶碱口服每次 4~5 mg/kg,每 6~8 小时一次,严重者可静脉给药,应用时间长者,应监测血药浓度。

(3)抗胆碱类药:可抑制支气管平滑肌的 M 样受体,引起支气管扩张,也能抑制迷走神经反射所致的支气管平滑肌收缩。以 β_2 受体阻滞剂更为有效。可用异丙托溴铵,对心血管系统作用弱,用药后峰值出现在 30~60 分钟,其作用部位以大中气道为主,而 β_2 受体激动剂主要作用于小气道,故两种药物有协同作用。气雾剂每撤 20 μg,每次 1~2 撤,每天 3~4 次。

3.糖皮质激素的应用

糖皮质激素可以抑制特应性炎症反应,减低毛细血管通透性,减少渗出及黏膜水肿,降低气道的高反应性,故在哮喘治疗中的地位受到高度重视。除在严重发作或持续状态时可予短期静脉应用地塞米松或氢化可的松外,多主张吸入治疗。常用的吸入制剂:①丙酸培氯松气雾剂(BDP),每揿 200 μg。②丙酸氟替卡松气雾剂(FP),每揿 125 μg。以上药物根据病情每天 1～3 次,每次 1～2 揿。现认为每天 200～400 μg 是很安全的剂量,重度年长儿可达到 600～800 μg,病情一旦控制,可逐渐减少剂量,疗程要长。③布地奈德气雾剂:每次 100 μg,2～4 次/天。

4.抗过敏治疗

(1)色甘酸钠(sodium cromoglycate,SOG):能稳定肥大细胞膜,抑制释放炎性介质,阻止迟发性变态反应,抑制气道高反应性。气雾剂每揿 2 mg,每次 2 揿,每天 3～4 次。

(2)酮替芬:碱性抗过敏药,抑制炎性介质释放和拮抗介质,改善 β 受体功能。对儿童哮喘疗效较成人好,对已发作的哮喘无即刻止喘作用。每片 1 mg。小儿每次 0.25～0.50 mg,1～5 岁 0.5 mg,5～7 岁 0.5～1.0 mg,7 岁以上 1 mg,每天 2 次。

(3)孟鲁司特钠:适用于 2 岁至 14 岁儿童哮喘的预防和长期治疗,包括预防白天和夜间的哮喘症状,治疗对阿司匹林敏感的哮喘患者及预防运动诱发的支气管收缩。2～5 岁患儿每天一次,每次 4 mg;6～14 岁患儿每天一次,每次 5 mg。

5.哮喘持续状态的治疗

哮喘持续状态是支气管哮喘的危症,需要积极抢救治疗,否则会因呼吸衰竭导致死亡。

(1)一般治疗:保证液体入量。因机体脱水时呼吸道分泌物黏稠,阻塞呼吸道使病情加重。一般补 1/5～1/4 张液即可,补液的量根据病情决定,一般 24 小时液体需要量为 1 000～1 200 mL/m²。如有代谢性酸中毒,应及时纠正,注意保持电解质平衡。如患儿烦躁不安,可适当应用镇静剂,但应避免使用抑制呼吸的镇静剂(如吗啡、哌替啶)。如合并细菌感染,应用抗生素。

(2)吸氧:保证组织细胞不发生严重缺氧。

(3)迅速解除支气管平滑肌痉挛:静脉应用氨茶碱,肾上腺皮质激素,超声雾化吸入,沙丁胺醇。若经上述治疗仍无效,可用异丙肾上腺素静脉滴注,剂量为 0.5 mg 加入 10% 葡萄糖 100 mL 中(5 μg/mL),开始以每分钟 0.1 μg/kg 缓慢静点,在心电图及血气监测下,每 15～20 分钟增加 0.1 μg/kg,直到氧分压及通气功能改善,或达 6 μg/(kg·min),症状减轻后,逐渐减量维持用药 24 小时。如用药过程中心率达到或超过 200 次/分或有心律失常应停药。

(4)机械通气:严重患者应用呼吸机辅助呼吸。

(三)缓解期治疗及预防

(1)增强抵抗力,预防呼吸道感染,可减少哮喘发病的机会。

(2)避免接触变应原。

(3)根据不同情况选用适当的免疫疗法,如转移因子、胸腺素、脱敏疗法、气管炎菌苗、死卡介苗。

(4)可用丙酸培氯松吸入,每天不超过 400 μg,长期吸入,疗程达 1 年以上;酮替芬用量同前所述,疗程 3 个月;色甘酸钠长期吸入。

总之,哮喘是一种慢性疾病,仅在发作期治疗是不够的,需进行长期的管理,提高对疾病的认识,配合防治、控制哮喘发作、维持长期稳定,提高患者生活质量,这是一个非常复杂的系统工程。

（张　欣）

第七节 呼吸衰竭

由于直接或间接原因导致的呼吸功能异常,使肺脏不能满足机体代谢的气体交换需要,造成动脉血氧下降和/或二氧化碳潴留称为呼吸衰竭。呼吸衰竭有着明确的病理生理含义,单靠临床难以确诊,要根据血气分析做诊断。正常人动脉氧分压(PaO_2)为 11.3～14.0 kPa(85～105 mmHg),二氧化碳分压($PaCO_2$)为 4.7～6.0 kPa(35～45 mmHg),pH 为 7.35～7.45。若 PaO_2<10.6 kPa(80 mmHg),$PaCO_2$>6.0 kPa(45 mmHg),可认为呼吸功能不全。如 PaO_2 低于 8.0 kPa(60 mmHg),$PaCO_2$ 高于 6.7 kPa(50 mmHg),即可诊断呼吸衰竭。应指出这是成人和儿童的标准,婴幼儿 PaO_2 及 $PaCO_2$ 均较年长儿低,诊断标准也应有所不同。在婴幼儿大致可以 PaO_2<6.7 kPa(50 mmHg),$PaCO_2$>6.0 kPa(45 mmHg)作为诊断呼吸衰竭的标准。在不同类型呼吸衰竭和不同具体情况也不能一概套用上述标准。如低氧血症型呼吸衰竭 $PaCO_2$ 可不增高,呼吸衰竭患儿吸氧后 PaO_2 可不减低。

小儿呼吸衰竭主要发生在婴幼儿,尤其是新生儿时期。它是新生儿和婴幼儿第一位死亡原因。由于对小儿呼吸生理的深入了解和医疗技术的进步,小儿呼吸衰竭的治疗效果已较过去明显提高.本节重点介绍新生儿和婴幼儿呼吸衰竭有关问题。

一、病因

呼吸衰竭的病因可分三大类,即呼吸道梗阻、肺实质性病变和呼吸泵异常。

(一)呼吸道梗阻

上呼吸道梗阻在婴幼儿多见。喉是上呼吸道的狭部,是发生梗阻的主要部位,可因感染、神经体液因素(喉痉挛)、异物、先天因素(喉软骨软化)引起。下呼吸道梗阻包括哮喘、毛细支气管炎等引起的梗阻。重症肺部感染时的分泌物、病毒性肺炎的坏死物,均可阻塞细支气管,造成下呼吸道梗阻。

(二)肺实质疾病

1.一般肺实质疾病

一般肺实质疾病包括各种肺部感染如肺炎、毛细支气管炎、间质性肺疾病、肺水肿等。

2.新生儿呼吸窘迫综合征(RDS)

RDS 主要由于早产儿肺发育不成熟,肺表面活性物质缺乏引起广泛肺不张所致。

3.急性呼吸窘迫综合征(ARDS)

ARDS 常在严重感染、外伤、大手术或其他严重疾病时出现,以严重肺损伤为特征。两肺间质和肺泡弥散的浸润和水肿为其病理特点。

(三)呼吸泵异常

呼吸泵异常包括从呼吸中枢、脊髓到呼吸肌和胸廓各部位的病变。共同特点是引起通气不足。各种原因引起的脑水肿和颅内高压均可影响呼吸中枢。神经系统的病变可以是软性麻痹,如急性感染性多发性神经根炎,也可以是强直性痉挛,如破伤风。呼吸泵异常还可导致排痰无力,造成呼吸道梗阻、肺不张和感染,使原有的呼吸衰竭加重。胸部手术后引起的呼吸衰竭也常属此类。

二、类型

(一)低氧血症型呼吸衰竭

低氧血症型呼吸衰竭又称Ⅰ型呼吸衰竭或换气障碍型呼吸衰竭,主要因肺实质病变引起。血气主要改变是动脉氧分压下降,这类患儿在疾病早期常伴有过度通气,故动脉 $PaCO_2$ 常降低或正常。若合并呼吸道梗阻因素或疾病后期,$PaCO_2$ 也可增高。由于肺部病变,肺顺应性都下降,换气功能障碍是主要的病理生理改变,通气/血流比例失调是引起血氧下降的主要原因,也大多有不同程度的肺内分流增加。

(二)通气功能衰竭

通气功能衰竭又称Ⅱ型呼吸衰竭。动脉血气改变特点是 $PaCO_2$ 增高,同时 PaO_2 下降,可由肺内原因(呼吸道梗阻,生理无效腔增大)或肺外原因(呼吸中枢、呼吸肌或胸廓异常)引起。基本病理生理改变是肺泡通气量不足。这类病儿若无肺内病变,则主要问题是 CO_2 潴留及呼吸性酸中毒。单纯通气不足所致的低氧血症不会很重,而且治疗较易。因通气不足致动脉氧分压低到危险程度以前,$PaCO_2$ 的增高已足以致命。

三、临床表现

(一)呼吸的表现

因肺部疾病所致呼吸衰竭,常有不同程度呼吸困难、三凹征、鼻煽等。呼吸次数多增快,到晚期可减慢。中枢性呼吸衰竭主要为呼吸节律的改变,严重者可有呼吸暂停。应特别指出,呼吸衰竭患儿呼吸方面表现可不明显,而类似呼吸困难的表现也可由非呼吸方面的原因引起,如严重代谢性酸中毒。单从临床表现难以对呼吸衰竭做出准确诊断。

(二)缺氧与二氧化碳潴留的影响

早期缺氧的重要表现是心率增快,缺氧开始时血压可升高,继则下降。此外,尚可有面色发青或苍白。急性严重缺氧开始时烦躁不安,进一步发展可出现神志不清、惊厥。当 $PaCO_2$ 在 5.3 kPa(40 mmHg)以下时,脑、心、肾等重要器官供氧不足,严重威胁生命。

二氧化碳潴留的常见症状有出汗、烦躁不安、意识障碍等。由于体表毛细血管扩张,可有皮肤潮红、嘴唇暗红,眼结膜充血。早期或轻症心率快,血压升高,严重时血压下降,年长儿可伴有肌肉震颤等,但小婴儿并不多见。二氧化碳潴留的确切诊断要靠血液气体检查。以上临床表现仅供参考,并不经常可见。一般认为 $PaCO_2$ 升高到 10.6 kPa(80 mmHg)左右,临床可有嗜睡或谵妄,重者出现昏迷,其影响意识的程度与 $PaCO_2$ 升高的速度有关。若 $PaCO_2$ 在数天内逐渐增加,则机体有一定的代偿和适应,血 pH 可只稍低或在正常范围,对病儿影响较小。若通气量锐减,$PaCO_2$ 突然增高,则血 pH 可明显下降,当降至 7.20 以下时,严重影响循环功能及细胞代谢,危险性极大。二氧化碳潴留的严重后果与动脉 pH 的下降有重要关系。缺氧和二氧化碳潴留往往同时存在,临床所见常是二者综合的影响。

(三)呼吸衰竭时其他系统的变化

1.神经系统

烦躁不安是缺氧的早期表现,年长儿可有头痛。动脉 pH 下降,CO_2 潴留和低氧血症严重者均可影响意识,甚至昏迷、抽搐,症状轻重与呼吸衰竭发生速度有关。因肺部疾病引起的呼吸衰竭可导致脑水肿,发生中枢性呼吸衰竭。

2.循环系统

早期缺氧心率加快,血压也可升高,严重者血压下降,也可有心律不齐。北医大报告婴幼儿肺炎极期肺动脉压增高,可能与缺氧所致血浆内皮素增加有关。唇和甲床明显发绀是低氧血症的体征,但贫血时可不明显。

3.消化系统

严重呼吸衰竭可出现肠麻痹,个别病例可有消化道溃疡、出血,甚至因肝功能受损,谷丙转氨酶增高。

4.水和电解质平衡

呼吸衰竭时血钾多偏高,血钠改变不大,部分病例可有低钠血症。呼吸衰竭时有些病例有水潴留倾向,有时发生水肿,呼吸衰竭持续数天者,为代偿呼吸性酸中毒,血浆氯多降低。长时间重度缺氧可影响肾功能,严重者少尿或无尿,甚至造成急性肾衰竭。

四、诊断

虽然血气分析是诊断呼吸衰竭的主要手段,但对患儿病情的全面诊断和评价,不能只靠血气,还要根据病史、临床表现和其他检查手段做出全面的诊断分析。

(一)病史

在有众多仪器检查手段的当前,仍应详细了解病史,对呼吸衰竭诊断的重要性在于它仍是其他诊断手段所不能代替的,不但有助于我们了解病情发生的基础,还便于有针对性地治疗。以下是需要注意询问了解的内容。

(1)目前患何种疾病,有无感染或大手术,这都是容易发生 ARDS 的高危因素;有无肺、心、神经系统疾病,这些疾病有可能导致呼吸衰竭;有无代谢疾病,尿毒症或糖尿病酸中毒的呼吸表现可酷似呼吸衰竭,要注意鉴别。

(2)有无突然导致呼吸困难的意外情况,如呕吐误吸或异物吸入,这在婴幼儿尤易发生,是否误服了可抑制呼吸的药物。

(3)有无外伤史,颅脑外伤、胸部外伤均可影响呼吸,有无溺水或呼吸道烧伤。

(4)患儿曾接受何种治疗处理,是否用过抑制呼吸的药物,是否进行了气管插管或气管切开,有无因此导致气胸。

(5)有无发生呼吸困难的既往史,有无哮喘或呼吸道过敏史。

(6)新生儿要注意围产期病史,如母亲用药情况,分娩是否顺利,有无早产,是否有宫内窒息,是否引起呼吸窘迫的先天畸形(如横膈疝、食管闭锁)。

(二)可疑呼吸衰竭的临床表现

呼吸困难和气短的感觉、鼻煽,呼吸费力和吸气时胸骨上、下与肋间凹陷都反映呼吸阻力增大,患儿在竭力维持通气量,但并不都表明已发生呼吸衰竭,而呼吸衰竭患儿也不一定都有上述表现。呼吸衰竭时呼吸频率改变不一,严重者减慢,但在肺炎和 ARDS 早期,可以呼吸增快。胸部起伏情况对判断通气量有参考价值,呼吸衰竭时呼吸多较浅,呼吸音减弱,有经验者从呼吸音大致能粗略估计进气量的多少。

(三)血气分析

婴幼儿时期 PaO_2、$PaCO_2$ 和剩余碱(BE)的数值均较儿童低,不同年龄患儿呼吸衰竭的诊断应根据该年龄组血气正常值判断;忽略婴幼儿与儿童的不同,应用同一标准诊断呼吸衰竭是不妥当的。

通常 $PaCO_2$ 反映通气功能,PaO_2 反映换气功能,若 PaO_2 下降而 $PaCO_2$ 不增高表示为单纯换气障碍;$PaCO_2$ 增高表示通气不足,同时可伴有一定程度 PaO_2 下降,但是否合并有换气障碍,应计算肺泡动脉氧分压差。比较简便的方法是计算 PaO_2 与 $PaCO_2$ 之和,此值小于 14.6 kPa(110 mmHg)(包括吸氧患儿),提示换气功能障碍。

对于通气不足引起的呼吸衰竭,要根据病史和临床区别为中枢性还是外周性。中枢性通气不足常表现为呼吸节律改变或呼吸减弱;外周通气不足,常有呼吸道阻塞,气体分布不均匀或呼吸幅度受限制等因素,大多有呼吸困难。对于换气障碍引起的呼吸衰竭,可根据吸入不同浓度氧后血氧分压的改变,判断换气障碍的性质和程度。吸入低浓度(30%)氧时,因弥散功能障碍引起的 PaO_2 下降可明显改善;因通气/血流比例失调引起者可有一定程度改善;因病理的肺内分流增加引起者,吸氧后 PaO_2 升高不明显。根据吸入高浓度(60%以上)氧后动脉 PaO_2 的改变,可从有关的图中查知肺内分流量的大小。

(四)对呼吸衰竭患儿病情的全面评价

除肺功能外,要结合循环情况和血红蛋白数值对氧运输做出评价。患儿是否缺氧,不能只看 PaO_2,而要看组织氧供应能否满足代谢需要。组织缺氧时乳酸堆积。根据北京儿童医院对肺炎患儿乳酸测定结果,Ⅱ型呼吸衰竭乳酸增高者在婴幼儿占 54.2%,新生儿占 64.2%。临床诊断可参考剩余碱(BE)的改变判断有无组织缺氧。

要在病情演变过程中根据动态观察做出诊断。对呼吸性酸中毒患儿要注意代偿情况,未代偿者血液 pH 下降,对患儿影响大。代偿能力受肾功能、循环情况和液体平衡各方面影响。急性呼吸衰竭的代偿需 5~7 天。因此,若患儿发病已数天,要注意患儿既往呼吸和血气改变,才能对目前病情做出准确判断。如发病 2 天未代偿的急性呼吸衰竭与发病 8 天已代偿的呼吸衰竭合并代谢性酸中毒可有同样的血气改变($PaCO_2$ 增高,BE 正常)。

五、呼吸衰竭病程及预后

急性呼吸衰竭的病程视原发病而定,严重者可于数小时内导致死亡,亦可持续数天到数周,演变成慢性呼吸衰竭。原发病能治愈或自行恢复,现代呼吸衰竭抢救技术能使大多数患儿获救,关键在于防止抢救过程中的一系列并发症和医源性损伤,尤其是呼吸道感染。患儿年龄可影响病程,婴儿呼吸衰竭常在短时间内即可恢复或导致死亡,年长儿通常不致发展到呼吸衰竭地步,一旦发生,则治疗较难,且所需时间常比婴儿长。开始抢救的时间对病程长短也有重要影响,并直接影响预后。错过时机的过晚抢救,会造成被动局面,大大延长治疗时间,甚至造成脑、肾、心等重要生命器官的不可逆损害。

呼吸衰竭的预后与血气和酸碱平衡的改变有密切关系。有研究曾对 28 例血氧分压<4.7 kPa(36 mmHg)和 202 例 pH<7.2 的危重患儿进行分析。结果表明:危重低氧血症多见于新生儿(52.6%)和婴儿(44.9%),1 岁以上小儿仅占 2.5%。危重低氧血症的病死率高达 41%,危重低氧血症发生后 24 小时内死亡的病例占死亡总人数的 53%,可见其严重威胁患儿生命。

危重酸中毒的总病死率为 51%,其中单纯呼吸性酸中毒为 32%,危重呼吸衰竭患儿常有混合性酸中毒,其病死率高达 84%,危重酸中毒的严重性还表现在从发病到死亡的时间上,血液

pH 越低,病死率越高,存活时间也越短。如以死亡患儿测定 pH 后平均存活时间计,pH 7.100~7.199 患儿平均为 31.7 小时,pH 7.000～7.099 者 21.4 小时,pH 6.900～6.999 者 18.5 小时,pH 在 6.900 以下仅 11.2 小时。虽然危重酸中毒有很高的病死率,但 pH 在 7.1 以下的 71 例患儿中仍有 21 例存活,其关键在于能否得到及时合理治疗。

六、治疗

呼吸衰竭治疗的目的在于改善呼吸功能,维持血液气体正常或近于正常,争取时间渡过危机,更好地对原发病进行治疗。近代呼吸衰竭的治疗是建立在对病理生理规律深刻了解的基础上,并利用一系列精密的监测和治疗器械,需要的专业知识涉及呼吸生理、麻醉科、耳鼻喉科、胸内科各方面,其发展日趋专业化,治疗效果也较过去有明显提高。处理急性呼吸衰竭,首先要对病情做出准确判断,根据原发病的病史及体检分析引起呼吸衰竭的原因及程度,对病情做出初步估计,看其主要是通气还是换气障碍(二者处理原则不同),然后决定治疗步骤和方法。要对早期呼吸衰竭进行积极处理,这样常可预防发生严重呼衰,减少并发症。严重濒危者则需进行紧急抢救,不要因等待检查结果而耽误时间。呼吸衰竭的治疗只是原发病综合治疗中的一部分,因此要强调同时进行针对原发病的治疗,有时原发病虽无特效疗法,但可自行恢复,则呼吸衰竭的治疗对患儿预后起决定性作用。

改善血气的对症治疗有重要作用,呼吸功能障碍不同,侧重点亦不同。呼吸道梗阻患者重点在改善通气,帮助 CO_2 排出;ARDS 患者重点在换气功能,须提高血氧水平;而对肺炎患儿则要兼顾两方面,根据不同病例特点区别对待。本节重点讨论呼吸衰竭的一般内科治疗,呼吸急救技术和呼吸衰竭治疗的新方法。

要重视一般内科治疗,包括呼吸管理,应用得当,可使多数早期呼吸功能不全患儿,不致发展到呼吸衰竭。一旦发生呼吸衰竭,须应用呼吸急救技术时,要尽量从各方面减少对患儿的损伤,尽可能选用无创方法,充分发挥患儿自身恢复的能力。通过气管插管应用呼吸机是现代呼吸急救的重要手段,但可带来一系列不良影响。应用呼吸机时为减少肺损伤,近年特别强调"肺保护通气",值得重视。不同病情患儿,选用不同治疗呼吸衰竭的新方法,可解决一些过去不能解决的问题,减少或避免对患儿应用损伤更大的治疗,但临床上多数严重呼吸衰竭患儿,还是主要靠常规呼吸机治疗。

七、一般内科治疗

(一)呼吸管理

1.保持呼吸道通畅

呼吸道通畅对改善通气功能有重要作用。由积痰引起的呼吸道梗阻常是造成或加重呼吸衰竭的重要原因,因此在采用其他治疗方法前首先要清除呼吸道分泌物及其他可能引起呼吸道梗阻的因素,以保持呼吸道通畅。口、鼻、咽部的黏痰可用吸痰管吸出,气管深部黏痰常需配合湿化吸入,翻身拍背,甚至气管插管吸痰。昏迷患儿头部应尽量后仰,以免舌根后倒,阻碍呼吸。容易呕吐的患儿应侧卧,以免发生误吸和窒息。昏迷患儿为使舌根向前,唇齿张开,可用口咽通气道保持呼吸道通畅。要选择合适大小的通气道,以防管道太长堵塞会厌部,还要防止因管道刺激引起呕吐误吸。

2.给氧

(1)给氧对新生儿的作用:给氧可提高动脉氧分压,减少缺氧对机体的不良影响。此外,给氧对新生儿尚有下列作用:①吸入高浓度氧可使动脉导管关闭。②低氧血症时肺血管收缩导致肺动脉高压,给氧后肺动脉压下降,可减轻右心负担。③早产儿周期性呼吸和呼吸暂停可因给氧而减少或消失。④有利于肺表面活性物质的合成。⑤防止核黄疸。⑥防止体温不升。新生儿在32~34 ℃环境下氧消耗量最小,低于此温度,为了维持体温,氧消耗量增加,若同时氧供应不足,则氧消耗量难以增加,不能产生足够热量维持体温,因而体温下降,给氧后可避免发生此种改变。

(2)给氧的指征与方法:严重呼吸窘迫患儿决定给氧多无困难,中等严重程度患儿是否需要给氧最好进行血氧分压测定。发绀和呼吸困难都是给氧的临床指征。心率快和烦躁不安是早期缺氧的重要表现,在排除缺氧以外的其他原因后,可作为给氧的指征。由于医用氧含水分很少,不论任何方法给氧,都需对吸入氧进行充分湿化。常用给氧方法:①鼻导管给氧。氧流量儿童1~2 L/min,婴幼儿0.5~1.0 L/min,新生儿0.3~0.5 L/min,吸入氧浓度30%~40%。②开式口罩给氧。氧流量在儿童3.5 L/min,婴幼儿2~4 L/min,新生儿1~2 L/min,氧浓度45%~60%左右。③氧气头罩。氧浓度可根据需要调节,通常3~6 L/min,氧浓度40%~50%。

(3)持续气道正压给氧:经鼻持续气道正压(CPAP)是20世纪70年代初开始用于新生儿的一种给氧方法,其特点是设备简单,操作容易,通常对患儿无损伤,效果明显优于普通给氧方法。最初CPAP通过气管插管进行,由于新生儿安静时用鼻呼吸,这是在新生儿可用经鼻CPAP的基础。经验表明,婴幼儿用经鼻CPAP也可取得良好效果。近十年来国外在CPAP仪器的改进和临床应用方面都有不少新进展。国内许多单位正规应用CPAP都取得满意效果,但还不够普遍,远未发挥CPAP应有的作用。①基本原理和作用。CAPA的主要作用:当肺实变、肺不张、肺泡内液体聚集时,肺泡不能进行气体交换,形成肺内分流。进行CPAP时,由于持续气流产生的气道正压,可使病变肺泡保持开放,使减少的功能残气增加,其增加量可达正常值的1/3~2/3,并减少肺泡内液体渗出,从而使肺内分流得到改善,血氧上升。CPAP对血气的影响。CPAP的作用与单纯提高吸入氧浓度的普通给氧方法有本质的不同,它是通过改善换气功能而提高血氧的,而不必使用过高的吸入氧浓度。CPAP时PaO_2的增高与CPAP的压力值并非直线关系,而是与肺泡开放压有关,当CPAP压力增加到一定程度,大量肺泡开放时,PaO_2可有明显升高。应用CPAP对$PaCO_2$影响与肺部病变性质和压力大小有关,有些气道梗阻患儿由于应用CPAP后气道扩张,$PaCO_2$可下降;若气道梗阻严重或CPAP压力过高,可影响呼气,使$PaCO_2$增高。CPAP对肺功能影响。应用CPAP时由于肺泡扩张,可使肺顺应性增加,呼吸省力,减少呼吸功,由于鼻塞增加气道阻力,也可使呼吸功增加。在正常新生儿0.1~0.5 kPa(1~5 cmH_2O)的CPAP可使声门上吸气和呼气阻力均减低,这是CPAP用于治疗上呼吸道梗阻所致呼吸暂停的基础。近年研究还表明,CPAP有稳定胸壁活动、减少早产儿常见的胸腹呼吸活动不协调的作用,这有利于小婴儿呼吸衰竭的恢复。早期应用CPAP的作用:CPAP早期应用,可及时稳定病情,避免气管插管带来不良影响,还可减少高浓度氧吸入的肺损伤,并减少呼吸机的应用,使感染、气胸等并发症减少。CPAP还可作为撤离呼吸机时向自主呼吸过度的手段,使患儿较早脱离呼吸机。②应用CPAP的适应证。新生儿及婴幼儿肺部疾病、肺炎、肺不张、胎粪吸入综合征、肺水肿等所致低氧血症普通给氧效果不好者,是应用CPAP最主要的适应证。新生儿呼吸窘迫综合征(RDS)是应用CPAP最合适的适应证。在20世纪70年代,由于CPAP的应用,使RDS病死率有较明显下降,但在危重RDS患儿,效果仍不理想,而需应用呼吸机。20世纪80年代后期以来肺表面活性物质气管内滴入是治疗 RDS 的一大进步,肺表面活性物质与经鼻 CPAP 联合早期应用,为在基层医院治疗中等病情的 RDS 提供了有效的新疗法。③仪器装置和用法。用简单的自制装置进行 CPAP 氧疗,虽然也可起一定作用,但效果较差。为取得良好效果,要应用专业的 CPAP 装置。CPAP 氧疗器包括适用于新生儿到儿童的不同型号鼻塞、呼气阀、连接管道、水柱压差计、加温湿化器和支架等部分,应用时需要电源和瓶装氧气,该装置的主要不足是目前缺乏氧浓度控制。鼻塞由硅胶制成,外形乳头样,应用时选择适合鼻孔大小鼻塞,保证鼻孔密封不漏气。加温湿化器可向患儿提供温暖潮湿的吸入气,水柱压差计有利于监测气道压力,同时在压力过高时使气体逸出,起到安全阀作用。应用方法:CPAP 的应用方法简易,但要在理解基本原理和仪器性能基础上再应用,以免发生误差。应用前将管道连接妥当,清除患儿鼻孔分泌物,开启氧气 3~4 L/min,将鼻塞置于鼻孔内。开始时压力可保持在 0.3~0.4 kPa(3~4 cmH$_2$O),最大可达 0.8 kPa(8 cmH$_2$O)。原则上用能保持血氧分压至 8.0 kPa(60 mmHg)以上的最低压力。压力大小由氧流量(最大可达 8~10 L/min)和呼气阀开口控制,也与患儿口腔和鼻塞密闭程度有关。④不良影响与并发症。正确应用 CPAP 对患儿大都没有不良影响,发生不良影响主要与持续气道正压有关,压力过大可导致气压伤、气胸,但在经鼻 CPAP 时,由于口腔经常开放,压力不至过高,故很少造成气压伤。由于大量气体进入胃内,在胃肠动力功能不良的小婴儿,易有腹胀(可通过胃管排气),在先天性胃壁肌层不全患儿,曾有胃穿孔的个例报告。由于长期应用鼻塞,可造成鼻前庭溃疡。国外报告在病情危重的早产儿可损伤鼻翼和鼻小柱,严重者坏死,形成狭窄,日后需整形手术。鼻损伤发生率不高,其发生与鼻塞应用时间长短和护理有密切关系。CPAP 可增加气道阻力,从而增加呼吸功,使患儿呼吸费力,可成为导致治疗失败的原因。

(4)氧中毒:长期应用氧气治疗,要注意氧中毒。新生儿尤其是早产儿对高浓度氧特别敏感,吸入氧浓度大于 60%,超过 24 小时肺内即有渗出、充血、水肿等改变,更长时间吸入高浓度氧,用呼吸机进行正压呼吸的患儿,肺部含气量逐渐减少,可出现增生性改变,严重者表现为广泛的间质性纤维化和肺组织破坏,即所谓"支气管肺结构不良",肺氧中毒直接受吸入氧浓度影响,而与动脉氧分压无直接关系。新生儿,特别是早产儿长时间吸入高浓度氧,导致高于正常的动脉氧分压,主要影响视网膜血管,开始为血管收缩,继则血管内皮损害,引起堵塞,日后发生增生性变化,血管进入玻璃体,引起出血、纤维化,即晶体后纤维增生症,约 30% 可致盲。早产儿视网膜病与用氧时间长短和出生体重密切相关,吸入氧浓度也是一个重要因素。在小婴儿应用 CPAP 时氧浓度不应超过 60%,过高的吸入氧浓度不宜超过 24 小时。

3.雾化与湿化吸入

呼吸道干燥时,气管黏膜纤毛清除功能减弱。通过向呼吸道输送适当水分,保持呼吸道正常生理功能,已成为呼吸衰竭综合治疗中必不可少的内容。湿化的方式有加温和雾化两种。加温湿化是利用电热棒将水加热到 60 ℃左右,使吸入气接近体温并含有将近饱和水蒸气的温热、潮湿气体。此法比较适合于生理要求,对患儿不良反应少。应用时要注意水温不可过高,以防呼吸道烧伤。雾化的方法是将水变为直径 1~10 μm 大小的雾粒,以利进入呼吸道深部。通常应用的是以高压气体为动力的喷射式雾化器,可在给氧同时应用。雾化器内还可加入药物,最常用的是支气管扩张剂,进行呼吸道局部治疗。但同时可能增加将感染带入呼吸道深部的机会,故必须注意雾化液的无菌和雾化器的消毒。对呼吸道局部进行以药物治疗为目的的雾化吸入只需短时间间断应用,以湿化呼吸道为目的时持续应用加湿器较好。超声波雾化器雾量大,有较好的促进排痰作用,由于治疗时水雾的刺激,发生咳喘机会较多,不宜长时间应用,每次应用 0.5 小时,每天数次即可。为了有效地引流黏痰,湿化吸入必须与翻身、拍背、鼓励咳嗽或吸痰密切配合,才能充分发挥作用。

胸部物理治疗包括体位引流、勤翻身、拍击胸背、吸痰等内容。翻身、拍背对防止肺不张,促进肺循环,改善肺功能有重要作用,方法简单而有效,但常被忽视。重症患儿活动少,尤应注意进行,通常 3~4 小时即应进行一次。湿化呼吸道只有与胸部物理治疗密切配合,才能确实起到保证呼吸道通畅的作用。

(二)控制感染

呼吸道感染常是引起呼吸衰竭的原发病或诱因,也是呼吸衰竭治疗过程中的重要并发症,其治疗成败是决定患儿预后的重要因素。应用呼吸机的患儿,呼吸道感染的病原以革兰阴性杆菌多见。抗生素治疗目前仍是控制呼吸道感染的主要手段。除抗生素治疗外,要采用各种方法增加机体免疫力。近年静脉输注丙种球蛋白取得较好效果。营养支持对机体战胜感染和组织修复都有极重要的作用。此外,还要尽量减少患儿重复受感染的机会,吸痰时工作人员的无菌操作和呼吸机管道的消毒(最好每天进行)必须认真做好,并在条件许可时尽早拔除气管插管。

(三)营养支持

营养支持对呼吸衰竭患儿的预后起重要作用。合理的营养支持有利于肺组织的修复,可增强机体免疫能力,减少呼吸肌疲劳。合理的营养成分还可减少排出 CO_2 的呼吸负担。首先要争取经口进食保证充足的营养,这对保持消化道正常功能有重要作用。呼吸衰竭患儿可因呼吸困难、腹胀、呕吐、消化功能减弱等原因,减少或不能经口进食,对此需通过静脉补充部分或全部营养。可通过外周静脉输入,必要时可经锁骨下静脉向中央静脉输入。

(四)药物治疗

1.呼吸兴奋剂

呼吸兴奋剂的主要作用是兴奋呼吸中枢,增加通气量,对呼吸中枢抑制引起的呼吸衰竭有一定效果,对呼吸道阻塞,肺实质病变或神经、肌肉病变引起的呼吸衰竭效果不大。在重症或晚期呼吸衰竭,呼吸兴奋剂是在没有进行机械呼吸条件时起辅助作用,因其疗效不确实,在急性呼吸衰竭的现代治疗中已不占重要地位。常用的呼吸兴奋剂有尼可刹米(可拉明)和山梗菜碱(洛贝林),二甲弗林也有较好兴奋呼吸中枢的效果,可以皮下、肌肉或静脉注射,应用时若无效则应停止,不可无限制地加大剂量。多沙普仑为较新的呼吸兴奋剂,大剂量时直接兴奋延髓呼吸中枢与血管运动中枢,安全范围宽,不良反应少,可取代尼可刹米。用于镇静、催眠药中毒,0.5~1.5 mg/kg,静脉滴注,不宜用于新生儿。

2.纠正酸中毒药物的应用

呼吸性酸中毒的纠正,主要应从改善通气功能入手,但当合并代谢性酸中毒,血液 pH 值低于 7.20 时,应适当应用碱性液纠正酸中毒,常用 5%碳酸氢钠溶液,用量为每次 2~5 mL/kg,必要时可重复 1 次,通常稀释为 1.4%等渗溶液静脉滴注,只在少数情况下才直接应用。需注意碳酸氢钠只在有相当的通气功能时才能发挥其纠正酸中毒的作用,否则输入碳酸氢钠将使 $PaCO_2$ 更高。使用碱性液纠正代谢性酸中毒时计算药物剂量的公式如下:

$$所需碱性液(mmol)=0.3×BE(mmol)×体重(kg)$$

5%碳酸氢钠溶液 1.68 mL＝1 mmol,要密切结合临床病情掌握用量,而不能完全照公式计算。最好在开始只用计划总量的 1/2 左右,在治疗过程中再根据血液酸碱平衡检查结果随时调整，以免治疗过度。

(五)呼吸肌疲劳的防治

目前儿科临床确诊呼吸肌疲劳还不易做到，难以进行针对性的特异治疗，但要在呼吸衰竭治疗的全程中把减少呼吸肌疲劳的发生和增强呼吸肌的能力作为一项重要工作，为此需注意以下几点。

(1)补充足够营养，以利呼吸肌组织的恢复和能源供应。

(2)注意呼吸肌的休息，也要适当锻炼。应用呼吸机也要尽可能发挥自主呼吸的作用。

(3)改善肺的力学特性(减少气道阻力，增加肺顺应性)，减少呼吸功，减轻呼吸肌的负担。

(4)改善循环，让呼吸肌能有充足血液供应能源和养料。

(5)增加呼吸肌收缩能力，目前尚无理想药物能有效治疗呼吸肌疲劳，现有药物效果都不确切。氨茶碱和咖啡因类药物作用于骨骼肌细胞，抑制磷酸二酯酶，从而改变 cAMP 代谢，可使膈肌收缩力加强，预防和治疗膈肌疲劳。

八、建立人工呼吸道

当呼吸衰竭时，若一般内科处理难以维持呼吸道通畅时，就要建立人工呼吸道，这是保证正常气体交换的基本措施。根据病情和需要时间的长短，可有不同选择。共同的适应证：①解除上呼吸道梗阻；②引流下呼吸道分泌物；③咽麻痹或深昏迷时防止误吸；④应用呼吸机。常用的人工呼吸道是气管插管或气管切开；应用人工呼吸道时气管直接与外界交通，对患儿不良影响包括吸入气失去上呼吸道的生理保护作用，易于造成下呼吸道感染，不能有效咳嗽，不能讲话。

(一)气管插管

气管插管操作简单，便于急救时应用，对患儿创伤较气管切开小。但因对咽喉刺激强，清醒患儿不易接受，且吸痰和管理不如气管切开方便。插管后要尽量避免触碰导管，减少对咽喉的刺激。导管管腔易被分泌物堵塞，须注意定时吸痰，保护管腔和呼吸道的通畅。要将气管插管和牙垫固定好，保持插管的正确位置，防止其滑入一侧总支气管(插管常滑入右侧总支气管，使左侧呼吸音减弱或消失)或自气管脱出。气管插管可经口或经鼻进行。经口插管操作较简单，但插管较易活动，进食不便。经鼻插管容易固定，脱管机会少，便于口腔护理，但是插管操作和吸痰不如经口插管方便，插管可压迫鼻腔造成损伤，并将鼻部感染带入下呼吸道。决定插管留置时间主要应考虑的是喉损伤，影响因素包括患者一般状况，插管操作是否轻柔，插管的活动及插管质量。应用刺激性小的聚氯乙烯插管可留置 1 周左右或更长时间。婴儿喉部软骨细胞成分多而间质少，较柔软，而年长儿则纤维性间质多，喉软骨较硬，故婴儿耐受气管插管时间较长。近年我们对新生儿和婴幼儿呼吸衰竭抢救都是进行气管插管，不做气管切开。年长儿呼吸衰竭的抢救，也可用气管插管代替气管切开，但长时间插管发生永久性喉损伤的严重性不容忽视。对于插管时间，由于病情不同，以及呼吸管理技术水平的差异，很难做出统一的、可允许的插管时限，在年长儿以不超过 1～2 周为宜。

凡呼吸衰竭病情危重、内科保守治疗无效需进行呼吸机治疗者，气管插管是建立人工呼吸道的首选方法。气管插管材料常用聚氯乙烯(一次性制品)，硅橡胶管则可重复应用，过去的橡胶制品因刺激性大已不再用。各年龄选用气管插管大小见表 3-2。实际上每个患儿用的号码可略有差别，总的原则是不要管径过大，以免压迫声门，但又不要太细，以防漏气太多。带气囊的气管插管多用于成人，小儿很少应用。经鼻气管插管比经口者略长，其长度大致可按耳屏到鼻孔的 2 倍计算。为保证气管插管发挥作用和治疗成功,根据多年经验,必须认真、细致地做好日常护理工作,包括呼吸道湿化,吸痰操作轻柔,注意无菌,防止脱管、堵管、插管滑入右侧和喉损伤。

表 3-2　不同年龄患儿气管插管的内径及长度

年龄	气管插管内经(mm)	最短长度(mm)
新生儿	3.0	110
6 月	3.5	120
1 岁半	4.0	130
3 岁	4.5	140
5 岁	5.0	150
6 岁	5.5	160
8 岁	6.0	180
12 岁	6.5	200
16 岁	7.0	210

注:法制号＝3.14(Ⅱ)×气管内径

(二)气管切开

由于成功应用气管插管,气管切开在呼吸急救中的应用较过去减少。与气管插管比较,切开可减少呼吸道解剖无效腔,便于吸痰,可长时间应用,不妨碍经口进食,但是手术创伤较大,肺部感染和气管损伤等并发症机会增多,更不能多次使用。气管切开适应证随年龄和病种不同而异。小婴儿气管切开并发症较多,且易使病程拖延,目前已很少应用。在儿童可望 1～2 周内病情有明显好转者,也大多用气管插管。若病情虽有好转,仍需继续用呼吸机治疗时,则应考虑气管切开。病情难以在短时间恢复的神经肌肉系统疾病病儿由于气管切开对保持呼吸道通畅和患儿安全有重要作用,切开不宜过迟,以免贻误治疗时机。严重呼吸衰竭患儿最好在气管插管和加压给氧下进行手术,气管切开后即应用呼吸机辅助呼吸,以确保安全。

目前国内大医院较多应用塑料气管切开套管,进口的塑料套管与套囊合而为一,没有内管,质地较柔软,对患儿较舒适,但要防止痰痂堵管。婴儿应用也有不带套囊的塑料套管,包括内、外管的银制套管已很少用。在年长儿机械通气应用时要外加套囊充气,以防漏气。气管切开的并发症较气管插管明显为多,包括感染、出血、气胸等,气管黏膜可因套管长期压迫而水肿、缺血、坏死。

九、呼吸衰竭治疗新进展

(一)肺表面活性物质(PS)治疗

1.成分、作用、制剂

PS 是一个极为复杂的系统,它是肺脏本身维持其正常功能而产生的代谢产物,主要成分是饱和卵磷脂,还有少量蛋白,其主要作用是降低肺泡气液界面表面张力,但其作用远不止于此,其他方面的作用还包括防止肺水肿、保持气道通畅和防御感染等。

PS 的应用可以从力学结构改善肺功能,使因 PS 缺乏而萎陷的肺容易扩张,这比现有的方法用呼吸机使肺在正压下吹张,更接近生理要求,从而减少或缩短呼吸机应用时间及并发症。肺表面活性物质治疗还可阻断因其缺乏引起的恶性循环,提供体内合成的原料,为 PS 缺乏引起的呼吸衰竭提供了全新的治疗途径。

2.临床应用

RDS 早期气管内滴入已成为西方先进国家治疗常规,它能改善氧合,缩短应用呼吸机时间,减少并发症,降低病死率。注入的 PS 能被肺组织吸收再利用,通常只需给药 1~2 次,最多 3 次。给药后由于肺泡扩张,换气功能改善,血氧分压迅速升高,肺的静态顺应性也有所改善,$PaCO_2$ 下降,胸片肺充气改善是普遍现象;应用呼吸机所需通气压力和吸入氧浓度也因肺部情况好转而下降,使肺损伤机会减少。

由于气道持续正压(CPAP)对 RDS 肯定的治疗作用,且所需设备简单,已有多篇报告肯定了 PS 和 CPAP 联合应用的治疗效果,它可成为减少或不用呼吸机治疗 RDS 的新方法,这对体重较大,中等病情早期患儿更适用。有对照的研究表明,PS+CPAP 与 PS+IMV 的治疗方法比较,气胸和颅内出血在前者均较少,需治疗时间也较短。

PS 在其他疾病所致呼吸衰竭患儿的应用效果不如 RDS。肺表面活性物质减少在 ARDS 或其他肺损伤时的改变是继发的,肺Ⅱ型细胞受损害影响 PS 的合成与分泌,肺内渗出成分(血浆蛋白、纤维蛋白原等)和炎性产物对 PS 的抑制也是一个重要原因。

(二)吸入 NO

1.临床应用

通常与呼吸机联合应用,目前的趋势是应用偏低的浓度,为 10~20 ppm,甚至 1~5 ppm 也有效果。治疗反应与吸入浓度是否平行,文献报告结果不一,重要的是根据具体患者的反应调整浓度。

在呼吸衰竭患儿吸入 NO 改善氧合的效果与患儿肺部情况和呼吸机的应用方法有关。通常在早期应用或致病因素较单一者中,效果较好。ARDS 致病因素复杂,低氧血症不是影响预后的唯一因素,其应用效果较差。但吸入 NO 是否有良好反应可作为判断患儿预后的参考指标。肺的通气情况影响治疗效果。在有病变的肺,用高频通气或肺表面活性剂使肺泡扩张,有利于 NO 的进入,能达到较好治疗效果。在有肺病变时,吸入 NO 可有改善通气作用。因 NO 使肺血管扩张,可改善有通气、无血流肺泡的呼吸功能,使无效腔减少。

2.吸入 NO 的不良影响

吸入 NO 的浓度必须严格控制,因为浓度过高会对患儿造成危害。

(1)高铁血红蛋白增加:NO 吸入后,进入体循环与血红蛋白结合而失活,不再有扩张血管作用,同时形成没有携氧能力的高铁血红蛋白。因此,在 NO 吸入时要注意监测高铁血红蛋白的变化。临床应用的 NO 浓度 20~40 ppm 或更低,高铁血红蛋白的生成通常不会超过 1%~2%。

(2)对肺的毒性:NO 与 O_2 结合生成 NO_2 红色气体,对肺有明显刺激,可产生肺水肿。NO_2 生成速度与吸入 NO 浓度、氧浓度及氧与 NO 接触时间有关,也受呼吸机类型的影响。根据美国职业安全和卫生管理局规定,工作环境中 NO 的安全浓度应小于 6 ppm。

(3)其他毒副作用:进入体循环的 NO 与血红蛋白结合产生高铁血红蛋白,或 NO 与氧结合产生 NO_2,对肺有损伤作用,由于应用技术的改进,目前已大都不成问题,但吸入 NO 可延长出血时间。新生儿肺动脉高压(PPHN)吸入 40 ppm,NO15 分钟,出血时间延长 1 倍(血小板计数与血小板聚集正常),停用 NO 后可于短时间内恢复。长时间吸入 NO 产生脂类过氧化反应及 NO 浓度过高对肺表面活性物质失活的影响值得重视。

十、并发症及其防治

呼吸衰竭的并发症包括呼吸衰竭时对机体各系统正常功能的影响及各种治疗措施(主要是呼吸机治疗)带来的危害,以下列举常见并发症。

(1)呼吸道感染。

(2)肺不张。

(3)呼吸肌与肺损伤。

(4)气管插管及气管切开的并发症。

(5)肺水肿与水潴留。

(6)循环系统并发症。

(7)肾脏和酸碱平衡。

十一、婴幼儿呼吸衰竭

本部分介绍发病最多,有代表性的是重症婴幼儿肺炎呼吸衰竭。肺炎是婴幼儿时期重要的常见病,也是住院患儿最重要的死因;主要死于感染不能控制而导致的呼吸衰竭及其并发症。对婴幼儿肺炎呼吸衰竭病理生理的深入认识和以此为基础的合理治疗,是儿科日常急救中的一项重要工作。

(一)通气功能障碍

肺炎病儿呼吸改变的特点首先是潮气量小,呼吸增快、表浅(与肺顺应性下降有关)。病情发展较重时,潮气量进一步减小。因用力加快呼吸,每分通气量虽高于正常,由于生理无效腔增大,实际肺泡通气量却无增加,仅保持在正常水平或略低;动脉血氧饱和度下降,二氧化碳分压稍有增高。病情危重时,病儿极度衰竭,无力呼吸,呼吸次数反减少,潮气量尚不及正常的 1/2,生理无效腔更加增大,通气效果更加低下,结果肺泡通气量大幅度下降(仅为正常的 1/4),以致严重缺氧,二氧化碳的排出也严重受阻,动脉血二氧化碳分压明显增高,呈非代偿性呼吸性酸中毒,pH 降到危及生命的水平,平均在 7.20 以下。缺氧与呼吸性酸中毒是重症肺炎的主要死因。在危重肺炎的抢救中,关键是改善通气功能,纠正缺氧和呼吸性酸中毒。

(二)动脉血气检查

婴幼儿肺炎急性期动脉血氧下降程度依肺炎种类而不同,以毛细支气管炎最轻,有广泛实变的肺炎最重,4 个月以下小婴儿肺炎由于代偿能力弱、气道狭窄等因素,PaO_2 下降较明显。换气功能障碍是引起 PaO_2 下降最重要的原因,肺内分流引起的缺氧最严重,合并先天性心脏病则 PaO_2 下降更低。肺炎患儿动脉 $PaCO_2$ 改变与 PaO_2 并不都一致,$PaCO_2$ 增加可有肺和中枢两方面原因。

(三)顺应性与肺表面活性物质

肺炎时肺顺应性大多有不同程度下降,病情越重,下降越明显,其原因是多方面的,炎症渗出、水肿、组织破坏均可使弹性阻力增加。另外,炎症破坏肺Ⅱ型细胞,使肺表面活性物质减少和其功能在炎性渗出物中的失活,均可使肺泡气液界面的表面张力增加,降低肺顺应性。我们观察到肺病变的轻重与顺应性及气管吸出物磷脂的改变是一致的,肺病变越重,饱和卵磷脂(肺表面活性物质主要成分)越低,顺应性也越差。顺应性下降是产生肺不张,引起换气障碍和血氧下降,以及肺扩张困难,通气量不足的一个基本原因。肺顺应性明显下降的肺炎患儿提示肺病变严重预后不良。上述改变为这类患儿用肺表面活性物质治疗提供了依据。

(四)两种不同类型的呼吸衰竭

1.呼吸道梗阻为主

这类患儿肺部病变并不一定严重,由于分泌物堵塞和炎症水肿造成细支气管广泛阻塞,呼吸费力导致呼吸肌疲劳,通气量不能满足机体需要。缺氧的同时都合并有较重的呼吸性酸中毒,引起脑水肿,较早就出现中枢性呼吸衰竭,主要表现为呼吸节律的改变或暂停,这种类型多见于小婴儿。

2.肺部广泛病变为主

此类患儿虽然也可能合并严重的呼吸道梗阻,但缺氧比二氧化碳潴留更为突出。因这类病儿肺内病变广泛、严重,一旦应用呼吸机,常需要较长时间维持。

以上是较典型的情况,临床常见的是混合型,难以确切区分,但不论何种类型,若得不到及时治疗,不能维持足够通气量将是最终导致死亡的共同原因。

(五)几个有关治疗的问题

1.针对病情特点的治疗原则

近年来重症肺炎患儿的呼吸衰竭,因广泛严重病变引起者已较少见,而主要是呼吸道梗阻、呼吸肌疲劳引起的通气功能障碍,如果及时恰当处理,大多能经一般内科保守治疗解决,少数需做气管插管进行机械呼吸。对后者应掌握"早插快拔"的原则,即气管插管时机的选择不要过于保守(要根据临床全面情况综合判断,而不能只靠血气分析),这样可及时纠正呼吸功能障碍,保存患儿体力,避免严重病情对患儿的进一步危害。由于通气和氧合有了保证,病情会很快好转,而病情改善后又要尽早拔管,这样可最大限度地减少并发症。

2.应用呼吸机特点

由于重症肺炎患儿肺顺应性差,气道阻力大,应用呼吸机的通气压力偏高,通常在 2.0～2.5 kPa(20～25 cmH$_2$O),不宜超过 3.0 kPa(30 cmH$_2$O)。为避免肺损伤,潮气量不应过大,为避免气体分布不均匀,机械呼吸频率不宜太快,一般在 25～30 次/分。为发挥自主呼吸能力,开始即可应用间歇强制通气(IMV 或 SIMV),并加用适当的 PEEP,吸入氧的浓度要根据血氧分压调节,宜在 30%～60%。由于呼吸机的应用保证了必要的通气量,不需再用呼吸兴奋剂,如患儿烦躁,自主呼吸与机械呼吸不协调,可适当应用镇静剂(安定、水合氯醛),很少需用肌肉松弛剂。

3.肺水肿

肺炎患儿多数有肺水肿,轻者仅见于间质,难以临床诊断,重者液体渗出至肺泡。肺水肿与炎症和缺氧引起的肺毛细血管渗透性改变有关。肺水肿还可发生于输液过多、气胸复张后或支气管梗阻解除后;胸腔积液短时间大量引流也可发生严重肺水肿。应用快速利尿剂(呋塞米 1 mg/kg,肌内注射或静脉注射),可明显减轻症状。严重肺水肿应及时应用呼吸机进行间歇正压呼吸,并加用 PEEP,以利肺泡内水分回吸收。为防止肺水肿,液体摄入量应偏少,尤其静脉入量不宜多,婴幼儿通常以每天总入量在 60～80 mL/kg 为宜。

4.难治的肺炎

目前难治的肺炎主要是那些有严重并发症的肺炎,其治疗重点应针对病情有所不同。合并先天性心脏病的患儿由于肺血多,伴肺动脉高压,心功能差,感染反复不愈,应积极改善心功能,对肺动脉高压可应用酚妥拉明,必要时试用吸入一氧化氮,其根本问题的解决在于手术矫正畸形。合并营养不良的患儿,由于呼吸肌力弱,呼吸肌疲劳更易发生,同时免疫能力低下,影响机体战胜感染,应特别注意营养支持和增强免疫力。严重感染合并脓气胸者在成功的胸腔引流情况下,必要时仍可应用呼吸机,但压力宜偏低或应用高频通气,以利气胸愈合。强有力的抗生素和一般支持疗法必不可少。病变广泛严重,低氧血症难以纠正的可试用肺表面活性物质,也可试用吸入 NO,但这方面尚缺乏足够经验。

(张 欣)

第八节 急性肺损伤

急性肺损伤(acute lunginjury,ALI)和急性呼吸窘迫综合征(acute respiratory distress syndrome,ARDS)是儿科常见和潜在危害极大的疾病之一。ALI 是 ARDS 的早期阶段,重度的 ALI 即发展为 ARDS。国内最新调查显示,ARDS 患儿的病死率达 60% 以上。只有在疾病早期有效地控制 ALI 的发展进程,才能遏制 ARDS 的产生和发展,提高 ARDS 的存活率。小儿 ALI/ARDS 正成为临床危重医学的研究重点。

自 1988 年 Murray 等拓展了急性呼吸窘迫综合征(ARDS)的定义以来,便针对它的分期(急性/慢性)、基础疾病和急性肺损伤(ALI)的严重程度等三个方面问题,并提出了一个依据胸片上肺浸润的程度、PaO_2/FiO_2 值、维持 PaO_2/FiO_2 所需的 PEEP 水平和肺顺应性等四个方面来评价 Au 程度的评分系统。鉴于 ARDS 的病理特征就是 ALI,所以许多学者提出,为了认识和定义这一连续的病理生理过程,应用 ALI 一词似乎更为合适,因为它在更大范围上涵盖了这一病理过程的全部,同时又感到 ARDS 只是这一过程的最严重的结局,即 ARDS 是 ALI 的一个阶段。故所有 ARDS 患者都有 ALI,但并非所有具有 ALI 的患者都是 ARDS。尽管 ALI 与 ARDS 之间不能完全划等号,但两者都不是特别的病种。基于这一认识,欧美专家经商讨共同为 ALI 下了一个定义:①ALI 是一炎症和通透性增加综合征,其汇集临床、放射和生理的异常,不能用左心房或肺毛细血管高压来解释,但可复合存在;②脓毒综合征、多发性创伤、误吸、原发性肺炎是最多见的原因,其次还有体外循环、输血过多、脂肪栓塞和胰腺炎等;③ALI 和 ARDS 起病急骤,发病持续,其发病常与一种或多种高危因素有关,并以单纯给氧难以纠正的低氧血症和弥漫性双肺浸润为特征;④间质性肺纤维化、结节病等慢性肺疾病不在此列。ALI 这一概念总是与全身炎症反应综合征(SIRS)和 ARDS 联系在一起,认为 ALI 是 SIRS 的继发性损伤,重症 ALI 就是 ARDS。

一、病因及发病机制

引起 ALI 的病因可分为直接和继发两个方面,一个是吸入胃内容物、毒性气体和毒性液体、严重的肺部感染等,可直接造成弥漫性肺泡毛细血管膜(ACM)损伤;另一个是全身炎症反应继发性损伤 ACM。近年来特别强调炎症反应在 ALI 发病中的地位。这一地位虽已确定,但仍有许多问题尚不明了,如诸多细胞因子具有广泛的生物活性,在炎症反应中相互刺激诱生,形成复杂的调控网络。各种原因引起的炎性肺损伤都有大量细胞因子产生,如 TNF、IL-1、IL-6、IL-8、IL-10、IL-12 等,这些细胞因子引起一系列的炎症级链反应,参与肺损伤过程。

肿瘤坏死因子(TNF)是重要的启动因子,TNF 主要由单核细胞、巨噬细胞产生,它可活化中性粒细胞(PMN),使 PMN 黏附并脱颗粒及呼吸暴发,释放氧自由基,趋化并促进 Fb 分裂,刺激 IL-1、IL-6、IL-8、IL-12 及血小板活化因子(PAF)的产生。静脉或腹腔注射内毒素后可产生大量的 TNF,用 TNF 可复制出急性肺损伤模型。单核细胞、PMN 等细胞可产生 IL-1,IL-1 能趋化 PMN,刺激内皮细胞产生 PAF 并表达细胞间黏附分子-1(ICAM-1),促进 Fb 分裂。健康人外周血单核细胞受 LPS 刺激后 IL-1、IL-2 产生明显上升。TNF 还可影响再构建或脱酰基-再酰基来降低棕榈酸和卵磷酸酯的合成,降低磷脂酰胆碱的合成,从而抑制肺泡 Ⅱ 型细胞表面活性物质的合成。

炎症过程中黏附分子起重要作用,黏附分子大致可分为 4 类,即免疫球蛋白超家族、选择素家族、整合素家族和血管附着素家族。PMN 黏附血管壁时,首先是在血管内皮上滚动,这是由内皮细胞表面的 E-选择素、P-选择素和 PMN 表面的 L-选择素之间相互介导产生的并不强的作用,使 PMN 在内皮细胞上难以黏附;在滚动的基础上,PMN 表面的 CD11/CD18 与内皮细胞表面的 ICAM-1 相互作用,加强了 PMN 与血管内皮细胞的黏附作用。ICAM-1 又称 CD54,是免疫球蛋白超家族成员,可出现在活化的 T 细胞、巨噬细胞、血管内皮细胞、胸腺上皮细胞及成纤维细胞等细胞表面,它由 5 个同源区的单链糖蛋白构成,相对分子质量为 90~115 kD,其受体是淋巴细胞功能相关抗原-1(LFA-1),LFA-1 主要表达在淋巴细胞及 PMN。已知 ICAM-1 和 LFA-1 参与淋巴细胞间、白细胞与内皮细胞间、嗜酸性粒细胞与内皮细胞间的黏附。人类 PMN 用金黄色葡萄球菌或 TNF 刺激,经细胞荧光分析法证实,ICAM-1 表达上升。

肺部细胞能产生多种环氧化物和脂氧化物的代谢产物,参与肺损伤的病理过程。患者肺泡灌洗液(BALF)中白三烯(LTB_4)、LTC_4、LTD_4 及血中血栓素(TXB_2)和 6-Keto-$PGF_{1\alpha}$ 增加。LTs 类是强力炎症介质,可明显增加小气道的通透性,LTB_4 可致 PMN 聚集并脱颗粒,还可直接导致肺水肿。TXB_2 能促进血小板与 PMN 在微血管床中聚集,并引起血管收缩。PGI_2 可引起血管扩张,抵抗其他缩血管物质的作用。PAF 由 PMN、内皮细胞、血小板、肥大细胞等产生,是很强的趋化因子,能促进炎性细胞聚集,激活 PMN 释放氧自由基等。

内毒素可刺激内皮细胞产生过量的 NO,NO 可导致内皮细胞损伤和死亡。内毒素、TNF、IL-1 等可诱导 NOs 表达,使 NO 生成过量,导致血管过度扩张,并失去对去甲肾上腺素等缩血等物质的反应。有实验证明 NO 参与了肺损伤过程。

氧自由基亦是重要的炎症介质,PMN、单核细胞、巨噬细胞及嗜酸性粒细胞均能产生氧自由基,并参与肺损伤,它可引起脂质过氧化,形成新的氧自由基;脂质产物丙二醛与蛋白酶发生交链反应,并与毗邻的蛋白质交链,使氨基酸遭到破坏;氧自由基增加 PLA_2 的活性,催化花生四烯酸的合成和释放;激活并释放 PMN 溶酶体酶,以损伤血管内皮细胞,使肺毛细血管通透性增加。

机体存在炎症反应的同时又存在着代偿性抗炎症反应,由单核细胞等炎性细胞产生的 PGE_2 便具有抑制炎症反应的作用。PGE_2 可抑制 Th 细胞分化成 Th_1 细胞而促使其分化成 Th_2 细胞,还能抑制 IL-1、IL-2、TNF 和 IFN 的释放,并诱导单核细胞和 Th_2 细胞产生 IL-4、IL-10、IL-11、IL-13 和 GM-CSF 等抗炎介质。

NO 既参与肺损伤,又具有抗炎作用,能阻止血小板、PMN 黏附于内皮细胞,并能抑制 IL-4、IL-6、IL-8 的释放。

糖皮质激素通过受体能抑制 PMN 的黏附,抑制 TNF、IL-1 的释放及淋巴细胞的凋亡。在细胞内与胞浆受体结合成复合物,进入核内抑制 IFN、白细胞介素类和细胞黏附分子的基因转录。去甲肾上腺素对 LPs 诱导的炎症介质的释放也有抑制作用。IL-1 受体阻滞药、可溶性

TNF-α 受体、超氧化物歧化酶、α₁ 蛋白酶抑制剂等的存在,可不同程度地阻断或减轻细胞因子等炎性介质的作用,使炎症反应适度,不致造成严重组织损伤。炎症过程自始至终贯穿着致炎与抗炎这一对基本矛盾。

Fehrenbach 于 1998 年报道了包括板层小体(LBs)在内的肺泡 Ⅱ 型上皮细胞(ATⅡ)的早期变化。2005 年报道了内毒素(LPS)诱导的急性肺损伤(ALI)时新生幼鼠及成年幼鼠 ATⅡ 细胞超微结构的对比研究。肺表面活性物质系统的系列变化是 ALL/ARDS 的主要发病机制之一。地塞米松可以抑制由 Fas 抗体和 INF-γ 诱导的肺泡上皮细胞的凋亡。

急性肺损伤时以 LBs、细胞核、核仁等连续变化为主要特征的 ATⅡ 细胞超微结构的改变是时间依赖性的。ATⅡ 细胞在 48 小时和 72 小时破坏严重,这可能导致肺表面活性物质合成不足和肺动态平衡的不稳定造成 ALI。地塞米松可能促进 ATⅡ 型上皮细胞的胞吐作用,增加 LBs 数量,使 LBs 重新绕核排列以便增强防御能力,保持肺的动态平衡。

合成和分泌肺表面活性物质的肺泡 Ⅱ 型上皮细胞是肺泡上皮最重要的组成部分。肺泡 Ⅱ 型上皮细胞的正常结构和肺表面活性物质合成与代谢的动态平衡是肺正常生理活动所必需的。

Tesfaigzi 和其同事报道在 ALI 早期由 LPS 诱导的肺泡 Ⅱ 型上皮细胞的凋亡明显增强。由 LPS 所致的肺泡 Ⅱ 型上皮细胞凋亡的诱导不需要 TNF-α。在 ALI 时,由 LPS 所致的肺泡 Ⅰ 型上皮细胞的损伤不能靠肺泡 Ⅰ 型上皮细胞自身再生,肺泡 Ⅰ 型上皮细胞的恢复依赖于肺泡 Ⅱ 型上皮细胞的转化。LPS 产生的对肺泡 Ⅱ 型上皮细胞的损伤是 Au 发展和恢复的关键环节。

二、诊断条件的评价

AU 的诊断条件:①急性起病;②$PaO_2/FiO_2 \leq 40.0$ kPa(300 mmHg);③正位 X 线胸片显示双肺有弥漫浸润影;④肺动脉楔压 ≤ 2.4 kPa(18 mmHg)或无左心房压力增高的临床证据。该标准主要特点是 ALI 包括过去 ARDS 早期至终末期全部动态连续过程,并未将机械通气和 PEEP 水平纳入诊断标准,这样有利于早期诊断。参考上述标准,诊断肺炎合并 ALI 应有以下条件:①急性肺炎;②病情迅速恶化,或一度好转后又明显加重;③正位 X 线胸片显示,在肺炎的基础上,双肺出现弥漫浸润阴影;④$PaO_2/FiO_2 \leq 40.0$ kPa(300 mmHg);⑤排除左心衰竭。若将上述标准中的 PaO_2/FiO_2 测值改为 26.7 kPa(200 mmHg),就成为 ARDS 的诊断条件。

诊断条件十分明确,但在实际运用过程中却有许多困惑,如急性起病是指几小时还是指几天;反映肺气体交换功能的 PaO_2/FiO_2 不具有特异性;严重肺炎可因肺微血管通透性增加而造成双肺浸润影,但未必都是 ALI;ARDS 病例中有一部分患者可伴有心功能异常,并使肺动脉楔压 >2.4 kPa(18 mmHg),因而使 ALI 或 ARDS 被排除而出现假阴性。上述情况提示,符合上述标准未必一定是 ALI,可见"标准"带有一定局限性或机械性,应用"标准"最重要的还是要结合临床进行综合分析。肺组织病理检查有助于确诊,因系创伤性检查而不常用于临床。各种反映血管内皮损伤的标志物,包括内皮素、循环内皮细胞、Ⅷ因子相关抗原和血管紧张素转化酶等,在 ALI 时血中水平明显增高,可预测 ALI 或 ARDS 的发生,但又不具有特异性。测定肺血管外水分含量的各种方法,对 ALI 早期诊断无意义。放射性核素标记流动体外检测技术,测量 ACM 通透性超过正常值 4~5 倍,虽有助于 ALI 的早期诊断,但尚不能普及。

三、治疗

地塞米松治疗:实验发现地塞米松能够抑制由 Fas 抗体和 IFN-γ 诱导的肺上皮的凋亡。地塞米松除能够抑制炎症介质和细胞因子相互作用外,还能够抑制抗原和抗体的结合,干扰 LPS 引发的杀菌素的激活。地塞米松同时也能够稳定细胞膜和溶酶体膜,致使上皮组织被保护。一份研究提示,肺泡Ⅱ型上皮细胞的"胞吐"现象证明在应用地塞米松 24 小时肺表面活性物质的合成和分泌被激活并被加速。线粒体为肺表面活性物质的合成与分泌,以及板层小体的排列提供了大量能量,以至于线粒体在 48 小时受到严重损害。线粒体的过度代偿导致线粒体的肿胀和嵴断裂。由线粒体提供能量使板层小体像指环一样围绕核排列。这些表明地塞米松的作用减少了肺损伤程度,并促进肺泡上皮从损伤向恢复方向发展和肺功能的恢复。肺泡Ⅱ型上皮细胞是肺上皮的干细胞,其为肺上皮从损伤向恢复和重建提供了可能性。在地塞米松治疗组临床表现与肺泡Ⅱ型上皮细胞的改善相一致。

按 ARDS 的原则治疗:器官系统的功能障碍是 SIRS 的常见并发症,其中包括 ALI、休克、肾衰竭和多系统器官功能衰竭(MSOF)等。据认为,约有 25% 的 SIRS 患者发生 ARDS。近年来提出,应从 SIRS→器官功能障碍→多器官功能衰竭,这一动态过程去考虑 ALI 和 ARDS,认为肺是这一连串病理过程中最容易受损害的首位靶器官,MSOF 则是这一过程的严重结局。因此,维护和支持肺及肺外器官功能至关重要。治疗 ALI 与处理 ARDS 的原则基本相同,强调积极处理原发病、机械通气、纠正缺氧,包括液体通气、注意液体管理、防治感染等综合性措施。值得提出的是,近年来有一些新的见解,如机械通气主张应用较小潮气量(5~9 mL/kg)、气道压力限制在 3.0 kPa(30 cmH_2O)以下,以避免大潮气量、高气道压 3.0~4.0 kPa(30~40 cmH_2O)引起的肺泡过度膨胀,进而加重 ALI。亦不主张吸入高浓度氧,因为氧中毒时肺脏首先受累。更不主张作血液透析,因为当白细胞通过透析膜时被激活,并扣押于肺毛细血管内,释放炎性介质,损伤 ACM。近年来主张应用持续静脉-静脉血液过滤法,可清除血液中的炎性介质,减轻炎症反应,改善预后。

(曾凡梅)

第九节 肺 炎

肺炎为小儿时期的常见病。引起肺炎的病因是细菌和病毒感染,病毒以呼吸道合胞病毒、腺病毒、流感病毒、副流感病毒为常见,细菌以肺炎链球菌、金黄色葡萄球菌、溶血链球菌、B 型流感杆菌为常见。此外,霉菌、肺炎支原体、原虫、误吸异物及机体变态反应也是引起肺炎的病因。

目前临床上尚无统一的肺炎分类方法,按病理分类可分为大叶性肺炎、支气管肺炎、间质性肺炎;按病原分类分为细菌性、病毒性、霉菌性、肺炎支原体性肺炎等。实际应用中若病原确定,即按确诊的病原分类,不能确定病原时按病理形态分类。对上述两种分类方法诊断的肺炎还可按病程分类,病程在 1~3 个月为迁延性肺炎,3 个月以上为慢性肺炎。

不同病因引起的肺炎,其临床表现的共同点为发热、咳嗽、呼吸急促或呼吸困难、肺部啰音,而其病程、病理特点、病变部位及体征、X 射线检查表现各有特点,现分述如下。

一、支气管肺炎

支气管肺炎是婴幼儿期最常见的肺炎,全年均可发病,以冬春寒冷季节多发,华南地区夏季发病为数亦不少。先天性心脏病、营养不良、佝偻病患儿及居住条件差、缺少户外活动或空气污染较严重地区的小儿均较易发生支气管肺炎。

(一)病因

支气管肺炎的病原微生物为细菌和病毒。细菌感染中大部分为肺炎链球菌感染,其他如金黄色葡萄球菌、溶血性链球菌、流感嗜血杆菌、大肠杆菌、绿脓杆菌亦可致病,但杆菌类较为少见;病毒感染主要为腺病毒、呼吸道合胞病毒、流感病毒、副流感病毒的感染。此外,亦可继发于麻疹、百日咳等急性传染病。

(二)病理

支气管肺炎的病理改变因病原微生物不同可表现为两种类型。

1.细菌性肺炎

细菌性肺炎以肺泡炎症为主要表现。肺泡毛细血管充血,肺泡壁水肿,炎性渗出物中含有中性粒细胞、红细胞、细菌。病变侵袭邻近的肺泡呈小点片状灶性炎症,故又称为小叶性肺炎,此时间质病变往往不明显。

2.病毒性肺炎

病毒性肺炎以支气管壁、细支气管壁及肺泡间隔的炎症和水肿为主,局部可见单核细胞浸润。细支气管上皮细胞坏死,管腔被黏液和脱落的细胞、纤维渗出物堵塞,形成病变部位的肺泡气肿或不张。

上述两类病变可同时存在,见于细菌和病毒混合感染的肺炎。

(三)病理生理

由于病原体产生的毒素为机体所吸收,因而存在全身性毒血症。

(1)肺泡间质炎症使通气和换气功能均受到影响,导致缺氧和二氧化碳潴留。若肺部炎症广泛,机体的代偿功能不能缓解缺氧和二氧化碳潴留,则病情加重,血氧分压及氧饱和度下降,二氧化碳潴留加剧,出现呼吸功能衰竭。

(2)心肌对缺氧敏感,缺氧及病原体毒素两者作用可导致心肌劳损及中毒性心肌炎,使心肌收缩力减弱,又因缺氧、二氧化碳潴留引起肺小动脉收缩、右心排出阻力增加,可导致心力衰竭。

(3)中枢神经系统对缺氧十分敏感,缺氧和二氧化碳潴留致脑血管扩张、血管通透性增高,脑组织水肿、颅内压增高,表现有神态改变和精神症状,重症者可出现中枢性呼吸衰竭。

(4)缺氧可使胃肠道血管通透性增加,病原体毒素又可影响胃肠道功能,出现消化道症状,重症者可有消化道出血。

(5)肺炎早期由于缺氧,反射性地增加通气,可出现呼吸性碱中毒。机体有氧代谢障碍,酸性代谢产物堆积,加之高热,摄入水分和食物不足,均可导致代谢性酸中毒。二氧化碳潴留、血中H^+浓度不断增加,pH降低,产生呼吸性酸中毒。在酸中毒纠正时二氧化碳潴留改善,pH上升,钾离子进入细胞内,血清钾下降,可出现低钾血症。

(四)临床表现

肺炎为全身性疾病,各系统均有症状。病情轻重不一,病初均有急性上呼吸道感染症状。

主要表现为发热、咳嗽、气急。发热多数为不规则型,热程短者数天,长者可持续1~2周;咳嗽频繁,婴幼儿常咳不出痰液,每在吃乳时呛咳,易引起乳汁误吸而加重病情;气急、呼吸频率增加至每分钟40~60次以上,鼻翼翕动、呻吟并有三凹征,口唇、鼻唇周围及指、趾端发绀,新生儿常口吐泡沫。肺部听诊早期仅为呼吸音粗糙,继而可闻及中、细湿啰音,哭闹时及吸气末期较为明显。病灶融合、肺实变时出现管状呼吸音。若一侧呼吸音降低伴有叩诊浊音时应考虑胸腔积液。体弱婴儿及新生儿的临床表现不典型,可无发热、咳嗽,早期肺部体征亦不明显,但常有呛乳及呼吸频率增快,鼻唇区轻度发绀。重症患儿可表现呼吸浅速,继而呼吸节律不齐,潮式呼吸或叹息样、抽泣样呼吸,呼吸暂停,发绀加剧等呼吸衰竭的症状。

1.循环系统

轻症出现心率增快,重症者心率增快可达 140～160 次/分,心音低钝,面色苍白且发灰,呼吸困难和发绀加剧。若患儿明显烦躁不安,肝脏短期内进行性增大,上述症状不能以体温升高或肺部病变进展解释,应考虑心功能不全。此外,重症肺炎尚有中毒性心肌炎、心肌损害的表现,或由于微循环障碍引起弥散性血管内凝血(DIC)的症状。

2.中枢神经系统

轻者可表现烦躁不安或精神萎靡,重者由于存在脑水肿及中毒性脑病,可发生痉挛、嗜睡、昏迷,重度缺氧和二氧化碳潴留可导致眼球结膜及视神经盘水肿、呼吸不规则、呼吸暂停等中枢性呼吸衰竭的表现。

3.消化系统

轻者胃纳减退、轻微呕吐和腹泻,重症者出现中毒性肠麻痹、腹胀,听诊肠鸣音消失,伴有消化道出血症状(呕吐咖啡样物并有黑便)。

(五)辅助检查

血白细胞总数及中性粒细胞百分比增高提示细菌性肺炎,病毒性肺炎时白细胞计数大多正常。

1.病原学检查

疑为细菌性肺炎,早期可做血培养,同时吸取鼻咽腔分泌物做细菌培养,若有胸腔积液可做穿刺液培养,这有助于细菌病原体的确定。疑病毒性肺炎可取鼻咽腔洗液做免疫荧光检查、免疫酶检测、病毒分离或双份血清抗体测定以确定病原体。

2.血气分析

对气急显著伴有轻度中毒症状的病儿,均应做血气分析。病程中还需进行监测,有助于及时给予适当处理,并及早发现呼吸衰竭的病儿。肺炎患儿常见的变化为低氧血症、呼吸性酸中毒或混合性酸中毒。

3.X 线检查

X 线检查多见于双肺内带及心膈角区、脊柱两旁小斑片状密度增深影,其边缘模糊,中间密度较深,病灶互相融合成片,其中可见透亮、规则的支气管充气影,伴有广泛或局限性肺气肿。间质改变则表现两肺各叶纤细条状密度增深影,行径僵直,线条可互相交错或呈两条平行而中间透亮影称为双轨征;肺门区可见厚壁透亮的环状影为袖口征,并有间质气肿,在病变区内可见分布不均的小圆形薄壁透亮区。

(六)诊断与鉴别诊断

根据临床表现有发热、咳嗽、气急,体格检查肺部闻及中、细水泡音即可做出诊断,还可根据病程、热程、全身症状及有无心功能不全、呼吸衰竭、神经系统的症状来判别病情轻重,结合 X 线摄片结果及辅助检查资料初步做出病因诊断。免疫荧光抗体快速诊断法可及时做出腺病毒、呼吸道合胞病毒等病原学诊断。

支气管肺炎应与肺结核及支气管异物相鉴别。肺结核及肺炎临床表现有相似之处,均有发热、咳嗽,粟粒性肺结核患者尚有气促、轻微发绀,但一般起病不如肺炎急,且肺部啰音不明显,X线摄片有结核的特征性表现,结核菌素试验及结核接触史亦有助于鉴别。气道异物患儿有呛咳史,有继发感染或病程迁延时亦可有发热及气促,X线摄片在异物堵塞部位出现肺不张及肺气肿,若有不透光异物影则可明确诊断。此外,尚需与较少见的肺含铁血黄素沉着症等相鉴别。

(七)并发症

以脓胸、脓气胸、心包炎及败血症(包括葡萄球菌脑膜炎、肝脓疡)为多见,常由金黄色葡萄球菌引起,肺炎链球菌、大肠杆菌亦可引起化脓性并发症。患儿体温持续不降,呼吸急促且伴中毒症状,应摄胸片及作其他相应检查以了解并发症存在情况。

(八)治疗

1.护理

病儿应置于温暖舒适的环境中,室温保持在 20 ℃左右,湿度以 60% 为佳,并保持室内空气流通。做好呼吸道护理,清除鼻腔分泌物、吸出痰液,每天 2 次做超声雾化使痰液稀释便于吸出,以防气道堵塞影响通气。配置营养适当的饮食并补充足够的维生素和液体,经常给患儿翻身、拍背、变换体位或抱起活动以利分泌物排出及炎症吸收。

2.抗生素治疗

根据临床诊断考虑引起肺炎的可能病原体,选择敏感的抗菌药物进行治疗。抗生素主要用于细菌性肺炎或疑为病毒性肺炎但难以排除细菌感染者。根据病情轻重和病儿的年龄决定给药途径,对病情较轻的肺炎链球菌性肺炎和溶血性链球菌性肺炎、病原体未明的肺炎可选用青霉素肌内注射,对年龄小而病情较重的婴幼儿应选用两种抗生素静脉用药。疑为金黄色葡萄球菌感染的患儿选用青霉素 P_{12}、头孢菌素、红霉素,革兰阴性杆菌感染选用第三代头孢菌素或庆大霉素、阿米卡星、氨苄西林,绿脓杆菌肺炎选用羧苄西林、阿米卡星或头孢类抗生素,支原体肺炎选用大环内酯类抗生素。一般宜在热降、症状好转、肺炎体征基本消失或 X 线摄片、胸透病变明显好转后 2～7 天才能停药。病毒性肺炎应用抗生素治疗无效,但合并或继发细菌感染需应用抗生素治疗。

3.对症处理

(1)氧疗:无明显气促和发绀的轻症患儿可不予氧疗,但需保持安静。烦躁不安、气促明显伴有口唇发绀的患儿应给予氧气吸入,经鼻导管或面罩、头罩给氧,一般氧浓度不宜超过 40%,氧流量 1～2 L/min。

(2)心力衰竭的治疗:对重症肺炎出现心力衰竭时,除即给吸氧、镇静剂及适当应用利尿剂外,应给快速洋地黄制剂,可选用:①地高辛口服饱和量<2 岁为 0.04～0.05 mg/kg,>2 岁为 0.03～0.04 mg/kg,新生儿、早产儿为 0.02～0.03 mg/kg;静脉注射量为口服量的 2/3～3/4。首次用饱和量的 1/3～1/2 量,余量分 2～3 次给予,每 4～8 小时 1 次。对先天性心脏病及心力衰竭严重者,在末次给药后 12 小时可使用维持量,为饱和量的 1/5～1/4,分 2 次用,每 12 小时 1 次。应用洋地黄制剂时应慎用钙剂。②毛花苷 C(西地兰),剂量为每次 0.01～0.015 mg/kg,加入 10% 葡萄糖液 5～10 mL 中静脉推注,必要时间隔 2～3 小时可重复使用,一般用 1～2 次后改用地高辛静脉饱和量法,24 小时饱和。此外,亦可选用毒毛花苷 K,饱和量 0.007～0.010 mg/kg,加入 10% 葡萄糖 10～20 mL 中缓慢静脉注射。

(3)降温与镇静:对高热患儿应用物理降温,头部冷敷,冰袋或乙醇擦浴。对乙酰氨基酚 10～15 mg/kg 或布洛芬 5～10 mg/kg 口服,亦可用安乃近 5～10 mg/kg 肌内注射或口服,烦躁不安者应用镇静剂,氯丙嗪(冬眠灵)和异丙嗪(非那根)各 0.5～1.0 mg/kg,或用苯巴比妥(鲁米那)5 mg/kg,肌内注射,亦可用地西泮(安定)每次 0.2～0.3 mg/kg(呼吸衰竭者应慎用)。

(4)祛痰平喘:婴幼儿咳嗽及排痰能力较差,除及时清除鼻腔分泌物及吸出痰液外,可用祛痰剂稀释痰液,用沐舒坦口服或乙酰半胱氨酸雾化吸入,亦可选用中药。对咳嗽伴气喘者应用氨茶碱、复方氯喘、爱纳灵等解除支气管痉挛。

(5)对因低钾血症引起腹胀患儿应纠正低钾,必要时可应用胃肠减压。

4.肾上腺皮质激素的应用

一般肺炎不需应用肾上腺皮质激素,尤其疑为金黄色葡萄球菌感染时不应使用,以防止感染播散。重症肺炎、有明显中毒症状或喘憋较甚者,可短期使用,选用地塞米松或氢化可的松,疗程不超过 3～5 天。

5.维持液体和电解质平衡

肺炎病儿应适当补液,按每天 60～80 mL/kg 计算,发热、气促或入液量少的患儿应适当增加入液量,采用生理维持液(1∶4)均匀静脉滴注,适当限制钠盐。肺炎伴腹泻有重度脱水者应按纠正脱水计算量的 3/4 补液,速度宜稍慢。对电解质失衡的患儿亦应适当补充。

6.脑水肿的治疗

纠正缺氧,使用脱水剂减轻脑水肿,减低颅压。可采用 20%甘露醇每次 1.0～1.5 g/kg,每4～6 小时静脉注射,或短程使用地塞米松每天 5～10 mg,一般疗程不超过 3 天。

7.支持治疗

对重症肺炎、营养不良、体弱患儿应用少量血或血浆做支持疗法。

8.物理疗法

病程迁延不愈者使用理疗,帮助炎症吸收。局部使用微波、超短波或红外线照射,每天 1 次,7～10 天为 1 个疗程,或根据肺部炎症部位不同采用不同的体位拍击背部亦有利于痰液引流和分泌物排出。

9.并发症的治疗

并发脓胸及脓气胸时应给予适当抗生素,供给足够的营养,加强支持治疗,胸腔穿刺排脓,脓液多或稠厚时应作闭合引流。并发气胸时应做闭合引流,发生高压气胸情况紧急时可在第二肋间乳线处直接用空针抽出气体以免危及生命。

(九)预后

轻症肺炎经治疗都能较快痊愈。重症肺炎处理及时,大部分患儿可获痊愈。体弱、营养不良、先天性心脏病、麻疹、百日咳等急性传染病合并肺炎或腺病毒及葡萄球菌肺炎者病情往往危重。肺炎病死者大部分为重症肺炎。

(十)预防

首先应加强护理和体格锻炼,增强小儿的体质,防止呼吸道感染,按时进行计划免疫接种,预防呼吸道传染病,均可减少肺炎的发病。

二、腺病毒肺炎

腺病毒肺炎是小儿发病率较高的病毒性肺炎之一,其特点为重症患者多,病程长,部分患儿可留有后遗症。腺病毒上呼吸道感染及肺炎可在集体儿童机构中流行,出生 6 个月至 2 岁易发本病,我国北方发病率高于南方,病情亦较南方为重。

(一)病因

病原体为腺病毒,我国流行的腺病毒肺炎多数由 3 型及 7 型引起,但 11、5、9、10、21 型亦有报道。临床上 7 型重于 3 型。

(二)病理

腺病毒肺炎病变广泛,表现为灶性或融合性、坏死性肺浸润和支气管炎,两肺均可有大片实变坏死,以两下叶为主,实变以外的肺组织可有明显气肿。支气管、毛细支气管及肺泡有单核细胞及淋巴细胞浸润,上皮细胞损伤,管壁有坏死、出血,肺泡上皮细胞显著增生,细胞核内有包涵体。

(三)临床表现

潜伏期为 3~8 天,起病急骤,体温在 1~2 天内升高至 39 ℃,呈稽留不规则高热,轻症者7~10 天退热,重者持续 2~3 周。咳嗽频繁,多为干咳;同时出现不同程度的呼吸困难及阵发性喘憋。疾病早期即可呈现面色灰白、精神萎靡、嗜睡,伴有纳呆、恶心、呕吐、腹泻等症状,疾病到第 1~2 周可并发心力衰竭,重症者晚期可出现昏迷及惊厥。

肺部体征常在高热 4~7 天后才出现,病变部位出现湿啰音,有肺实变者出现呼吸音减低,叩诊呈浊音,明显实变期闻及管状呼吸音。肺部体征一般在病程第 3~4 周渐渐减少或消失,重症者至第 4~6 周才消失,少数病例可有胸膜炎表现,出现胸膜摩擦音。

部分病儿皮肤出现淡红色斑丘疹,肝、脾肿大,DIC 时表现皮肤、黏膜、消化道出血症状。

(四)辅助检查

早期胸部 X 线摄片无变化,一般在 2~6 天出现,轻者为肺纹理增粗或斑片状炎症影,重症可见大片状融合影,累及节段或整个肺叶,以两下肺为多见,轻者 3~6 周,重者 4~12 周病变才逐渐消失。部分病儿可留有支气管扩张、肺不张、肺气肿、肺纤维化等后遗症。

周围血常规在病变初期白细胞总数大多减少或正常,以淋巴细胞为主,后期有继发感染时白细胞及中性粒细胞可增多。

(五)诊断

主要根据典型的临床表现、抗生素治疗无效、肺部 X 线摄片显示典型病变来诊断。病原学确诊要依据鼻咽洗液病毒检测、双份血清抗体测定,目前采用免疫荧光法及免疫酶技术作快速诊断有助于及时确诊。

(六)治疗

对腺病毒肺炎尚无特效治疗方法,以综合治疗为主。对症治疗、支持疗法有镇静、退热、吸氧、雾化吸入,纠正心力衰竭,维持水、电解质平衡。若发生呼吸衰竭应及早进行气管插管,并使用人工呼吸机。有继发感染时应适当使用抗生素,早期患者可使用利巴韦林。

腺病毒肺炎病死率为 5%~15%,部分患者易遗留迁延性肺炎、肺不张、支气管扩张等后遗症。

三、金黄色葡萄球菌肺炎

金黄色葡萄球菌肺炎是儿科临床常见的细菌性肺炎之一,病情重,易发生并发症。由于耐药菌株的出现,治疗亦较为困难。全年均可发病,以冬春季为多。近年来发病率有下降。

(一)病因与发病机制

病原菌为金黄色葡萄球菌,具有很强的毒力,能产生溶血毒素、血浆凝固酶、去氧核糖核酸分解酶、杀白细胞素。病原菌由人体体表或黏膜进入体内,由于上述毒素和酶的作用,使其不易被杀灭,并随血液循环播散至全身,肺脏极易被累及。尚可有其他迁徙病灶,亦可由呼吸道感染后直接累及肺脏导致肺部炎症。

(二)病理

金黄色葡萄球菌肺炎好发于胸膜下组织,以广泛的出血坏死及多个脓肿形成特点。细支气管及其周围肺泡发生的坏死使气道内气体进入坏死区周围肺间质和肺泡,由于脓性分泌物充塞细支气管,成为活瓣样堵塞,使张力渐增加而形成肺大泡(肺气囊肿)。邻近胸膜的脓肿破裂出现脓胸、气胸或脓气胸。

(三)临床表现

本病多见于婴幼儿,病初有急性上呼吸道感染的症状,或有皮肤化脓性感染。数天后突然高热,呈弛张型,新生儿或体弱婴儿可低热或无热。病情发展迅速,有较明显的中毒症状,面色苍白,烦躁不安或嗜睡,呼吸急促,咳嗽频繁伴气喘,伴有消化道症状如纳呆、腹泻、腹胀,重者可发生惊厥或休克。

患儿发绀、心率增快。肺部体征出现较早,早期有呼吸音减低或散在湿啰音,并发脓胸、脓气胸时表现呼吸音减低,叩诊浊音,语颤减弱。伴有全身感染时因播散的部位不同而出现相应的体征。部分患者皮肤有红色斑丘疹或猩红热样皮疹。

(四)辅助检查

实验室检查白细胞总数及中性粒细胞均增高,部分婴幼儿白细胞总数可偏低,但中性粒细胞百分比仍高。痰液、气管吸出物及脓液细菌培养获得阳性结果,有助于诊断。

X线摄片早期仅为肺纹理增多,一侧或两侧出现大小不等、斑片状密度增深影,边缘模糊。随着病情进展可迅速出现肺大泡、肺脓肿、胸腔积脓、气胸、脓气胸。重者可有纵隔积气、皮下积气、支气管胸膜瘘。病变持续时间较支气管肺炎为长。

(五)诊断与鉴别诊断

根据病史起病急骤、有中毒症状及肺部X线检查显示,一般均可做出诊断,脓液培养阳性可确诊病原菌。临床上需与肺炎链球菌、溶血性链球菌及其他革兰阴性杆菌引起的肺部化脓性病变相鉴别,主要依据病情和病程及病原菌培养阳性结果。

(六)治疗

金黄色葡萄球菌肺炎一般的治疗原则与支气管肺炎相同,但由于病情均较重,耐药菌株增多,应选用适当的抗生素积极控制感染并辅以支持疗法。及早、足量使用敏感的抗生素,采用静脉滴注以维持适当的血浓度,选用青霉素P_{12}或头孢菌素如头孢唑啉加用氨基糖苷类药物,用药后应观察3～5天,无效再改用其他药物。对耐甲氧西林或耐其他药物的菌株(MRSA)宜选用万古霉素。经治疗症状改善者,需在热降、胸片显示病变吸收后再巩固治疗1～2周才能停药。

并发脓胸需进行胸腔闭合引流,并发气胸当积气量少者可严密观察,积气量多或发生高压气胸应即进行穿刺排出气体或闭合引流。肺大泡常随病情好转而吸收,一般不需外科治疗。

(七)预后

由于近年来新的抗生素在临床应用,病死率已有所下降,但仍是儿科严重的疾病,体弱儿及新生儿预后较差。

四、衣原体肺炎

衣原体是一类专一细胞内寄生的微生物,能在细胞中繁殖,有独特的发育周期及独特的酶系统,是迄今为止最小的细菌,包括沙眼衣原体、鹦鹉热衣原体、肺炎衣原体和猪衣原体四个种。其中,肺炎衣原体和沙眼衣原体是主要的人类致病源。鹦鹉热衣原体偶可从动物传给人,而猪衣原体仅能使动物致病。衣原体肺炎主要是指由沙眼衣原体和肺炎衣原体引起的肺炎,目前也有鹦鹉热衣原体引起肺炎的报道,但较为少见。

衣原体都能通过细菌滤器,均含有 DNA、RNA 两种核酸,具有细胞壁,含有核糖体,有独特的酶系统,许多抗生素能抑制其繁殖。衣原体的细胞壁结构与其他的革兰阴性杆菌相同,有内膜和外膜,但都缺乏肽聚糖或胞壁酸。衣原体种都有共同抗原成分脂多糖(LPS)和独特的发育周期,包括具有感染性、细胞外无代谢活性的原体(elementary body,EB)和无感染性、细胞内有代谢活性的网状体(reticular body,RB)。具有感染性的原体可通过静电吸引特异性的受体蛋白黏附于宿主易感细胞表面,被宿主细胞通过吞噬作用摄入胞质。宿主细胞膜通过空泡将 EB 包裹,接受环境信号转化为 RB。EB 经摄入 9～12 小时后,即分化为 RB,后者进行二分裂,形成特征性的包涵体,约 36 小时后,RB 又分化为 EB,整个生活周期为 48～72 小时。释放过程可通过细胞溶解或细胞排粒作用或挤出整个包涵体而离开完整的细胞。RB 在营养不足、抗生素抑制等不良条件下并不转化为 EB,从而不易感染细胞,这可能与衣原体感染不易清除有关。这一过程在不同衣原体种间存在着差异,是衣原体长期感染及亚临床感染的生物学基础。

衣原体在人类致病是与免疫相关的病理过程。人类感染衣原体后,诱发机体产生细胞和体液免疫应答,但这些免疫应答的保护作用不强,因此常造成持续感染、隐性感染及反复感染。衣原体在人类致病是与迟发型超敏反应相关的病理过程。有关衣原体感染所造成的免疫病理损伤,现认为至少存在两种情况:①衣原体繁殖的同时合并反复感染,对免疫应答持续刺激,最终表现为迟发型超敏反应(DTH);②衣原体进入一种特殊的持续体(PB),PB 形态变大,其内病原体的应激反应基因表达增加,产生应激反应蛋白,而应激蛋白可参与迟发型超敏反应,且在这些病原体中可持续检测到多种基因组。当应激条件去除,PB 可转换为正常的生长周期,如 EB。现发现宿主细胞感染愈合后,可像正常未感染细胞一样,当给予适当的环境条件,EB 可再度生长。有关这一衣原体感染的隐匿过程,尚待阐明。

(一)沙眼衣原体肺炎

沙眼衣原体(Chlamydia trachomatis,CT)用免疫荧光法可分为 12 个血清型,即 A～K 加 B_6 型,A、B、B_6、C 型称眼型,主要引起沙眼,D～K 型称眼-泌尿生殖型,可引起成人及新生儿包涵体结膜炎(副沙眼)、男性及女性生殖器官炎症、非细菌性膀胱炎、胃肠炎、心肌炎及新生儿肺炎、中耳炎、鼻咽炎和女婴阴道炎。

1.发病机制

所有沙眼衣原体感染均可趋向于持续性、慢性和不显性的形式。CT 主要是人类沙眼和生殖系统感染的病原,偶可引起新生儿、小婴儿和成人免疫抑制者的肺部感染。分娩时胎儿通过 CT 感染的宫颈可出现新生儿包涵体性结膜炎和新生儿肺炎。CT 主要经直接接触感染,使易感的无纤毛立方柱状或移行的上皮细胞(如结膜、后鼻咽部、尿道、子宫内膜和直肠黏膜)发生感染。常引起上皮细胞的淋巴细胞浸润性急性炎症反应。一次感染不能产生防止再感染的免疫力。

2.临床表现

活动性 CT 感染妇女分娩的婴儿有 10%～20% 出现肺炎。出生时 CT 可直接感染鼻咽部,以后下行至肺引起肺炎,也可由感染结膜的 CT 经鼻泪管下行到鼻咽部,再到下呼吸道。大多数 CT 感染表现为轻度上呼吸道症状,而症状类似流行性感冒,而肺炎症状相对较轻,某些患者表现为急性起病伴一过性的肺炎症状和体征,但大多数起病缓慢。上呼吸道症状可自行消退,咳嗽伴下呼吸道症状感染体征可在首发症状后数天或数周出现,使本病有一个双病程的表现。CT肺炎有非常特征性的表现,常见于6个月以内的婴儿,往往发生在1～3个月龄,通常在生后2～4周发病。但目前已经发现有生后2周即发病者。本病常起病隐匿,大多数无发热,起始症状通常是鼻炎,伴鼻腔黏液分泌物和鼻塞。随后发展为断续的咳嗽、也可表现为持续性咳嗽、呼吸急促,听诊可闻及湿啰音,喘息较少见。一些CT肺炎病例主要表现为呼吸增快和阵发性单声咳嗽。有时呼吸增快为唯一线索,约半数患儿可有急性包涵体结膜炎,可同时有中耳炎、心肌炎和胸腔积液。

与成熟儿比较,极低出生体重儿的CT肺炎更严重,甚至是致死性的,需要长期辅以机械通气,易产生慢性肺部疾病,从免疫力低下的CT下呼吸道感染患者体内,可在感染后相当一段时间仍能分离到CT,现发现毛细支气管炎患者CT感染比例较多,CT是启动抑或加重了毛细支气管炎症状尚待研究。已发现新生儿CT感染后,在学龄期发展为哮喘。对婴幼儿CT感染7～8年再进行肺功能测试,发现大多数表现为阻塞性肺功能异常。CT与慢性肺部疾病间的关系有待阐明。

3.实验室检查

CT肺炎患儿外周血的白细胞总数正常或升高,嗜酸性粒细胞计数增多,超过$400/\mu L$。

CT感染的诊断为从结膜或鼻咽部等病损部位取材涂片或刮片(取材要带柱状上皮细胞,而不是分泌物)发现CT或通过血清学检查确诊。新生儿沙眼衣原体肺炎可同时取眼结膜刮屑物培养和/或涂片直接荧光法检测沙眼衣原体。经吉姆萨染色能确定患者有否特殊的胞质内包涵体,其阳性率分别为:婴儿中可高达90%,成人包涵体结膜炎为50%,但在活动性沙眼患者中仅有10%～30%。对轻症患者做细胞检查无帮助。

早在20世纪60年代已经开展了CT的组织细胞培养,采用组织培养进行病原分离是衣原体感染诊断的金标准。一般都是将传代细胞悬液接种在底部放有玻片的培养瓶中,待细胞长成单层后,将待分离的标本种入。经在CO_2温箱中孵育并进行适当干预后再用异硫氰酸荧光素标记的CT特异性单克隆抗体进行鉴定。常用来观察细胞内形成特异的包涵体及其数目、CT感染细胞占细胞总数的百分率或折算成使50%的组织细胞出现感染病变的CT量(TCID50)等指标。研究发现,因为取材木杆中的可溶性物质可能对细胞培养有毒性作用。用以取样的拭子应该是塑料或金属杆,如果在24小时内不可能将标本接种在细胞上,应保存在4℃或置-70℃储存待用。用有抗生素的培养基作为衣原体转运培养基能最大限度地提高衣原体的阳性率和减少其他细菌过度生长。培养CT最常用的细胞为用亚胺环己酮处理的McCoy或Hela细胞。离心法能促进衣原体吸附到细胞上。培养72小时后用CT种特异性免疫荧光单克隆抗体和姬姆萨或碘染色可查到胞浆内包涵体。

血清抗体水平的测定是目前应用最广泛的诊断衣原体感染的依据。

(1)衣原体微量免疫荧光法(micro-immunofluoresxence,MIF):衣原体最敏感的血清学检测方法,最常作为回顾性诊断。该试验先用鸡胚或组织细胞培养衣原体,并进一步纯化抗原,将浓缩的抗原悬液加在一块载玻片上,按特定模式用抗原进行微量滴样。将患者的血清进行系列倍比稀释后加在抗原上,然后用间接免疫荧光方法测定每一种衣原体的特异抗原抗体反应。通用的诊断标准:①急性期和恢复期的两次血清抗体滴度相差4倍,或单次血清标本的IgM抗体滴度≥1:16和/或单次血清标本的IgG抗体滴度>1:512为急性衣原体感染。②IgM滴度

>1：16且1：16＜IgG＜1：512为既往有衣原体感染。③单次或双次血清抗体滴度＜1：16为从未感染过衣原体。

（2）补体结合试验：可检测患者血清中的衣原体补体结合抗体，恢复期血清抗体效价较急性期增高4倍以上有确诊意义。

（3）酶联免疫吸附法（ELISA）：可用于血清中CT抗体的检测，由于衣原体种间有交叉反应，不主张单独应用该方法检测血清标本。

微量免疫荧光法（micro-immunofluoresxence，MIF）检查衣原体类抗体是目前国际上标准的且最常用的衣原体血清学诊断方法，由于可检测出患儿血清中存在的高水平的非母体IgM抗体，尤其适用于新生儿和婴儿沙眼衣原体肺炎的诊断。由于不同的衣原体种间可能存在着血清学交叉反应，血清标本应同时检测三种衣原体的抗体并比较抗体滴度，以滴度最高的作为感染的衣原体种，但是不能广泛采用这种检查法。新生儿肺炎患者IgM增高，而结膜炎患儿则无IgM抗体增高。

分子生物学方法正成为诊断CT感染的主要技术手段之一，采用荧光定量聚合酶链反应技术（real time PCR）和巢式聚合酶链反应技术（nested PCR）是诊断CT感染的新途径，可早期快速、特异地检测出标本中的CT核酸。

4.影像学表现

胸片和肺CT表现为肺气肿伴间质或肺泡浸润影，多为间质浸润和肺过度充气，也可见支气管肺炎或网状、结节样阴影，偶见肺不张（图3-1）。

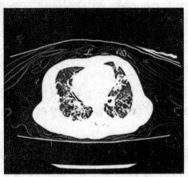

图3-1 双肺广泛间、实质浸润

5.诊断

根据患儿的年龄、相对特异的临床症状及X线非特异性征象，并有赖于从结膜或鼻咽部等分离到CT或通过血清学检查等实验室手段确定诊断。

6.鉴别诊断

（1）RSV肺炎：多见于婴幼儿，大多数病例伴有中高热，持续4～10天，初期咳嗽、鼻塞，常出现气促、呼吸困难和喘憋，肺部听诊多有细小或粗、中啰音。少数重症病例可并发心力衰竭。胸片多数有小点片状阴影，可有不同程度的肺气肿。

（2）粟粒性肺结核：多见于婴幼儿初染后6个月内，特别是3个月内，起病可急可缓，缓者只有低热和结核中毒症状，多数急性起病，症状以高热和严重中毒症状为主，常无明显的呼吸道症状，肺部缺乏阳性体征，但X线检查变化明显，可见在浓密的网状阴影上密度均匀一致的粟粒结节，婴幼儿病灶周围反应显著及易于融合，点状阴影边缘模糊，大小不一而呈雪花状，病变急剧进展可形成空洞。

（3）白色念珠菌肺炎：多发生在早产儿、新生儿、营养不良儿童、先天性免疫功能缺陷及长期应用抗生素、激素及静脉高营养患者，常表现为低热、咳嗽、气促、发绀、精神萎靡或烦躁不安，胸部体征包括叩诊浊音和听诊呼吸音增强，可有管音和中小水泡音。X 线检查有点状阴影、大片实变，少数有胸腔积液和心包积液，同时有口腔鹅口疮，皮肤或消化道等部位的真菌病。可同时与大肠埃希菌、葡萄球菌等共同致病。

7.治疗

治疗药物主要为红霉素，新生儿和婴儿的用量为红霉素每天 40 mg/kg，疗程 2～3 周，或琥乙红霉素每天 40～50 mg/kg，分 4 次口服，连续 14 天；如果对红霉素不能耐受，度过新生儿期的小婴儿应立即口服磺胺类药物，可用磺胺异噁唑每天 100 mg/kg，疗程 2～3 周。有报道应用阿莫西林、多西环素治疗，疗程 1～2 周；或有报道用氧氟沙星，疗程 1 周，但国内目前不主张此类药物用于小儿。

现发现，红霉素疗程太短或剂量太小，常使全身不适、咳嗽等症状持续数天。单用红霉素治疗的失败率是 10％～20％，一些婴儿需要第 2 个疗程的治疗。有研究发现阿奇霉素短疗程 20 mg/（kg·d），每天顿服连续 3 天与红霉素连续应用 14 天的疗效是相同的。

此外，要强调呼吸道管理和对症支持治疗也很重要。

由于局部治疗不能消灭鼻咽部的衣原体，不主张对包涵体结膜炎进行局部治疗，这种婴儿仍有发生肺炎或反复发生结膜炎的危险。对 CT 引起的小婴儿结膜炎或肺炎均可用红霉素治疗 10～14 天，红霉素用量为每天 50 mg/kg，分 4 次口服。

对确诊为衣原体感染患儿的母亲（及其性伴）也应进行确定诊断和治疗。

8.并发症和后遗症

衣原体能在宿主细胞内长期处于静止状态。因此多数患者无症状，如果未治疗或治疗不恰当，衣原体结膜炎能持续数月，且发生轻的瘢痕形成，但能完全吸收。慢性结膜炎可以单独发生，也可作为赖特尔综合征的一部分，赖特尔综合征包括尿道炎、结膜炎、黏膜病和反应性关节炎。

9.预防

为了防止孕妇产后并发症和胎儿感染应在妊娠后 3 个月做衣原体感染筛查，以便在分娩前完成治疗。对孕妇 CT 生殖道感染应进行治疗。产前进行治疗是预防新生儿感染的最佳方法。红霉素对胎儿无毒性，可用于治疗。新生儿出生后，立即涂红霉素眼膏，可有效预防结膜炎。

美国 CDC 推荐对于 CT 感染孕妇可阿奇霉素 1 次 1 g 或阿莫西林 500 mg 口服，每天 3 次连续 7 天，作为一线用药，也可红霉素 250 mg 每天 4 次连续 14 天，或乙酰红霉素 800 mg 每天 4 次连续 14 天是一种可行的治疗手段。

（二）肺炎衣原体肺炎

肺炎衣原体（Chlamydia pneumoniae，CP）仅有一个血清型，称 TWAR 型，是 1986 年从患急性呼吸道疾病的大学生呼吸道中分离到的。目前认为 CP 是一个主要的呼吸道病原，CP 感染与哮喘及冠心病的发生存在着一定的关系。CP 在体内的代谢与 CT 相同，在微生物学特征上与 CT 不同的是，其原体为梨形，原体内没有糖原，主要外膜蛋白上没有种特异抗原。

CP 可感染各年龄组人群，不同地区 CP 感染 CAP 的比例是不同的，在 2％～19％波动，与不同人群和选用的检测方法不同有关。大多数研究选用的是血清学方法，儿童下呼吸道感染率的报道波动在 0～18％，一个对 3～12 岁采用培养方法的 CAP 多中心研究发现的 CP 感染率为

14％,而 MP 感染率是 22％,其中小于 6 岁组 CP 感染率是 15％。大于 6 岁组 CP 感染率是18％,有 20％的儿童同时存在 CP 和 MP 感染,有报道 CP 感染镰状细胞贫血患者 10％～20％出现急性胸部综合征,10％支气管炎症和 5％～10％儿童出现咽炎。

1.发病机制

CP 广泛存在于自然界,但迄今感染仅见于人类。这种微生物能在外界环境生存 20～30 小时,动物实验证明:要直接植入才能传播,空气飞沫传播不是 CP 有效的传播方式。临床研究报道发现,呼吸道分泌物传播是其主要的感染途径,无症状携带者和长期排菌状态可能促进这种传播。其潜伏期较长,传播比较缓慢,平均潜伏期为 30 天,最长可达 3 个月。感染没有明显的季节性,儿童时期其感染的性别差异不明显。现已发现,在军队、养老院等同一居住环境中出现人与人之间的 CP 传播和 CP 感染暴发流行。在某些家庭内 CP 的暴发流行中,婴幼儿往往首先发病,并占发患者数中的多数,甚至有时感染仅在幼儿间传播。初次感染多见于 5～12 岁小儿,但从抗体检查证明整个青少年期和成人期可以又有新的或反复感染,老年期达到顶峰,其中70％～80％血清为阳性反应。血清学流行病学调查显示学龄儿童抗体阳性率开始增加,青少年达 30％～45％,提示存在无症状感染。大约在 15 岁前感染率无性别差异。15 岁以后男性多于女性。流行周期为 6 个月到 2～3 年,有少数地方性流行报道。大概成年期感染多数是再感染,同时可能有多种感染。也有研究发现:多数家庭或集体成员中仅有一人出现 CP 感染,这说明不易发生传播。

在 CP 感染的症状期及无症状期均可由呼吸道检出 CP。已经证明在症状性感染后培养阳性的时间可长达 1 年,无症状性感染时常见抗体反应阳性。尚不清楚症状的存在是否会影响病原的传播。

与 CT 仅侵犯黏膜上皮细胞不同,CP 可感染包括巨噬细胞、外周血细胞、动脉血管壁内皮细胞及平滑肌在内的几种不同的细胞。CP 可在外周血细胞中存活并可通过血液循环及淋巴循环到达全身各部位。CP 感染后,细胞中有关炎细胞因子 IL-1、IL-8、IFN-a 等及黏附因子 ICAM-1表达增多,并可诱导白细胞向炎症部位趋化,既可有利于炎症反应的局部清除,同时也会造成组织的损伤。

2.临床表现

青少年和年轻成人 CP 感染可以为流行性,也可为散发性,CP 以肺炎最常见。青少年中约10％的肺炎、5％的支气管炎、5％的鼻窦炎和 1％的喉炎和 CP 感染有关。Saikku 等在菲律宾318 名 5 岁以下的急性下呼吸道感染患者中,发现 6.4％为急性 CP 感染,3.2％为既往感染。Hammerschlag 等对下呼吸道感染的患者,经培养确定 5 岁以下小儿 CP 感染率为 24％,5～18 岁为 41％,最小的培养阳性者仅为 14 个月大。CP 感染起病较缓慢,早期多为上呼吸道感染症状,类似流行性感冒,常合并咽喉炎、声音嘶哑和鼻窦炎,无特异性临床表现。1～2 周后上感症状逐渐减轻而咳嗽逐渐加重,并出现下呼吸道感染征象,肺炎患者症状轻到中等,包括发热、不适、头痛、咳嗽,常有咽炎,多数表现为咽痛、发热、咳嗽,以干咳为主,可出现胸痛、头痛、不适和疲劳。听诊可闻及湿啰音并常有喘鸣音。CP 肺炎临床表现相差悬殊,可从无症状到致死性肺炎。儿童和青少年感染大部分为轻型病例,多表现为上呼吸道感染和支气管炎,肺炎患者较少。而成人则肺炎较多,尤其是在已有慢性疾病或 CP(TWAR)重复感染的老年患者。CP 在免疫力低下的人群可引起重症感染,甚至呼吸衰竭。

CP 感染的潜伏期为 15～23 天,再感染的患者呼吸道症状往往较轻,且较少发展为肺炎。与支原体感染一样，CP 感染也可引起肺外的表现，如结节性红斑、甲状腺炎、脑炎和 Gullain-Barre 综合征等。

CP 可激发哮喘患者喘息发作，囊性纤维化患者病情加重，有报道从急性中耳炎患者的渗液中分离出 CP，CP 往往与细菌同时致病。有 2%～5% 的儿童和成人可表现为无症状呼吸道感染，持续 1 年或 1 年以上。

3.实验室检查

诊断 CP 感染的特异性诊断依据组织培养的病原分离和血清学检查。CP 在经亚胺环己酮处理的 HEP-2 和 HL 细胞培养基上生长最佳。标本的最佳取材部位为鼻咽后部，如检查 CT 那样用金属丝从胸腔积液中也分离到该病原。有报道经胰酶和/或乙二胺四乙酸钠（EDTA）处理后的标本 CP 培养的阳性率高。已有从胸腔积液中分离到 CP 的报道。

用荧光抗体染色可能直接查出临床标本中的衣原体，但不是非常敏感和特异。用 EIA 法可检测一些临床标本中的衣原体抗原，因 EIAs 采用的是多克隆抗体或属特异单克隆抗体，可同时检测 CP 和 CT。而微量免疫荧光法（MIF），可使用 CP 单一抗原，而不出现同时检测其他衣原体种。急性 CP 感染的血清学诊断标准为：患者 MIF 法双份血清 IgG 滴度 4 倍或 4 倍以上升高或单份血清 IgG 滴度≥1∶512；和/或 IgM 滴度≥1∶16 或以上，在排除类风湿因子所致的假阳性后可诊断为近期感染；如果 IgG≥1∶16 但≤1∶512 提示曾经感染。这一标准主要根据成人资料而定。肺炎和哮喘患者的 CP 感染研究显示有 50% 测不到 MIF 抗体。不主张单独应用 IgG 进行诊断。IgG 滴度 1∶16 或以上仅提示既往感染。IgA 或其他抗体水平需双份血清进行回顾分析才能进行诊断，不能提示既往持续感染。

MIF 和补体结合试验方法敏感性在各种方法不一致，CDC 建议应严格掌握诊断标准。

由于与培养的结果不一致，不主张血清酶联免疫方法进行 CP 感染诊断，有关 CP 儿童肺炎和哮喘儿童 CP 感染的研究发现，有 50% 儿童培养证实为 CP 感染，而并无血清学抗体发现。而且，单纯应用血清学方法不能进行临床微生物评价。

采用各种聚合酶链反应技术（PCR）如荧光定量 PCR 和 Nested PCR 等可早期快速并特异地进行 CP 感染的诊断，已有不少关于其应用并与培养和血清学方法进行对比的研究，有研究报道以 16SrRNA 特异靶序列为目的基因的荧光定量 PCR 方法诊断 CP 感染具有较好的特异性，操作较为简单，且能将标本中的病原体核酸量化，但目前尚无此 PCR 商品药盒。

4.影像学表现

开始主要表现为单侧肺泡浸润，位于肺段和亚段，可见于两肺的任何部位，下叶及肺的周边部多见。以后可进展为双侧间质和肺泡浸润。胸部 X 线表现多较临床症状重。胸片示肺叶浸润影，并可有胸腔积液。

5.诊断及鉴别诊断

临床表现上不能与 MP 等引起的非典型肺炎区分开来，听诊可发现啰音和喘鸣音，胸部影像常较患儿的临床表现重，可表现为轻度、广泛的或小叶浸润，可出现胸腔积液，可出现白细胞数稍高和核左移，也可无明显的变化。培养是诊断 CP 感染的特异方法，最佳的取材部位是咽后壁标本，也可从痰、咽拭子、支气管灌洗液、胸腔积液等标本中取材进行培养。

CP 感染的表现与 MP 不好区分，CP 肺炎患者常表现为轻到中度的全身症状，如发热、乏力、头痛、咳嗽、持续咽炎，也可出现胸腔积液和肺气肿，重症患者常出现肺气肿。

MP 肺炎：多见于学龄儿童及青少年，婴幼儿也不少见，潜伏期 2～3 周，症状轻重不等，主要特点是持续剧烈咳嗽,婴幼儿可出现喘息,全身中毒症状相对较轻,可伴发多系统、多器官损害,X线所见远较体征显著,外周血白细胞数大多数正常或增高,血沉增快,血清特异性抗体测定有诊断价值。

6.治疗

其治疗与肺炎支原体肺炎相似,但不同之处在于治疗的时间要长,以防止复发和清除存在于呼吸道的病原体。体外药物敏感试验显示四环素、红霉素及一些新的大环丙酯类(阿奇霉素和克拉红霉素)和喹诺酮类(氧氟沙星)抗生素有活性。对磺胺类耐药。首选治疗为红霉素,新生儿和婴儿的用量为红霉素每天 40 mg/kg,疗程 2~3 周,一般用药 24~48 小时体温下降,症状开始缓解。有报道单纯应用一个疗程,部分病例仍可复发,如果无禁忌,可进行第二疗程治疗。也可采用克拉霉素和阿奇霉素治疗,其中阿奇霉素的疗效要优于克拉霉素,用法为克拉霉素疗程 21 天,阿奇霉素疗程 5 天,也可应用利福平、罗红霉素、多西环素进行治疗。

有研究发现,选用红霉素治疗 2 周,甚至四环素或多西环素治疗 30 天者仍有复发病例。可能需要 2 周以上长期的治疗,初步资料显示 CP 肺炎患儿服用红霉素悬液 40~50 mg/(kg·24 小时),连续 10~14 天,可清除鼻咽部病原的有效率达 80% 以上。克拉霉素每天 10 mg/kg,分 2 次口服,连续 10 天,或阿奇霉素每天 10 mg/kg,口服 1 天,第 2~5 天阿奇霉素每天 5 mg/kg,对肺炎患者的鼻咽部病原的清除率达 80% 以上。

7.预后

CP 感染的复发较为常见,尤其抗生素治疗不充分时,但较少累及呼吸系统以外的器官。

8.预防

CP 肺炎按一般呼吸道感染预防即可。

(三)鹦鹉热衣原体肺炎

病原为鹦鹉热衣原体(Chlamydia psittaci,CPs),CPs 和 CT 沙眼衣原体仅有 10% 的 DNA 同源。可通过 CPs 包涵体不含糖原、包涵体形态和对磺胺类药物的敏感性与 CT 沙眼衣原体相鉴别。CPs 有多个不同的种,可感染大多数的鸟类和包括人在内的哺乳动物,目前认为 CPs 菌株至少有 5 个生物变种,单克隆抗体测定显示鸟生物变种至少有 4 个血清型,其中鹦鹉和火鸡血清型是美国鸟类感染的最重要血清型。

1.发病机制

虽然原先命名为鹦鹉热,实际上所有的鸟类,包括家鸟和野鸟均是 CPs 的天然宿主。对人类威胁最大的是家禽加工厂(特别是火鸡加工厂)、饲养鸽子和笼中宠鸟。近几年在美国通过对家禽喂含四环素的饲料和对进口鸟在检疫期用四环素治疗,这种感染率已经降低。这种病原体可存在于鸟排泄物、血、腹腔脏器和羽毛内。引起人类感染的主要机制大概是由于吸入干的排泄物;吸入粪便气溶胶、粪尘和含病原的动物分泌物是感染的主要途径。作为感染源的鸟类可无症状或表现拒食、羽毛竖立、无精打采和排绿水样便。受染的鸟类可以是无症状或仅有轻微症状,但在感染后仍能排菌数月。易患鹦鹉热的高危人群包括养鸟者、鸟的爱好者、宠物店的工作人员。人类感染常见于长期或密切接触者,但据报道约 20% 的鹦鹉热患者无鸟类接触史。但是在家禽饲养场发生鹦鹉热流行时,也有仅接触死家禽、切除死禽内脏物发病。已有报道人类发生反复感染者可持续携带病原体达 10 年之久。

鹦鹉热几乎只是成人的疾病,可能因为小儿接触鸟类或加工厂或在家庭内接触的可能性较少。

病原体吸入呼吸道,经血液循环侵入肝、脾等单核-吞噬细胞系统,在单核吞噬细胞内繁殖后,再血行播散至肺和其他器官。肺内病变常开始于肺门区域,血管周围有炎症反应,并向周围扩散小叶性和间质性肺炎,以肺叶或肺段的下垂部位最为明显,细支气管及支气管上皮引起脱屑和坏死。早期肺泡内充满中性粒细胞及水肿渗出液,不久即被多核细胞所代替,病变部位可产生实变及少量出血,肺实变有淋巴细胞浸润,可出现肺门淋巴结肿大。有时产生胸膜炎症反应。肝脏可出现局部坏死,脾常肿大,心、肾、神经系统及消化道均可受累产生病变。

有猜测存在人与人之间的传播,但尚未证实。

2.临床表现

鹦鹉热既可以是呼吸道感染,也可以是以呼吸系统为主的全身性感染。儿童鹦鹉热的临床表现可从无症状感染到出现肺炎、多脏器感染不等。潜伏期平均为 15 天,一般为 5～21 天,也可长达 4 周。起病多隐匿,病情轻时如流感样,也可突然发病,出现发热、寒战、头痛、出汗和其他许多常见的全身和呼吸道症状,如不适无力、关节痛、肌痛、咯血和咽炎。发热第一周可达 40 ℃以上,伴寒战和相对缓脉,常有乏力,肌肉关节痛,畏光,鼻出血,可出现类似伤寒的玫瑰疹,常于病程 1 周左右出现咳嗽,咳嗽多为干咳,咳少量黏痰或痰中带血等。肺部很少有阳性体征,偶可闻及细湿啰音和胸膜摩擦音,双肺广泛受累者可有呼吸困难和发绀。躯干部皮肤可见一过性玫瑰疹。严重肺炎可发展为谵妄、低氧血症甚至死亡。头痛剧烈,可伴有呕吐,常被疑诊为脑膜炎。

3.实验室检查

白细胞数常不升高或可出现轻度白细胞数升高,同时可有门冬氨酸氨基转移酶(谷丙转氨酶)、碱性磷酸酶和胆红素增高。

有报道 25% 鹦鹉热患者存在脑膜炎,其中半数脑脊液蛋白增高(400～1 135 mg/L),未见脑脊液中白细胞数增加。

4.影像学表现

CPs 肺炎胸片常有异常发现,肺部主要表现为不同程度的肺部浸润,如弥漫性支气管肺炎或间质性肺炎,可见由肺门向外周放射的网状或斑片状浸润影,多累及下叶,但无特异性。单侧病变多见,也可双侧受累,肺内病变吸收缓慢,偶见大叶实变或粟粒样结节影及胸膜渗出。可出现胸腔积液。肺内病变吸收缓慢,有报道治疗 7 周后有 50% 的患者病灶不能完全吸收。

5.诊断

由于临床表现各异,鹦鹉热的诊断困难。本病与鸟类的接触史非常重要,但 20% 的鹦鹉热患者接触史不详,尚无人与人之间传播的证据。出现高热、严重头痛和肌痛症状的肺炎患者,结合患者有鸟接触史等阳性流行病学资料和血清学检查确定诊断。

从胸腔积液和痰中可培养出病原体,CPs 与 CP、CT 的培养条件是相同的,由于其潜在的危险,鹦鹉热衣原体除研究性实验室外一般不能培养。

实验室检查诊断多数是靠特异性补体结合性抗体检测。特异性补体结合试验或微量免疫荧光试验阳性,恢复期(发病第 2～3 周)血清抗体效价比急性期增高 4 倍或单次效价为 1∶32 或以上即可确定诊断。诊断的主要方法是血清补体结合试验,是种特异性的。

补体结合(complement fixation,CF)抗体试验不能区别是 CP 还是 CPs,如小儿抗体效价增高,更多可能是 CP 感染的血清学反应。

CDC 认为鹦鹉热确诊病例需要符合临床疾病过程、鸟类接触病史,采用以下三种方法之一进行确定:呼吸道分泌物病原学培养阳性,相隔 2 周血 CF 抗体 4 倍上升或 MIF 抗体 4 倍以上升高,MIF 单份血清 IgM 抗体滴度大于或等于 16。

可疑病例必须在流行病学上与确诊病例密切相关,或症状出现后单份 CF 或 MIF 抗体在 1∶32 以上。

由于 MIF 也用于诊断 CP 感染,用 MIF 检测可能存在与其他衣原体种或细菌感染间的交叉反应,早期针对鹦鹉热采用四环素进行治疗,可减少抗体反应。

6.鉴别诊断

(1)MP 肺炎:多见于学龄儿童及青少年,婴幼儿也不少见,潜伏期 2～3 周,症状轻重不等,主要特点是持续剧烈咳嗽,婴幼儿可出现喘息,全身中毒症状相对较轻,可伴发多系统、多器官损害,X 线所见远较体征显著,外周血白细胞数大多数正常或增高,血沉增快,血清特异性抗体测定有诊断价值。

(2)结核病:小儿多有结核病接触史,起病隐匿或呈现慢性病程,有结核中毒症状,肺部体征相对较少,X 线所见远较体征显著,不同类型结核有不同特征性影像学特点,结核菌素试验阳性、结核菌检查阳性,可较早出现全身结核播散病灶等明确诊断。

(3)真菌感染:不同的真菌感染的临床表现多样,根据患者有无免疫缺陷等基础疾病、长期应用抗生素、激素等病史、肺部影像学特征、病原学组织培养、病理等检查,经试验和诊断性治疗明确诊断。

7.治疗

CPs 对四环素、氯霉素和红霉素敏感,但不主张四环素在 8 岁以下小儿应用。新生儿和婴儿的用量为红霉素每天 40 mg/kg,疗程 2～3 周。也有采用新型大环内酯类抗生素,应注意鹦鹉热的治疗显效较慢,发热等临床症状一般要在 48～72 小时方可控制,有报道红霉素和四环素这两种抗生素对青少年的用量为每天 2 g,用 7～10 天或热退后继续服用 10 天。复发者可进行第二个疗程,发生呼吸衰竭者,需氧疗和进一步机械呼吸治疗。

多西环素 100 mg 每天 2 次或四环素 500 mg 每天 4 次在体温正常后再继续服用 10～14 天,对危重患者可用多西环素 4.4 mg/(kg·d)每 12 小时口服 1 次,每天最大量是 100 mg。对 9 岁以下不能用四环素的小儿,可选用红霉素 500 mg 每天 4 次口服。由于初次感染往往并不能产生长久的免疫力,有治疗 2 个月后病情仍复发的报道。

8.预后

鹦鹉热患者应予隔离,痰液应进行消毒;应避免接触感染的鹦鹉等鸟类或禽类可预防感染;加强国际进口检疫和玩赏鸟类的管理。未经治疗的死亡率是 15%～20%,若经适当治疗的死亡率可降至 1% 以下,严重感染病例可出现呼吸衰竭,有报道孕妇感染后可出现胎死宫内。

9.预防

病原体对大多数消毒剂、热等敏感,对酸和碱抵抗。严格鸟类管理,应用鸟笼,并避免与病鸟接触;对可疑鸟类分泌物应进行消毒处理,并对可疑鸟隔离观察 30～45 天;对眼部分泌物多、排绿色水样便或体重减轻的鸟类应隔离;避免与其他鸟类接触,不能买卖。接触的人应严格防护,穿隔离衣,并戴 N95 型口罩。

五、支原体肺炎

(一)病因

支原体是细胞外寄生菌,属暗细菌门、柔膜纲、支原体目、支原体科(Ⅰ、Ⅱ)、支原体属(Ⅰ、

Ⅱ）。支原体广泛寄居于自然界,迄今已发现支原体有60余种,可引起动物、人、植物等感染。支原体的大小介于细菌与病毒之间,是能独立生活的病原微生物中最小者,能通过细菌滤器,需要含胆固醇的特殊培养基,在接种10天后才能出现菌落,菌落很小,病原直径为125～150 nm,与黏液病毒的大小相仿,含DNA和RNA,缺乏细胞壁,呈球状、杆状、丝状等多种形态,革兰染色阴性。目前肯定对人致病的支原体有3种,即肺炎支原体(mycoplasma pneumoniae,MP)、解脲支原体及人型支原体。其中肺炎支原体是人类原发性非典型肺炎的病原体。

(二)流行病学

MP是儿童时期肺炎或其他呼吸道感染的重要病原之一。本病主要通过呼吸道飞沫传播。全年都有散发感染,秋末和冬初为发病高峰季节,每2～6年可在世界范围内同时发生流行。MP感染的发病率各地报道差异较大,一般认为MP感染所致的肺炎在肺炎总数中所占的比例可因年龄、地区、年份及是否为流行年而有所不同。

(三)发病机制

直接损害:肺炎支原体缺乏细胞壁,且没有其他与黏附有关的附属物,故其依赖自身的细胞膜与宿主靶细胞膜紧密结合。当肺炎支原体侵入呼吸道后,借滑行运动定位于纤毛毡的隐窝内,以其尖端特殊结构(即顶器)牢固的黏附于呼吸道黏膜上皮细胞的神经氨酸受体上,抵抗黏膜纤毛的清除和吞噬细胞的吞噬。与此同时,MP会释放有毒代谢产物,如氨、过氧化氢、蛋白酶及神经毒素等,从而造成呼吸道黏膜上皮的破坏,并引起相应部位的病变,这是MP的主要致病方式。P1被认为是肺炎支原体的主要黏附素。

免疫学发病机制:人体感染MP后体内先产生IgM,后产生IgG、SIgA。由于MP膜上的甘油磷脂与宿主细胞有共同抗原成分,感染后可产生相应的自身抗体,形成免疫复合物,如在出现心脏、神经系统等并发症的患者血中,可测到针对心肌、脑组织的抗体。另外,人体感染MP后炎性介质、酸性水解酶、中性蛋白水解酶和溶酶体酶、氧化氢等产生增加,导致多系统免疫损伤,出现肺及肺外多器官损害的临床症状。

肺炎支原体多克隆激活B淋巴细胞,产生非特异的与支原体无直接关联的抗原和抗体,如冷凝集素的产生。比较而言,肺炎支原体引起的非特异性免疫反应比特异性免疫反应明显。

由于肺炎支原体与宿主细胞有共同抗原成分,可能会被误认为是自身成分而允许寄生,逃避了宿主的免疫监视,不易被吞噬细胞摄取,从而得以长时间寄居。

肺炎支原体肺炎的发病机制尚未完全阐明,目前认为肺炎支原体的直接侵犯和免疫损伤均存在,是二者共同作用的结果,但损害的严重程度及作用时间长短不清。

(四)病理表现

支原体肺炎主要病理表现为间质性肺炎和细支气管炎,有些病例病变累及肺泡。局部黏膜充血、水肿、增厚,细胞膜损伤,上皮细胞纤毛脱落,有淋巴细胞、嗜酸性粒细胞、中性粒细胞、巨噬细胞浸润。

(五)临床表现

潜伏期2～3周,高发年龄为5岁以上,婴幼儿也可感染,目前认为肺炎支原体感染有低龄化趋势。起病一般缓慢,主要症状为发热、咽痛和咳嗽。热度不一,可呈高热、中等度热或低热。咳嗽有特征性,病程早期以干咳为主,呈阵发性,较剧烈,类似百日咳,影响睡眠和活动。后期有痰,黏稠,偶含少量血丝。支原体感染可诱发哮喘发作,一些患儿伴有喘息。若合并中等量以上胸腔积液,或病变广泛尤其以双肺间质性浸润为主时,可出现呼吸困难。婴幼儿的临床表现可不典型,多伴有喘鸣和呼吸困难,病情多较严重,可发生多系统损害。肺部体征少,可有呼吸音减低,病程后期可出现湿性啰音,肺部体征与症状及影像学表现不一致,为支原体肺炎的特征。我们在临床上发现,肺炎支原体可与细菌、病毒混合感染,尤其是与肺炎链球菌、流感嗜血杆菌、EB病毒等混合感染,使病情加重。

(六)影像学表现

胸部X线表现如下。①间质病变为主:局限性或普遍性肺纹理增浓,边界模糊有时伴有网结状阴影或较淡的斑点阴影,或表现单侧或双侧肺门阴影增大,结构模糊,边界不清,可伴有肺门周围斑片阴影(图3-2)。②肺泡浸润为主:病变的大小形态差别较大,以节段性浸润常见,其内可夹杂着小透光区,形如支气管肺炎。也可呈肺段或大叶实变,发生于单叶或多叶,可伴有胸膜积液(图3-3、图3-4)。③混合病变:同时有上两型表现。

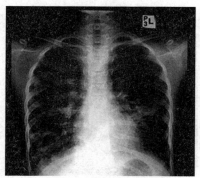

图3-2　支原体肺炎(间质病变为主)

双肺纹理增浓,边界模糊,伴有网结状阴影和左肺门周围片状阴影

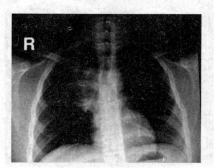

图3-3　支原体肺炎(肺泡浸润为主)

右上肺浸润,其内夹杂着小透光区

由于支原体肺炎的组织学特征是急性细支气管炎,胸部CT除上述表现外,可见网格线影、小叶中心性结节、树芽征及支气管管壁增厚、管腔扩张(图3-5)。树芽征表现反映了有扩大的小叶中心的细支气管,它们的管腔为黏液、液体所嵌顿。在HRCT上除这些征象外,还可见马赛克灌注、呼气时空气潴留的气道阻塞。

重症支原体肺炎可发生坏死性肺炎,胸部CT强化扫描后可显示坏死性肺炎。影像学完全恢复的时间长短不一,有的肺部病变恢复较慢,病程较长,甚至发生永久性损害。国外文献报道及临床发现,在相当一部分既往有支原体肺炎病史的儿童中,HRCT上有提示为小气道阻塞的异常表现,包括马赛克灌注、支气管扩张、支气管管壁增厚、血管减少,呼气时空气潴留,病变多累及两叶或两叶以上(图 3-6),即遗留 BO 或单纯支气管扩张征象,其部位与全部急性期时胸片所示的浸润区位置一致,这些异常更可能发生于支原体抗体滴度较高病例。

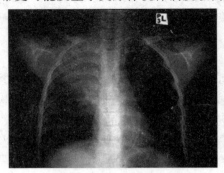

图 3-4 右上肺实变

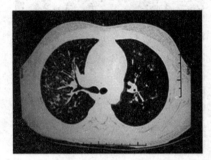

图 3-5 小叶中心性结节、树芽征、支气管管壁增厚、管腔扩张

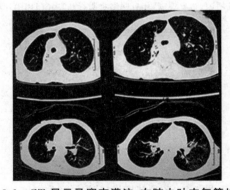

图 3-6 CT 显示马赛克灌注、右肺中叶支气管扩张

难治性或重症支原体肺炎:根据我们的病例资料分析,肺炎支原体肺炎的临床表现、病情轻重、治疗反应及胸部 X 线片表现不一。一些病例发病即使早期应用大环内酯类抗生素治疗,体温持续升高,剧烈咳嗽,胸部 X 线片示一个或多个肺叶高密度实变、不张或双肺广泛间质性浸润(图 3-7,图 3-8),常合并中量胸腔积液,支气管镜检查发现支气管内黏稠分泌物壅塞,或伴有坏死黏膜,病程后期亚段支气管部分或完全闭塞,致实变、肺不张难于好转,甚至出现肺坏死,易遗留闭塞性细支气管炎和局限性支气管扩张。双肺间质性改变严重者可发生肺损伤和呼吸窘迫,并可继发间质性肺炎。这些病例为难治性或重症支原体肺炎。

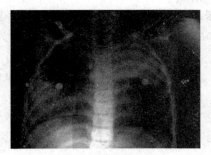

图 3-7　双肺实变

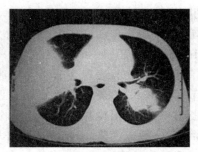

图 3-8　双肺实变

肺外并发症有如下几种。

神经系统疾病:在肺炎支原体感染的肺外并发症中,无论国内国外,报道最多的为神经系统疾病。发生率不明。与肺炎支原体感染相关的神经系统疾病可累及大脑、小脑、脑膜、脑血管、脑干、脑神经、脊髓、神经根、周围神经等,表现为脑膜脑炎、急性播散性脑脊髓膜炎、横断性脊髓炎、无菌性脑膜炎、周围神经炎、吉兰-巴雷综合征、脑梗死、Reye 综合征等。我们在临床发现,肺炎支原体感染引起的脑炎最常见。近期我们收治 1 例肺炎支原体肺炎合并胸腔积液患儿,发生右颈内动脉栓塞,导致右半侧脑组织全部梗死,国外有类似的病例报道。神经系统疾病可发生于肺炎支原体呼吸道感染之前、之中、之后,少数不伴有呼吸道感染而单独发生。多数病例先有呼吸道症状,相隔 1～3 周出现神经系统症状。临床表现因病变部位和程度不同而异,主要表现为发热、惊厥、头痛、呕吐、神志改变、精神症状、脑神经障碍、共济失调、瘫痪、舞蹈-手足徐动等。脑脊液检查多数正常,异常者表现为白细胞数升高、蛋白升高、糖和氯化物正常,类似病毒性脑炎。脑电图可出现异常。CT 和 MRI 多数无明显异常。病情轻重不一,轻者很快缓解,重者可遗留后遗症。

泌尿系统疾病:在与肺炎支原体感染相关的泌尿系统疾病中,最常见的为急性肾小球肾炎综合征,类似链球菌感染后急性肾小球肾炎,表现为血尿、蛋白尿、水肿、少尿、高血压,血清补体可降低。与链球菌感染后急性肾小球肾炎相比,潜伏期一般较短,血尿恢复快。文献认为与肺炎支原体感染相关的肾小球肾炎的发生率有升高趋势,预后与其病理损害有关,病理损害重,肾功能损害也重,病程迁延,最终可进展为终末期肾衰竭。病理类型可多种多样,有膜增生型、系膜增生型、微小病变型等。肺炎支原体感染也可引起 IgA 肾病,小管性-间质性肾炎,少数患者可引起急性肾衰竭。

心血管系统疾病:肺炎支原体感染可引起心肌炎和心包炎,甚至心功能衰竭。常见的表现为心肌酶谱升高、心律失常(如传导阻滞、室性期前收缩等)。肺炎支原体肺炎可合并川崎病或肺炎支原体感染单独引起川崎病,近年来有关肺炎支原体感染与川崎病的关系已引起国内的关注。此外,肺炎支原体肺炎可引起心内膜炎,我们曾收治肺炎支原体肺炎合并心内膜炎的患儿,心内膜出现赘生物。

血液系统疾病:以溶血性贫血多见。另外,也可引起血小板数减少、粒细胞减少、再生障碍性贫血、凝血异常,出现脑、肢体动脉栓塞及 DIC。国外文献有多例报道肺炎支原体感染合并噬血细胞综合症、类传染性单核细胞增多症。由于目前噬血细胞综合征、传染性单核细胞增多症的发病率有增多趋势,除与病毒感染相关外,肺炎支原体感染的致病作用不容忽视。由于肺炎支原体可与 EB 病毒混合感染,当考虑肺炎支原体为传染性单核细胞增多症的病因时,应慎重。

皮肤黏膜表现:皮疹多见,形态多样,有红斑、斑丘疹、水疱、麻疹样或猩红热样丘疹、荨麻疹及紫癜等,但以斑丘疹和疱疹为多见,常发生在发热期和肺炎期,持续1~2周。最严重的为Stevens-Johnson综合征。

关节和肌肉病变:表现为非特异性肌痛、关节痛、关节炎。非特异性肌痛多为腓肠肌疼痛。有时关节痛明显,关节炎以大中关节多见,可游走。

胃肠道系统:可出现腹痛、腹泻、呕吐、肝损害。肺炎支原体肺炎引起的肝功能损害较常见,经保肝治疗,一般能恢复,目前尚未见肝坏死的报道。也可引起上消化道出血、胰腺炎、脾大。

(七)实验室检查

目前国内外采用的MP诊断方法主要包括经典的培养法、血清学抗体检测和核酸检测方法。

MP的分离培养和鉴定可客观反映MP感染的存在,作为传统的检测手段,至今仍是支原体鉴定的金标准。其缺点是费时耗力,由于MP对培养条件要求苛刻,生长缓慢,做出判定需3~4周。当标本中MP数量极少、培养基营养标准不够或操作方法不当时,均会出现假阴性。由于MP培养困难、花费时间长,多数实验室诊断均采用血清学方法,如补体结合试验(complement fixation test,CFT或CF)、颗粒凝集试验(particle agglutination test,PAT或PA)、间接血凝试验(indirect hemagglutination test,IHT)和不同的ELISA法等。近年多采用颗粒凝集法(PA)测定MP抗体,值得注意其所测得的抗体90%为MP IgM,但也包含了10%左右的MP IgG,PA法阳性为滴度>1:80。除MP IgM外还可检测MP IgA抗体,其出现较IgM稍晚,但持续时间长、特异性强,测定MP IgA可提高MP感染诊断的敏感性和特异性。

PCR的优点在于可检测经过处理用于组织学检测的组织,或已污染不能进行分离培养的组织。只需一份标本,1天内可完成检测,与血清学方法比较,可检测更早期的感染,并具有高敏感性的优势,检测标本中的支原体无须是活体。已有报道将实时PCR(real time PCR)技术应用于MP感染诊断,该技术将PCR的灵敏性和探针杂交的特异性合二为一,是目前公认的准确性和重现性最好的核酸分子技术。Matezou等应用此方法在痰液中检测MP,发现22%MP IgM阴性的MP感染病例。有学者认为如果将实时PCR和EIA检测MP IgM相结合,则在MP感染急性期可达到83%阳性检出率。Daxboeck等对29例MP感染致CAP患者的血清用实时PCR技术与常规PCR技术作对比研究显示:所有标本常规PCR均阴性,但实时PCR检出15例MP感染(52%阳性率),该研究不仅证明实时PCR的敏感性,更对传统观念做了修正,即MP感染存在支原体血症。

(八)诊断

血清IgG抗体呈4倍以上升高或降低,同时MP分离阳性者,有绝对诊断意义。血清IgM抗体阳性伴MP分离阳性者,也可明确MP感染诊断。如仅有4倍以上抗体改变或下降至原来的1/4,或IgM阳性(滴度持续>1:160),推测有近期感染,应结合临床表现进行诊断。目前国内在阳性标准上并不统一,这直接影响到对MP流行病学的评估和资料间比较。

(九)鉴别诊断

1.细菌性肺炎

重症支原体肺炎患儿影像学表现为大叶实变伴胸腔积液,外周血中性粒细胞数升高,CRP明显升高,与细菌性肺炎难于鉴别。支原体肺炎的肺泡炎症与间质炎症常混合存在,即在大片实变影周围或对侧有网点状、网结节状阴影,常有小叶间隔增厚、支气管血管束增粗和树芽征等间质性改变,这在细菌性肺炎少见。另外,支原体肺炎的胸腔积液检查常提示白细胞数轻度升高,以淋巴细胞为主。病原学检查如支原体抗体阳性,痰液和胸腔积液细胞培养是可靠的鉴别诊断依据。

2.肺结核

浸润性肺结核见于年长儿,临床表现为发热、咳嗽,肺部体征不多,重者可出现肺部空洞和支气管播散。支气管播散表现为小叶中心结节、树芽征、支气管壁增厚、肺不张等征象。由于浸润性肺结核和支原体肺炎的发病年龄、临床和影像表现相似,二者易混淆。鉴别点:浸润性肺结核出现支气管播散表现病程相对较长,起病缓慢,浸润阴影有空洞形成。支原体肺炎支原体抗体阳性,而浸润性肺结核 PPD 皮试阳性、痰液结核分枝杆菌检查阳性。支原体肺炎经大环内酯类抗生素有效。另外,因支原体肺炎可引起肺门淋巴结肿大,易误诊为原发性肺结核,但原发性肺结核除肺门淋巴结肿大外,往往伴有气管或支气管旁淋巴结肿大,并彼此融合、PPD 皮试阳性。支原体肺炎也可引起双肺类似粟粒样阴影,易误诊为急性血行播散性肺结核,但支原体肺炎粟粒阴影的大小、密度、分布不均匀,肺纹理粗乱、增多或伴网状阴影,重要的鉴别依据仍是 PPD 皮试、支原体抗体检测及对大环内酯类抗生素的治疗反应。

(十)后遗症

国外文献报道,支原体肺炎后可以导致长期的肺部后遗症,如支气管扩张、肺不张、闭塞性细支气管炎(bronchiolitis obliterans,BO)、闭塞性细支气管炎伴机化性肺炎(bronchiolitis obliterans organising pneumonia,BOOP)、单侧透明肺、肺间质性纤维化。

(十一)治疗

小儿 MPP 的治疗与一般肺炎的治疗原则基本相同,宜采用综合治疗措施。包括一般治疗、对症治疗、抗生素、糖皮质激素等。

1.抗生素

大环内酯类抗生素、四环素类抗生素、氟喹诺酮类等,均对支原体有效,但儿童主要使用的是大环内酯类抗生素。

大环内酯类药物中的红霉素仍是治疗 MP 感染的主要药物,红霉素对消除支原体肺炎的症状和体征明显,但消除 MP 效果不理想,不能消除肺炎支原体的寄居。常用剂量为 50 mg/(kg·d),轻者可分次口服,重症可考虑静脉给药,疗程一般主张不少于 2~3 周,停药过早易于复发。红霉素对胃肠道刺激大,并可引起血胆红素及转氨酶升高,以及有耐药株产生的报道。

近年来使用最多的不是红霉素而是阿奇霉素,阿奇霉素在人的细胞内浓度高而在细胞外浓度低。阿奇霉素口服后 2~3 小时达血药峰质量浓度,生物利用率为 37%,具有极好的组织渗透性,组织水平高于血药浓度 50~100 倍,而血药浓度只有细胞内水平的 1/10,服药 24 小时后巨噬细胞内阿奇霉素水平是红霉素的 26 倍,在中性粒细胞内为红霉素的 10 倍。其剂量为 10 mg/(kg·d),1 次/天。

文献中有许多关于治疗 MPP 的疗效观察文章,有学者认为红霉素优于阿奇霉素;有学者认为希舒美(阿奇霉素)可代替红霉素静脉滴注;有学者认为克拉霉素在疗程、依从性、不良反应上均优于阿奇霉素;也有学者认为与红霉素比较,阿奇霉素可作为治疗 MPP 的首选药物,但目前这些观察都不是随机、双盲、对照研究,疗效标准几乎都是临床症状的消失,无病原清除率的研究。

2.肾上腺糖皮质激素的应用

目前认为在支原体肺炎的发病过程中,有支原体介导的免疫损伤参与,因此,对重症 MP 肺炎或肺部病变迁延而出现肺不张、支气管扩张、BO 或有肺外并发症者,可应用肾上腺皮质激素治疗。根据国外文献及临床总结,糖皮质激素在退热、促进肺部实变吸收,减少后遗症方面有一定作用。可根据病情,应用甲泼尼龙、氢化可的松、地塞米松或泼尼松。

3.支气管镜治疗

根据临床观察,支原体肺炎病程中呼吸道分泌物黏稠,支气管镜下见黏稠分泌物阻塞支气管,常合并肺不张。因此,有条件者,可及时进行支气管镜灌洗。

4.肺外并发症的治疗

目前认为并发症的发生与免疫机制有关。因此,除积极治疗肺炎、控制 MP 感染外,可根据病情使用激素,针对不同并发症采用不同的对症处理办法。

(曾凡梅)

第十节 肺 水 肿

肺水肿是一种肺血管外液体增多的病理状态,浆液从肺循环中漏出或渗出,当超过淋巴引流时,多余的液体即进入肺间质或肺泡腔内,形成肺水肿。

一、临床表现

起病或急或缓。胸部不适,或有局部痛感。呼吸困难和咳嗽为主要症状。常见苍白、青紫及惶恐神情,咳嗽时往往吐出泡沫性痰液,并可见少量血液。初起时,胸部物理征主要见于后下胸,如轻度浊音及多数粗大水泡音,逐渐发展到全肺。心音一般微弱,脉搏速而微弱,当病变进展可出现倒气样呼吸,呼吸暂停,周围血管收缩,心搏过缓。

二、病理生理

基本原因是肺毛细血管及间质的静水压力差(跨壁压力差)和胶体渗透压差间的平衡遭到破坏所致。肺水肿常见病因如下。

(1)肺毛细血管静水压升高即血液动力性肺水肿。①血容量过多。②左室功能不全、排血不足,致左房舒张压增高。③肺毛细管跨壁压力梯度增加。

(2)血浆蛋白渗透压降低。

(3)肺毛细血管通透性增加,亦称中毒性肺水肿或非心源性肺水肿。

(4)淋巴管阻塞,淋巴回流障碍也是肺水肿的原因之一。

(5)肺泡毛细血管膜气液界面表面张力增高。

(6)其他原因形成肺水肿:①神经源性肺水肿。②高原性肺水肿。③革兰阴性菌败血症。④呼吸道梗阻,如毛细支气管炎和哮喘。

间质性肺水肿及肺泡角新月状积液时,多不影响气体交换,但可能引起轻度肺顺应性下降。肺泡大量积液时可出现下列变化:①肺容量包括肺总量、肺活量及残气量减少。②肺顺应性下降,气道阻力及呼吸功能增加。③弥散功能障碍。④气体交换障碍导致动静脉分流,结果动脉血氧分压减低。气道出现泡沫状液体时,上述通气障碍及换气障碍更进一步加重,大量肺内分流出现,低氧血症加剧。当通气严重不足时,动脉血二氧化碳分压升高,血液氢离子浓度增加,出现呼吸性酸中毒。若缺氧严重,心排血量减低,组织血灌注不足,无氧代谢造成乳酸蓄积,可并发代谢性酸中毒。

三、诊断

间质肺水肿多无临床症状及体征。肺泡水肿时,肺顺应性减低,首先出现症状为呼吸增快,动脉血氧降低,PCO_2 由于通气过度可下降,表现为呼吸性碱中毒。肺泡水肿极期时,上述症状及体征进展,缺氧加重,如抢救不及时可因呼吸循环衰竭而死亡。

X 线检查间质肺水肿可见索条阴影,淋巴管扩张和小叶间隔积液各表现为肺门区斜直线条和肺底水平条状的 Kerby A 和 B 线影。肺泡水肿则可见小斑片状阴影。随病程进展,阴影多融合在肺门附近及肺底部,形成典型的蝴蝶状阴影或双侧弥漫片絮状阴影,致心影模糊不清。可伴叶间及胸腔积液。

四、鉴别诊断

肺水肿需与急性肺炎、肺不张及成人呼吸窘迫综合征等相鉴别。

五、治疗

治疗的目的是改善气体交换,迅速减少液体蓄积和去除病因。

(一)改善肺脏通气及换气功能、缓解缺氧

首先抽吸痰液保持气道通畅,对轻度肺水肿缺氧不严重者可给鼻导管低流量氧。如肺水肿严重,缺氧显著,可相应提高吸氧浓度,甚至开始时用 100% 氧吸入。在下列情况用机械通气治疗:①有大量泡沫痰、呼吸窘迫。②动静脉分流增多时,当吸氧浓度虽增至 50%~60% 而动脉血氧分压仍低于 6.7~8.0 kPa(50~60 mmHg)时,表示肺内动静脉分流量超过 30%。③动脉血二氧化碳分压升高。应用人工通气前,应尽量将泡沫吸干净。如间歇正压通气用 50% 氧吸入而动脉氧分压仍低 8.0 kPa(60 mmHg)时,则应用呼气末正压呼吸。

(二)采取措施,将水肿液驱回血循环

(1)快速作用的利尿剂如呋塞米对肺水肿有良效,在利尿前症状即可有好转,这是由于肾外效应,血重新分布,血从肺循环到体循环去。注射呋塞米 5~15 分钟后,肺毛细血管压可降低,然后较慢出现肾效应,即利尿及排出钠、钾,大量利尿后,肺血量减少。

(2)终末正压通气,提高了平均肺泡压,使肺毛细血管跨壁压力差减少,使水肿液回流入毛细血管。

(3)肢体缚止血带及头高位以减少静脉回心血量,可将增多的肺血量重新分布到周身。

(4)吗啡引起周围血管扩张,减少静脉回心血量,降低前负荷。又可减少焦虑,降低基础代谢。

(三)针对病因治疗

如针对高血容量采取脱水疗法;针对左心衰竭应用强心剂,用 α 受体阻滞剂如酚妥拉明 5 mg 静脉注射,使血管扩张,减少周围循环阻力及肺血容量,效果很好。近年来有用静点硝普钠以减轻心脏前后负荷,加强心肌收缩能力,降低高血压。

(四)降低肺毛细血管通透性

激素对毛细血管通透性增加所致的非心源性肺水肿,如吸入化学气体、呼吸窘迫综合征及感染性休克的肺水肿有良效。可用氢化可的松 5～10 mg/(kg·d)静脉滴注。病情好转后及早停用。使用抗生素对因感染中毒引起的肺毛细血管通透性增高所致肺水肿有效。

(五)其他治疗

严重酸中毒若适当给予碳酸氢钠或三羟甲基氨基甲烷(THAM)等碱性药物,酸中毒纠正后收缩的肺血管可舒张,肺毛细血管静水压降低,肺水肿减轻。

当肺损伤可能因有毒性的氧自由基引起时可用抗氧化剂治疗,以清除氧自由基,减轻肺水肿。

(曾凡梅)

第十一节　肺泡蛋白沉积症

肺泡蛋白沉积症(pulmonary alveolar proteinosis,PAP)是一种儿科少见病,以肺泡腔内充满大量过碘酸雪夫(periodic acid schiff,PAS)反应阳性的蛋白物质为主要病理特征,多见于20～50岁人群,男女比例为 2∶1～4∶1。患者因肺泡内过量聚集蛋白物质而造成肺通气和换气功能异常,出现呼吸困难。多数病例为获得性(特发性)PAP,少部分可继发于其他疾病或因吸入化学物质而引起。

一、肺泡表面活性物质的功能和代谢

肺泡表面活性物质的功能主要在于降低肺泡气水界面张力,防止肺泡萎陷。而发挥这一作用的主要是脂质成分,它约占表面活性物质成分的 90%,其余 10% 为蛋白质类。这些肺泡表面活性脂质、蛋白由肺泡 II 型上皮细胞产生、储存并分泌入肺泡内,由 II 型细胞和肺泡巨噬细胞吞噬吸收,并经由板层小体来循环。肺泡 II 型细胞、肺泡巨噬细胞均参与了循环的过程。

肺泡表面活性物质的蛋白质类成分中有四种表面活性蛋白(surfactant protein,SP)完成了该类物质的功能,分别是两种水溶性蛋白质 SP-A、SP-D,两种疏水蛋白 SP-B、SP-C。SP-A 和 SP-B 与游离钙连接,构成管状鞘磷脂(表面活性物质形成过程的过度结构)的骨架。疏水蛋白 SP-B 和 SP-C 的主要功能在于催化磷脂进入肺泡气水界面,为磷脂层提供分子构架,并维持管状鞘磷脂的稳定(SP-B 与 SP-A 联合作用)。

粒细胞-巨噬细胞集落刺激因子(granulocyte-macrophage colony-stimulating factor,GM-CSF)可由肺泡上皮细胞产生,是一种 23 kDa 的生长因子,在中性粒细胞、单核-巨噬细胞系统的增殖和分化方面起重要促进作用。它通过与肺泡巨噬细胞表面的特异性受体结合,促进肺泡巨噬细胞的最终分化,刺激其对表面活性物质的降解、病原的识别和吞噬、细菌杀灭等功能,达到对肺泡内脂质和蛋白物质的吞噬和降解作用,维持表面活性物质的代谢稳态。

二、病因和发病机制

自 1958 年 Rosen SH 等人首次对 PAP 进行总结报道以来,国内外学者经过大量实验研究,认识到 PAP 是肺泡表面活性物质代谢异常的一种疾病,与肺泡巨噬细胞清除表面活性物质的功能下降有关。

基于目前对 PAP 发病机制的认识,可大致将该病分为先天性、继发性和获得性(特发性)3 种。

(一)先天性 PAP

组织病理学表现与年长儿和成年人病例相似。大部分先天性 PAP 为常染色体隐性遗传致病,常因 SP-B 基因纯合子结构移位突变(121ins2)导致不稳定 SP-B mRNA 出现,引起 SP-B 水平下降,并继发 SP-C 加工过程的异常,出现 SP-C 增高。SP-B 缺乏造成板层小体和管状鞘磷脂生成的减少及肺泡腔内蛋白物质的沉积,从而引起发病。有资料显示,SP-B 基因突变出现的频率为 1/3 000～1/1 000。SP-C 和 SP-D 的基因变异引起 PAP,也可以引起新生儿呼吸窘迫,但是这两种情况的组织病理学变化与先天性 SP-B 缺乏不同,且 SP-B 缺乏合并的 SP-C 异常加工在 SP-D 缺乏时不出现。

另外,一部分先天性 PAP 患儿并不存在上述缺陷,却发现 GM-CSF 特异性受体 βc 链的缺陷。GM-CSF 的受体包括 2 部分:α 链(绑定单位)和 β 链(信号转导单位,它同时也是 IL-3 和 IL-5 的受体组成部分),该受体存在于肺泡巨噬细胞和肺泡 II 型细胞表面,且在一些造血细胞表面也有这些受体存在。编码 GM-CSF/IL-3/IL-5 受体 βc 链的基因突变会导致 PAP 发病,且先天性 PAP 患者单核细胞与中性粒细胞的绑定,以及细胞对 GM-CSF 和白介素 3 的反应在体外试验中有受损表现。大量临床资料证明这一类传导通路的异常与 PAP 发病有关。

2003 年,Mohammed Tredano 等人对 40 例不明原因呼吸窘迫的患儿进行了研究和分析,结果认为先天性 SP-B 缺乏是因 SFTPB 基因突变(常见 1549C 到 GAA 或 121ins2)造成的,具有常染色体隐性遗传特性,这一缺陷引起板层小体和管状鞘磷脂生成减少及肺泡腔内蛋白物质沉积;而先天性 PAP 不一定存在 SP-B 缺乏,且存在 SP-B 缺乏者也不一定存在 SFTPB 基因突变;并主张将先天性 SP-B 缺乏与先天性 PAP 分别定义。

然而不论是 SFTPB 基因还是编码 GM-CSF/IL-3/IL-5 受体 βc 链的基因突变,均有大量资料证明此二者会导致肺泡内沉积大量脂质蛋白物质,且都有明显的常染色体隐性遗传倾向。故先天性 SP-B 缺乏是否为先天性 PAP 的一个亚型或本身就是一种独立的疾病,尚需进一步研究鉴别来建立统一的诊断和分类标准。

(二)继发性 PAP

个体暴露在能够使肺泡巨噬细胞在数目减少或功能受损的条件下,引起表面活性物质清除功能异常即可产生 PAP,称继发性 PAP。长时间以来,人们发现很多可引起 PAP 的疾病,如赖氨酸尿性蛋白耐受不良、急性硅肺病和其他吸入综合征、免疫缺陷病、恶性肿瘤、造血系统疾病(如白血病)等。

赖氨酸尿性蛋白耐受不良作为一种少见的常染色体隐性遗传病,存在"y+L 氨基酸转移因子 1"基因突变,造成质膜转运氨基二羧酸能力缺陷,引起精氨酸、赖氨酸、鸟氨酸转运障碍,并出现多系统表现。BALF 超微结构检查可见多发的板层结构、致密体,这些都是在 PAP 患者中可见的,提示了本病同时存在有磷脂代谢的问题。本病尚可引起造血系统受累,使 βc 链的表达异常,最终导致 PAP。

急性硅肺病,与短期内大量接触高浓度的可吸入游离硅有关,最早是在 19 世纪 30 年代发现的一种少见的硅肺,为强调其在组织学上与 PAP 的相似,后来被称为"急性硅-蛋白沉着症"。其他吸入性物质如水泥尘、纤维素纤维、铝尘、二氧化钛等,均被证实与 PAP 的发生有关。但这些关联是否真的为发病原因尚不完全清楚。

一些潜在的免疫缺陷病,如胸腺淋巴组织发育不良、重症联合免疫缺陷、选择性 IgA 缺乏,或实质脏器移植后的类似医源性免疫抑制状态下,无功能的 T、B 淋巴细胞可能会直接干扰肺泡巨噬细胞和肺泡 Ⅱ 型上皮细胞调节的表面活性物质代谢稳态,从而出现 PAP。

PAP 还与潜在的恶性病有关,特别是造血系统恶性病。PAP 最常见继发于髓系白血病和骨髓增生异常综合征,在这二者中,肺泡巨噬细胞可能衍生自其自身的恶性克隆,或造血系统的异常造成其功能的特异性缺陷,使清除表面活性物质的功能受损。也有证据证明在髓系白血病患者中有 GM-CSF 信号转导的缺陷如 βc 表达的缺失,造成肺泡巨噬细胞对 GM-CSF 无反应,从而影响表面活性物质正常代谢引起 PAP 的发生。上述缺陷在造血功能成功重建后可被纠正,突出了造血系统异常在继发性 PAP 病因中的重要作用。另外研究还发现了另一重要机制:对 GM-CSF 无反应的异常白血病细胞替代或置换了正常的肺泡巨噬细胞,引起 PAP 发病。

(三)获得性(特发性)PAP

获得性 PAP 为最常见类型,约占 PAP 患者总数的 90%。随着多年来人们对肺泡表面活性物质代谢稳态、调节因素等研究的深入,逐渐认识到获得性 PAP 的发病与 GM-CSF 的作用密切相关。

通过培育 GM-CSF- 和 βc- 的小鼠进行试验,证实了 GM-CSF 的生理学作用,并发现这些小鼠不存在造血功能的异常,却有肺泡巨噬细胞清除表面活性物质功能的障碍,伴有肺部的淋巴细胞浸润。而同时表面活性物质的产生则不受影响,进一步论证了 PAP 并非表面活性物质生成过多,而是因清除障碍引起的过度沉积。

早在 26 年前就发现获得性 PAP 患者的支气管肺泡灌洗液和血清在体外可阻断单核细胞对促细胞分裂剂的反应,但一直未能找到原因。直到 1999 年,Nakata 等在获得性 PAP 患者支气管肺泡灌洗液和血清中发现一种能中和 GM-CSF 的自身抗体,而这种抗体是先天性和继发性 PAP 及其他肺疾病患者所没有的。

这种自身抗体可竞争性地抑制内源性 GM-CSF 与其受体 βc 链结合,从而阻断了 GM-CSF 的信号转导,造成一种活性 GM-CSF 缺乏的状态,引起肺泡巨噬细胞的吞噬功能、趋向能力、微生物杀灭能力的减低。且随后的研究中又证实在获得性 PAP 患者中不存在 GM-CSF 基因和受体 βc 的缺陷,更加明确了这一自身抗体在发病机制中的重要角色。这种抗体在全身循环系统中广泛存在,解释了进行双肺移植后病情复发的原因。GM-CSF 仅在肺泡巨噬细胞的最终分化和功能上是必要的,而在其他组织的巨噬细胞却不是必需的,解释了仅有肺部产生病变的原因。

正常人在生理状态下产生这种自身抗体的概率很小,仅有 0.3%(4/1258)可以检测到。有自身免疫性疾病的患者比正常人更易产生这种自身抗体。

Thomassen 等人还发现 PAP 患者 BALF 中 GM-CSF 减低,同时,抑制性细胞因子 IL-10(一种 B 细胞刺激因子,它刺激 B 细胞的增殖和 GM-CSF 抗体的生成)增高。正常状态下单核细胞和肺泡巨噬细胞在黏多糖刺激下可分泌 GM-CSF,而 IL-10 可抑制这一现象。对 PAP 患者的 BALF 给予 IL-10 抗体来中和 IL-10 后,会使 GM-CSF 的生成得到增加。

三、病理改变

纤维支气管镜下气管支气管一般无特殊异常,部分患者可有慢性感染的黏膜水肿表现。支气管肺泡灌洗液(bronchoalveolar lavage fluid,BALF)外观为米汤样混浊,可呈乳白色或淡黄色,静置后管底可见与灌洗液颜色相同的泥浆样沉淀物。BALF 涂片光镜下可见到大量无定形碎片,其内有巨噬细胞,PAS 染色阳性。

取肺组织活检,肉眼可见肺组织质地变硬,病变区肺组织可呈现小叶中心结节、腺泡结节及大片状改变,病变区与正常肺组织或代偿性肺气肿混合并存,切面可见白色或黄色液体渗出。光镜下,肺泡结构基本正常,其内 PAS 染色阳性的磷脂蛋白样物质充盈(图 3-9,图 3-10),肺泡间隔淋巴细胞浸润、水肿、成纤维细胞增生及胶原沉积形成小叶内间隔和小叶间隔增厚。电镜下可见肺泡腔中有絮状及颗粒状沉着物,肺泡Ⅱ型上皮细胞增生,胞质中可见板层小体,肺泡腔内有大量肺泡Ⅱ型细胞分泌的嗜锇性和絮状物质,肺间质变宽,可见成纤维细胞增生和大量胶原及弹性纤维,还可见淋巴细胞和肥大细胞浸润。

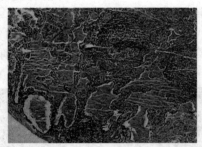

图 3-9　肺泡腔内填充均质粉染物质(HE 染色光镜×40)
2 岁女童,主因"气促干咳 8 个月,加重伴指趾端青紫、肿胀 6 个月"住院,经肺活检确诊 PAP

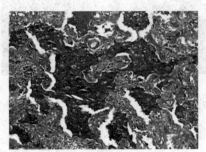

图 3-10　肺泡腔内填充均质粉染物质(PAS 染色光镜×100)
2 岁女童,主因"气促干咳 8 个月,加重伴指趾端青紫、肿胀 6 个月"住院,经肺活检确诊 PAP

四、临床表现

PAP 临床表现多样,多数患者均隐匿起病,临床症状缺乏特异性,主要表现为进行性加重的气促和呼吸困难。早期多在中等量活动后自觉症状明显,随病情进展而出现呼吸困难、发绀、杵状指(趾)等表现;咳嗽也是 PAP 主要表现之一,多为干咳,偶尔可有咯血,合并呼吸道感染时可有脓性痰。干咳和呼吸困难的严重程度与肺泡内沉积物的量有关,但临床症状一般较影像学表现为轻。另外可有乏力、盗汗、体重下降、食欲缺乏等一般症状。

查体可见慢性缺氧体征,如毛细血管扩张、发绀、杵状指(趾)等,肺部听诊呼吸音粗,多无干湿性啰音,部分病例可闻及捻发音或小爆裂音。

五、实验室检查

血常规多正常,部分患者可见由慢性缺氧引起的红细胞和血红蛋白增高,合并感染者可有白细胞增高。大部分患者有乳酸脱氢酶不同程度上升。

血气分析呈现不同程度的低氧血症,可有过度通气。pH 大多正常。

肺功能检查可见多数患者肺总量、残气量降低,以弥散功能降低为主,部分患者可有通气功能障碍。

六、影像学特点

(一)胸部 X 线

X 线表现可为云絮状密度增高影,高密度阴影内可见肺纹理影和增厚的网格状小叶间隔,病灶多对称分布于双侧中、下肺野,呈弥漫性磨玻璃样改变;有些病例高密度影呈自肺门向外发散状(蝶翼征),有支气管充气相,类似急性肺水肿表现。也可为两肺广泛分布的结节状阴影,其密度不均匀,大小不等,边缘模糊,部分融合,伴有小透亮区(图 3-11)。

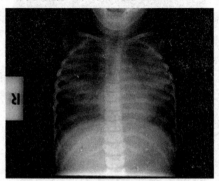

图 3-11　肺泡蛋白沉积症胸片
女,2 岁,经肺活检确诊 PAP,胸部 X 线片示双肺弥漫性磨玻璃样改变

(二)HRCT 特征(图 3-12,图 3-13)

(1)"碎石路"征(crazy paving appearance,CPA)由弥漫性磨玻璃影及其内部的网格状小叶间隔增厚组成。病理学上,磨玻璃影系低密度的磷脂蛋白充填肺泡腔所致。网格状阴影的形成多数认为是小叶间隔和小叶内间隔因水肿、细胞浸润或纤维化而增厚。

(2)病变累及的范围和分布与肺段或肺叶的形态无关,其斑片状或补丁状阴影可跨段或跨叶、可累及部分或全部肺叶,病变可随机分布于肺野中央区、周围区或全肺野。病灶与正常肺组织之间分界清楚,且边缘形态各异,如直线状、不规则或成角等,呈典型的地图样分布。

(3)实变区内可见支气管充气征,但表现为充气管腔细小且数量和分支稀少,这可能与充盈肺泡腔的磷脂蛋白密度较低和部分小气道被填充等有关。

(4)病变形态学特征在短时间内不发生明显改变。

(5)不伴有空洞形成、蜂窝改变、淋巴结肿大、胸腔积液和明显的实变区等。

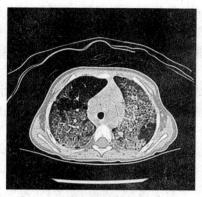

图 3-12 肺泡蛋白沉积症 HRCT

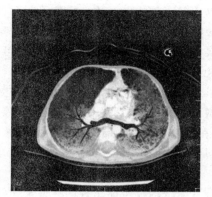

图 3-13 肺泡蛋白沉积症 HRCT

目前认为 CPA 仅为疾病在病程某一阶段内特定的影像改变,而并非 PAP 特征性表现,凡具有形成磨玻璃影和小叶间隔增厚等病理机制的疾病均可呈现 CPA,如多种原因的肺炎(卡氏肺囊虫性肺炎、外源性脂类肺炎、阻塞性肺炎、急性放射性肺炎和药物性肺炎等)、肺结核、肺出血、特发性间质性肺炎、外源性脂质性肺炎、肺炎型肺泡癌、弥漫性癌性淋巴管炎、成人呼吸窘迫综合征等多种肺弥漫性间质和实质性疾病。尚需结合患者临床表现和 HRCT 其他征象做好鉴别。

七、诊断及鉴别诊断

PAP 的确诊需以纤支镜或肺活检的病理检查结果为依据,结合患儿临床特点、影像学检查,可对大多数患者做出诊断。应注意与闭塞性细支气管炎、肺水肿、特发性肺含铁血黄素细胞沉着症、肺纤维化、结节病、肺泡细胞癌等相鉴别。

血清中表面活性蛋白含量增高可见于多数 PAP 患者,但缺乏特异性。特发性肺纤维化、肺炎、肺结核、泛细支气管炎患者中也可见。

八、治疗

以往曾针对 PAP 脂质蛋白沉积的病理特点使用糖皮质激素治疗、碘化钾溶液和胰蛋白酶雾化等方法,但效果均不肯定。也曾采用肺移植治疗 PAP,但有排异反应、并发症多、难度大、费用高,且临床观察和动物实验均发现移植肺仍会继续发生肺泡内表面活性物质的大量沉积,不但不能解决根本问题,而且在改善患者临床症状方面效果也不理想。

(一)全肺灌洗(whole lung lavage,WLL)

WLL 是目前为止公认行之有效的正规治疗方法。WLL 最早在 1960 年由 Ramirez-Rivera 提出,即在患者口服可待因的基础上,经皮-气管穿刺置入导管,以温生理盐水滴入,并通过改变患者体位来达到灌洗液各个肺段的目的。事实证明这种物理清除沉积物的方法在改善症状和肺功能方面作用显著,可提高 5 年存活率。随着全肺灌洗概念被广泛接受、纤维支气管镜技术的不断成熟、全身麻醉技术的常规应用,这一灌洗疗法逐渐被优化,安全性显著提高,每次灌洗液量逐渐加大,在同样一个治疗过程中完成双肺的连续灌洗,缩短治疗时间,减少患者痛苦。若灌洗过程中有低氧血症,必要时还可辅以部分体外膜式人工氧合法。

另外,局部肺叶肺段的灌洗是近来在灌洗治疗方法上的一个演变,操作简单安全,在大部分医院都可以开展。适用于不能耐受常规麻醉下全肺灌洗的患者,或那些轻症的仅用少量灌洗液就可以清除沉积物者。这一操作不需要气管插管、术后特殊护理和常规麻醉,常见的不良反应是剧烈咳嗽,可能因此中断操作,且灌洗液量限制在 2 L,约为全肺灌洗量的 1/10,因此需要更多的治疗次数,增加了患者痛苦。全肺灌洗可以增加巨噬细胞迁徙能力,并防止机会性致病菌感染,但肺叶灌洗不存在这些特点。

虽然大量文献证实了这种方法的有效性,但关于疗效评估目前尚无统一标准。全肺灌洗并不能做到一劳永逸,它只是物理性地清除沉积在肺泡腔的物质,并没有从根本上解决 PAP 的发病,故在灌洗治疗后虽有暂时性的病情缓解,但会复发,可能需要再次灌洗。病情缓解的平均持续时间约为 15 个月,仅有少于 20%的患者在 1 次灌洗后的 3 年随访时间内未再次出现 PAP 的症状。

全肺灌洗治疗可能出现的并发症包括低氧血症、血流动力学改变、肺炎、脓毒症、呼吸窘迫综合征和气胸。最常见的是低氧血症,特别是灌洗液的清空阶段,会减低气道压力,增加灌洗肺的灌注。血流动力学的不稳定在治疗过程中也可能出现,这使有创血压监测成为必要的配置并应该伴随灌洗治疗过程。全肺灌洗需要常规麻醉,并需要有经验的麻醉师和手术小组,且术后需要相应的护理配置。另外反复的气管插管会造成患者气管内肉芽肿的形成和狭窄。

总之,目前全肺灌洗仍是治疗 PAP 的标准方法之一,且有较好的发展前景。

(二)GM-CSF 的应用

随着特发性 PAP 患者有高滴定度的 GM-CSF 抗体的发现,引出了补充 GM-CSF 的治疗方法。

在既往多项研究中,给予患者 $5\sim9$ μg/(kg·d)的剂量皮下注射 GM-CSF,累计共 10/21 例患者对这种初始剂量反应好,也有一些患者对高剂量的用药反应好。疗效持续时间平均 39 周。但这一治疗的方法有效率比灌洗治疗低很多,且即使反应好的患者也需要 $4\sim6$ 周的时间方能提高动脉氧分压,显然对重症 PAP 患者不能作为应急手段来应用。

GM-CSF 疗法一般耐受很好,既往报道的不良反应包括注射部位的皮肤红斑或硬结、粒细胞减少症(停药后可恢复)、发热、寒战、恶心、呕吐、低氧低血压综合征、面红、心动过速、肌肉骨骼痛、呼吸困难、僵直、不随意的腿部痉挛和晕厥等。虽然没有迟发毒性作用的报道,但是长时间监测对于明确其效果和不良反应仍是十分重要的。

GM-CSF 作为一种针对获得性 PAP 发病机制的治疗,有确定效果,但探索最适剂量、最适疗程、与抗体滴度的关系、最适给药途径,需要进一步积累经验。

(三)造血干细胞和骨髓移植

实验证明 βc 链基因突变小鼠应用野生型小鼠的骨髓进行骨髓移植和造血系统重建可逆转肺部的病理改变;而仅仅进行肺移植,大多数小鼠在不久以后复发,提示骨髓移植有可能对部分继发于血液系统疾病的 PAP 患者有效。作为小儿或青少年少见的遗传性疾病,范科尼贫血和 PAP 均与 GM-CSF/IL-3/IL-5 受体 β 链功能缺失有关,目前有报道用同种异体造血干细胞移植来治疗这两种疾病。该方法作为治疗少见的单基因遗传病的一种新的手段,其疗效尚待进一步证实。

(四)基因治疗

针对先天性 PAP 表面活性蛋白 B 缺乏或 GM-CSF/IL-3/IL-5 受体 βc 链基因突变的 PAP 患者,在人上皮细胞的体外试验和小鼠的体内试验中,将带有 SP-B 和 SP-A 的 DNA 转入细胞体内,均有相应的表面活性蛋白的表达。GM-CSF 缺乏的小鼠肺泡Ⅱ型细胞经过基因重组技术后,可选择性表达 GM-CSF,改善 PAP 症状,提示基因治疗有可能成为 PAP 治疗的新途径(图 3-14)。

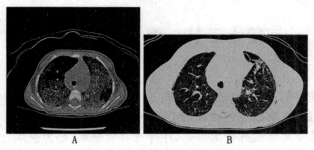

图 3-14　治疗前后 CT 对比
A.治疗前;B.治疗后
两肺广泛间质改变及少许实质浸润,肺内病变大部吸收

(五)支持治疗

Uchida 等人曾报道了 GM-CSF 抗体对中性粒细胞功能的影响。他们的研究表明 PAP 患者中性粒细胞抗微生物功能在基础状态和受 GM-CSF 激活后的状态都存在缺陷。尤其是 PAP 患者中性粒细胞的吞噬指数和吞噬功能分别低于正常对照组的 90% 和 30%。中性粒细胞的基础黏附功能、全血的超氧化能力、对金葡菌的杀灭能力均减低。而且在体外实验中,中性粒细胞受 GM-CSF 活化后的功能也受损。因此,PAP 患者继发感染很常见,多见奴卡菌。任何感染征象的出现都应该给予强有力的治疗,包括支气管肺泡灌洗。

氧疗、支气管扩张剂、抗生素、呼吸支持等支持治疗是防止感染、支气管痉挛和呼吸衰竭发生的有效措施。

双肺移植对那些肺灌洗无效的先天性 PAP 或 PAP 关联肺纤维化如硅沉着症或灌洗时反复气胸者适用。但有文献报道,移植后的肺仍可能再次发生 PAP 的改变。

九、预后

PAP 预后包括病情稳定但症状持续存在,进行性加重,自行缓解。

有文献统计了 343 例 PAP 患者自确诊(包括最后尸检确诊的病例)之日起的生存时间,平均为 18 个月,最长的是 26 年。2 年、5 年和 10 年的实际生存率分别为 78.9%±8.2%、74.7%±8.1% 和 68.3%±8.6%。总体生存率在性别上相差不大(5 年,男 74% 女 76%)。5 岁以下的患者很少见,且预后差。

共有 24/303(7.9%)PAP 患者自发缓解。从诊断或出现症状到自发缓解的平均时间分别为 20 个月和 24 个月,没有人症状反复或加重,没有死亡。这些患者中 PAP 处于一种"休眠状态",是疾病的病理生理过程被逆转,还是仅仅在功能、症状和影像学上的严重程度减轻了,尚不明确。目前还没有一个非侵袭性的简单检查可以鉴别到底是病理生理学上的"治愈"了,还是疾病转入了一个亚临床状态。

如上述北京儿童医院确诊的 1 例 PAP 患儿(图 3-14A),放弃治疗 2 年后随访,在当地未予任何医疗干预,呼吸困难症状自行好转,杵状指(趾)和肢端发绀等体征减轻,活动耐量与正常儿童无异。复查肺 HRCT 如图 3-14B,可见肺内病变明显吸收好转,但仍有广泛间质病变;复查肺功能未见显著异常。

(曾凡梅)

第十二节 重 症 肺 炎

肺炎是常见的儿童疾病之一,也是导致婴幼儿死亡的主要疾病。重症肺炎除了有严重的呼吸功能障碍以外,由于缺氧、病原毒素或坏死组织释放及全身性炎症反应,导致其他脏器的结构和功能异常。临床上除了严重的呼吸困难外,还伴有呼吸衰竭、心力衰竭、中毒性肠麻痹、中毒性脑病、休克及弥漫性血管内凝血等多脏器多系统功能障碍,以及全身中毒症状,属于儿科危重疾病,应积极处理。

一、临床表现

(一)一般临床表现

多起病急,骤起高热,但新生儿、重度营养不良患儿可以不发热,甚至体温不升。此外,还可有精神萎靡、面色苍白、纳差等表现。

(二)呼吸系统的临床表现

1.气促与呼吸困难

患儿有明显的气促和呼吸困难,呼吸频率加快,并可伴有鼻翼翕动、三凹症、唇周发绀等表现。不同年龄段有不同表现:①新生儿与小婴儿突出表现为点头状呼吸、呻吟、口吐白沫和呼吸暂停。②婴幼儿易出现气促、呼吸困难,这与肺代偿功能差、气道较为狭窄有关,不能完全反映肺实质的炎症程度;但大龄儿童如出现明显的气促与呼吸困难,除非为哮喘样发作,否则提示有广泛的肺部病变或严重的并发症。肺部体征因感染的病原类型、病变性质和部位不同有所差别,可以有局限性吸气末细湿啰音;如有肺大片实变或不张,局部叩诊呈浊音、语颤增强、呼吸音减弱或出现支气管呼吸音,但小婴儿由于哭吵、不配合、潮气量小等原因,有时很难发现,需要仔细、反复的检查。

2.呼吸衰竭

呼吸衰竭是由于广泛肺泡病变或严重的气道阻塞,不能进行有效的气体交换,吸入氧气和呼出二氧化碳能力不能满足机体代谢需要,从而引起机体各脏器的一系列生理功能和代谢紊乱。呼吸困难持续恶化,出现呼吸节律紊乱,严重时可出现呼吸暂停,并伴有嗜睡或躁动等精神症状。根据发病机制及临床表现,可以把呼吸衰竭分为两种类型。

(1)呼吸道梗阻为主。这类患儿肺部病变并不一定很严重,由于分泌物、黏膜炎性肿胀造成小气道广泛阻塞,以及气道阻塞的不均一性引起的通气血流比例失调;缺氧明显的同时合并有较重的二氧化碳潴留,易伴发脑组织水肿,比较早出现中枢性呼吸功能异常,如呼吸节律改变或暂停,多见于小婴儿,血气改变属于Ⅱ型呼吸衰竭:$PaO_2 \leq 6.7$ kPa(50 mmHg),$PaCO_2 \geq 6.7$ kPa(50 mmHg)。

(2)肺实质病变为主。肺内广泛实质病变,影响肺的弥散功能,缺氧症状比二氧化碳潴留明显,有时由于缺氧引起的每分通气量增加,反而导致二氧化碳分压降低。血气改变符合Ⅰ型呼吸衰竭:$PaO_2 \leq 6.7$ kPa(50 mmHg),$PaCO_2 < 6.7$ kPa(50 mmHg)。

3.呼吸窘迫综合征(acute respiratory distress syndrome,ARDS)

ARDS又称成人型呼吸窘迫综合征,重症肺炎是ARDS发生的主要原因之一。肺部感染时,肺泡萎陷、肺透明膜及肺微血栓形成,导致肺弥散功能障碍和通气血流比例失调;表现出进行性呼吸困难,难以纠正的低氧血症,肺部胸片显示磨玻璃样改变,甚至白肺样改变。血气分析呈持续性低氧血症,$PaO_2 \leqslant 6.7$ kPa(50 mmHg),$(A-a)DO_2 > 26.7$ kPa(200 mmHg),$PaO_2/FiO_2 \leqslant 26.7$ kPa(200 mmHg)。

4.肺炎并发症

常见肺炎并发症为肺大泡、脓胸和脓气胸。其多见于肺部葡萄球菌感染,感染与炎症破坏毛细支气管上皮组织,造成不完全性阻塞和气体呼出障碍,产生肺大泡;肺大泡破裂入胸腔,导致气胸与脓气胸。肺炎患儿在治疗观察期间,如果出现呼吸困难加重,应考虑到出现并发症的可能,可作体检及胸部X线检查。

(三)肺外脏器的临床表现

1.循环系统

常见心肌炎和急性充血性心力衰竭,缺氧、病原毒素可引起心肌炎;而缺氧引起的肺小动脉收缩、肺动脉高压则是引起急性充血性心力衰竭的主要因素,尤其见于有心脏疾病的患儿(如先天性心脏病)。急性充血性心力衰竭主要表现:①呼吸困难突然加重,呼吸频率超过60次/分,而不能以肺炎或其他原因解释。②心率突然加快,160~180次/分,不能以发热、呼吸困难等原因解释;部分患儿可出现心音低钝或奔马律。③肝脏进行性增大,排除肺气肿引起的膈肌下移所致,在大龄儿童可见颈静脉怒张。④骤发极度烦躁不安、面色发灰、发绀加重。⑤少尿或无尿,颜面眼睑或双下肢浮肿。

2.神经系统

缺氧、二氧化碳潴留、毒素和各种炎症因子作用于脑组织与细胞,脑血管痉挛、脑组织与细胞水肿,颅内压增高,可引起精神萎靡、嗜睡或烦躁不安,严重者有中毒性脑病表现,如昏睡或昏迷、抽搐、一过性失语、视力障碍,甚至呼吸不规则、瞳孔对光反射迟钝或消失。患儿可有脑膜刺激症状、前囟隆起、眼底视神经盘水肿,脑脊液检查除了压力和蛋白增高外,其他均正常。

3.消化系统

低氧血症、病原毒素及应激反应导致胃肠道血液供应减少,易使胃肠黏膜受损。轻者表现为胃肠道功能紊乱,食纳差、呕吐、腹泻及轻度腹胀,肠鸣音减弱;重者可有中毒性肠麻痹,多在呼吸衰竭没有及时纠正,并出现心力衰竭和休克的基础上,腹胀进行性加重、呕吐咖啡样物、肠鸣音消失。由于膈肌上抬,影响呼吸运动,可进一步加重呼吸困难。

4.休克及弥漫性血管内凝血

细菌感染,特别是革兰阴性菌感染,一些细菌毒素,全身性炎症反应及缺氧等因素,导致微循环功能障碍。在原发肺部疾病恶化的基础上,表现出四肢冰凉、皮肤花纹、脉搏细速、血压降低、尿量减少,眼底动脉痉挛、静脉迂曲扩张;如未经及时处理可引起弥漫性血管内凝血,皮肤黏膜出现瘀点瘀斑,以及便血呕血等消化道出血。终末期可以出现肺出血。血小板进行性下降、外周血涂片有大量破碎的红细胞、异型红细胞超过2%、凝血酶原时间延长、纤维蛋白原含量下降、3P试验和血D-二聚体阳性。

二、辅助检查

(一)外周血常规

细菌性肺炎时可以出现白细胞总数增加,中性粒细胞比例增高,并有核左移现象。对有弥漫性血管内凝血倾向或临床表现的患儿,应反复随访血常规。血小板进行性降低,应注意弥漫性血管内凝血的可能性。

(二)血气分析

血气分析可以了解呼吸功能状态,判断呼吸衰竭的类型,用以指导临床治疗及疗效判断。此外,患儿出现难治性代谢性酸中毒,应考虑有早期休克的可能性。

(三)X 线检查

X 线检查可以了解肺部病变的程度与性质,一些病原引起的肺炎具有特殊的影像学特征。如肺大泡、脓胸、脓气胸及肺脓肿是金黄色葡萄球菌的影像学特点;大叶性肺炎多由肺炎链球菌感染所致;支原体肺炎可表现出游走性云雾状浸润影;而病毒性肺炎更多表现出小斑片状渗出影或融合影及肺气肿表现。如果患儿病情突然加重,应及时摄片以排除并发症出现的可能性,如肺大泡、脓胸、脓气胸及纵隔气肿等。

(四)C 反应蛋白和前降钙素原的测定

两者血清水平升高,提示细菌感染。血清水平的动态观察有助于了解疾病的发展与治疗效果。

(五)病原学检查

细菌检查可以做鼻咽部分泌物、气道分泌物(插管患儿)、胸腔穿刺液革兰染色涂片和细菌培养,以及血培养检查。

1.涂片

发现形态和染色单一的病原及白细胞中较多的病原菌,对治疗有一定的指导价值。肺炎链球菌为呈镰刀状成串排列的双球菌,金黄色葡萄球菌为成簇分布的革兰阳性球菌,流感嗜血杆菌为革兰阴性球杆菌,肺炎克雷伯杆菌或肠杆菌为革兰阴性杆菌。

2.细菌培养

有 25%～50% 的获得性肺炎痰培养阳性;有菌血症的患儿,痰培养阳性率为 40%～60%。血液、胸腔积液或肺泡灌洗液中分离出的病原菌具有高度的特异性,但住院肺炎患儿的血培养阳性率仅为 5%～20%,伴有胸腔积液的肺炎只占住院肺炎患儿 15%。病毒学检查可用鼻咽部灌洗液病毒分离或免疫荧光检查,或双份血清病毒抗体检查;非典型病原可用鼻咽部灌洗液抗原(免疫荧光或酶联免疫法)或 DNA(PCR 方法)测定,或双份血清非典型病原抗体测定。

三、诊断与鉴别诊断

肺炎患儿若同时合并有全身中毒症状、呼吸衰竭及肺外各脏器功能异常,可以诊断为重症肺炎。临床上应排除其他疾病引起的肺部炎性改变,以及治疗肺炎时药物对各脏器的不良反应;同时为了及时有效地进行临床治疗,应根据患儿的临床特点、初步实验室检查,需要进行肺炎的病原学诊断。

(一)金黄色葡萄球菌肺炎

本病为支气管肺组织的化脓性炎症,多见于婴幼儿。起病急,进展快,有弛张高热或稽留热,以及精神萎靡、面色苍白等全身中毒症状,皮肤常见猩红热样或荨麻疹样皮疹。肺部体征出现较早,易发生循环、神经及消化系统功能障碍;并发症以肺大泡、气胸、脓气胸及肺脓肿比较常见。外周血白细胞数明显增高($>15\times10^9/L$),以中性粒细胞增高为主,可见中毒颗粒;部分患儿外周血白细胞数偏低($<5\times10^9/L$),提示预后不良。进一步痰液、胸腔液及血液细菌培养可以明确诊断。

(二)肺炎双球菌肺炎

重症患儿多为大叶性或节段性肺炎,大龄儿童常见,起病急,突发高热、寒战、胸痛,以及咳嗽、气急,少数患儿咳铁锈色痰,胸部体检有肺实变体征。胸部 X 线检查显示大叶性或节段性实变阴影。

(三)支原体肺炎

支原体肺炎是由肺炎支原体引起,重症患儿多见于 5 岁以上儿童,以高热及刺激性剧咳为主要表现;但由于肺炎支原体与人体某些组织存在部分共同抗原,感染后可引起相应组织的自身抗体,导致多系统的免疫损害,如溶血性贫血、血小板减少、格林-巴利综合征及肝脏、肾脏的损害。胸部 X 线显示节段性实变阴影或游走性淡片状渗出影,可伴有少量胸膜渗出,外周血白细胞数及分类均正常,冷凝集试验阳性有助于诊断,但确诊需要双份血清特异性抗体或胸腔积液特异性抗体检查,以及鼻咽部分泌物、胸腔积液支原体抗原或 DNA 检查。

(四)腺病毒肺炎

腺病毒肺炎多由 3、7 两型腺病毒引起,其次为 11、21 型腺病毒。其为支气管肺实质出血坏死改变,支气管上皮广泛坏死、管腔闭塞及肺实质严重炎性改变,往往有明显的中毒症状及喘憋表现。多见于 6 个月到 2 岁的儿童,骤起时稽留高热、剧咳,伴有明显的感染中毒症状,如面色苍白、精神萎靡、嗜睡,剧烈咳嗽伴喘憋、气急、发绀。易并发中毒性心肌炎和心力衰竭,但肺部体征出现较晚,发热 3~5 天出现肺部湿啰音,胸部 X 线较早显示片状或大片状阴影,密度不均,可有胸膜反应。外周血白细胞数降低,鼻咽分泌物病毒分离或抗原测定,以及双份血清特异性抗体检查有助于病原学诊断。

(五)呼吸道合胞病毒性肺炎

由呼吸道合胞病毒引起,炎症主要波及毛细支气管,导致不同程度的小气道阻塞,引起弥漫性肺气肿及部分肺不张,肺部渗出性改变较轻。多见于 6 个月以下患儿、早产儿、支气管肺发育不良、先天性心脏病患儿病情重。中毒症状轻,但有明显喘憋及呼气性呼吸困难,双肺广泛哮鸣音,喘息缓解后可闻较多湿啰音。胸片显示高度肺气肿及少许斑片状渗出影。外周血白细胞数降低,鼻咽分泌物病毒分离或抗原测定,以及双份血清特异性抗体检查有助于病原学诊断。

(六)革兰阴性杆菌肺炎

常见大肠艾希杆菌、肺炎克雷伯杆菌、铜绿假单胞菌等,多见于新生儿、婴儿,以及气管插管或切开、大量使用抗生素的患儿,起病相对较缓,但细菌耐药性强,治疗不当会导致疾病进行性恶化。

四、处理措施

(一)呼吸支持与护理

近年来,由于广泛肺实质病变的重症肺炎患儿已经减少,而低龄儿童因呼吸道阻塞、呼吸肌疲劳引起的通气功能障碍逐渐增多,及时有效的呼吸支持和护理尤为重要。

1.保持呼吸道通畅

气道分泌物黏稠、黏膜水肿及支气管痉挛导致气道梗阻,分泌物排泄不通畅,会加重呼吸肌疲劳,促进呼吸衰竭的发生与发展。尽可能避免气道分泌的干结,促进分泌物的排泄,缓解气道黏膜肿胀与痉挛,维护气道有效的功能状态。

(1)保持环境合适的温度(室温 20 ℃)与湿度(相对湿度 50%～60%)。

(2)保证液体摄入,液体的摄入量应考虑当时的脱水情况、是否存在心功能异常、发热等因素,过多的液体摄入会加重心脏的负担,并促进肺水肿的发生,反而会加重病情。一般重症肺炎的患儿的静脉液体按每天 60～80 mL/kg 给予。

(3)给予超声雾化或祛痰药物,反复拍背吸痰及体位引流,能够减少痰液黏稠度,促进痰液排出。

(4)对有喘憋、肺气肿比较明显的患儿可以吸入支气管扩张药物,解除气道痉挛和黏膜水肿。

2.氧疗

重症肺炎患儿应给氧,以减缓呼吸肌疲劳、减轻心脏负荷及肺动脉高压。可以鼻导管给氧,氧流量 0.75～1.50 L/min,维持动脉血氧分压在 8.0～12.0 kPa(60～90 mmHg)或血氧饱和度在 92%以上;缺氧明显的可以面罩或头罩给氧,若出现呼吸衰竭或病情进行性恶化可考虑机械通气。

3.气管插管与机械通气

对于明显呼吸肌疲劳、呼吸衰减进行加重的患儿,可及时给予气管插管与机械通气,以去除由于呼吸肌疲劳、分泌物堵塞造成的通气功能障碍,同时也可以改善气体的肺内分布,减少通气血流比例失调,促进气体的弥散,缓解机体的缺氧和二氧化碳潴留。

(二)抗感染治疗

重症肺炎细菌感染多见,应积极尽早抗感染治疗。根据患儿的年龄、临床表现和胸部 X 线特点,结合本地区病原流行病学资料、是否有基础疾病、社区抑或院内感染,立即进行经验性药物选择;同时进行必要的病原学检查,根据治疗效果、病原学检查结果和药物敏感试验调整药物。

(三)血管活性药物的应用

重症肺炎对机体的影响除了缺氧和二氧化碳潴留外,病原毒素及炎症因子造成的局部或全身微循环障碍,是肺炎并发中毒性脑病、中度性肠麻痹、休克及 DIC 的重要因素,因此积极改善机体的微循环状态是治疗重症肺炎的重要环节。常用的药物包括多巴胺、酚妥拉明和山莨菪碱。

(四)糖皮质激素的应用

对于全身炎症反应强烈,中毒症状明显,伴有严重喘憋、中毒性脑病、休克的患儿应使用糖皮质激素抑制炎症反应,改善机体各脏器的功能状态,减轻全身中毒症状。可以选用甲泼尼龙、地塞米松和氢化可的松。

(五)对症处理

1.急性充血性心力衰竭

(1)强心:强心药首选地高辛,口服饱和量为小于 2 岁者 0.04～0.06 mg/kg,大于 2 岁者 0.03～0.04 mg/kg;多选择静脉给药,剂量为 3/4 口服量。首剂为 1/2 饱和量,以后每 6～8 小时 1 次,每次给 1/4 饱和量。维持量为 1/5 饱和量,每天分 2 次给药,于洋地黄化后 12 小时给予。

(2)扩管:可选用酚妥拉明、多巴胺及血管紧张素转换酶抑制剂(卡托普利、依那普利)。

(3)利尿:可以减少充血性心力衰竭导致的水钠潴留,减轻心脏的负荷量。对于洋地黄药物治疗效果不满意或伴有明显水肿的患儿,宜加用快速强效利尿药,如呋塞米或依他尼酸。

（4）镇静:休息,尽可能避免患儿哭吵,以降低耗氧量;必要时可适当使用镇静药,如苯巴比妥、异丙嗪、水合氯醛等。

2.中毒性肠麻痹

应禁食、胃肠减压,加用多巴胺、山莨菪碱或酚妥拉明,改善肠道循环和功能。

3.中毒性脑病

用甘露醇或甘油果糖减轻颅内压,减少液体量每天 30～60 mL/kg。必要时可以加用利尿药物。

（曾凡梅）

第十三节　特发性间质性肺炎

特发性间质性肺炎是一组原因不明的间质性疾病,主要病变为弥漫性的肺泡炎,最终可导致肺的纤维化,临床主要表现为进行性的呼吸困难、干咳,肺内可闻及 Velcro 啰音,常有杵状指（趾）,胸部 X 线示双肺弥漫性的网点状阴影,肺功能为限制性的通气功能障碍。曾称为弥漫性间质性肺炎、弥漫性肺间质纤维化、特发性肺纤维化和隐原性致纤维化性肺泡炎（cryptogenic fibrosing alveolitis,CFA）。在欧洲,称为隐原性致纤维化性肺泡炎,但通常还包括结缔组织疾病导致的肺纤维化,不含结缔组织疾病导致的肺纤维化则称为孤立性 CFA（lone CFA）。特发性间质性肺炎过去均称为特发性肺纤维化（IPF）,但随着人们认识的提高,发现特发性肺纤维化仅指普通间质性肺炎,不包括其他分型,因此,病理学家建议用特发性间质性肺炎作为称谓更为贴切。

一、病因

病因不明,可能与病毒和细菌感染、吸入的粉尘或气体、药物过敏、自身免疫性疾病有关,但均未得到证实。近年认为是自身免疫性疾病,可能与遗传因素有关,因有些病例有明显的家族史。

二、发病机制

特发性间质性肺炎的病理基础为肺泡壁的慢性炎症。肺损伤起因于肺组织对未知的创伤和刺激因素的一种炎症反应。首先肺泡上皮的损伤,随后大量的血浆蛋白成分的渗出,通过纤维化的方式愈合。最后导致了肺组织的重建,即完全被纤维组织取代。

在肺纤维化的发病过程中,肺泡上皮的损伤为启动因素。损伤发生后,肺脏可出现炎症、组织成型和组织重塑,为正常的修复过程。如果损伤严重且慢性化,则组织炎症和成型的时间延长,导致肺纤维化和肺功能的丧失。单核巨噬细胞在疾病的发生中起重要作用,可分泌中性粒细胞趋化因子,趋化中性粒细胞至肺泡壁,并释放细胞因子破坏细胞壁,引起肺泡炎的形成起重要的作用。目前研究认为肿瘤坏死因子、白细胞介素-1 在启动炎症的反应过程中起重要作用。单核巨噬细胞还能分泌血小板源性生长因子,而后者可刺激成纤维细胞增生和胶原产生。

163

三、病理及分型

1972 年 Liebow 基于特定的组织病理所见，将间质性肺炎分为 5 种不同的类型：①普通性间质性肺炎（UIP）。②脱屑性间质性肺炎（DIP）。③闭塞性细支气管炎伴间质性肺炎（BIP）。④淋巴细胞样间质性肺炎（LIP）。⑤巨细胞间质性肺炎（GIP）。

随着开胸肺活检和电视胸腔镜手术肺活检的开展，1998 年 Katzenstein 提出病理学的新分类。新的分类方法将间质性肺炎分为 4 类：①普通性间质性肺炎（UIP）。②脱屑性间质性肺炎（DIP）。③急性间质性肺炎（AIP）。④非特异性间质性肺炎（NSIP）。

因为淋巴细胞间质性肺炎多与反应性或肿瘤性的淋巴细胞增殖性疾病有关。因此将其剔除。闭塞性细支气管炎伴间质性肺炎（BIP）或 BOOP 因为原因不明，一部分与感染、结缔组织疾病、移植相关，并且对激素治疗反应好、预后好，因此不包括在内。

2002 年 ATS/ERS 新的病理分型将 IIP 分为七型，包括了 LIP 和 BOOP，并且提出了所有的最后诊断由病理医师和呼吸医师、放射科医师共同完成，即临床-影像-病理诊断（CRP 诊断）（表 3-3）。

表 3-3　2002 年 ATS/ERS 特发性间质性肺炎分型

过去（组织学诊断）	现在（组织学诊断）	CRP 诊断（临床、放射、病理的诊断）
普通间质性肺炎	普通间质性肺炎	特发性肺纤维化，也称为致纤维化性肺泡炎
非特性异性间质性肺炎	非特性异性间质性肺炎	非特性异性间质性肺炎
闭塞性细支气管炎伴机化性肺炎	机化性肺炎	隐原性机化性肺炎
急性间质性肺炎	弥漫性肺损害	急性间质性肺炎
呼吸性细支气管炎伴间质性肺炎	呼吸性细支气管炎	呼吸性细支气管炎伴间质性肺炎
脱屑性间质性肺炎	脱屑性间质性肺炎	脱屑性间质性肺炎
淋巴细胞间质性肺炎	淋巴细胞间质性肺炎	淋巴细胞间质性肺炎

四、临床表现

间质性肺炎往往起病不易被发现，自有症状到明确诊断往往需数月到数年。临床表现主要为呼吸困难、呼吸快及咳嗽。呼吸快而常见，尤其是婴儿，可表现为三凹征、喂养困难。而年长儿主要表现为不能耐受运动。咳嗽多为干咳，也是常见的症状，有时可以是小儿间质性肺疾病的唯一表现。其他症状包括咯血、喘息，年长儿可诉胸痛。还有全身的表现如生长发育停止、食欲缺乏、乏力、体重减少。感染者可有发热、咳嗽、咳痰的表现。急性间质性肺炎起病可快，很快出现呼吸衰竭。

深吸气时肺底部和肩胛区部可闻细小清脆的捻发音，又称 Velcro 啰音。很快出现杵状指（趾）。合并肺动脉高压的病例可有右心肥厚的表现如第二心音亢进和分裂。

五、实验室检查

（1）血气分析示低氧血症。

（2）肺功能：呈限制性通气功能障碍，部分患者为混合性通气功能障碍。

（3）KL-6：KL-6 的功能为成纤维细胞的趋化因子，KL-6 的增高反映间质纤维化的存在。KL-6 是具有较高敏感性和特异性的反映成人间质性肺疾病的指标，并能反应疾病的严重性。

（4）支气管肺泡灌洗液：特发性间质性肺炎时，支气管肺泡灌洗液（BALF）的细胞分析可帮助判断预后。淋巴细胞高可能对糖皮质激素反应好，中性粒细胞、嗜酸性粒细胞高可能对细胞毒性药比激素效果好。支气管肺泡灌洗液的肺泡巨噬细胞的数目也与预后有关。如前所述，＜63％的患者预示高死亡率。

（5）肺活检多采用开胸或经胸腔镜肺活检，有足够的标本有利于诊断。肺活检不仅可排除其他间质性肺疾病，还可对特发性间质性肺炎进行病理分型。

六、影像学检查

(一)胸片
主要为弥漫性网点状的阴影，或磨玻璃样影。

(二)肺高分辨 CT(HRCT)或薄层 CT
CT 可发现诊断 ILD 的一些特征性的表现，可决定病变的范围。高分辨 CT（HRCT）可显示肺的次小叶水平，主要表现为磨玻璃样影、网状影、实变影，可显示肺间隔的增厚。晚期可出现蜂窝肺，主要见于 UIP。含气腔的实变影主要见于 BOOP 和 AIP，很少见于其他间质性肺炎。结节影主要见于 BOOP，很少见于其他间质性肺炎。不同类型的间质性肺炎其影像学的表现不同。

七、诊断

间质性肺炎的临床无特异的表现，主要靠呼吸困难、呼吸快、运动不耐受引起注视，影像学的检查提供诊断线索。可结合病原学检查排除感染因素，如 HIV、CMV、EBV 的感染。可结合血清学的检查排除结缔组织病、血管炎、免疫缺陷病。确诊主要靠肺活检。

辅助检查（非侵入性）血沉、细菌培养、病毒抗体检查等病原检查、自身抗体、24 小时食管 pH 监测，以排除其他原因引起的弥漫性肺疾病。

侵入性的检查如纤维支气管镜的肺泡灌洗液的获取、肺组织病理检查。侵入性检查可分为非外科性（如 BALF、TBLB、经皮肺活检）和外科性（如 VATS 和开胸肺活检）的肺活检。

肺活检为确诊的依据，肺活检可提供病理分型。根据病变的部位、分布范围，选取活检的方法。最后得到病理诊断。根据 2002 年的 ATS/ERS 的要求，所有的病例诊断由病理医师和呼吸医师、放射科医师共同完成，其临床-影像-病理诊断（CRP 诊断）。

八、鉴别诊断

(一)继发性的间质性肺疾病
病毒感染如 CMV、EBV、腺病毒感染均可导致间质性肺炎，但病毒感染均有感染的症状和体征，如发热、肝脾淋巴结的肿大，以及血清病毒学的证据。结缔组织疾病也可导致间质性肺炎的表现，但多根据其全身表现如多个脏器受累、关节的症状，以及自身抗体和 ANCA 阳性可协助鉴别诊断。

(二)组织细胞增生症
组织细胞增生症可有咳嗽、呼吸困难、肺部湿性啰音的表现，影像学肺内有弥漫的结节影和囊泡影。但同时多有发热、肝脾大及皮疹。多根据皮肤活检见大量的朗汉斯巨细胞确诊。

(三)闭塞性细支气管炎

闭塞性细支气管炎为小儿时期较常见的小气道阻塞性疾病。多有急性肺损伤的病史如严重的肺炎、重症的渗出性多形红斑等,之后持续咳嗽、喘息为主要表现,肺内可闻及喘鸣音。肺高分辨 CT 可见马赛克灌注、过度通气、支气管扩张等表现。肺功能为阻塞性的通气功能障碍。

九、治疗

无特异治疗。

(1)常用肾上腺糖皮质激素,在早期病例疗效较好,晚期病例则疗效较差。①一般应用泼尼松,开始每天用 $1\sim2$ mg/kg,症状缓解后可逐渐减量,小量维持,可治疗 $1\sim2$ 年。如疗效不佳,可加用免疫抑制剂。②也有应用甲泼尼龙,每天 $10\sim30$ mg/kg,连用 3 天,每月 1 次,连用 3 次。

(2)其他免疫抑制剂:对激素治疗效果不好的病例,可考虑选用免疫抑制剂如羟氯喹、硫唑嘌呤、环孢素、环磷酰胺等。①羟氯喹 10 mg/(kg·d)口服,硫酸盐羟氯喹不要超过 400 mg/d。②硫唑嘌呤按 $2\sim3$ mg/(kg·d)给药,起始量 1 mg/(kg·d),每周增加 0.5 mg,直至 2.5 mg/(kg·d)出现治疗反应,成人最大量 150 mg。③环磷酰胺 $5\sim10$ mg/kg 静脉注射,每 $2\sim3$ 周 1 次;不超过成人用量范围 $500\sim1~800$ mg/次。

(3)N-乙酰半胱氨酸(NAC):IPF 的上皮损伤可能是氧自由基介导,因此推测抗氧化剂可能有效。欧洲多中心、大样本、随机的研究发现 NAC 可延缓特发性肺纤维化患者的肺功能下降的速度。

其他还有干扰素、细胞因子抑制剂治疗特发性肺纤维化取得满意的报道。

其他对症及支持疗法,可适当给氧治疗。有呼吸道感染时,可给抗生素。

十、不同类型 IIP 的特点

(一)急性间质性肺炎

急性间质性肺炎是一种不明原因的暴发性的疾病,常发生于既往健康的人,组织学为弥漫性的肺泡损害。AIP 病理改变为急性期(亦称渗出期)和机化期(亦称增殖期)。急性期的病理特点为肺泡上皮乃至上皮基底膜的损伤,炎性细胞进入肺泡腔内,在受损的肺泡壁上可见 Ⅱ 型上皮细胞再生并替代 Ⅰ 型上皮细胞,可见灶状分布的由脱落的上皮细胞和纤维蛋白所构成的透明膜充填在肺泡腔内。另可见肺泡隔的水肿和肺泡腔内出血。此期在肺泡腔内逐渐可见成纤维细胞成分,进而导致肺泡腔内纤维化。机化期的病理特点是肺泡腔内及肺泡隔内呈现纤维化并有显著的肺泡壁增厚。其特点为纤维化是活动的,主要由增生的成纤维细胞和肌成纤维细胞组成,伴有轻度胶原沉积。此外还有细支气管鳞状上皮化生(图 3-15)。

AIP 发病无明显性别差异,平均发病年龄 49 岁,$7\sim77$ 岁病例均有报道。无明显性别差异。起病急剧,表现为咳嗽、呼吸困难,随之很快进入呼吸衰竭,类似 ARDS。多数病例 AIP 发病前有"感冒"样表现,半数患者有发热。常规实验室检查无特异性。AIP 病死率极高($>60\%$),多数在 $1\sim2$ 个月内死亡。

急性间质性肺炎 CT 表现主要为弥漫的磨玻璃影和含气腔的实变影(图 3-16)。Johkoh T 等的报道中,36 例患者中均有区域性的磨玻璃样改变,见牵拉性的支气管扩张。33 例(92%)有含气腔的实变,并且区域性的磨玻璃改变和牵拉性的支气管扩张与疾病的病程有关。其他的表现包括支气管血管束的增厚和小叶间隔的增厚,分别占 86% 和 89%。

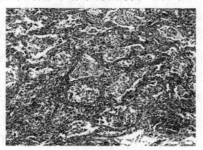

图 3-15　急性间质性肺炎机化期

男性,10 岁,主因咳嗽伴气促乏力入院,入院后患儿呼吸困难,出现 Ⅱ 型呼吸衰竭。图中可见弥漫性肺泡损伤,肺泡腔内有泡沫细胞渗出

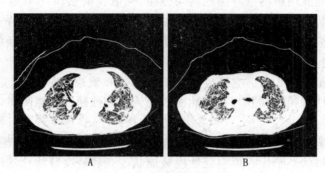

图 3-16　急性间质性肺炎

男性,10 岁,病理诊断为急性间质性肺炎。入院后 4 天,肺 CT 可见两肺弥漫的磨玻璃改变、实变影、牵拉性支气管扩张

AIP 治疗上无特殊方法,死亡率极高,如果除外尸检诊断的 AIP 病例,死亡率可达 50%~88%(平均 62%),平均生存期限短,多在 1~2 个月死亡。近年应用大剂量的糖皮质激素冲击治疗有成功的报道。

(二)特发性肺纤维化

特发性肺纤维化即普通间质性肺炎(usual interstitial pneumonia,UIP),其病理特点为出现片状、不均一、分布多变的间质改变。每个低倍镜下都不一致,包括间质纤维化、间质炎症及蜂窝变与正常肺组织间呈灶状分布、交替出现。可见成纤维细胞灶分布于炎症区、纤维变区和蜂窝变区,为 UIP 诊断所必需的条件,但并不具有特异病理意义。成纤维细胞灶代表纤维化正在进行,并非既往已发生损害的结局。由此可见成纤维细胞灶、伴胶原沉积的瘢痕化和蜂窝变组成的不同时相病变共存构成诊断 UIP 的重要特征。

主要发生在成年人,男女比例约为 2:1。起病过程隐袭,主要表现为干咳气短,活动时更明显。全身症状有发热、倦怠、关节痛及体重下降。50% 患者体检发现杵状指(趾),大多数可闻及细小爆裂音(velcro 啰音)。儿科少见。

实验室检查常出现异常,如血沉增快,抗核抗体阳性,冷球蛋白阳性,类风湿因子阳性等。

UIP 的胸片和 CT 可发现肺容积缩小,线状、网状阴影、磨玻璃样改变及不同程度蜂窝状变。上述病变在肺底明显。1999 年 Johkoh T 报道,UIP 患者中,46% 有磨玻璃样的改变,33% 有网点状的影,20%有蜂窝状的改变,1%有片状实变,并且病变主要累及外周肺野和下肺区域。

肺功能呈中至重度的限制性通气障碍及弥散障碍。BALF见中性粒细胞比例升高,轻度嗜酸性粒细胞增多。

治疗:尽管只有10%～20%患者可见到临床效果,应用糖皮质激素仍是主要手段;有证据表明环磷酰胺/硫唑嘌呤也有一定效果,最近有报道秋水仙碱效果与激素相近。对治疗无反应的终末期患者可以考虑肺移植。

UIP预后不良,死亡率为59%～70%,平均生存期为2.8～6年。极少数患者自然缓解或稳定,多需治疗。而在儿童报道的100多例的IPF中,并无成纤维细胞灶的存在,因此,多数学者认为,小儿并无UIP/IPF的报道。并且在小儿诊断为UIP的患儿中,多数预后较好,也与成人的UIP/IPF不符合。

(三)脱屑性间质性肺炎

组织学特点为肺泡腔内肺泡巨噬细胞均匀分布,见散在的多核巨细胞。同时有轻中度肺泡间隔增厚,主要为胶原沉积而少有细胞浸润。在低倍镜下各视野外观呈单一均匀性分布,而与UIP分布的多样性形成鲜明对比。在成人多见于吸烟的人群。在小儿诊断的DIP,与成人不同,与吸烟无关,并且比成人的DIP预后差。

DIP男性发病是女性的2倍。主要症状为干咳和呼吸困难,通常隐匿起病。半数患者出现杵状指(趾)。实验室通常无特殊发现。肺功能表现为限制性通气功能障碍,弥散功能障碍,但不如UIP明显。

DIP的主要影像学的改变在中、下肺区域,有时呈外周分布。主要为磨玻璃样改变,有时可见不规则的线状影和网状结节影。以广泛性磨玻璃状改变和轻度纤维化的改变多提示脱屑性间质性肺炎。与UIP不同,DIP通常不出现蜂窝变,即使高分辨CT(HRCT)上也不出现。

儿童治疗主要多采用糖皮质激素治疗,成人首先要戒烟和激素治疗。对糖皮质激素治疗反应较好。10年生存率在70%以上。在Carrington较大样本的研究中,27.5%的患者在平均生存12年后死亡,更有趣的是22%的患者未经治疗而改善;在接受治疗的患者中60%对糖皮质激素治疗有良好反应。小儿DIP较成人预后差。

(四)呼吸性细支气管相关的间质性肺炎

呼吸性细支气管相关的间质性肺炎与DIP极为相似。病理为呼吸性细支气管炎伴发周围的气腔内大量含色素的巨噬细胞聚积,与DIP的病理不同之处是肺泡巨噬细胞聚集只局限于这些区域而远端气腔不受累,而有明显的呼吸性细支气管炎。间质肥厚与DIP相似,所伴气腔改变只限于细支气管周围肺实质。近年来认为DIP/RBILD可能为同一疾病的不同结果,因为这两种改变并没有明确的组织学上的区别,而且表现和病程相似。

RBILD发病平均年龄36岁,男性略多于女性,所有患者均是吸烟者,主要症状是咳嗽气短。杵状指(趾)相对少见。影像学上2/3出现网状-结节影,未见磨玻璃影;胸部影像学也可以正常。BALF见含色素沉着的肺泡巨噬细胞。成人病例戒烟后病情通常可以改变或稳定;经糖皮质激素治疗的少数病例收到明显效果。可以长期稳定生存。

(五)非特异性的间质性肺炎

非特异性的间质性肺炎是近年提出的新概念,起初包括那些难以分类的间质性肺炎,随后不断加以摒除,逐渐演变为独立的临床病理概念。虽然NSIP的病因不清,但可能与下列情况相关:某些潜在的结缔组织疾病、药物反应、有机粉尘的吸入、急性肺损伤的缓解期等,也可见于

BOOP 的不典型的活检区域。这种情形类似于 BOOP,既可能是很多病因的继发表现,又可以是特发性的。所以十分强调结合临床影像和病理资料来诊断 NSIP。NSIP 的特点是肺泡壁内出现不同程度的炎症及纤维化,但缺乏诊断 UIP、DIP 或 AIP 的特异表现,或表现炎症伴轻度纤维化,或表现为炎症及纤维化的混合。病变可以呈灶状,间隔未受波及的肺组织,但病变在时相上是均一的,这一点与 UIP 形成强烈的对比。肺泡间隔内由淋巴细胞和浆细胞混合构成的慢性炎性细胞浸润是 NSIP 的特点。浆细胞通常很多,这种病变在细支气管周围的间质更明显(图 3-17)。

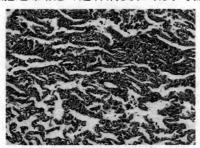

图 3-17　非特异性的间质性肺炎
可见肺泡间隔的增厚和淋巴细胞的浸润

　　在 NSIP,近 50% 病例可见腔内机化病灶,显示 BOOP 的特征表现,但通常病灶小而显著,仅占整个病变的 10% 以下;30% 病例有片状分布的肺泡腔内炎性细胞聚积,这一点容易与 DIP 相区别,因为 NSIP 有其灶性分布和明显的间质纤维化;1/4 的 NSIP 可出现淋巴样聚合体伴发中心(所谓淋巴样增生),这些病变散在分布,为数不多;罕见的还有形成不良灶性分布的非坏死性肉芽肿。

　　NSIP 主要发生于中年人,平均年龄 49 岁,NSIP 也可发生于儿童,男：女=1：1.4。起病隐匿或呈亚急性经过。主要临床表现为咳嗽气短,渐进性呼吸困难。10% 有发热。肺功能为限制性通气功能障碍。

　　NSIP 的影像学的改变主要为广泛的磨玻璃样改变和网状影,少数可见实变影。磨玻璃改变为主要的 CT 改变。其网点改变较 UIP 为细小。NSIP 和 UIP 之间的影像学有相当的重叠。BALF 见淋巴细胞增多。

　　NSIP 治疗用皮质激素效果好,复发时仍可以继续使用。与 UIP 相比,大部分 NSIP 患者对皮质激素有较好的反应和相对较好的预后,5 年内病死率为 15%～20%。Katzenstein 和 Fiorelli 研究中,11% 死于本病,然而有 45% 完全恢复,42% 保持稳定或改善。预后取决于病变范围。

(六)隐原性机化性肺炎

　　病理为以闭塞性细支气管炎和机化性肺炎为主要特点的病理改变,两者在肺内均呈弥漫性分布。主要表现为终末细支气管、呼吸性细支气管、肺泡管及肺泡内均可见到疏松的结缔组织渗出物,其中可见到单核细胞、巨噬细胞、淋巴细胞及少量的嗜酸性粒细胞、中性粒细胞、肥大细胞,此外尚可见到成纤维细胞浸润。在细支气管、肺泡管及肺泡内可形成肉芽组织,导致管腔阻塞,可见肺泡间隔的增厚,组织纤维化机化后,并不破坏原来的肺组织结构,因而无肺泡壁的塌陷及蜂窝状的改变。

　　COP 多见于 50 岁以上的成年人,男女均可发病,大多病史在 3 个月内,近期多有上感的病史。病初有流感样的症状如发热、咳嗽、乏力、周身不适和体重降低等,常可闻及吸气末的爆裂音。肺功能为限制性通气功能障碍。

COP 患者胸片最常见、最特征性的表现为游走性、斑片状肺泡浸润影,呈磨玻璃样,边缘不清。典型患者在斑片状阴影的部位可见支气管充气征,阴影在早期多为孤立性,随着病程而呈多发性,在两肺上、中、下肺野均可见到,但以中、下肺野多见。CT 扫描显示阴影大部分分布在胸膜下或支气管周围,斑片状阴影的大小一般不超过小叶范围。COP 患者的 CT 可见结节影。同时有含气腔的实变、结节影和外周的分布为 COP 患者的 CT 特点。BALF 见淋巴细胞的比例升高。

COP 对激素治疗反应好,预后较好。

(七)淋巴间质性肺炎

病理为肉眼上间质内肺静脉和细支气管周围有大小不等黄棕色的结节,坚实如橡皮。结节有融合趋势。镜下可见肺叶间隔、肺泡壁、支气管、细支气管和血管周围可见块状混合性细胞浸润,以成熟淋巴细胞为主,有时可见生发中心,未见核分裂,此外还有浆细胞、组织细胞和大单核细胞等。浆细胞为多克隆,可有 B 细胞和 T 细胞,但是以一种为优势(图 3-18)。

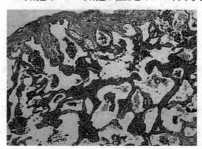

图 3-18　淋巴细胞间质性肺炎

男性,5 岁 8 个月,主因咳嗽、气促 1 年余,加重 3 个月入院,肺
组织示肺泡间隔增厚,有大量的淋巴细胞浸润,纤维组织增生

诊断的平均年龄为 50~60 岁,在婴儿和老人也可见到。儿童多与 HIV、EBV 感染有关。LIP 的临床表现为非特异性,包括咳嗽和进行性的呼吸困难。肺外表现为体重减轻、乏力。发热、胸痛和咯血少见。从就诊到确诊往往需要 1 年左右的时间。一些症状如咳嗽可在 X 线异常出现发生前出现。

肺部听诊可闻及肺底湿啰音,杵状指(趾),肺外淋巴结肿大、脾大少见。

最常见的实验室异常为异常丙种球蛋白血症,其发生率可达 80%。通常包括多克隆的高丙种球蛋白病。单克隆的高丙种球蛋白病和低丙球血症虽少见但也有描述。肺功能示限制性的肺功能障碍。一氧化碳弥散能力下降,氧分压下降。

淋巴间质性肺炎的影像学为网状结节状的渗出,边缘不整齐的小结。有时可见片状实变,大的多发结节。在小儿,可见双侧间质或网点状的渗出,通常有纵隔增宽,和肺门增大显示淋巴组织的过度发育。蜂窝肺在 1/3 成人病例中出现。胸腔渗出不常见。肺 CT 多示 2~4 mm 结节或磨玻璃样阴影。CT 可用于疾病的随访,长期的随访可显示纤维化的发展、支气管扩张的出现、微小结节、肺大疱、囊性变(图 3-19)。

治疗:目前尚无特效的疗法,主要为糖皮质激素治疗,有时可用细胞毒性药物。激素治疗有的病例症状改善,有的病例示肺部浸润进展,不久后恶化。用环磷酰胺和长春新碱等抗肿瘤治疗,效果不确实。

预后:33%~50%的患者在诊断的 5 年内死亡,大约 5%LIP 转化为淋巴瘤。

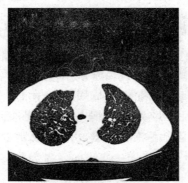

图 3-19　淋巴细胞间质性肺炎

男性,5 岁 8 个月,病理诊断为淋巴细胞间质性肺
炎,2 年后肺内可见磨玻璃影和小囊泡影

(曾凡梅)

第十四节　肺　脓　肿

肺脓肿是肺实质由于炎性病变坏死,液化形成脓肿之谓。可见于任何年龄。

一、临床表现

起病多隐匿,发热无定型,有持续或弛张型高热,可伴寒战。咳嗽可为阵发性。有时出现呼吸增快或喘憋,胸痛或腹痛,常见盗汗、乏力、体重下降,婴幼儿多伴呕吐与腹泻。如脓肿与呼吸道相通,咳出臭味脓痰,则与厌氧菌感染有关,可咯血痰,甚至大咯血。如脓肿破溃,与胸腔相通,则成脓胸及支气管胸膜瘘。痰量多时,收集起来静置后可分 3 层:上层为黏液或泡沫,中层为浆液,下层为脓块或坏死组织。个别可伴有血痰或咯血。婴儿不会吐痰,常导致呕吐、腹泻,症状可随大量脓痰排出而减轻。肺部体征因病变部位、范围和周围炎症程度而异,一般局部叩诊浊音,呼吸音减低。如脓腔较大,并与支气管相通,咳出较多痰液后,局部叩诊可呈空瓮音,并可闻管状呼吸音或干湿啰音,语音传导增强。严重者可有呼吸困难及发绀,数周后有的还可出现杵状指(趾)。

二、分型

临床上常分为吸入性肺脓肿、血原性肺脓肿与继发性肺脓肿 3 类。

三、病理生理

主要继发于肺炎,其次并发脓毒血症或败血症引起的血源性肺脓肿。偶自邻近组织化脓病灶,如肝脓肿、膈下脓肿或脓胸蔓延到肺部。此外,异物吸入(包括神志不清时吸入上呼吸道分泌物或呕吐物)、肿瘤或异物压迫可使支气管阻塞而继发化脓性感染,肺吸虫、蛔虫及阿米巴原虫等也可引起肺脓肿。病原菌以金黄色葡萄球菌、厌氧菌为多见,其次为肺炎链球菌、各型链球菌、流感嗜血杆菌及大肠埃希菌、克雷伯杆菌和绿脓杆菌等。原发性或继发性免疫功能低下和免疫抑制剂应用均可促其发生。

早期肺组织炎症和细支气管阻塞,继之有血管栓塞、肺组织坏死和液化形成脓腔,最后可破溃到支气管内,致脓痰和坏死组织排出,脓腔消失后病灶愈合。如脓肿靠近胸膜,可发生局限性纤维素性胸膜炎。周围健全的肺组织显示代偿性膨胀。若治疗不充分或支气管引流不畅,坏死组织留在脓腔内,炎症持续存在则转为慢性,脓腔周围肉芽组织和纤维组织增生,腔壁变厚,引流支气管上皮向内增生,覆盖于脓腔壁上,周围的细支气管受累变形或发生程度不等的扩张。少数患者脓毒栓子可经体循环或椎前静脉丛逆行至脑,引起脑脓肿。

四、诊断

(1)有原发病病史。

(2)发病急剧,寒战、高热、胸痛、咳嗽,伴全身乏力、食欲减退,1～2周后当脓肿破溃与支气管相通后痰量突然增多,为脓痰或脓血痰。若为厌氧菌感染,则痰有恶臭味。

(3)如病变范围小且位于肺的深处,离胸部表面较远,体检时可无异常体征。如病变范围较大且距胸部表面较近,相应局部叩诊浊音,语颤增强,呼吸音减低,或可闻及湿啰音。

(4)血白细胞计数增多,中性粒细胞增高。病程较长可出现贫血,脓痰可多至数百毫升。镜检时见弹力纤维,证明肺组织有破坏,脓痰或气管吸取分泌物培养可得病原菌。

(5)胸部 X 线检查:早期可见大片浓密模糊的炎性浸润阴影,脓腔形成后出现圆形透亮区,内有液平面,其周围有浓密的炎性浸润阴影,脓肿可单发或多发。病变好发于上叶后段,下叶背段及后基底段,右肺多于左肺。异物吸入引起者,以两肺下叶多见。金黄色葡萄球菌败血症引起者,常见两肺多发性小脓肿及泡性肺气肿。治疗后可残留少许纤维索条阴影。慢性肺脓肿腔壁增厚,周围有纤维组织增生,可伴支气管扩张、胸膜增厚。

(6)痰涂片或痰培养可检出致病菌。

(7)纤维支气管镜检查:对病因诊断不能肯定的肺脓肿,纤维支气管镜检查是鉴别单纯肺脓肿和肺结核的重要方法。可获取与病因诊断有关的细菌学和细胞学证据,又可对吸出痰液,帮助引流起一定的治疗作用。

五、鉴别诊断

(一)肺大泡
在胸部 X 线片上肺大泡壁薄,形成迅速,并可在短时间内自然消失。

(二)支气管扩张继发感染
根据既往严重肺炎或结核病等病史,典型的清晨起床后大量咳痰,以及胸部 X 线片、CT 检查及支气管造影所见,可以鉴别。

(三)肺结核
肺脓肿可与结核瘤、空洞型肺结核和干酪性肺炎相混。应做结核菌素试验、痰液涂片或培养寻找结核菌。在胸部 X 线片上,肺结核空洞周围有浸润影,一般无液平面,常有同侧或对侧结核播散病灶。

(四)先天性肺囊肿
其周围肺组织无浸润,液性囊肿呈界限清晰的圆形或椭圆形阴影。

(五)肺隔离症

叶内型与支气管相通的囊肿型肺隔离症继发感染时,胸部 X 线片上可显示带有液平面的类似肺脓肿征象。病灶常位于左下叶后段,胸部 CT、纤维支气管镜检查、主动脉造影可证实。

(六)肺包虫囊肿

肺包虫病多见于牧区,患者常有犬、牛、羊密切接触史,临床症状较轻。胸部 X 线片上可见单个或多个圆形囊肿,边缘清楚、密度均匀,多位于肺下部,典型者可呈现双弓征、半月征、水上浮莲征等。

(七)肺吸虫病

肺吸虫病是以肺部病变为主要改变的全身性疾病,早期表现为低热、乏力、盗汗、消瘦。肺型患者咳黏稠腥臭痰,反复咯血,伴胸痛或沉重感。胸部 X 线片开始表现为边缘模糊的云雾状浸润影,内部密度不均,形成脓肿时呈圆形、椭圆形阴影,密度较高,多位于中下肺野。囊肿成熟期表现为大小不等的片状、结节状阴影,边缘清楚,内部有多发性蜂窝状透光区,痰中可查到虫卵。此外,还可进行皮肤试验和补体结合试验。

(八)阿米巴肺脓肿

可有肠道、肝脏阿米巴病病史。本病主要表现为发热、乏力、盗汗、食欲缺乏、胸痛,咳少量黏液痰或脓性痰、血痰、脓血痰。肝原性阿米巴肺脓肿患者典型痰为巧克力样脓痰。胸部 X 线片上显示右肺中、下野中心区密度浓厚,而周围呈云雾状浸润阴影。如与支气管相通,内容物被排出则会出现液平面。

六、治疗

(一)抗生素治疗

在一般抗细菌感染经验用药基础上,根据痰液细菌培养及敏感试验选用抗生素。对革兰氏阳性菌选用半合成青霉素、一或二代头孢素类、大环内酯类及万古霉素等;对阴性杆菌则选用氨基糖苷类及广谱青霉素、第二或第三代头孢素。甲硝唑(灭滴灵)对各种专性厌氧菌有强大的杀菌作用,但对需氧菌、兼性厌氧菌及微量需氧菌无作用。甲硝唑常用剂量为 $20\sim50$ mg(kg・d),分 $3\sim4$ 次口服。对重症或不能口服者,应静脉滴注,$10\sim15$ mg(kg・d),分 2 次静脉滴注。一般疗程较长,$4\sim6$ 周。停药要根据临床症状、体温、胸部 X 线检查,待脓腔关闭、周围炎症吸收好转,应逐渐减药至停药。

(二)痰液引流

保证引流通畅,是治疗成败的关键。①体位引流:根据脓肿部位和支气管位置采用不同体位,每次20分钟,每天 $2\sim3$ 次。引流前可先作雾化吸入,再协助拍背,使痰液易于排出。但对脓痰量极多,而体格衰弱的患儿宜慎重,以免大量脓痰涌出,窒息气道。②抗生素治疗:效果不佳或引流不畅者,可进行支气管镜检查,吸出痰液和腔内注入药物。③脓腔较大,与胸腔壁有粘连,亦可经胸壁穿刺排脓。④通过支气管肺泡灌洗法排脓,术前充分给氧。可在内镜下将吸引管插入支气管镜,直达需灌洗的支气管或脓腔。也可直接将吸引管经气管插管插入,将吸引管前端缓缓推进到目的支气管。⑤鼓励咳嗽和加用祛痰剂。

(三)镇静剂和镇咳剂

原则上不使用镇静剂和镇咳剂,以免妨碍痰液的排出。对咯血者应酌情给予镇静剂,如苯巴比妥或水合氯醛等,并给予止血药物。此外,给予支气管扩张剂、气道湿化、肺部理疗等均有利于痰液排出。

（四）支持疗法

注意高蛋白、高维生素饮食,少量多次输血及氨基酸或脂肪乳等。

（五）外科手术治疗

在经内科治疗 2 个月以上无效者,可考虑外科手术治疗。但术前后仍需用抗生素治疗。

（六）局部治疗

对急性肺脓肿,采用气管穿刺或留置肺导管滴入抗生素进行局部治疗,可望脓腔愈合而避免手术治疗。一般采用环甲膜穿刺法,穿刺部位在环状软骨与甲状软骨之间,常规消毒及局麻后,用 7 号血浆抽取针以垂直方向刺入气管,先滴入 4% 普鲁卡因 1～2 mL 麻醉气管黏膜,在 X 线透视下将聚乙烯塑料导管经针孔插至病变部位,其外端口部用消毒纱布包好,胶布固定,滴药前先取适当体位排出脓液,然后缓慢滴入药液,再静卧 1～2 小时。通过留置导管,每天可注药 3～4 次。除婴儿外,2 岁以上小儿均可作为治疗对象。

七、预后

一般预后良好。吸入异物所致者,在取出异物后迅速痊愈。有时脓肿经支气管排脓,偶可自愈。并发支气管扩张症、迁徙性脓肿或脓胸时预后较差。

八、临床护理及预防

对急性肺炎和败血症应及时彻底治疗。有呼吸道异物吸入时,需迅速取出异物。在扁桃体切除及其他口腔手术过程中,应避免组织吸入肺部。病菌有葡萄球菌、链球菌、肺炎双球菌等。病菌可由呼吸道侵入,也可由血行播散,偶由邻近组织化脓后向肺组织浸润所致。病变与支气管沟通或损伤毛细血管,则引起咳脓痰、咯血。

患儿最好住单间病室,室内要空气新鲜、舒适、安静。定期消毒病室。急性期卧床休息,恢复期可以适当活动。给高蛋白、高热量、高维生素半流食或软饭,鼓励患儿多进食,以补充疾病的消耗。记出入量,必要时按医嘱由静脉输液补充入量。痰液排出不畅,可作体位引流,每天 1～2 次,每次 15～20 分钟,饭前、睡前进行。根据病变部位选择引流的体位。口腔护理:早晚刷牙漱口,饭前、饭后漱口。高热患儿按高热护理常规进行护理,汗多者用温水擦浴,更换内衣。指导家长为患儿安排好锻炼、休息和治疗。定期返院复查。

（古玉玉）

第十五节 肺 不 张

一侧一叶或一段肺内气体减少和体积缩小,称肺不张。肺不张不是一个独立疾病,而是一种病理表现。

一、临床表现

临床症状取决于病因或肺不张的程度。轻者可无自觉症状或咳嗽经久不愈。急性大叶性肺不张或一侧肺不张,可出现呼吸困难、发绀等严重气体交换障碍。

二、病理生理

气道阻塞是肺不张最常见原因。小儿由于支气管柔软,呼吸道感染机会多,淋巴系统反应明显,故胸腔内淋巴结容易肿大。这些原因可使支气管受到管内阻塞或管外压迫,其结果是气体不能通过,其远端肺泡内气体被吸收,使肺的体积缩小引起肺不张。此外,如大量胸腔积液、气胸或胸腔内肿物的压迫,均可产生压迫性肺不张。由肺部纤维化所致局限性或普遍性肺组织体积缩小,亦可由于表面活性物质缺乏而致弥漫性点状肺不张。

三、诊断

诊断根据临床表现。实验室检查无特异,如由于细菌感染,可有白细胞及中性粒细胞增加。有肺不张的年长儿,可做肺功能测定,可表现为肺容量降低。大部分有明显肺不张患者,特别有气道高反应性疾病如哮喘,有 MEFR 下降和 PW 下降。

X 线检查:胸部 X 线片是诊断肺不张唯一可靠的方法。其表现有不张肺叶容积缩小,密度增加,与不张相邻的叶间胸膜向不张肺叶移位,在不张肺叶内肺纹理和支气管呈聚拢现象。上叶肺不张常有气管向患侧移位,下叶肺不张常伴有同侧横膈升高。其他肺叶则可出现代偿性过度膨胀,另外大叶或一侧全肺不张还可见到肋间隙变窄。

(一)一侧肺不张

常见于一侧主支气管阻塞或由于大量气胸或胸腔积液引起。在儿科引起支气管阻塞而致一侧肺不张主要为异物及结核,后者由于结节型肿大淋巴结或支气管内膜结核所致。胸腔内特别是纵隔占位性病变,可压迫左右主支气管而引起。

(二)上叶肺不张

多见于感染,如有慢性迁延性肺不张,应考虑结核或肿物。

(三)右中叶肺不张

正位胸片显示右侧肺门下部和心缘旁有一片密度增高的三角形阴影,又称右肺中叶综合征。由于右肺中叶支气管较短,管径较小,且与上右主支气管成锐角关系,加之其周围有一组引流上叶、下叶的淋巴结,因此很容易引起管腔阻塞而致肺不张。小儿多因结核性或非特异性淋巴结炎引起,有时还可反复继发肺部感染。

(四)下叶肺不张

多见于感染。特别要注意左下叶肺不张可完全隐蔽在心影之后,很容易漏诊,应注意是否有肺门下移、心影移位、横裂下移或消失、横膈抬高和膈影模糊等 X 线征象。

四、治疗

(一)去除病因

根据发病原因选用敏感抗生素或抗结核治疗。怀疑有异物或分泌物黏稠堵塞或肺不张部位长期不能复张,应作纤维支气管镜检查,取出异物或吸出分泌物,或取分泌物培养和做活体组织检查。

(二)分泌物引流

在肺部感染或哮喘持续状态而致黏液栓塞时,可口服祛痰剂,使痰液稀释,利于排出。要鼓励咳嗽,经常变换或采用体位引流,有的患者还可定期拍背吸痰促使痰液排出,使肺迅速复张。

(三)外科治疗

如内科积极治疗,包括支气管镜检查,而肺不张仍持续 12～18 个月,应进一步做支气管碘油造影明确诊断。如有局部支气管扩张,应考虑肺叶切除;如肿瘤引起肺不张,应尽早手术切除。

(古玉玉)

第十六节　特发性肺含铁血黄素沉着症

特发性肺含铁血黄素沉着症(idiopathic pulmonary hemosiderosis,IPH)是一组肺泡毛细血管出血性疾病,常反复发作,并以大量含铁血黄素积累于肺内为特征。多见于儿童。病因未完全明了。

弥漫性肺泡出血的特征为咯血、呼吸困难、胸片肺部渗出和程度不同的贫血。肺出血后使肺泡巨噬细胞在肺出血的 36～72 小时内把血红蛋白的铁转换为含铁血黄素。因此,命名为含铁血黄素沉着症。含铁血黄素细胞在肺内存在持续 4～8 周。弥漫性肺泡出血包括很广,而特发性肺含铁血黄素沉着症是指无特殊原因的弥漫性肺出血。1864 年,Virchow 首先描述了本病,描述为"褐色硬化肺"。更深入的 IPH 特征的确立是在 1931 年,Ceelen 通过 2 例儿童病例的尸检发现,肺组织有大量的肺含铁血黄素细胞。

广义地说,肺含铁血黄素沉着可分原发性和继发性两大组,其分类可归纳如下。

原发性可分为 4 个亚型:特发性肺含铁血黄素沉着症、与牛奶过敏共同发病、与心肌炎或胰腺炎共同发病、与出血性肾小球肾炎共同发病。

继发性多继发于下述病理情况:①各种原因所致左心房高压的后果;②肺血管炎和结缔组织疾病;③化学药物过敏(如含磷的杀虫剂);④食物过敏,如麦胶蛋白。

一、流行病学

1984 年瑞士的一项研究统计,不包括伴肾症状的患儿,每年每百万儿童中 IPH 的新发病率是 0.24。在日本,每年每百万儿童中有 1.23 个患儿被诊断为 IPH。本病在西方国家少见,但在一些地区曾有过小的流行。例如,在希腊及美国俄亥俄州的克利夫兰和马萨诸塞州的波士顿曾报道有局部地区的流行。北京儿童医院 1960-1997 年共收治 IPH 患儿 280 例,年龄 4 个月到 13 岁,5 岁以前发病者占半数以上,性别无差异,以暴发起病者多见。北京儿童医院 2001-2011 年 10 年间有登记的儿童间质性肺疾病 349 例中,IPH 占 113 例(32.3%),为常见的间质性肺疾病之一。

二、病因及发病机制

IPH 的病因目前仍然不明。存在多种假说,遗产学、自身免疫方面、环境方面、过敏机制等,但是没有一种假说被证实。

(一)环境因素

环境因素可能参与 IPH 的发病。Etzel 等提出某些真菌可能在婴幼儿的发病过程中起着重要的作用。在美国的克利夫兰曾有一组集中发病的 10 例 IPH 患儿报道,这些患儿家中葡萄状穗霉菌的浓度与对照人群相比显著增高。同时,大部分患儿在搬至新居后,疾病得到缓解,从而进一步证明在 IPH 的发病中葡萄状穗霉菌至少起着部分作用。这些霉菌可以产生某种毒素,主要是单端孢霉烯毒素。它们是一种强烈的蛋白质合成抑制物,在上皮细胞基底膜快速形成的过程中,这些毒素可能使毛细血管变得脆弱。因此,这些患儿面临着应力出血的风险。Vesper 等也证实了黑色葡萄状穗霉菌产生的溶血素对特发性肺含铁血黄素沉着症的发病也起着一定的作用。早先还发现,IPH 的发生与暴露的杀虫剂有关。

(二)遗传因素

文献曾报道有两对同胞患儿,且其中一对的祖母有咯血及缺铁性贫血史。希腊曾报道 26 例患儿,其中 13 例家族住在有近亲通婚习俗的地区,这些表明,本病发病有遗传因素存在。

(三)免疫机制

多数学者认为,该病的发病机制与免疫有关。抗原-抗体复合物介导的肺泡自身免疫性损伤,致肺泡毛细血管通透性增加,导致肺小血管出血,可能是最为重要的发病机制。对激素及免疫抑制剂的良好反应也表明了免疫机制参与了其发病。目前,肺组织的免疫组化并不支持 IPH 免疫学上的发病机制,但有趣的是该病的一部分患者最终竟发展成了某些形式的自身免疫疾病。

Tedeschi 等学者通过对血清中组胺释放活性的检测,从而进一步证实了免疫系统在该病的发病过程中被激发,且为肺泡毛细血管损害导致肺泡出血提供了免疫学基础。他们发现,IPH 患者急性期血清可以使正常人血液中嗜碱性粒细胞的组胺释放活性增加,而接受治疗后处于缓解期的血清却无此现象,且发现血清中分子量<100 kDa 的物质可以使嗜碱性粒细胞的组胺释放活性增加,>100 kDa 的物质无此功能。由此,Tedeschi 等提出,IPH 患者免疫系统的激活造成肺泡损伤可能是细胞因子的作用,而不是免疫球蛋白的作用,但具体为何种细胞因子,尚不清楚。

(四)过敏机制

牛奶过敏引起的肺泡出血(Heiner 综合征)患者血清中,可检测到抗牛乳的自身抗体。1962 年,Heiner 第一次报道了,在一些肺出血婴幼儿血浆中发现抗牛乳蛋白的抗体,且这些患儿在给予了免牛乳蛋白的饮食后症状得到了显著改善,其机制可能为牛奶过敏,也可能为免疫复合物沉淀所致。近年发现,IPH 患者通常会伴发肠道免疫疾病,且免麸质饮食对其发病的控制可能有一定益处。但共同的发病机制不能确定。

(五)其他

也有文献报道,该病与感染机制之间可能存在一种联系。部分文献报道,病毒引发的上呼吸道感染可激发肺泡急性出血。也有学者认为,肺泡反复出血可能是由于肺泡上皮细胞发育和功能异常,破坏了肺泡毛细血管的稳定所造成。

三、病理

可分 3 期,其过程和临床及放射线所见亦往往一致。

(一)急性期

急性期肺组织呈棕黄色实变,肺泡上皮细胞增生,肺泡腔内有不同程度的出血,是由于肺泡小毛细血管出血所致,很少来自较大血管;肺泡有水肿、甚至透明膜形成。急性出血后 48 小时开始见不同程度含铁血黄素在巨噬细胞内;肺门淋巴结出血、肿大及滤泡增生。

(二)慢性期

慢性期病变主要是肺泡间质大量含铁血黄素沉着,肺泡间质纤维组织增生。也可有小叶间隔及肺泡壁增厚,病变多为双侧性,但分布可不平均,亦可不对称。反复发作的后期,部分肺泡壁断裂,弹力纤维包裹含铁血黄素,由于巨噬细胞的吞噬作用形成异物肉芽肿。在存有大量含铁血黄素的巨噬细胞中亦可本身坏死,溢出含铁物质,破坏基膜组织,进一步引起肺泡内出血,这可以解释为什么有些病例症状很顽固,且病变持续进行较久。小血管内皮细胞肿胀、增生。肺内纤维化可形成肺内高压而继发左心或右心肥大,甚至有肺源性心脏病。

(三)后遗症期

后遗症期肺内形成广泛的间质纤维化。电镜显示肺泡毛细血管基膜失去正常结构,呈灶性破裂,并有胶原纤维沉积。

四、临床表现

主要在小儿时期发病,大多是幼儿。北京儿童医院 1960—1993 年(33 年)共收治 245 例,5 岁以前发病者占 66.5%,学龄期以上占 33.5%,最小者年龄 4 个月,最大 13 岁。男女性别大致相仿。发病以春季最多。

临床常以反复肺出血和贫血同时存在为特点。可以急性起病,突然出现咳嗽、气促,伴咯血或呕血;也可以反复贫血伴嗜睡、衰弱,咯血并不明显或偶有痰中带血。来自北京儿童医院的 56 例IPH 总结,入院时的症状有面色苍白(95.2%)、乏力(79.5%)、咳喘(66.7%)、咯血或呕血(42.9%)、低热(33.5%)、腹痛(12.7%)、鼻出血(6.4%)。而体征方面则有肝脾大(39.7%),心率增快(27%),肺部啰音(25.4%),黄疸(4.8%),杵状指(1.6%)和关节肿大(1.6%)。

(一)急性出血期

发病突然,常见发作面色苍白伴乏力和体重下降。咳嗽、低热,咳嗽时痰中带血丝或暗红色小血块。亦可见呼吸急促、发绀、心悸及脉搏加速。肺部体征不尽相同,可无阳性体征,亦可闻及呼吸音减弱或呈支气管呼吸音,少数可闻及干、湿啰音或喘鸣音;严重病例可出现呼吸困难、血红蛋白急剧下降。急性起病的 X 线肺片可见肺野中有边缘不清、密度浓淡不一的云絮状阴影,见图 3-20A。病灶可自米粒大小至小片融合,多涉及双侧,一般右侧较多;亦可呈透光度一致性减低的磨玻璃样改变,肺尖多不受累。在追踪观察中可见片絮状阴影,于 2~4 天内即可消散,但亦可在短期重现。约半数病例可见肺门增大,2/3 病例由于淋巴回流受阻可见右侧叶间膜增厚。胸片中还可见 2/3 病例有心脏扩大。肺 CT 可见磨玻璃影或实变影,见图 3-20B、图 3-21A。CT 较胸片能更好地显示肺泡出血征象。

(二)慢性反复发作期

急性期过后大部分患儿可能进入此期。症状为反复发作,常有肺内异物刺激所致的慢性咳嗽、胸痛、低热、哮喘等;咯出物有少量较新鲜的血丝或陈旧小血块。X 线肺片呈现两侧肺纹理粗重,纹理可见境界不清的细网状、网粒状或粟粒状阴影,多为双侧,较多见于两肺中野内带,肺尖及肋膈角区很少受累,亦可同时并存新鲜出血灶。肺 CT 在此期可见小结节影(图 3-21B),磨玻璃影。此种典型 X 线所见多显示其病程已久,一般在 6~12 个月,此期病程甚至可达 10 年以上。

(三)静止期或后遗症期

静止期指肺内出血已停止,无明显临床症状。后遗症期指由于反复出血已形成较广泛的肺间质纤维化。临床表现为有多年发作的病史及不同程度的肺功能不全,小支气管出现不同程度的狭窄、扭曲,反复发作多年的儿童还有通气功能障碍;可见肝脾大,杵状指(趾)及心电图异常变化。胸部 X 线片显示纹理增多而粗糙,可有小囊样透亮区或纤维化,并可有肺不张、肺气肿、支气管扩张或肺源性心脏病等,肺 CT 可见弥漫小结节影、小叶间隔增厚(图 3-21C),甚至蜂窝肺。

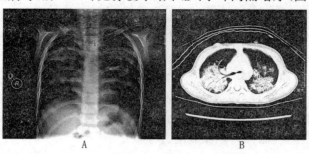

图 3-20　特发性肺含铁血黄素沉着症急性期影像学表现
A.胸片可见弥漫性实变影;B.肺 CT 可见实变影

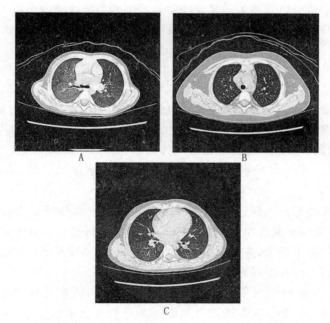

图 3-21　特发性肺含铁血黄素沉着症 CT 表现
A.急性出血期,肺内可见弥漫性的磨玻璃影和实变影;B.1 年半后反复发作期肺 CT,可见结节影和小叶间隔增厚;C.5 年后出血静止后 3 年肺 CT,可见小叶间隔增厚

五、辅助检查

(一)含铁血黄素巨噬细胞检查

痰内或幼儿胃液内及支气管肺泡灌洗液内找到有含铁血黄素巨噬细胞。巨噬细胞转变为含铁血黄素细胞需要 2~3 天,含铁血黄素细胞在第 14 天时达峰值,2~4 周后下降至正常水平。

(二)血常规检查

急性期显示不同程度的小细胞低色素性贫血。北京儿童医院患儿入院时有重度贫血(血红蛋白 30~60 g/L)约占 1/3,中度(血红蛋白 60~90 g/L)占 45%。末梢血片中网织红细胞增加,最高可达 23%,超过 3% 的占 70%。嗜酸性粒细胞在部分病例中可增加,超过 3% 者约占 1/3。血小板正常。

(三)肺功能检查

本病严重时最大通气量及时间肺活量减低。肺纤维化者可有弥散功能损害及低氧血症。年龄较大的儿童,可能出现限制性通气障碍。对慢性反复发作的患儿应定期做肺功能测定,结合肺部 X 线平片结果随诊病程的进展。

(四)心电图及超声心动图检查

超声心动图可用于协助诊断二尖瓣狭窄、左心房高压、肺循环淤血所致的继发性肺含铁血黄素沉着症。如果心电图或超声心动图提示肺动脉高压,则一定要做肺静脉闭塞综合征、血管瘤及左心衰竭等疾病的相关检查,以便对原发病做进一步诊断。

(五)纤维支气管镜检查

支气管镜不仅可用于寻找其他引起肺出血的原因,如黏膜炎症出血、血管网异常,且支气管镜肺泡灌洗液的普鲁士蓝染色找到大量肺含铁血黄素细胞为确诊肺泡出血的依据。特发性肺含铁血黄素沉着症的急性出血期支气管镜肺泡灌洗液可为血性或洗肉水样的外观,病史较长,气道黏膜色黄。

六、诊断

IPH 的诊断为排除性的。首先要确立弥漫性肺泡出血的存在。需具有典型的临床症状,可见 3 个特点:①咯血、呕血或幼儿胃液中有陈旧性出血;②低色素小细胞性贫血;③胸片或 CT 呈现肺出血样改变,即双肺弥漫性片絮样或磨玻璃样阴影。这 3 个特点可先后出现,其严重程度可不成比例,部分病例严重可出现呼吸急促或呼吸困难,并无咯血的症状,有些幼儿仅以贫血来就诊。

临床如遇以下情况要想到本病:①患儿有反复性缺铁性贫血伴呼吸道症状,如咳嗽、少量咯血;原因不明的幼儿吐血或反复贫血均须拍胸部 X 线片与本病鉴别。由于婴幼儿可将肺部出血吞入胃内,然后吐出,甚至不吐出,亦无咳嗽、咯血的表现。②如肺片显示云絮状影或弥散性点状影,以肺炎不能解释时,亦应高度怀疑本病。

临床常依据痰液、胃液或支气管灌洗液病理检查中找到较多含铁血黄素细胞,既可做出肺泡出血的诊断。胃液、痰液中肺含铁血黄素细胞的阳性率远较支气管肺泡灌洗液低。研究显示,胃液找肺含铁血黄素细胞的敏感性为 30%,支气管肺泡灌洗液的敏感性为 92%。因此,现在多采用支气管肺泡灌洗液中找到大量的肺含铁血黄素细胞来确诊肺泡出血。北京儿童医院 2001—2011 年诊断的 113 例 IPH 均为支气管肺泡灌洗液找到了大量的肺含铁血黄素细胞。

确诊肺泡出血后,还需要排除其他弥漫性肺泡出血的疾病,如自身免疫性疾病、血管炎。可采用血清学检查,如抗核抗体,抗双链的 DNA 及抗中性粒细胞胞浆抗体、抗基底膜抗体,部分病例需要做肺活检,IPH 的肺组织无肉芽肿、血管炎/毛细血管炎,也无其他器质性肺疾病。除了 HE 染色,还需要做免疫荧光或免疫组化来排除免疫蛋白和/或免疫复合物的沉着。国内很少肺活检。

本病的诊断中,还应注意排除出血性体质、血液病、异物、肺结核、反复支气管肺炎、支气管扩张、血管畸形等引起咯血的疾病。采用肺部增强 CT 血管重建可发现肺静脉缺如。血管造影可发现一些血管畸形如支气管动脉肺动脉瘘，同时可进行栓塞治疗。

七、治疗

仔细寻找可能致病的原因或诱因，如对牛奶过敏、对食物或化学物质过敏、合并心肌炎和肾炎等仍属首要。症状治疗大致有以下几方面。

(一)急性发作期治疗

由于大量肺出血，患儿出现呼吸困难及血红蛋白急剧下降时应卧床休息，间歇正压供氧。严重贫血者可少量多次输新鲜血。肾上腺皮质激素在急性期控制症状的疗效已较肯定，为目前最常用的疗法，可用甲泼尼龙 2 mg/(kg·d)或氢化可的松 5～10 mg/(kg·d)静脉点滴治疗，出血控制后，可口服泼尼松 2 mg/(kg·d)，症状完全缓解(2～3 周)后上述剂量渐减，至最低维持量，以能控制症状为标准，维持时间一般为 3～6 个月，也有小剂量激素长期维持，取得了不错的疗效。症状较重、X 线病变未静止及减药过程中有反复的患儿，疗程应延长至 1 年，甚或 2 年。停药过早易出现复发。但长期用药亦非良策，故停药应缓慢而慎重，并继续严密观察。

急性肺泡大出血时，大剂量激素如甲泼尼龙 10～30 mg/(kg·d)冲击治疗可起到控制病情、挽救生命的作用。

对发病年龄较小的婴儿及并发变态反应性疾病如湿疹、喘息性支气管炎的患儿，应考虑并有牛奶或其他食物过敏的可能，最好停用牛奶及其制品 2～3 个月，以豆浆等代乳品，有时可获良好效果。

临床实践过去曾采用置换血浆疗法、脾切除术，目前已基本不用。北京儿童医院经长期观察结果也不支持脾切除术，曾见术后数月内又出现急性发作者，脾切除术还可导致进一步出血倾向及免疫能低下，以致死于肺出血或合并感染。输血和铁剂虽能改善贫血，但由于可能增加肺内铁沉积，应慎用。

(二)慢性反复发作期治疗

长期的糖皮质激素治疗在儿童和青少年因不良反应及激素减量/中断时的高复发率不推荐使用。吸入激素也应用于临床，但疗效尚不能确定。免疫抑制剂包括硫唑嘌呤、羟氯喹、环磷酰胺、甲氨蝶呤的治疗得到了不同效果。常用的为硫唑嘌呤，从 1～2 mg/(kg·d)增加到 3～5 mg/(kg·d)，一般维持约 1 年。硫唑嘌呤和糖皮质激素联用在预防 IPH 急性加重取得一定的疗效。

国内也试用中药(活血化瘀及促进免疫功能的方剂)及去铁药物，可用去铁胺(又称去铁敏)，每天 1.6 g，分 3 次肌内注射，24 小时尿铁排出量显著增加，缺铁性贫血也有改善的可能。铁络合剂毒性作用明显，故国内外文献对此类药物评价不一。目前已很少应用。

(三)静止期治疗

病变静止时或症状大部分消失后应重视日常肺功能锻炼，并注意生活护理。

(古玉玉)

第四章

儿童心血管系统疾病

第一节 高 血 压

小儿血压超过该年龄组平均血压的 2 个标准差以上,即在安静情况下,若动脉血压高于以下限值并确定无人为因素所致,应视为高血压(表 4-1)。

表 4-1 各年龄组血压正常值

年龄组	正常值(kPa)	限值(kPa)
新生儿	10.7/6.7(80/50 mmHg)	13.4/8(100/60 mmHg)
婴儿	12.1/8(90/60 mmHg)	14.7/9.4(110/70 mmHg)
≤8 岁	(12.1~13.4)/(8~9.4)[(90~100)/(60~70)mmHg]	16.1/10.2(120/70 mmHg)
>8 岁	(13.4~14.7)/(9.4~10.2)[(100~110)/(70~80)mmHg]	17.4/12.1(130/90 mmHg)

小儿高血压主要为继发性,肾脏实质病变最常见。其中尤以各种类型的急慢性肾小球肾炎多见,其次为慢性肾盂肾炎、肾脏血管疾病。此外,皮质醇增多症、嗜铬细胞瘤、神经母细胞瘤及肾动脉狭窄等亦是小儿高血压常见的病因。高血压急症系指血压(特别是舒张压)急速升高引起的心、脑、肾等器官严重功能障碍甚至衰竭,又称高血压危象。高血压危象发生的决定因素与血压增高的程度、血压上升的速度及是否存在并发症有关,而与高血压的病因无关。危象多发生于急进性高血压和血压控制不好的慢性高血压患儿。如既往血压正常者出现高血压危象往往提示有急性肾小球肾炎,而且血压无须上升太高水平即可发生。如高血压合并急性左心衰竭,颅内出血时即使血压只有中度升高,也会严重威胁患儿生命。

一、病因

根据高血压的病因,分为原发性高血压和继发性高血压。小儿高血压 80% 以上为继发性高血压。

(一)继发性高血压

小儿高血压继发于其他病因者为继发性高血压。继发性高血压中 80% 可能与肾脏疾病有关,如急性和慢性肾功能不全、肾小球肾炎、肾病综合征、肾盂肾炎。其他涉及心血管疾病,如主动脉缩窄、大动脉炎;内分泌疾病,如原发性醛固酮增多症、库欣综合征、嗜铬细胞瘤、神经母细胞瘤等;中枢神经系统疾病及铅、汞中毒等。

(二)原发性高血压

病因不明者为原发性高血压,与下列因素有关。

1.遗传

根据国内外有关资料统计,高血压的遗传度在 60%～80%,随着年龄增长,遗传效果更明显。检测双亲均患原发性高血压的正常血压子女的去甲肾上腺素、多巴胺浓度明显高于无高血压家族史的相应对照组,表明原发性高血压可能存在有遗传性交感功能亢进。

2.性格

具有 A 型性格(A 型性格行为的主要表现是具有极端竞争性、时间紧迫性、易被激怒或易对他人怀有进攻倾向)行为类型的青少年心血管系统疾病的发生率高于其他类型者。

3.饮食

钠离子具有一定的升压作用,而食鱼多者较少患高血压病。因此,对高危人群应限制高钠盐饮食,鼓励多食鱼。

4.肥胖

肥胖者由于脂肪组织的堆积,使毛细血管床增加,引起循环血量和心排血量增加,心脏负担加重,日久易引起高血压和心脏肥大。另外高血压的肥胖儿童,通过减少体重可使血压下降,亦证明肥胖对血压升高有明显影响。

5.运动

对少儿运动员的研究表明,体育锻炼使心排血量增加、心率减慢、消耗多余的热量,从而有效地控制肥胖、高血脂、心血管适应能力低下等与心脑血管疾病有关的危险因素的形成与发展,为成人期心脑血管疾病的早期预防提供良好的基础。

二、临床表现

轻度高血压患儿常无明显症状,仅于体格检查时发现。血压明显增高时可有头晕、头痛、恶心、呕吐等,随着病情发展可出现脑、心脏、肾脏、眼底血管改变的症状。脑部表现以头痛、头晕常见,血压急剧升高常发生脑血管痉挛而导致脑缺血,出现头痛、失语、肢体瘫痪;严重时引起脑水肿、颅内压增高,此时头痛剧烈,并有呕吐、抽搐或昏迷,这种情况称为高血压脑病。心脏表现有左心室增大,心尖部可闻及收缩期杂音,出现心力衰竭时可听到舒张期奔马律。肾脏表现有夜尿增多、蛋白尿、管型尿,晚期可出现氮质血症及尿毒症。眼底变化,早期见视网膜动脉痉挛、变细,以后发展为狭窄,甚至眼底出血和视神经盘水肿。某些疾病有特殊症状:主动脉缩窄,发病较早,婴儿期即可出现充血性心力衰竭,股动脉搏动明显减弱或消失,下肢血压低于上肢血压;大动脉炎多见于年长儿,有发热、乏力、消瘦等全身表现,体检时腹部可闻及血管性杂音;嗜铬细胞瘤有多汗、心悸、血糖升高、体重减轻、发作性严重高血压等症状。

三、实验室检查

实验室检查包括:①尿常规、尿培养、尿儿茶酚胺定性。②血常规和心电图、胸部正侧位照片。③血清电解质测定,特别是钾、钠、钙、磷。④血脂测定。总胆固醇、三酰甘油、高密度脂蛋白胆固醇、低密度脂蛋白胆固醇、载脂蛋白 A、载脂蛋白 B。⑤血浆肌酐、尿素氮、尿酸、空腹血糖测定。⑥肾脏超声波检查。如血压治疗未能控制，或有继发性高血压的相应特殊症状、体征，经综合分析，可选择性进行下列特殊检查。

（一）静脉肾盂造影

快速序列法，可见一侧肾排泄造影剂迟于对侧，肾轮廓不规则或显著小于对侧（直径相差1.5 cm以上），造影剂密度大于对侧，或输尿管上段和肾盂有压迹（扩张的输尿管动脉压迫所致）。由于仅能半定量估测肾脏大小和位置，且有假阳性和假阴性，目前已多不用。

（二）放射性核素肾图

^{131}I-Hippuran（^{131}I-马尿酸钠）肾图，测^{131}I-Hippuran从尿中排泄率，反映有效肾血流量。^{99m}Tc-DTPA（^{99m}Tc-二乙烯三胺戊乙酸）肾扫描，反映肾小球滤过率。肾动脉狭窄时双肾血流量不对称，一侧大于对侧40%～60%；一侧同位素延迟出现；双肾同位素浓度一致，排泄一致。

（三）卡托普利-放射性核素肾图

卡托普利为血管紧张素转换酶（ACEI）抑制剂，由于阻止血管紧张素Ⅱ介导的肾小球后出球小动脉的收缩，因此服用卡托普利后行放射性核素肾图检查，可发现患侧肾小球滤过率急剧降低，而血浆流量无明显改变。

（四）肾动脉造影

可明确狭窄是双侧或单侧，狭窄部位在肾动脉或分支，并可同时行球囊扩张肾动脉成形术。如患儿肌酐超过119 mmol/L，则造影剂总量应限制，并予适当水化和扩充容量。

（五）肾静脉血浆肾素活性比测定

手术前准备：口服呋塞米，成人每次40 mg，1天2次，小儿每次1 mg/kg，1天2次，共1～2天，并给予低钠饮食，停用β受体阻滞剂，30分钟前给予单剂卡托普利，口服。结果患侧肾静脉肾素活性大于对侧1.5倍以上。

（六）血浆肾素活性测定

口服单剂卡托普利60分钟后测定血浆肾素活性，如＞12 mg/(mL·h)，可诊断肾血管性高血压，注意不能服用利尿剂等降压药物。

（七）内分泌检查

血浆去甲肾上腺素、肾上腺素和甲状腺功能测定。

四、诊断

目前我国小儿血压尚缺乏统一的标准，判断儿童高血压的标准常有三种。

（1）国内沿用的标准：学龄前期高于14.6/9.3 kPa（110/70 mmHg），学龄期高于16.0/10.7 kPa（120/80 mmHg），13岁及以上则18.7/12.0 kPa（140/90 mmHg）。

（2）WHO标准：＜13岁者为高于18.7/12.0 kPa（140/90 mmHg），13岁及以上者为18.7/12 kPa（140/90 mmHg）。

（3）按Londe建议，收缩压和舒张压超过各年龄性别组的第95百分位数。目前倾向于应用百分位数。百分位是1996年美国小儿血压监控工作组推荐的，根据平均身高、年龄、性别组的标准，凡超过第95百分位为高血压。具体标准见表4-2。

表 4-2　小儿高血压的诊断标准 kPa(mmHg)

年龄(岁)	男	女
3	14.5/8.7(109/65)	14.2/9.1(107/68)
5	14.9/9.5(112/71)	14.7/9.5(110/71)
7	15.3/10.1(115/76)	15.1/9.9(113/74)
9	15.3/10.5(115/79)	15.6/10.3(117/77)
11	16.1/10.7(121/80)	16.2/10.5(121/79)
15	17.4/11.1(131/83)	17.1/11.1(128/83)
17	18.1/11.6(136/87)	17.2/11.2(129/84)

诊断高血压后进一步寻找病因,小儿高血压多数为继发性。通过详细询问病史,仔细体格检查,结合常规检查和特殊检查,常能作出明确诊断。经过各种检查均正常,找不出原因者可诊断为原发性高血压。

五、高血压急症处理原则

(1)处理高血压急症时,治疗措施应该先于复杂的诊断检查。

(2)对高血压脑病、高血压合并急性左心衰竭等高血压危象应快速降压,旨在立即解除过高血压对靶器官的进行性损害。恶性高血压等长期严重高血压者需比正常略高的血压方可保证靶器官最低限度的血流灌注,过快过度地降低血压可导致心、脑、肾及视网膜的血流急剧减少而发生失明、昏迷、抽搐、心绞痛或肾小管坏死等严重持久的并发症。故对这类疾病患儿降压幅度及速度均应适度。

(3)高血压危象系因全身细小动脉发生暂时性强烈痉挛引起的血压急骤升高所致。因此,血管扩张剂如钙通道阻滞剂、血管紧张素转换酶抑制剂及 α 受体、β 受体抑制剂的临床应用,是治疗的重点。这些药物不仅给药方便(含化或口服),起效迅速,而且在降压同时,还可改善心、肾的血流灌注。尤其是降压作用的强度随血压下降而减弱,无过度降低血压之虑。

(4)高血压危象常用药物及高血压危象药物的选择参考,见表 4-3 和表 4-4。

表 4-3　高血压危象常用药物

药物	剂量及用法	起效时间	持续时间	不良反应	相对禁忌
硝苯比平	0.3~0.5 mg/kg	含化 5 分钟;口服 30 分钟	6~8 小时	心动过速,颜面潮红	
卡托普利	1~2 mg/(kg·d)	口服 30 分钟	4~6	皮疹、高钾血症,发热	肾动脉狭窄
柳胺苄心定	20~80 mg 加入糖水中,2 mg/min 静脉滴注(成人剂量)	5~10 分钟		充血性心力衰竭、哮喘心动过速、AVB 二度以上	
硝普钠	1 μg/(kg·min)开始静脉滴注,无效可渐增至 8 μg/(kg·min)	即时	停后 2 分钟	恶心,精神症状,肌肉痉挛	高血压、脑病
氯苯甲噻二嗪	每次 5 mg/kg 静脉注射,无效30 分钟可重复	1~2 分钟	4 ~ 24 小时	高血糖呕吐	

药物	剂量及用法	起效时间	持续时间	不良反应	相对禁忌
肼屈嗪	每次 0.1～0.2 mg/kg 静脉注射或肌内注射	10 分钟	2～6 小时	心动过速,恶心呕吐	充血性心力衰竭,夹层主动脉瘤

表 4-4　高血压急症药物选择

高血压危象	药物选择	高血压危象	药物选择
高血压脑病	NF、CP、LB、diazoxide、NP	急性左心衰竭	NP、CP、NF
脑出血	LB、CP、NF	急进性高血压	CP、NF、HD
蛛网膜下腔出血	NF、LB、CP、diazoxide	嗜铬细胞瘤	PM(酚妥拉明)、LB

六、高血压急症的表现

在儿童期高血压急症的主要表现:①高血压脑病。②急性左心衰竭。③颅内出血。④嗜铬细胞瘤危象等。现分析如下。

(一)高血压脑病

高血压脑病为一种综合征,其特征为血压突然升高伴有急性神经系统症状。虽任何原因引起的高血压均发生本病,但最常见为急性肾炎。

1.临床表现

头痛并伴有恶心、呕吐,出现精神错乱,定向障碍,谵妄,痴呆;亦可出现烦躁不安,肌肉阵挛性颤动,反复惊厥甚而呈癫痫持续状态。也可发生一过性偏瘫,意识障碍如嗜睡、昏迷;严重者可因颅内压明显增高发生脑疝。眼底检查可见视网膜动脉痉挛或视网膜出血。脑脊液压力可正常亦可增高,蛋白含量增加。

本症应与蛛网膜下腔出血、脑肿瘤、癫痫大发作等疾病鉴别。蛛网膜下腔出血常有脑膜刺激症状,脑脊液为血性而无严重高血压。脑肿瘤、癫痫大发作亦无显著的血压升高及眼底出血。临床确诊高血压脑病最简捷的办法是给予降压药治疗后病情迅速好转。

2.急症处理

一旦确诊高血压脑病,应迅速将血压降至安全范围之内为宜[17.4/12.1 kPa(131/90 mmHg)左右],降压治疗应在严密的观察下进行。

(1)降压治疗。

常用的静脉注射药物:①柳胺苄心定是目前唯一能同时阻滞 α、β 肾上腺素受体的药物,不影响心排出量和脑血流量。因此,即使合并心脑肾严重病变亦可取得满意疗效。本品因独具 α 和 β 受体阻滞作用,故可有效地治疗中毒性甲亢和嗜铬细胞瘤所致的高血压危象。②二氮嗪。因该药物可引起水钠潴留,可与呋塞米并用增强降压作用。又因本品溶液呈碱性,注射时勿溢到血管外。③硝普钠也颇为有效,但对高血压脑病不做首选。该药降压作用迅速,维持时间短,应根据血压水平调节滴注速度。使用时应避光并新鲜配制,溶解后使用时间不宜超过 6 小时,连续使用不要超过 3 天,当心硫氰酸盐中毒。

常用口服或含化药物:①硝苯地平。通过阻塞细胞膜钙离子通道,减少钙内流,从而松弛血管平滑肌使血压下降。神志清醒,合作患儿可舌下含服,意识障碍或不合作者可将药片碾碎加水0.5～1 mL制成混悬剂抽入注射器中缓慢注入舌下。②硫甲丙脯酸:为血管紧张素转换酶抑制剂,对于高肾素恶性高血压和肾血管性高血压降压作用特别明显,对非高肾素性高血压亦有降压作用。

(2)保持呼吸道通畅,镇静,制止抽搐。可用苯巴比妥钠(8～10 mg/kg,肌内注射,必要时6小时后可重复)、地西泮(0.3～0.5 mg/kg肌肉或静脉缓注,注射速度在3 mg/min以下,必要时30分钟后可重复)等止惊药物,但须注意呼吸。

(3)降低颅内压:可选用20%甘露醇(每次1 g/kg,每4小时或6小时,1次)、呋塞米(每次1 mg/kg)以及25%血清蛋白(20 mL,每天1～2次)等,减轻脑水肿。

(二)颅内出血(蛛网膜下腔出血或脑实质出血)

1.临床表现及诊断

蛛网膜下腔出血起病突然,伴有严重头疼、恶心呕吐及不同程度意识障碍。若出血量不大,意识可在几分钟到几小时内恢复,但最后仍可逐渐昏睡或谵妄。若出血严重,可以很快出现颅内压增高的表现,有时可出现全身抽搐,颈项强直是很常见的体征,甚至是唯一的体征,伴有脑膜刺激征。眼底检查可发现新鲜出血灶。腰椎穿刺脑脊液呈均匀的血性,但发病后立即腰穿不会发现红细胞,要等数小时以后红细胞才到达腰部的蛛网膜下腔。1～3天后可由于无菌性脑膜炎而发热,白细胞增高似与蛛网膜下腔出血的严重程度呈平行关系,因此,不要将诊断引向感染性疾病。CT脑扫描检查无改变。

脑实质出血起病时常伴头痛呕吐,昏迷较为常见,腰椎穿刺脑脊液压力增高,血性者占80%以上。除此而外,可因出血部位不同伴有如下不同的神经系统症状。

(1)壳核-内囊出血:典型者出现"三偏症",出血对侧肢体瘫痪和中枢性面瘫;出血对侧偏身感觉障碍;出血对侧的偏盲。

(2)脑桥出血:初期表现为交叉性瘫痪,即出血侧面瘫和对侧上、下肢瘫痪,头眼转向出血侧。后迅速波及两侧,出现双侧面瘫痪和四肢瘫痪,头眼位置恢复正中,双侧瞳孔呈针尖大小,双侧锥体束征。早期出现呼吸困难且不规则,常迅速进入深昏迷,多于24～48小时内死亡。

(3)脑室出血:表现为剧烈头痛呕吐,迅速进入深昏迷,瞳孔缩小,体温升高,可呈去大脑强直,双侧锥体束征。四肢软瘫,腱反射常引不出。

(4)小脑出血:临床变化多样,但是走路不稳是常见的症状。常出现眼震颤和肢体共济失调症状。

颅内出血可因颅内压增高发生心动过缓,呼吸不规则,严重者可发生脑疝。多数颅内出血的患儿心电图可出现巨大倒置T波,QT期间延长。血常规可见白细胞升高,尿常规可见蛋白、红细胞和管型,血中尿素氮亦可见升高。在诊断中尚需注意,颅内出血本身可引起急性高血压,即使患儿以前并无高血压史。此外,尚需与癫痫发作、高血压脑病以及代谢障碍所致昏迷相区别。

2.急症处理

(1)一般治疗:绝对卧床,头部降温,保持气道通畅,必要时做气管内插管。

(2)控制高血压:对于高血压性颅内出血的患儿,应及时控制高血压。但由于颅内出血常伴颅内压增高,因此,投予降压药物应避免短时间内血压下降速度过快和幅度过大,否则脑灌注压将受到明显影响。一般低压不宜低于出血前水平。舒张压较低,脉压过大者不宜用降压药物。降压药物的选择以硝苯地平、卡托普利和柳胺苄心定较为合适。

（3）减轻脑水肿：脑出血后多伴脑水肿并逐渐加重，严重者可引起脑疝。故降低颅内压，控制脑水肿是颅内出血急性期处理的重要环节。疑有继续出血者可先采用人工控制性过度通气、静脉注射呋塞米等措施降低颅内压，也可给予渗透性脱水剂如 20％甘露醇（1 g/kg，每 4～6 小时，1 次）及 25％的血清蛋白（20 mL，每天 1～2 次）。短程大剂量激素有助于减轻脑水肿，但对高血压不利，故必须要慎用，更不宜长期使用。治疗中注意水电解质平衡。

（4）止血药和凝血药：止血药对脑出血治疗尚有争议，但对蛛网膜下腔出血，对羧基苄胺及6-氨基己酸能控制纤维蛋白原的形成，有一定疗效，在急性期可短时间使用。

（5）其他：经检查颅内有占位性病灶者，条件允许时可手术清除血肿，尤其对小脑出血、大脑半球出血疗效较好。

（三）高血压合并急性左心衰竭

1.临床表现及诊断

儿童期血压急剧升高时，造成心脏后负荷急剧升高。当血压升高到超过左心房所能代偿的限度时就出现左心衰竭及急性水肿。急性左心衰竭时，动脉血压，尤其是舒张压显著升高，左室舒张末期压力、肺静脉压力、肺毛细血管压和肺小动脉楔压均升高，并与肺淤血的严重程度呈正相关。当肺小动脉楔压超过4.0 kPa（30 mmHg）时，血浆自肺毛细血管大量渗入肺泡，引起急性肺水肿。急性肺水肿是左心衰竭最重要的表现形式。患儿往往面色苍白、口唇青紫、皮肤湿冷多汗、烦躁、极度呼吸困难，咯大量白色或粉红色泡沫痰，大多被迫采取前倾坐位，双肺听诊可闻及大量水泡音或哮鸣音，心尖区特别在左侧卧位和心率较快时常可闻及心室舒张期奔马律等。在诊断中应注意的是，即使无高血压危象的患儿，急性肺水肿本身可伴有收缩压及舒张压升高，但升高幅度不会太大，且肺水肿一旦控制，血压则自行下降。而急性左心衰竭肺水肿患儿眼底检查如有出血或渗出时，考虑合并高血压危象。

2.急症处理

（1）体位：患儿取前倾坐位，双腿下垂（休克时除外），四肢结扎止血带。止血带压力以低于动脉压又能阻碍静脉回流为度，相当于收缩压及舒张压之间，每 15 分钟轮流将一肢体的止血带放松。该体位亦可使痰较易咳出。

（2）吗啡：吗啡可减轻左心衰竭时交感系统兴奋引起的小静脉和小动脉收缩，降低前、后负荷。对烦躁不安、高度气急的急性肺水肿患儿，吗啡是首选药物，可皮下注射盐酸吗啡0.1～0.2 mg/kg，但休克、昏迷及呼吸衰竭者忌用。

（3）给氧：单纯缺氧而无二氧化碳潴留时，应给予较高浓度氧气吸入，活瓣型面罩的供氧效果比鼻导管法好，提供的 FiO_2 可达 0.3～0.6。肺水肿时肺部空气与水分混合，形成泡沫，妨碍换气。可使氧通过含有乙醇的雾化器，口罩给氧者乙醇浓度为 30％～40％，鼻导管给氧者乙醇浓度为 70％，1 次不宜超过20 分钟。但乙醇的去泡沫作用较弱且有刺激性。近年有报道用二甲硅油消泡气雾剂治疗，效果良好。应用时将瓶倒转，在距离患儿口腔 8～10 cm 处，于吸气时对准咽喉或鼻孔喷雾 20～40 次。一般 5 分钟内生效，最大作用在15～30 分钟。必要时可重复使用。如低氧血症明显，又伴有二氧化碳潴留，应使用间歇正压呼吸配合氧疗。间歇正压呼吸改善急性肺水肿的原理，可能由于它增加肺泡压与肺组织间隙压，降低右心房充盈压与胸腔内血容量；增加肺泡通气量，有利于清除支气管分泌物，减轻呼吸肌工作，减少组织氧耗量。

（4）利尿剂：宜选用速效强效利尿剂，可静脉注射呋塞米（每次 1～2 mg/kg）或依他尼酸（1 mg/kg，20 mL液体稀释后静脉注射），必要时 2 小时后重复。对肺水肿的治疗首先由于呋塞米等药物有直接扩张静脉作用,增加静脉容量,使静脉血自肺部向周围分布,从而降低肺静脉压力,这一重要特点在给药5分钟内即出现,其后才发挥利尿作用,减少静脉容量,缓解肺淤血。

(5)洋地黄及其他正性肌力药物:对急性左心衰竭患儿几乎都有指征应用洋地黄。应采用作用迅速的强心剂如毛花苷C静脉注射,1次注入洋地黄化量的1/2,余1/2分为2次,每隔4～6小时,1次。如需维持疗效,可于24小时后口服地高辛维持量。如仍需继续静脉给药,每6小时注射1次1/4洋地黄化量。毒毛花苷K,1次静脉注射0.007～0.01 mg/kg,如需静脉维持给药,可8～12小时重复1次。使用中注意监护,以防洋地黄中毒。

多巴酚丁胺为较新、作用较强、不良反应较小的正性肌力药物。用法:静脉点滴5～10 mg/(kg·min)。

(6)降压治疗:应采用快速降压药物使血压速降至正常水平以减轻左室负荷。硝普钠为一种强力短效血管扩张剂,直接使动脉和静脉平滑肌松弛,降低周围血管阻力和静脉贮血。因此,硝普钠不仅降压迅速,还能减低左室前、后负荷,改善心脏功能,为高血压危象并急性左心衰竭较理想的首选药物。一般从1 μg/(kg·min)开始静脉滴注,在监测血压的条件下,无效时每3～5分钟调整速度渐增至8 μg/(kg·min)。此外,也可选用硝苯地平或卡托普利,但忌用柳胺苄心定和肼屈嗪,因柳胺苄心定对心肌有负性肌力作用,而后者可反射性增快心率和心排血量,加重心肌损害。

(戴传花)

第二节　先天性心脏病

先天性心脏病(CHD)简称先心病,指胎儿时期心脏血管发育异常所导致的畸形,是小儿最常见的心脏病。发生率为活产婴儿的4‰～12‰。按此比率,我国每年有10万～15万先心病的患儿出生,如未经治疗,约有1/3的患儿在出生后1个月内因病情严重和复杂畸形而夭折。近四五十年来,由于心导管检查、心血管造影和超声心动图等的应用,在低温麻醉和体外循环情况下,心脏直视手术的发展及介入疗法的出现,使临床上先天性心脏病的诊断、治疗和预后都有了显著的进步。

一、病因

先天性心脏病的病因尚未完全明确,但现已了解有内、外两类因素,内在与遗传有关,为染色体异常或多基因突变引起。外在与环境因素有关,环境因素中较为主要的是宫内感染,如风疹、流行性感冒、流行性腮腺炎和柯萨奇病毒感染等。此外,还包括孕母缺乏叶酸,患代谢性疾病(糖尿病、高钙血症、苯丙酮尿症),接触过量放射线和服用某些药物(抗癌药、抗癫痫药、甲苯磺丁脲)。故对孕妇应加强保健工作,在妊娠早期积极预防风疹、流感等病毒性疾病和避免与有关的致病因素接触,对预防先天性心脏病有重要意义。

二、分类

根据左、右心腔或大动脉之间有无异常通路及血液分流的方向,可将先天性心脏病分为三大类。

(一)左向右分流型(潜在青紫型)

在左、右心或大动脉之间有异常通路,正常情况下由于体循环(左)压力高于肺循环(右),所以血液是从左向右分流,一般不出现青紫。当屏气、剧烈哭闹或任何病理情况致肺动脉和右心压力增高并超过左心压力时,则可使氧含量低的血液自右向左分流而出现青紫,故此型又称潜在青紫型。常见的有室间隔缺损、房间隔缺损和动脉导管未闭等。

(二)右向左分流型(青紫型)

在左、右心或大动脉之间有异常通路,由于畸形的存在,右心压力增高并超过左心,使血液从右向左分流或大动脉起源异常时,大量氧含量低的静脉血流入体循环,出现青紫,常见的有法洛四联症、大动脉错位等。

(三)无分流型(无青紫型)

在左、右心或大动脉之间无异常通路或分流,亦无青紫,如主动脉缩窄、肺动脉狭窄等。

三、诊断方法

先天性心脏病的诊断,主要依靠病史、体检和实验室检查三部分,首先仔细的病史询问和体格检查,可以对先天性心脏病作出大致判断,再进一步通过影像学检查明确其类型及具体解剖畸形。

(一)病史

1.母孕史

询问母亲妊娠最初 3 个月内有无感冒等病毒感染史,是否接触放射线或服用过影响胎儿发育的药物。

2.常见症状

重型患儿可出现吸奶有间歇、喂养困难、气促、多汗、易呕吐,反复呼吸道感染。有青紫者多发育迟缓,可出现蹲踞现象等。

3.发病年龄

一般在 3 岁以内发现心脏杂音以先天性心脏病的可能性为大。活动或哭闹后出现短暂青紫或持续性青紫,反复出现心力衰竭,均为先天性心脏病的重要症状。

(二)体格检查

1.一般表现

轻型先天性心脏病患儿外观多正常,重型先天性心脏病患儿生长发育较同龄儿落后。有青紫者体格瘦小,智力发育也可能受影响。患儿呼吸多急促,可有杵状指(趾),一般在青紫出现后1～2 年逐渐形成,眼结膜多充血。同时注意身体其他部位有无伴同的先天性畸形存在,如唇裂、腭裂等。注意颈动脉搏动,肝颈静脉回流征,肝脾大小、质地及有无触痛,下肢有无水肿等心力衰竭的表现。

2.心脏检查

注意有无心前区隆起、心尖冲动的位置、强弱及范围,有无细震颤,心界大小,心音强弱及各瓣膜区有无杂音及杂音的位置、性质、时期、响度及传导方向,对鉴别先天性心脏病的类型有重要意义。

3.周围血管征

比较四肢动脉搏动及血压,如股动脉搏动微弱或消失,下肢血压低于上肢,提示主动脉缩窄。脉压增宽,伴毛细血管搏动和股动脉枪击音,提示动脉导管未闭或主动脉瓣关闭不全等。

(三)辅助检查

1.血常规

血红细胞、血红蛋白和血细胞比容增高,而血氧饱和度降低,提示有青紫型先天性心脏病。

2.X线检查

可观察心脏的位置、形态、轮廓、搏动、房室有无增大及有无肺门"舞蹈"等情况。

3.心电图

心电图能反映心律失常,心脏位置,心房、心室有无肥厚,心肌病变及心脏传导系统的情况。

4.超声心动图

属无创伤性检查技术,能显示心脏内部解剖结构,心脏功能及部分血流动力学信息,如M型超声心动图、二维超声心动图、彩色多普勒超声及三维超声心动图。

5.心导管检查

心导管检查是一种有创伤的检查,是先天性心脏病进一步明确诊断和决定手术前的一项重要检查方法之一。可了解心脏及大血管不同部位的氧含量和压力变化,明确有无分流及分流的部位。如导管进入异常通道则更有诊断价值。近年来心导管进一步被用于临床治疗,主要用于非青紫型先心病的介入治疗。

6.心血管造影

通过心导管检查仍不能明确诊断而又需考虑手术治疗的患儿,可做选择性心血管造影。

7.其他

放射性核素心血管造影、磁共振成像、电子束CT及多层螺旋CT等,以其无创伤性和某些独特的功能也越来越多的应用于先心病的检查。

四、几种临床常见的先天性心脏病

(一)室间隔缺损

室间隔缺损(VSD)是最常见的先天性心脏病,在我国约占小儿先天性心脏病的一半。它可单独存在,也可与其他心脏畸形同时存在。室间隔缺损分型根据缺损位置的不同,可分为以下三种类型。①干下型缺损:位于室上嵴上方,肺动脉瓣或主动脉瓣下。②室间隔膜部缺损:位于室上嵴下方或位于三尖瓣的后方。③室间隔肌部缺损:位于室间隔肌部。

1.血流动力学改变

在左、右心室间隔处有一异常通路,一般情况下左心室压力高于右心室,血液分流方向是自左向右,所以无青紫。分流致使肺循环血量增多和体循环血量减少,回左心血量增多,使左心房和左心室的负荷加重,出现左房、左室增大。随着病情的发展或分流量大时,可产生肺动脉高压,右室亦增大。当肺动脉高压显著,左向右分流逆转为双向分流或右向左分流,临床出现青紫(持续性),即称艾森曼格综合征(图 4-1)。

2.临床表现

(1)症状:小型缺损,缺损<5 mm 亦称罗杰(Roger)病,可无明显症状,生长发育不受影响。多于常规体检时发现。中型缺损(缺损为 5~15 mm)和大型缺损(缺损>15 mm)时,左向右分流多,表现:①体循环缺血。影响生长发育,喂养困难、消瘦、乏力、活动后气短。②肺循环充血:易反复出现肺部感染和充血性心力衰竭。③潜在青紫:一般情况下无青紫,当屏气和剧哭等因素使肺循环阻力增高,出现右向左分流时,可暂时出现青紫。有时因扩大的左心房或扩张的肺动脉压迫喉返神经时可出现声音嘶哑。

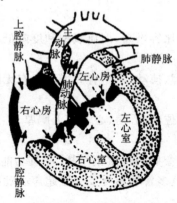

图 4-1　室间隔缺损血液循环示意

(2)体征:体检心界扩大,胸骨左缘第3～4肋间可闻及Ⅲ级以上粗糙的全收缩期杂音,向四周广泛传导,并可触及收缩期震颤。伴有肺动脉高压者,出现右向左分流时,患儿出现青紫,除杂音外,还有肺动脉区第二心音亢进。

(3)并发症:支气管肺炎、充血性心力衰竭、肺水肿和感染性心内膜炎。

3.辅助检查

(1)X线检查:小型缺损者,心肺无明显改变,或仅有轻度左心室增大或肺充血;中、大型缺损者心影增大,左、右心室增大,以左心室增大为主,左心房也常增大;大型缺损可出现右心室增大、肺动脉段突出、主动脉影缩小。肺野充血,肺门血管影增粗,透视下可见血管搏动增强,出现肺门"舞蹈"。

(2)心电图:小型缺损者正常或有轻度左心室肥大;中、大型缺损者左心室肥大或伴有右心室肥厚。严重合并心力衰竭者可有心肌劳损的图形。

(3)超声心动图:M型超声心动图可见左心室、左心房和右心室内径增宽,主动脉内径缩小。二维超声心动图可显示室间隔回声中断,并可提示缺损的位置和大小。多普勒彩超可直接见到分流的位置、方向和分流量的大小,还能确诊是否为多个缺损。

(4)右心导管检查:右心室血氧含量明显高于右心房,右心室和肺动脉压力升高。有时心导管可通过缺损进入左心室。

4.治疗

中、小型缺损可在门诊随访,有临床症状如反复呼吸道感染和充血性心力衰竭时进行抗感染、强心、利尿、扩管等内科治疗。大、中型缺损可行体外循环下直视术修补,目前随着介入医学的发展,应用介入疗法越来越多。

(二)房间隔缺损

房间隔缺损(ASD)占先天性心脏病发病总数的5%～10%,女性较多见。房间隔缺损根据解剖病变分以下3型。①第一孔(原发孔)未闭型,占15%。②第二孔(继发孔)未闭型,占75%。③静脉窦型,占5%,分上腔型、下腔型。④冠状静脉窦型,占2%。

1.血流动力学改变

在左、右房间隔处有一异常通路，一般情况下左心房压力高于右心房压力，分流自左向右，分流量的大小取决于缺损大小。分流造成右心房和右心室负荷过重而产生右心房和右心室增大、肺循环血量增多和体循环血量减少。分流量大时可产生肺循环压力升高，晚期可导致肺小动脉肌层及内膜增厚，管腔狭窄，成年后出现艾森曼格综合征。当右心房压力高于左心房压力时，则可产生右向左分流，出现青紫（暂时性、持续性）（图4-2）。

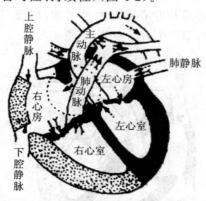

图 4-2 房间隔缺损血液循环示意

2.临床表现

（1）症状：缺损小者可无症状，缺损大者表现为以下几个方面。①体循环缺血：生长发育迟缓、气促、乏力、体格瘦小和活动后心悸气促。②肺循环充血：易患呼吸道感染。③潜在青紫：当剧哭、肺炎或心力衰竭时右心房压力超过左心房压力，出现暂时性右向左分流而出现青紫。

（2）体征体检：可见心前区隆起、心尖冲动弥散、心界扩大。由于右心室增大，大量的血液通过正常肺动脉瓣时（形成相对狭窄），在胸骨左缘第2～3肋间可闻及Ⅱ～Ⅲ级收缩期喷射性杂音。肺动脉瓣区第二心音亢进并伴有固定分裂。当肺循环血流量超过体循环1倍以上时，在胸骨左下第4～5肋间隙处可出现三尖瓣相对狭窄的舒张中期杂音。

（3）并发症：支气管肺炎、充血性心力衰竭、肺水肿和感染性心内膜炎。

3.辅助检查

（1）X线检查：心脏外形轻、中度扩大，以右心房、右心室增大为主，肺动脉段突出，主动脉影缩小；肺野充血，肺门血管影增粗，透视下可见搏动增强，出现肺门"舞蹈"。

（2）心电图：典型心电图表现为电轴右偏和不完全性右束支传导阻滞，部分病例尚有右心房和右心室肥大。原发孔型房间隔缺损型常见电轴左偏及左心室肥大。

（3）超声心动图：M型超声心动图显示右心房、右心室内径增宽及室间隔的矛盾运动。二维超声心动图可见房间隔回声中断，并可显示缺损的位置和大小。多普勒彩超可观察到分流的位置、方向和分流量的大小。

（4）心导管检查：可发现右心房血氧含量高于上、下腔静脉平均血氧含量；心导管可由右心房通过缺损进入左心房。合并肺静脉异位引流者应探查异位引流的肺静脉。

4.治疗

缺损<3 mm的可在3个月内自然闭合，缺损>8 mm的需手术治疗，一般于3～5岁时行体外循环下心脏直视术，反复呼吸道感染、心力衰竭或肺动脉高压者应尽早手术。也可通过介入性心导管术关闭缺损。

(三)动脉导管未闭

动脉导管未闭(PDA)占先天性心脏病总数的 15%～20%,女性较多见。根据导管的大小、长短和形态不同,可分为 3 型:①管型。②漏斗型。③窗型。

1.血流动力学改变

正常情况下,主动脉压力大于肺动脉压力,血液自主动脉经动脉导管向肺动脉分流,使体循环缺血、肺循环充血,回流到左心房和左心室的血量增加,出现左心房和左心室增大,肺动脉高压,当肺动脉压力超过主动脉时,即产生右向左分流(图 4-3)。

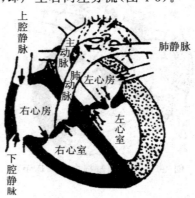

图 4-3　动脉导管未闭血液循环示意

2.临床表现

(1)症状:导管细者,分流量小,临床可无症状,仅在体检时发现心脏杂音。导管粗大者,分流量大,表现为以下几种。①体循环缺血:心悸、气短、咳嗽、乏力、多汗、生长发育落后。②肺循环充血:易患呼吸道感染和心力衰竭等。③合并严重肺动脉高压时,当肺动脉压力超过主动脉时,即产生右向左分流,造成下半身青紫,称为差异性青紫。偶见扩大的肺动脉压迫喉返神经而引起声音嘶哑。

(2)体征:可见患儿多消瘦,心前区隆起,心尖冲动增强,胸骨左缘第 2 肋间可闻及粗糙响亮的连续性机器样杂音,占据整个收缩期和舒张期,向左锁骨下、颈部和背部传导,杂音最响部位可伴有震颤,肺动脉瓣区第二心音增强,但多被杂音掩盖而不易辨别。当有肺动脉高压或心力衰竭时,主动脉与肺动脉舒张期压力差很小,可仅有收缩期杂音。由于舒张压降低,脉压增大,可见周围血管征(＋)包括水冲脉、指甲毛细血管搏动征和股动脉枪击音等。

(3)并发症:支气管肺炎、充血性心力衰竭、肺水肿和感染性心内膜炎。

3.辅助检查

(1)X 线检查:导管较细、分流量小者可无异常发现,导管粗、分流量大者有左心室和左心房增大,肺动脉段突出,肺野充血,肺门血管影增粗,透视下可见左心室和主动脉搏动增强,出现肺门"舞蹈"征。有肺动脉高压时,右心室亦增大,主动脉影往往有所增大,此特征与室间隔和房间隔不同。

(2)心电图:导管细的心电图正常。导管粗和分流量大的可有左心室肥大和左心房肥大,合并肺动脉高压时双室肥大,严重时以右心室肥大为主。

(3)超声心动图:M 型超声心动图显示左心房、左心室和主动脉内径增宽。二维超声心动图可显示肺动脉与降主动脉之间有导管存在。多普勒彩超可直接见到分流的方向和大小。

（4）心导管检查：肺动脉血氧含量高于右心室。肺动脉和右心室的压力可正常或不同程度升高。部分患儿导管可通过未闭的动脉导管由肺动脉进入降主动脉。

（5）心血管造影：逆行主动脉造影可见主动脉、肺动脉和未闭的动脉导管同时显影。

4.治疗

为防止心内膜炎，有效治疗和控制心功能不全和肺动脉高压，根据不同年龄和缺损大小不同均采取手术或介入疗法关闭动脉导管。早产儿动脉导管未闭可试用吲哚美辛促进关闭，口服剂量每次 0.1～0.2 mg/kg，如未关闭可每隔 8～12 小时重复给药 1～2 次，总剂量不超过 0.6 mg/kg，也可用静脉给药。

（四）法洛四联症

法洛四联症（TOF）是存活婴儿中最常见的青紫型先天性心脏病，其发病率占先天性心脏病的10％～15％。1888 年法国医师 Etienne Fallot 详细描述了该病的病理改变及临床表现，故而得名。法洛四联症由 4 种畸形组成。①肺动脉狭窄，以漏斗部狭窄多见。②室间隔缺损。③主动脉骑跨，主动脉骑跨于室间隔之上。④右心室肥厚，为肺动脉狭窄后右心室负荷加重的结果。以上 4 种畸形中，肺动脉狭窄最重要。

1.血流动力学改变

由于肺动脉狭窄，血液进入肺循环受阻，右心室压力增高，引起右心室代偿性肥厚。狭窄严重时，右心室压力大于左心室，则出现右向左分流，由于主动脉骑跨于两心室之上，主动脉除接受左心室的血液外，还直接接受一部分来自右心室的静脉血，因而出现青紫。另外由于肺动脉狭窄，肺循环缺血，进行气体交换的血流量减少，更加重了缺氧和青紫的程度。在动脉导管关闭前肺循环量减少程度较轻可减轻肺循环缺血的程度，随着动脉导管的关闭和漏斗部狭窄的逐渐加重，青紫日益明显（图 4-4）。

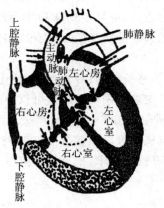

图 4-4　法洛四联症血液循环示意

2.临床表现

（1）症状。①青紫是法洛四联症的主要表现，其出现的早晚、轻重与肺动脉狭窄的程度有关。1/3 患儿出生即有青紫，1/3 在 1 岁内出现青紫，另 1/3 在 1 岁后出现青紫。青紫为全身性，以口唇、甲床、耳垂、鼻尖等毛细血管丰富的浅表部位最明显。由于血氧含量下降，稍一活动，如吃奶、哭闹、活动等，即可出现气急和青紫加重。②蹲踞症状是法洛四联症的突出特点。患儿因动脉氧合不足，活动耐力下降，稍一活动即感心慌、气短、胸闷、呼吸困难，而每于行走或活动时，便主动下蹲休息片刻。由于蹲踞时下肢弯曲,使静脉受压,回心血量减少,减轻了心脏负担;同时下肢动脉受压,使体循环阻力增加,减少左向右分流,暂时缓解缺氧症状,是一种被迫的保护性体位。③阵发性缺氧发作是法洛四联症的重要表现之一。多见于婴儿期,多由吃奶、哭闹、排便、感染、寒冷及创伤等诱发,表现为阵发性呼吸困难,严重者可突发昏厥、抽搐甚至死亡。其原因是肺动脉漏斗部狭窄的基础上,突然发生该处肌部痉挛,引起一时性肺动脉梗阻,使脑缺氧加重所致。发生率为 20%～25%,2 岁后有自然改善倾向。④并发症脑血栓、脑脓肿及感染性心内膜炎。

(2)体征:患儿体格发育落后,心前区可隆起,心尖冲动有抬举感,胸骨左缘第 2～4 肋间听到Ⅱ～Ⅲ级喷射性收缩期杂音,向心尖和锁骨下传导,可伴有震颤,为肺动脉狭窄所致。肺动脉第二心音减弱或消失,主动脉第二心音增强。由于患儿长期缺氧,致使指、趾端毛细血管扩张增生,局部软组织和骨组织也增生肥大,形成杵状指(趾)。

3.辅助检查

(1)血常规:周围血红细胞数增多,红细胞数可达 $(5.0～8.0)×10^{12}/L$,血红蛋白 170～200 g/L,血细胞比容增高为 53～80 vol%,血小板降低,凝血酶原时间延长。

(2)X 线检查:心脏大小正常或稍增大。典型者心影呈靴形,系由右心室肥大使心尖圆钝上翘和肺动脉狭窄使肺门血管影缩小,肺动脉段凹陷所致。肺纹理减少,肺野清晰。

(3)心电图:心电轴右偏,右心室肥大,严重者也可右心房肥大。

(4)超声心动图:M 型超声心动图显示右心室内径增宽,流出道狭窄,左心室内径缩小。二维超声心动图可显示主动脉增宽,骑跨于室间隔上。多普勒彩超可见右心室血液直接注入骑跨的主动脉内。

(5)心导管检查:导管较易从右心室进入主动脉,有时能从右心室进入左心室。心导管从肺动脉向右心室退出时,可记录到肺动脉和右心室之间的压力差,根据压力曲线还可判断肺动脉狭窄的类型。主动脉血氧饱和度降低,证明由右向左的分流存在。

(6)心血管造影:造影剂注入右心室,可见主动脉和肺动脉几乎同时显影。主动脉影增粗且位置偏前、稍偏右。此外,尚可显示肺动脉狭窄的部位、程度和肺血管的情况。

4.治疗

(1)一般护理:平时多饮水,预防感染,及时补充液体,防止并发症。

(2)缺氧发作的治疗:发作轻者使患儿采取胸膝位可以缓解,重者立即吸氧,给予普萘洛尔每次 0.1 mg/kg,必要时皮下注射吗啡每次 0.1～0.2 mg/kg。纠正酸中毒可给予 5%的碳酸氢钠 1.5～5.0 mL/kg 静脉注射。经常缺氧者可口服普萘洛尔 1～3 mg/(kg·d)。

(3)外科手术:轻者可于 5～9 岁行根治术,稍重患儿应尽早行根治术。

(戴传花)

第三节　原发性心肌病

原发性心肌病分为扩张(充血)型心肌病、肥厚型心肌病和限制型心肌病。扩张型以心肌细胞肥大、纤维化为主,心脏和心腔扩大,心肌收缩无力。肥厚型以心肌肥厚为主,心室腔变小,舒张期容量减少。若以心室壁肥厚为主,为非梗阻性肥厚型心肌病;以室间隔肥厚为主,左室流出道梗阻,为梗阻性肥厚型心肌病。限制型以心内膜及心内膜下心肌增厚、纤维化,心室以舒张障碍为主,此型小儿少见。中医认为本病因心气、心阴不足,心脉瘀阻,心肾阳虚而致病,可归属于"心悸""怔忡""心痹""喘咳"等范畴。

一、诊断要点

(一)扩张(充血)型心肌病

1.临床表现

多见于学龄前及学龄儿童,部分病例可能是病毒性心肌炎发展而来。缓慢起病,早期活动时感乏力,头晕,进而出现呼吸困难、咳嗽、心慌、胸闷、水肿、肝大等心力衰竭症状。心动过速,心律失常,心尖部第一心音减弱,有奔马律,脉压低。易出现脑、肺及肾栓塞。

2.X线

心影增大如球形,心搏减弱,肺淤血。

3.心电图

左室肥大最多,ST段、T波改变,可有室性期前收缩、房室传导阻滞等。

4.超声心动图

心腔普遍扩大,左室为著。左室壁运动幅度减低。

(二)肥厚型心肌病

1.临床表现

可有家族史,缓慢起病,非梗阻型症状较少,以活动后气喘为主。梗阻型则有气促、乏力、头晕、心绞痛或昏厥,可致猝死。心脏向左扩大,胸骨左缘2～4肋间有收缩期杂音。

2.X线

心影稍大,以左室增大为主。

3.心电图

左室肥厚及ST段、T波改变,I、aVL及V_5、V_6导联可出现Q波(室间隔肥厚所致),室性期前收缩等心律失常。

4.超声心动图

心肌非对称性肥厚,向心腔突出;室间隔厚度与左室后壁厚度的比值＞1.3∶1;左室流出道狭窄,左室内径变小;收缩期二尖瓣前叶贴近增厚的室间隔。

(三)限制型心肌病

1.临床表现

缓慢起病,活动后气促。以右室病变为主者,出现类似缩窄性心包炎表现,如肝大、腹水、颈静脉怒张及水肿;以左室病变为主者,有咳嗽、咯血、端坐呼吸等。

2.X线

心影扩大,肺淤血。

3.心电图

P波高尖,心房肥大,房性期前收缩,心房纤颤,ST-T改变,P-R间期延长及低电压。

4.超声心动图

超声心动图示左右心房扩大;心室腔正常或略变小;室间隔与左室后壁有向心性增厚;心内膜回声增粗;左室舒张功能异常。

二、鉴别诊断

(1)扩张(充血)型心肌病应与风湿性心脏病、先天性心脏病、心包积液相鉴别。风心病有风湿热及瓣膜性杂音;先心病常较早出现症状,心脏杂音大多较响;心包积液在超声心动图检查时可见积液。

(2)肥厚型心肌病应与主动脉瓣狭窄相鉴别。主动脉瓣狭窄有主动脉瓣区收缩期喷射性杂音,第二心音减弱,X 线升主动脉可见主动脉瓣狭窄后扩张,超声心动图检查示主动脉瓣开口小。

(3)限制型心肌病应与缩窄性心包炎相鉴别。缩窄性心包炎有急性心包炎病史,X 线心包膜钙化,超声心动图示心包膜增厚。

三、治疗

(1)有感染时应积极控制感染。

(2)心律失常治疗参见"心律失常"相关内容。

(3)促进心肌能量代谢药如三磷酸腺苷、辅酶 A、细胞色素 C、辅酶 Q_{10}、维生素 C、极化液(10%葡萄糖注射液 250 mL、胰岛素 6 U、10%氯化钾 5 mL),有辅助治疗作用。

(4)心力衰竭时按心力衰竭处理,但洋地黄类药剂量宜偏小(用一般量的 1/2~2/3),并宜长期服用维持量。

(5)对发病时间较短的早期患儿,或并发心源性休克、严重心律失常或严重心力衰竭者,可用泼尼松开始量 2 mg/(kg·d),分 3 次口服,维持 1~2 周逐渐减量,至 8 周左右减量至0.3 mg/(kg·d),并维持此量至 16~20 周,然后逐渐减量至停药,疗程半年以上。

(6)梗阻性肥厚型心肌病,可用 β 受体阻滞剂降低心肌收缩力,以减轻流出道梗阻,并有抗心律失常作用,可选用普萘洛尔 3~4 mg/(kg·d),分 3 次口服,根据症状及心律调节剂量,可增加到每天 120 mg,分 3 次服。一旦确诊,调节适当剂量后,应长期服用。因洋地黄类药及异丙肾上腺素等可加重流出道梗阻,应避免使用,利尿药和血管扩张药物均不宜用。流出道梗阻严重的可行手术治疗或心脏移植。

(戴传花)

第四节　病毒性心肌炎

病毒性心肌炎是病毒侵犯心脏所致的、以心肌炎性病变为主要表现的疾病,有的可伴有心包或心内膜炎症改变。本病临床表现轻重不一,预后大多良好,但少数可发生心力衰竭、心源性休克,甚至猝死。

一、病因与发病机制

近年来经动物实验及临床观察证明,可引起心肌炎的病毒有柯萨奇病毒(B组和 A 组)、埃可病毒、脊髓灰质炎病毒、腺病毒、传染性肝炎病毒、流感和副流感病毒、麻疹病毒、单纯疱疹病毒以及流行性腮腺炎病毒等,其中以柯萨奇病毒 B 组(1~6 型)最常见。

本病的发病机制尚不完全清楚。一般认为在疾病早期,病毒及其毒素可经由血液循环直接侵犯心肌细胞产生病理变化。临床上可从心肌炎患者的鼻咽冲洗物或粪便中分离出病毒,并在恢复期血清中检测到相应病毒的中和抗体有 4 倍以上的升高,更重要的是从心肌炎死亡病例的心肌组织中直接分离出病毒,并可应用荧光抗体染色技术在心肌组织上找到特异性病毒抗原。这些均有力地支持病毒直接侵犯心脏的学说。另外,临床上在病毒感染后,往往经过一段潜伏期才出现心脏受累的征象,符合变态反应性疾病的规律;患者血中可测到抗心肌抗体的增加。部分患者表现为慢性心肌炎,符合自身免疫反应;这类病例的尸解中常可在心肌肉发现免疫球蛋白(IgG)及补体的沉淀等。以上现象说明本病的发病机制有变态反应或自身免疫反应参与。

二、病理

病变分布可为局灶性、散在或弥漫性,性质多以心肌间质组织和附近血管周围单核细胞、淋巴细胞及中性粒细胞浸润为主,少数为心肌变性,包括肿胀、断裂、溶解及坏死等变化。慢性病例多有心脏扩大、心肌间质炎症浸润及心肌纤维化形成的瘢痕组织,心包可有浆液渗出,个别发生粘连。病变可波及传导系统,甚至导致终生心律失常。

三、临床表现

患者多有轻重不等的前驱症状,主要为发热、周身不适、咽痛、肌痛、腹泻及皮疹等,某些病毒感染疾病,如麻疹、流行性腮腺炎等,则可有其特异性征象。

轻型患儿一般无明显症状,心电图可见期前收缩或 T 波降低等改变。心肌受累明显时,患儿常诉心前区不适、胸闷、心悸、头晕及乏力等,心脏有轻度扩大,伴心动过速、心音低钝及奔马律等。心电图多表现为频发期前收缩、阵发性心动过速或Ⅱ度以上房室传导阻滞,可导致心力衰竭及昏厥等。重症患者可突然发生心源性休克,表现为烦躁不安、面色苍白、四肢湿冷及末梢发绀等,可在数小时或数天内死亡。如反复发作心力衰竭,则心脏明显扩大,可并发严重心律失常或栓塞等,预后很差。

体征主要为心尖区第一音低钝,部分有奔马律,一般无明显器质性杂音,伴心包炎者可听到心包摩擦音,心界明显扩大。危重病例可能脉搏微弱及血压下降,两肺出现啰音及肝、脾大提示循环衰竭。

四、辅助检查

(一)心电图检查

多数表现为 ST 段偏移和 T 波低平、双向或倒置,可有 QRS 波群低电压。QT 间期延长多发生在重症病例。窦房、房室或室内传导阻滞颇为常见,其中以一度房室传导阻滞最多见。各种期前收缩中以室性期前收缩最常见,部分呈多源性;可有阵发性心动过速、心房扑动或颤动,甚至心室颤动。

以上改变虽非特异性,但极为常见,因而成为临床诊断的重要依据。

(二)X 线检查

一般轻型病例心影属正常范围,伴心力衰竭或反复迁延不愈者心脏均有较明显的扩大,合并大量心包积液时则心影显著增大。心脏搏动大多减弱,可伴有肺淤血或肺水肿,有时可见少量胸腔积液。

（三）实验室检查

1.一般化验

急性期白细胞总数多增高，以中性粒细胞为主，部分病例血沉轻度增快。

2.血清酶的测定

血清谷草转氨酶（SGOT）和血清门冬氨酸氨基转移酶（AST）在急性期大多增高，但恢复较快。血清肌酸激酶（CK）在早期多有增高，其中以来自心肌的同工酶（CK-MB）为主，且较敏感。血清乳酸脱氢酶（SLDH）特异性较差，但其同工酶在心肌炎早期也多增高。

3.病毒学诊断

疾病早期可从咽拭子、咽冲洗液、粪便、血液、心包液中分离出病毒，但需结合血清抗体测定才更有意义。一般采用病毒中和试验、补体结合试验及血凝抑制试验，如恢复期血清抗体滴度比急性期有 4 倍以上增高，则有助于病原诊断。此外，尚可应用免疫荧光技术及免疫电子显微镜检查等方法证实心肌标本中确有某一型病毒存在。

五、诊断与鉴别诊断

病毒性心肌炎的主要临床诊断依据有下列几项。①急、慢性心功能不全或心脑综合征。②有奔马律或心包摩擦音。③心电图是心律失常或明显 ST-T 改变。④心脏扩大。⑤发病同时或 1～3 周前有上呼吸道感染、腹泻等病毒感染史。⑥有明显乏力、苍白、多汗、心悸、气短、胸闷、头晕、心前区痛、手足凉、肌痛等症状中的至少两种，婴儿可有拒食、发绀、四肢凉、双眼凝视等，新生儿可结合母亲流行病学史作出诊断。⑦心尖区第一心音明显低钝或安静时心动过速。⑧病程早期血清肌酸磷酸激酶、谷草转氨酶或乳酸脱氢酶增高。以上各项中尤以前四项诊断意义较大。至于病原体诊断，由于标本取材不易，操作较复杂且需时较长，故多数不能及时作出结论。

临床上需与风湿性心肌炎、先天性心脏病及心内膜弹力纤维增生症等疾病相鉴别。

六、治疗

本病目前尚无特效治疗，可结合具体情况适当选择下列治疗措施。

（一）休息

在急性期至少应休息到热退后 3～4 周。有心功能不全及心脏扩大者应强调绝对卧床休息，以减轻心脏负担。一般总的休息时间不少于 3 个月，随后根据具体情况逐渐增加活动量。

（二）激素

可提高心肌糖原含量，促进心肌中酶的活力，改善心肌功能，同时可减轻心肌的炎性反应，并有抗休克作用。一般用于较重的急性病例，病程早期及轻症病例多不主张应用。常用泼尼松（泼尼松）剂量为每天 1.0～1.5 mg/kg，用 3～4 周，症状缓解后逐渐减量停药，对急症抢救病例可应用地塞米松每天0.2～0.4 mg/kg或氢化可的松每天 15～20 mg/kg 静脉滴注。

（三）控制心力衰竭

常用地高辛或毛花苷 C（西地兰）等。由于心肌炎患儿对洋地黄制剂较敏感，容易中毒，故剂量应偏小，一般用有效剂量的 1/2～2/3 即可。重症加用利尿剂，但需警惕电解质紊乱而引起心律失常。烦躁不安者宜给予苯巴比妥、地西泮（安定）等镇静剂。

（四）大剂量维生素 C 及能量合剂

维生素 C 可能增加冠状动脉血流量，改善心肌代谢，有助于心肌损害的恢复。一般应用 3～

5 g/d,以葡萄糖液稀释成 10%～25%溶液静脉注射,每 2～3 周为 1 个疗程。

能量合剂有加强心肌营养、改善心肌功能的作用,常用三磷酸腺苷 20 mg、辅酶 A 50 U、胰岛素4～6 U、10%氯化钾 8 mL 溶于 10%葡萄糖液 250 mL 中,静脉滴注,每天或隔天 1 次。

(五)抢救心源性休克

加速静脉滴注大剂量肾上腺皮质激素或静脉推注大剂量维生素 C 常可获得积极效果。及时应用调节血管紧张度药物,如多巴胺、异丙肾上腺素及间羟胺(阿拉明)等加强心肌收缩力,维持血压及改善微循环。

近年来应用血管扩张剂硝普钠取得良好疗效,常用剂量为 5～10 mg 溶于 100 mL 5%葡萄糖溶液中,开始按每分钟 0.2 μg/kg 的速度滴注,以后每隔 5 分钟增加 0.1 μg/kg,直到获得疗效或血压降低。最大剂量不超过每分钟 4～5 μg/kg。不良反应有疲乏、出汗、恶心、头痛、肌痉挛等,停药后即消失。也可应用酚妥拉明,剂量为每分钟 1～20 μg/kg,主要扩张小动脉,可增强心肌收缩力。

(戴传花)

第五节 感染性心内膜炎

一、病因及发病机制

(一)病因

1.心脏的原发病变

感染性心内膜炎患儿中绝大多数均有原发性心脏病,其中以先天性心脏病最为多见。室间隔缺损最易罹患心内膜炎,其他依次为法洛四联症、主动脉瓣狭窄、主动脉瓣二叶畸形,动脉导管未闭、肺动脉瓣狭窄等。后天性心脏病中,风湿性瓣膜病占 14%,通常为主动脉瓣及二尖瓣关闭不全。二尖瓣脱垂综合征也可并发感染性心内膜炎。发生心内膜炎的心脏病变常因心室或血管内有较大的压力阶差,产生高速的血液激流,而经常冲击心膜面使之遭受损伤所致。心内膜下胶原组织暴露,血小板及纤维蛋白在此凝聚、沉积,形成无菌性赘生物。当菌血症时,细菌在上述部位黏附、定居并繁殖,形成有菌赘物,受累部位多在压力低的一侧,如室间隔缺损感染性赘生物在缺损的右缘,三尖瓣的隔叶与肺动脉瓣、动脉导管未闭在肺动脉侧,主动脉关闭不全在左室等。约 8%患儿无原发性心脏病变,通常由于毒力较强的细菌或真菌感染引起,如金黄色葡萄球菌、铜绿假单胞菌等,见于 2 岁以下婴儿及长期应用免疫抑制剂者。

2.病原体

过去以草绿色(即溶血性)链球菌最多见,占半数以上。近年来,葡萄球菌有增多趋势;其次为肠球菌、肺炎奈瑟菌、β溶血性链球菌,还有大肠埃希菌、铜绿假单胞菌及嗜血杆菌。真菌性心内膜炎的病原体以念珠菌属、曲霉菌属及组织胞浆菌属较多见。人工瓣膜及静脉注射麻醉剂的药瘾者,以金黄色葡萄球菌、铜绿假单胞菌及念珠菌属感染多见。

3.致病因素

在约 1/3 患儿的病史中可追查到致病因素,主要为纠治牙病及扁桃体摘除术。口腔及上呼吸道手术后发生的心内膜炎多为草绿色链球菌感染；脓皮病、导管检查及心脏手术之后的心内膜炎，常为金黄色或白色葡萄球菌感染；而肠道手术后的心内膜炎，则多为肠球菌或大肠埃希菌感染。

(二)发病机制

1.喷射和文丘里效应

机械和流体力学原理在发病机制中似乎很重要。实验证明，将细菌气溶胶通进文丘里管喷至气流中，可见高压源将感染性液体推向低压槽中，形成具有特征性的菌落分布。在喷出高压源小孔后的低压槽中总是出现最大的沉淀环。这一模型有助于解释发生在不同心瓣膜和室间隔病损分布，也可解释二尖瓣关闭不全发生感染性心内膜炎时瓣膜心房面邻近部位的特征性改变。当血流从左心室通过关闭不全的二尖瓣膜时，可发生文丘里效应，即血流通过狭窄的瓣膜孔后，压强降低，射流两侧产生涡流，悬浮物沉积两侧，使心房壁受到损害。主动脉瓣关闭不全时赘生物易发生在主动脉小叶心室面或腱索处。小型室内隔缺损，损害常发生右室面缺损处周围或与缺损相对的心室壁，后者为高速血流喷射冲击引起的损伤。其他如三尖瓣关闭不全、动静脉瘘、动脉导管未闭亦可根据文丘里效应预测其心内膜受损的部位。心脏先天性缺损血液分流量小或充血性心力衰竭时，因缺损两侧压力阶差不大，故不易发生心内膜炎，这可能就是为什么单纯性房间隔缺损罕见心内膜炎，而小型室间隔缺损较易发生的原因。

2.血小板-纤维素栓

喷射文丘里效应损伤心脏心内膜面。在此基础上发生血小板-纤维素栓，而形成无菌性赘生物。

3.菌血症和凝集抗体

正常人可发生一过性菌血症，多无临床意义。但当侵入细菌的侵袭力强，如有循环抗体凝集素可有大量细菌黏附于已有的血小板-纤维素血栓上定居、繁殖，即可发病。

4.免疫学因素

感染性心内膜炎的发病与免疫学因素有关。许多感染性心内膜患者血液中 IgG、IgM、巨球蛋白、冷球蛋白升高，类风湿因子阳性。肾脏损害，动脉内膜炎均支持免疫发病机制。有人对该症的淤血、条纹状出血、皮下小结做镜检，发现血管周围有细胞浸润及其他血管炎的表现。认为可能为过敏性血管炎。

二、临床表现及辅助检查

(一)临床表现

1.病史

大多数患者有器质性心脏病，部分患者发病前有龋齿、扁桃体炎、静脉插管或心内手术史。

2.临床症状

可归纳为三方面：①全身感染症状。②心脏症状。③栓塞及血管症状。

(1)一般起病缓慢，开始时仅有不规则发热，患者逐渐感觉疲乏、食欲减退，体重减轻，关节痛及肤色苍白。病情进展较慢，数天或者数周后出现栓塞征象，瘀点见于皮肤与黏膜，指甲下偶尔见线状出血，或偶尔在指、趾的腹面皮下组织发生小动脉血栓，可摸到隆起的紫红色小结节，略有触痛，称欧氏小结。病程较长者则见杆状指、趾，故非青紫型先天性心脏病患儿出现杵状指、趾时，应考虑本病。

（2）心脏方面：若原有杂音的，其性质可因心瓣膜的赘生物而有所改变，变为较响较粗；原无杂音者此时可出现杂音，杂音特征为乐音性且易多变。约一半患儿由于心瓣膜病变、中毒性心肌炎、心肌脓肿等而导致充血性心力衰竭。

（3）其他症状：视栓塞累及的器官而异，一般为脾脏增大、腹痛、便血、血尿等，脾增大有时很显著，但肝的增大则不明显。并发于先天性心脏病时，容易发生肺栓塞，则有胸部剧痛、频咳与咯血，叩诊有实音或浊音，听诊时呼吸音减弱，须与肺炎鉴别。往往出现胸腔积液，可呈血色，并在短期内屡次发作上述肺部症状，约 30％患者发生脑动脉栓塞，出现头痛、呕吐，甚至偏瘫、失语、抽搐及昏迷等。由脑栓塞引起的脑膜炎，脑脊液细曲培养往往阴性，糖及氯化物也可正常，与结核性或病毒性脑膜炎要仔细鉴别。神经症状的出现一般表示患者垂危。

（4）毒力较强的病原体如金黄色葡萄球菌感染，起病多急骤，有寒战、高热、盗汗及虚弱等全身症状，以脓毒败血症为主；肝、肾、脾、脑及深部组织可发生脓疡，或并发肺炎、心包炎、脑膜炎、腹膜炎及骨髓炎等，累及心瓣膜时可出现新杂音、心脏扩大及充血性心力衰竭，栓塞现象较多见。病情进展急剧时，可在数天或数周危及生命。如早期抢救，可在数周内恢复健康。心瓣膜损伤严重者，恢复后可遗留慢性心脏瓣膜病。

（二）辅助检查

1.一般血液检查

常见的血常规表现为进行性贫血与白细胞数增多，中性粒细胞升高。血沉增快，C 反应蛋白阳性。血清球蛋白常常增多，甚至清蛋白、球蛋白比例倒置，免疫球蛋白升高，循环免疫复合物及类风湿因子阳性。

2.血培养

血液培养是确诊的关键，对疑诊者不应急于用药，宜于早期重复地做血培养，并保留标本至 2 周之久，从而提高培养的阳性率，并做药敏试验。有人认为，在体温上升前 1～2 小时，10～15 分钟采血 1 次，连续6 次，1～2 天内多次血培养的阳性率较分散于数天做血培养为高。血培养阳性率可达 90％，如已用抗生素治疗，宜停用抗生素 3 天后采取血标本做培养。

3.超声心动图

能检出赘生物的额外回波，＞2 mm 的赘生物可被检出。应用 M 型超声心动图仪或心脏超声切面实时显像可探查赘生物的大小及有关瓣膜的功能状态，后者显示更佳。超声检查为无害性方法，可重复检查，观察赘生物大小及瓣膜功能的动态变化，了解瓣膜损害程度，对决定是否做换瓣手术有参考价值。诊断依据以上临床表现，实验室检查栓塞现象和血培养阳性者即可确诊。

三、治疗

（一）抗生素

应争取及早应用大剂量抗生素治疗，不可因等待血培养结果而延期治疗，但在治疗之前必先做几次血培养，因培养出的病原菌及其药物敏感试验的结果，对选用抗生素及剂量有指导意义；抗生素选用杀菌力强，应两种抗生素联合使用，一般疗程为 4～6 周。对不同的病原菌感染应选用不同的抗生素，参考如下。

1.草绿色链球菌

首选青霉素 G 20 万～30 万 U/(kg·d)，最大量 2 000 万 U/d，分 4 次静脉滴注，1 次/6 小时，疗程 4～6 周。并加用庆大霉素 4～6 mg/(kg·d)，静脉滴注，1 次/8 小时，疗程 2 周。疗效不佳，可于5～7天后加大青霉素用量。对青霉素过敏者,可换用头孢菌素类或万古霉素。

2.金黄色葡萄球菌

对青霉素敏感者选用青霉素2 000万 U/d,加庆大霉素,用法同草绿色链球菌治疗,青霉素疗程6～8周。耐药者用新青霉素Ⅱ(苯唑西林)或新青霉素Ⅲ(萘夫西林)200～300 mg/(kg·d),分4次静脉滴注,1次/6小时,疗程6～8周,加用庆大霉素静脉滴注2周。或再加利福平口服15～30 mg/(kg·d),分2次,疗程6周。治疗不满意或对青霉素过敏者可用头孢菌素类,选用头孢菌素Ⅰ(头孢噻吩)、头孢菌素Ⅴ(头孢唑啉)或头孢菌素Ⅳ(头孢拉定)200 mg/(kg·d),分4次,每6小时静脉滴注,疗程6～9周,或用万古霉素40～60 mg/(kg·d),每天总量不超过2 g,1次/(8～12小时),分2～3次静脉滴注,疗程6～8周。表皮葡萄球菌感染治疗同金黄色葡萄球菌。

3.革兰阴性杆菌或大肠埃希菌

用氨苄西林300 mg/(kg·d)。分4次静脉滴注,1次/6小时,疗程4～6周;或用第2代头孢菌素类,选用头孢哌酮(先锋必素)或头孢噻肟二嗪(头孢曲松)200 mg/(kg·d),分4次静脉滴注,1次/6小时;头孢曲松可分2次注射,疗程4～6周;并加用庆大霉素2周,铜绿假单胞菌感染也可加用羟苄西林200～400 mg/(kg·d),分4次静脉滴注。

4.肠球菌

用青霉素2 000万 U/d,或氨苄西林300 mg/(kg·d),分4次,1次/6小时静脉滴注,疗程6～8周,并加用庆大霉素。对青霉素过敏者,可换用万古霉素或头孢菌素类。

5.真菌

用两性霉素 B,开始用量0.1～0.25 mg/(kg·d),以后每天逐渐增加1 mg/(kg·d),静脉滴注1次。可合用5-氟胞嘧啶50～150 mg/(kg·d),分3～4次服用。

6.病菌不明或术后者

用新青霉素Ⅲ加氨苄西林及庆大霉素;或头孢曲松或头孢哌酮;或用万古霉素。

(二)其他治疗

其他治疗包括休息、营养丰富的饮食、铁剂等,必要时可输血。并发心力衰竭时,应用洋地黄、利尿剂等。并发于动脉导管未闭的感染性动脉内膜炎病例,经抗生素治疗仍难以控制者,手术矫正畸形后,继续抗生素治疗常可迅速控制并发动脉内膜炎。

在治疗过程中,发热先退,自觉症状好转,瘀斑消退,尿中红细胞消失较慢,约需1个月或更久;白细胞恢复也较慢,血沉恢复需1.5个月左右,终止治疗的依据为:体温、脉搏正常,自觉情况良好,体重增加,栓塞现象消失,血常规及血沉恢复正常等,如血培养屡得阴性,则更可靠。停止治疗后,应随访2年。以便对复发者及时治疗。

(戴传花)

第六节　急性心包炎

急性心包炎常为全身性疾病的一部分。在新生儿期,急性心包炎的主要原发病为败血症,在婴幼儿期常为肺炎、脓胸,但也以败血症为多。4岁以上儿童多数为风湿热、结核病及化脓感染。

致病的化脓性细菌中以葡萄球菌为多见,肺炎球菌、链球菌、大肠埃希菌也较常见。病毒性心包炎也称特发性心包炎,多见于儿童,引起的病毒有柯萨奇 B 组病毒、流感病毒、腺病毒、乙型肝炎病毒及传染性单核细胞增多症病毒等。偶尔见组织脑浆菌病可致此症,以后转为缩窄性心包炎。有时并发于风湿热类风湿病及其他结缔组织病、白血病、恶性淋巴瘤、尿毒症、肺吸虫病、局部创伤、食管异物或心脏附近器官疾病的过程中。

一、病因及发病机制

根据病理变化可分为纤维蛋白性及渗液性心包炎。渗液可为浆液纤维蛋白性、浆液血性、出血性或化脓性等,心包的脏层及壁层上出现纤维蛋白沉着,状似绒毛,并有由纤维蛋白、白细胞及少许内皮细胞组成的渗出物。此渗出物可局限于一处,或布满整个心脏表面。风湿性心包炎产生稀薄渗出液,含有纤维素和白细胞,此液常被吸收。渗出物浓厚时,可留下疏松的粘连。由化脓性细菌感染者,心包积贮脓液,其中含纤维素、多形核白细胞、红细胞及病原菌。结核性心包炎的早期见小量浆液或血性渗出液,有时很快产生大量,如不及早治疗,常引起广泛粘连。病毒性心包炎常同时有心肌炎,心包渗出液较少,一般不形成缩窄性心包炎,少数病例也可发展成缩窄性心包炎。

正常心包腔压力与胸膜腔压力一致,吸气时为负压,呼气时为正压。正常小儿心包腔内有 $10\sim15$ mL液体。随着心包内积液增加,心包腔压力升高。急性心包炎对循环功能的影响,主要取决于心肌功能和心包渗出液的容量及发生的快慢。如心肌功能不好,同时又急骤发生 $100\sim200$ mL的心包积液,便可引起严重的循环衰竭,风湿性心包炎病例中常有此种情况。反之,如心肌正常,心包液体发生缓慢,即使有数百毫升的心包积液,循环功能可无明显改变。在快速发生大量心包积液时,即使心肌正常,也可引致循环衰竭。

大量心包积液可引起心脏压塞。由于心包内液体聚积,心包内的压力增加,使心室在舒张期不能充分扩张、心室充盈不足、心搏量减少。如心搏量进一步减少,导致收缩压下降,末梢血管收缩,使舒张压上升,脉压变小。另一方面,由于心包内压力增加,使静脉血液回流至右心受阻,故静脉压升高。如心包渗液积聚极快,引起急性心脏压塞、心搏量急骤减少,可发生心源性休克;如渗液积聚较慢,引起亚急性或慢性心脏压塞,则出现颈静脉怒张、肝大、水肿及奇脉等症状。

二、临床表现及辅助检查

(一)临床表现

(1)较大儿童或自诉心前区刺痛或压迫感,平卧时加重,坐起或前俯位可减轻。疼痛可向肩背及腹部放射。婴儿则表现为烦躁不安。心包炎通常为某些全身性疾病的一种表现。可见原发病症状的恶化,常有呼吸困难、咳嗽、发热等。

(2)最重要的体征为心包摩擦音,在整个心前区均可听到,以胸骨左缘下端最为清楚。其特点为声音粗糙,似于耳际摩擦皮革,和心音一致而与呼吸的节律无关。摩擦音来去不定,较常出现于疾病初期,当心包积液增多时消失。但在结核病例中,虽心包膜已有大量渗液,摩擦音有时还继续存在。

(3)心包腔渗液的症状为晕眩、气促与气闷,有大量积液时可压迫食管或喉返神经,引起吞咽困难与失声。体征方面为心尖冲动微弱或消失,心界扩大,卧位时与端坐时在右第 2 至第 3 肋间的心浊音区大小不同(卧位时扩大),心音遥远。在左肩胛骨角下与胸椎之间,叩诊可得浊音,听诊可闻管状呼吸音与捻发音（Ewart 征），因大量心包积液压迫左肺下叶，产业肺不张，引起肝脏肿大，可见腹水及下肢水肿。

（4）心包积液骤升或过多时，出现心脏压塞，患者呈急性重病容，如呼吸困难，心率加快、发绀、动脉压下降、脉压变小、静脉压升高、颈静脉怒张、心界扩大、心搏消失、心音遥远。吸气时脉搏幅度减弱，即所谓奇脉。奇脉为心脏压塞重要体征之一，用血压计检查较为可靠。首先测量正常呼气时的收缩压，然后使气囊缓慢放气，血压计水银柱随之下降，直至吸气相从呼气相均可听到声音，再记录此收缩压，2 次收缩压之差即反映奇脉的程度。正常人吸时收缩压轻度下降，两者之差不超过 1.3 kPa（10 mmHg），超过 1.3 kPa（10 mmHg）即为奇脉。发生奇脉的机制为吸气时胸腔内压力降低，右心回流增加而左室充盈降低，右室充盈增加，使室间隔向后移位，从而限制左室充盈；另外，吸气时胸腔内压力降低，血流相对较易流入顺应性较大的肺静脉，血流暂时滞留在肺静脉，因此左室充盈减少。在心律失常及低血压时，奇脉往往不明显。在肺气肿、哮喘症及应用正压辅助呼吸器的患儿亦可出现奇脉。如迅速发生大量心包积液而使心排血量急剧下降时，可导致心源性休克。如心包渗液缓慢发生，则肝大，水肿及腹水较为明显。

（二）辅助检查

1.X 线检查

心影呈梨形或烧瓶状，左、右心缘各弓消失，腔静脉影增宽。卧位与立位心影显著差异，卧位时心底部变宽为心包积液的另一指征。透视下心搏减弱或消失。肺野大多清晰，可伴右胸腔积液；心包积液时，心影于短期（1～4 周）内迅速增大，与其他心脏病之心影逐渐增大不同。

2.心电图检查

急性心包炎时由于心包渗液及心外膜下心肌损伤，故产生多种心电图改变，前者发生 QRS 低电压，后者引起 ST 段及 T 波的改变。连续观察心电图可看到以下 ST-T 演变的过程。①起病初始出现 ST 段抬高，除 aVR 及 V₁ 导联外，其余各导联 ST 段均呈弓背向下型上升，持续数天即恢复。②ST 段恢复到基线，T 波普遍性低平。③T 波由平坦变变倒置，可持续数周或数月之久。

3.超生心动图检查

超声心动图检查对心包渗液的诊断有很重要价值。此法操作简便，诊断迅速，无创伤，可重复检查；它不仅能探知有无心包积液，而且能判断积液量多少。心包积液时，在左室后壁心外膜和心包之间及右室前壁与胸壁之间出现无回波区。少量积液时，表现为左室后壁心外膜与心包间无回波区；心包积液增多时，则左室后壁心外膜与心包之间无回波区增宽，而且在右室前壁与胸壁之间也出现无回波区。由于心包积液，心脏活动失去限制，产生心脏摇摆现象，使右室前壁、室间隔及左室后壁随心动周期出现异常运动或运动幅度增大，并有假性二尖瓣脱垂征；大量积液时心内结构常不能清楚显示，而心尖部探查时，出现心脏击征：于心脏收缩时，心尖上抬，声束穿过心尖产生回波；在心脏舒张时，心尖离开声束，则只见无回声区。

4.心包穿刺

经上检查提示有心包积液时，可进行心包穿刺，其目的为了解渗液的性质及致病菌。解除心脏压塞及治疗化脓性心包炎，可局部注射抗生素和引流，心包穿刺有一定危险性，可误穿心脏引起心包积血，发生心脏压塞，为避免损伤心肌，心包穿刺可在心电图监测下进行，穿刺针与心电图机的胸导联线相连接，如针头刺伤右室壁，则出现急性 ST 段抬高及室性期前收缩，应将穿刺针退出少许，偶尔针头刺伤右房壁则出现 P-R 段升高。

三、诊断及鉴别诊断

(一)诊断

依据临床表现和辅助检查即可诊断,但要注意鉴别诊断。

(二)鉴别诊断

1.急性心肌炎

急性心包炎与急性心肌炎在小儿病例的鉴别比较困难,因两者的临床症状、X 线及心电图表现均相似,但如出现心包摩擦音及奇脉,则有利于心包炎的诊断,超声心动图检查也有参考价值,即心包积液时可有无回波区,心肌炎则无。心脏血流扫描检查,如为心包积液,则 Q 值在 0.75 以下,心肌炎 Q 值在 0.80 以上,可资鉴别。

2.纵隔肿瘤

如恶性淋巴瘤或畸胎瘤等,可压迫上腔静脉、气管或支气管等,出现颈静脉怒张及呼吸困难等症状,有时误认为心包积液,但 X 线检查可见结节状肿瘤,心脏搏动正常。至于心包积液与胸腔积液的鉴别,则主要依靠 X 线透视及摄片。

3.各种类型的急性心包炎

发生于结核病小儿的渗出性心包炎,一般先考虑为结核性;心内膜不被波及,听不到杂音,常产生较大量浑浊的黄色或血样渗液,反之,风湿性心包炎伴有心肌炎症状,可听到器质性心脏杂音,渗液量较少,一般无须心包穿刺。化脓性心包炎不但有心包渗液的症状,而且引起严重的全身脓毒症状,或并发于肺炎、脓胸。宜做血培养以证实败血症,便于选择适宜的抗生素。此外,急性病毒性心包炎,通常与病毒感染同时发生。引起的病毒有柯萨奇病毒、流感病毒、埃可病毒及腺病毒等。可为病毒直接感染心包或机体对病毒感染的免疫反应,可同时累及心肌发生心包心肌炎,以发热、心前区疼痛及呼吸困难为主要症状,常伴有心包摩擦音,心包渗液的症状不明显。本病为自限性。病程数月,预后较好,极少数病例仍可复发,病程迁延数月或 1～2 年,皮质类固醇或吲哚美辛治疗,多数恢复,极少形成缩窄性心肌炎、在心包损伤或心包切开术后 1～2 周,部分患者发生心包损伤后综合征,患者出现心前区疼痛、发热、心包摩擦旨,个别病例发生心脏压塞。其发病机制可能为机体对损伤的心包膜发生免疫反应,多数患者血清出现抗心肌抗体。少数特异病毒抗体滴度升高,而认为本病系在心包创伤的条件下,潜伏在机体内的病毒引起了心包感染。应用阿司匹林治疗 1～3 个月,可逐渐恢复,偶尔个别有 1 年后复发。尿毒症性心包炎为尿毒症患者的临终表现。

四、治疗

(1)应针对病因进行治疗。患者应卧床休息,呼吸困难时采取半卧位并供氧,胸痛应予对症治疗,可用阿司匹林、磷酸可待因,必要时可注射哌替啶或吗啡。

(2)化脓性心包炎以及早应用与病原菌相适应的大量抗生素静脉滴入,葡萄球菌感染一般选用大剂量青霉素、万古霉素、氯霉素、红霉素、头孢菌素等,采用 2 种抗生素联合使用,并每隔 1～2 天心包穿刺排脓;也可同时用生理盐水冲洗,并于心包腔内注入适当抗生素及醋酸氢化可的松,如用生理盐水(不稀释)20 mL,慢慢注射。可用硅胶管置心包腔内,反复抽脓,避免反复心包穿刺。如经以上治疗效果不好,应及早采用心包切开引流术。

(3)结核性心包炎宜用抗结核疗法,必要时进行心包穿刺抽出渗液以减轻严重症状。风湿性心包积液往往自行消退,无须任何手术;大部分症状是由心肌炎及心内膜炎引起,因此,治疗应按风湿热处理原则进行。以上所述 3 种心包炎发生积液时,均宜加用肾上腺皮质激素(口服或局部用),以促进渗出液或脓液的吸收,从而减少继发缩窄性心包炎。肌内注射 α-糜蛋白酶也可促进脓液吸收,减少粘连。对病毒性心包炎,一般采用对症治疗,症状明显者可用阿司匹林,但遇复发时则宜用肾上腺皮质激素治疗。心包损伤综合征宜对症处理。治疗组织胞浆菌病所致的心包炎可用两性霉素乙 β。

(4)心脏压塞应按急症处理,需要紧急抢救,进行心包穿刺或心包切开引流术,以解除心包积液。

(戴传花)

第七节　慢性缩窄性心包炎

慢性缩窄性心包炎多见于年长儿,主要由结核病所引起,其他有化脓性细菌感染(葡萄球菌最常见)或创伤性心包炎。心肌显著增厚,有时与邻近组织粘连,使心脏固定于纵隔、横膈或胸壁。增厚而失去弹性的心包限制心脏的舒张及静脉回血,尤其是上、下腔静脉入口部位的增厚使缩窄较明显,影响回心血流量,从而使静脉系统血和心搏量减低。心肌长期受压、缺血,会产生继发性心肌纤维化,使心脏功能受损,心搏量进一步减少。

一、临床表现

起病缓慢,部分病例有急性心包炎病史。临床症状主要为慢性心脏压塞现象,患儿可有轻度发绀、颈静脉怒张,于吸气时更明显。静脉压升高达 2.45 kPa 以上,动脉压减低,脉压小,常出现奇脉。常见明显肝脏肿大和腹水,也可见胸腔积液及踝部水肿;心尖冲动微弱,几乎消失,或位置固定,不随体位及呼吸而变动;心浊音界正常或稍缩小;心脏固定于横膈时,则在心搏动时可见左侧下部肋骨向内牵引;心脏固定于横膈时,则在心搏动时可见左侧下部肋骨向内牵引;心脏固定于胸壁时,则可见肋间隙凹陷、心音遥远、无杂音。

二、诊断及鉴别诊断

(一)辅助检查

(1)X 线检查证实心搏动减弱或消失,其位置固定不变,心影大小近于正常或仅中度扩大,心缘毛糙不清、僵硬,心包钙化为本病特殊征象。计波描记术可见心脏搏动短钝而平坦。

(2)心电图中,T 波倒置与低电压较急性心包炎更为显著。

(3)超声心动图检查示左室后壁心外膜与心包区回流增强,室间隔反常运动及心室腔变小。

(二)鉴别诊断

1.肝硬化

也有腹水征,但无心脏端正态及上腔静脉充盈征,颈静脉及上肢静脉无充盈怒张,静脉压正常。

2.结核性腹膜炎

有发热、腹痛及结核病症状,腹水的性质是炎性渗出液,细胞和蛋白都较高,必要时要可用豚鼠接种来证实,无心脏异常及颈静脉怒张、奇脉等征象。

3.慢性充血性心力衰竭

由于其他心脏病引起,须作鉴别。心脏增大,常有心脏杂音,慢性充血性心力衰竭腹水常不显著,而下肢水肿明显。

4.限制型心肌病

心脏增大明显,多普勒超声心动图对鉴别诊断有价值。

5.营养不良性水肿

只有血清蛋白降低,无上述心脏症状及体征。但对营养低下的患儿,也要考虑缩窄性心包炎与营养不良性水肿同时存在。

三、治疗

(1)缩窄性心包炎的有效治疗是施行心包剥离术并切除一部分增厚的心包,以解除心脏所受的压迫。诊断确立后应早期进行手术。做好术前准备,卧床休息,供应充分蛋白质及维生素,改善患者营养状况,限制食盐并间歇使用利尿剂控制腹水及水肿。病程较久的患儿,心肌损伤也较重,不能耐受因解除压迫及束缚后静脉回心血量增多的负担,术前可给予洋地黄。

(2)对于化脓性病例,应追查身体各部的感染病灶,给以适当的治疗。对于活动性结核病例,必须先做一个时期的抗结核治疗以控制其活动性,然后由胸外科做心包切除手术以解除心脏的束缚。可于术前术后多次小量输血。

(戴传花)

第八节　心律失常

一、窦性心动过速

(一)临床要点

窦性心动过速指窦房结发出激动的频率超过正常心率范围的上限。其原因有生理性,如哭闹、运动、情绪紧张等;病理性主要有发热、贫血、甲状腺功能亢进症、心肌炎、风湿热、心力衰竭等。一般无临床症状,年长儿有时可诉心悸。

(二)心电图特征

窦性心律,心率超过该年龄正常心率范围。婴儿心率每分钟大于 140 次,1～6 岁心率每分钟大于120 次,6 岁以上心率每分钟大于 100 次。

(三)治疗

心律失常主要针对病因。有症状者可用 β 受体阻滞剂或镇静剂。

二、窦性心动过缓

(一)临床要点

窦性心动过缓指窦房结发出激动的频率低于正常心率。多由于迷走神经张力过高、颅内压增高、甲状腺功能减退、β受体阻滞剂作用所致,少数为窦房结本身的病变。一般无症状,心率显著缓慢时可有头晕、胸闷,甚至晕厥。

(二)心电图特征

窦性心律,心率低于该年龄正常心率范围;1岁以内(婴儿)心率每分钟小于100次,1~4岁每分钟<80次,3~8岁每分钟<70次,8岁以上每分钟<60次。

(三)治疗

主要针对病因。心率明显缓慢或有症状者,可口服阿托品,剂量每次0.01~0.02 mg/kg,每天3~4次。

三、期前收缩

按其搏动起源部位的不同分为房性、房室交界区性及室性期前收缩。期前收缩既可见于明确病因,如各种感染、器质性心脏病、缺氧、药物作用及自主神经功能不稳定等,也可见于健康小儿。

(一)临床特点

多数小儿无症状,少数有心悸、胸闷、心前区不适。心脏听诊可听到心跳提早搏动之后有较长的间歇,脉搏短绌。期前收缩于运动后增多,提示同时有器质性心脏病。

(二)心电图特征

1.房性期前收缩

(1)提前出现的房性P波(P′波),P′波形态与窦性P波略有不同。P′R>0.10秒。

(2)P′波后有QRS波,一般形态正常,P′引起QRS波有时增宽变形,似右束支传导阻滞图形称房性期前收缩伴室内差异性传导。

(3)P′波后无QRS波时称房性期前收缩未下传,P′波可出现在前一个窦性T波中,T波形态轻度异常。

(4)期前收缩后代偿间歇多为不完全性。

2.房室交界区性期前收缩

(1)提前出现的QRS波,形态正常。

(2)在QRS波之前、中或后有逆行P′波,但P′R<0.10秒,QRS波之后则RP′<0.20秒。

(3)代偿间期往往为不完全性。

3.室性期前收缩

(1)提前出现的宽大畸形QRS-T波群,期前收缩前无P′波;T波与QRS主波方向相反。

(2)代偿间歇常为完全性。

(3)同一导联出现两种或两种以上形态的期前收缩,而配对间期固定者称多形性期前收缩。

(4)若同一导联出现两种或两种以上形态的期前收缩,且配对间期也不相等者称多源性期前收缩。

室性期前收缩有以下情况应视为器质性期前收缩:①先天性或后天性心脏病基础上出现期

前收缩或心功能不全出现期前收缩。②室性期前收缩、房性期前收缩或房室交界性期前收缩同时存在。③心电图同时有 QT 间期延长或 RONT 现象(提前的 QRS 波落在 T 波上)。④有症状的多源、频发期前收缩,特别是心肌炎、心肌病等患者。对判断器质性室性期前收缩有困难时,应进行 24 小时动态心电图检测。

(三)治疗

包括病因治疗和应用抗心律失常药。

1.房性期前收缩

大多数偶发、无症状者属良性,不需药物治疗。如频发者可给予普罗帕酮或 β 受体阻滞剂。1 岁以内的婴儿频发房性期前收缩,易发生心房扑动和室上性心动过速,可用地高辛,无效时可加用普萘洛尔。

2.房室交界区性期前收缩

不需特殊治疗。

3.室性期前收缩

未发现器质性心脏病又无症状者不需用抗心律失常药。有器质性期前收缩应予治疗。可选用美西律口服,每天 2～5 mg/kg,每 8 小时一次。普罗帕酮每次 5～7 mg/kg,每 6～8 小时一次口服。胺碘酮每天 5～10 mg/kg,分 3 次,口服 1～2 周后逐渐减量至原来的 1/3,每天 1 次,服5 天,停 2 天。普萘洛尔每天1～3 mg/kg,分 3 次。洋地黄中毒和心脏手术后发生的室性期前收缩,选用苯妥英钠每次2～4 mg/kg,缓慢静脉注射,可于 15～20 分钟后重复一次,总量为15 mg/kg。肥厚性心肌病的室性期前收缩,用钙通道阻滞剂维拉帕米,每天1～3 mg/kg,分 3 次口服。

四、阵发性室上性心动过速

阵发性室上性心动过速,其发生机制多数为折返激动,其次为心房或房室结自律性增高。室上性心动过速多见于无器质性心脏病者,可因呼吸道感染、疲劳、情绪激动等诱发。室上性心动过速也可发生于某些器质性心脏病、心肌炎、洋地黄中毒、电解质紊乱、心导管检查及心脏手术后。预激综合征的患儿50%～90%可发生阵发性室上性心动过速。

(一)临床要点

1.症状

阵发性室上性心动过速突然发生突然停止,婴儿常烦躁不安、拒食、呕吐、面色灰白、呼吸急速,肺部有啰音,心率每分钟 200～300 次,一次发作数秒钟或数小时,如发作时间长达 24 小时以上可导致心力衰竭或休克,易误诊为重症肺炎。儿童常诉心悸、头晕、疲乏、烦躁,伴有恶心、呕吐、腹痛,少数可有短暂昏厥,但较少发生心力衰竭和休克。

2.心电图特征

(1)心室率快而匀齐,婴儿常为每分钟 230～300 次,儿童常为每分钟 160～200 次,R-R 间期绝对匀齐。

(2)P′波可与 QRS 波重叠,若见到 P′波形态异常,为逆行 P′波。

(3)QRS 波群绝大多数形态正常,少数合并室内差异传导或逆向型房室折返心动过速时QRS 波增宽。

(4)可有继发 ST-T 改变。

（二）治疗

包括终止发作和预防复发。

1.终止发作

（1）用兴奋迷走神经的方法：小婴儿用冰水毛巾敷面部，每次10～15秒。儿童可深吸气屏住呼吸；刺激咽后壁，使作呕；或压迫一侧颈动脉窦。

（2）抗心律失常药：①普罗帕酮。对折返性心动过速和自律性增高均有效，剂量为1～2 mg/kg加入10%葡萄糖溶液10 mL中缓慢静脉注射。首剂未转复者，隔10分钟可重复，不可超过3次。有心力衰竭或传导阻滞者忌用。②维拉帕米。为钙通道阻滞剂，通过延长房室结不应期而阻断折返。若年龄>1岁，未并发心力衰竭者可选用。剂量为0.1～0.2 mg/kg，一次量不超过5 mg，加入葡萄糖溶液中缓慢静脉注射。未转复者隔15～20分钟可重复一次，有心力衰竭、低血压、房室传导阻滞者忌用。③三磷酸腺苷（ATP）。婴儿每次3～5 mg，儿童每次7～15 mg，加入10%葡萄糖1～5 mL中于2秒内快速静脉推注。有时此药伴严重不良反应，如心脏停搏。④地高辛。有心力衰竭者宜选用，用量与治疗急性心力衰竭相同。⑤普萘洛尔。剂量为0.1 mg/kg加10%葡萄糖溶液稀释，缓慢静脉注射。

（3）同步直流电击复律。

（4）射频消融术：对上述药物治疗难奏效或频繁复发者可用射频消融术治疗。

2.预防复发

在终止发作后继续口服药物，常用药物有地高辛、普萘洛尔、普罗帕酮、胺碘酮等，口服维持量6～12个月。

五、阵发性室性心动过速

阵发性室性心动过速（ventricular tachycardia，VT）是一种严重的快速心律失常，可导致血流动力学障碍。根据波形特征，分单形和多形性室性心动过速。每次发作时间30秒内自行终止为非持续性室性心动过速；大于30秒或患者发生晕厥者为持续性室性心动过速。

（一）临床意义

室性心动过速急性多见于缺氧、酸中毒、感染、药物、高（低）血钾，慢性多见于有器质性心脏病者，如心肌炎、心肌病、二尖瓣脱垂、原发心脏肿瘤、Q-T间期延长、心导管检查及心脏手术后、冠状动脉起源异常、右心室发育不全。少数小儿原因不明。特发性室性心动过速无器质性心脏病的临床证据，用射频消融治疗有效。

（二）诊断

1.临床表现

临床表现有突发、突止的特点，症状常有发作性头晕、心悸、疲乏、心前区疼痛，严重者可晕厥、抽搐或猝死。婴儿易出现心力衰竭或休克。

2.心电图特征

（1）连续3次或3次以上的期前QRS波群，时限增宽，形态畸形，心室率每分钟150～250次，R-R间期可略有不齐。

（2）房室分离，可见窦性P′波与QRS波各自独立，无固定时间关系，呈干扰性房室脱节，心室率快于心房率。

（3）常出现心室夺获及室性融合波。

3.治疗

包括终止室性心动过速发作,预防室性心动过速复发。

(1)消除病因:如药物不良反应、电解质紊乱等。

(2)危重患儿首选同步直流电击复律,用量为 2~5 ws/kg,婴儿每次＜50 ws,儿童每次＜100 ws,无效者隔 20~30 分钟重复一次。洋地黄中毒者忌电击治疗。

(3)抗心律失常药物。①利多卡因:首选,剂量 1 mg/kg,稀释后缓慢静脉注射。无效者隔 5~10 分钟可重复一次,总量 3~5 mg/kg。室性心动过速纠正后每分钟 20~30 μg/kg 静脉滴注维持。②普罗帕酮:1~2 mg/kg,稀释后缓慢静脉注射。无效可重复 1~3 次。③苯妥英钠:2~4 mg/kg 加生理盐水稀释后缓慢静脉注射,无效可重复 1~3 次,总量为15 mg/kg。其对洋地黄中毒及心脏手术者效果较好。④胺碘酮:对上述药物无效的顽固性室性心动过速可采用胺碘酮,每次 1 mg/kg,静脉注射10 分钟,无效隔 5~10 分钟重复同样剂量,总量 24 小时＜10 mg/kg。或用负荷量 2.5~5 mg/mg,静脉注射 30~60 分钟,可重复 1 次,总量24 小时≤10 mg/kg。

(4)射频消融术:对顽固病例并被证实为折返激动所致,尤其是特发性室性心动过速可用射频消融治疗。

(5)预防复发:对有复发倾向者可口服普罗帕酮、普萘洛尔、胺碘酮等有效药物。

六、房室传导阻滞

房室传导阻滞(atrial-ventricular block,AVB)是小儿较常见的缓慢性心律失常,按房室传导阻滞的程度可分为一、二、三度房室传导阻滞。病因有急性感染、心肌炎、心肌病、电解质紊乱、洋地黄或其他药物中毒及心脏手术等。少数为先天性房室结发育畸形或胎儿期房室结病变所致,称先天性完全性房室传导阻滞。一度和二度Ⅰ型可为迷走神经张力增高所致。

(一)一度房室传导阻滞

1.临床要点

一度房室传导阻滞临床一般无症状,听诊第一心音低钝。有时健康小儿亦可出现一度房室传导阻滞。

2.心电图特征

PR 间期超过正常最高值,即 1 岁内 PR＞0.14 秒,学龄前 PR＞0.16 秒,学龄期 PR＞0.18 秒,青春期PR＞0.20秒。其正常值与心率有关。

3.治疗

针对病因治疗,不需用抗心律失常药。随着病因的消除,一度房室传导阻滞可消失。

(二)二度房室传导阻滞

1.临床要点

二度房室传导阻滞的临床症状视传导阻滞的严重程度及心室率的快慢而定,可无症状或有心悸、头晕等。

2.心电图特征

二度房室传导阻滞分为Ⅰ型(莫氏Ⅰ型)和Ⅱ型(莫氏Ⅱ型)。

(1)二度Ⅰ型:①PR 间期随每次心搏逐次延长,直至 P′波后脱落一个 QRS 波群(心室漏搏)。周而复始,呈规律性改变。②PR 间期逐次延长的同时,R-R 间期逐次缩短,继以一个较长的 R-R 间期。③伴有心室漏搏的长 R-R 间期小于任何 2 个 R-R 间期之和。

(2)二度Ⅱ型:①PR 间期正常或稍延长,但固定不变。②P′波按规律出现,QRS 波呈周期性脱落,伴有心室漏搏的长 R-R 为短 R-R 间隔的倍数。③房室间传导比例多为 2∶1 或 3∶1 下传。

3.治疗

主要针对病因治疗,二度Ⅰ型是暂时的,多可恢复,而二度Ⅱ型可逐渐演变为三度房室传导阻滞。

(三)三度(完全性)房室传导阻滞

1.临床特征

三度(完全性)房室传导阻滞除有原发病、病毒性心肌炎、先天性心脏病等的表现外,婴儿心率每分钟<80 次,儿童每分钟<60 次。当心室率每分钟<40 次时有疲乏、无力、眩晕,严重者可发生阿-斯综合征或心力衰竭。

2.心电图特征

(1)P 波与 QRS 波无固定关系,心室率慢于心房率。

(2)QRS 波群形态与阻滞部位有关。若起搏点在房室束分支以上,QRS 波群不宽。若起搏点在希氏束以下,QRS 波群增宽。

3.治疗

(1)无症状先天性者不需治疗。

(2)病因治疗:如心肌炎或手术暂时损伤者,用肾上腺皮质激素治疗。

(3)提高心率:阿托品每次 0.01~0.03 mg/kg,每天 3~4 次,口服或皮下注射。异丙基肾上腺素加入 5%葡萄糖溶液按每分钟 0.1~0.25 μg/kg,静脉滴注,或用 5~10 mg 舌下含服。

(4)放置人工起搏器的适应证:①阿-斯综合征或伴心力衰竭。②心室率持续显著缓慢,新生儿每分钟<55 次,婴儿每分钟<50 次,儿童每分钟<45 次。③室性心动过速心律失常,阻滞部位在希氏束以下。④对运动耐受量低的患儿。

(戴传花)

第九节　心 肌 梗 死

小儿心肌梗死(myocardial infarction,MI)由 Stryker 于 1946 年首先描述。近年来,小儿 MI 实际发病率及检出率均较前显著增加,已成为小儿猝死的重要病种之一。从出生后第一天至青少年期,健康儿或有基础疾病者,均可发生 MI。有资料表明,未经手术的先天性心脏病患儿尸解证实近 75%有 MI 的证据,无先天性心脏病小儿尸解发现冠状动脉病变为主要死因者占总数的 2%以上。

一、病因

病因与年龄相关。

（一）新生儿期

先天性心脏病，特别是冠状动脉起源异常是此期致 MI 最重要的因素。冠状动脉起源异常发生率 1％～2％，多数患儿无临床表现。有学者分析 7 857 例重要冠状动脉异常（ACAS）死亡小儿后指出，最常见的 ACAS 为冠状动脉异位起源于主动脉（43％）与冠状动脉左前降支发自肺主动脉（ALCAPA，Bland-White-Garland 综合征）（40％），ALCAPA 小儿常在出生后第 1 年内发生充血性心力衰竭，多于出生后 14 年内死亡。ACAS 死亡病例中 45％为猝死，部分存活至青少年期者遗留陈旧性 MI，全部病例均有前外侧壁近端的^{201}铊（^{201}Tl）灌注异常。右冠状动脉异常以先天性瘘管多见。

次常见原因有肺动脉闭锁而室间隔完整者、永存动脉干、大动脉转位及修复后等；少见原因如心内膜弹力纤维增生症、冠状动脉中层钙质沉着。日本 1970—1995 年全国 105 755 例川崎病患儿中 1％～2％猝死，猝死主要原因为 MI，尸检证明为冠状动脉血栓性脉管炎和动脉瘤破裂，年龄≤30 天龄者 6 例，最小发病日龄为 20 天。

（二）一岁至青春期前

川崎病很可能是此期 MI 的最重要病因，亚裔小儿更易罹患。发病的第 7 天起即可检出冠状动脉异常扩张，其中的 15％～25％的患儿发展为冠状动脉瘤，近 70％小儿的动脉瘤在 1～2 年消退。MI 发生率为 1.9％，通常发生于患病后第一年（72.8％），其中 39.5％发生在患病后 3 个月内。63％于休息或睡眠时发病，14％于玩耍、活动、走路时发病。22％的患者在第一次 MI 期间死亡。发病 10 天内大剂量免疫球蛋白联合阿司匹林治疗较单用阿司匹林使冠状动脉病变发生率由 20％降至 4％，10％的个体对该方案无效应。日本全国范围的调查发现，本病复发率约 3％，12.2％的复发者伴心脏并发症，以男性、首次发病有心脏并发症者为主，但复发者无一例为 MI。

其他非外科病因常见有心肌病、心肌炎（含风湿性心肌炎）、胶原血管性疾病（特别是系统性红斑狼疮、高安病、结节性动脉炎）；次常见者包括肾病综合征、隐伏的恶性肿瘤（尤其是淋巴瘤纵隔放疗后）、败血症、William 综合征（主动脉瓣上狭窄）、感染性心内膜炎、同型半胱氨酸血症，以及甲型血友病以凝血酶原复合物浓缩剂或Ⅷ因子抑制物旁路活性（FEIBA）治疗者、特发性心内膜下 MI。某些非常罕见的病因有遗传性疾病如早老症、弹性纤维假黄瘤、黏多糖病、Fabry 病、尿黑尿酸症、Hurler 综合征、糖原累积病Ⅱ型及冠状动脉肌纤维发育不良、主动脉瓣乳头肌弹性纤维瘤继发 MI、衣原体肺炎、幽门螺杆菌感染，有报道一名 11 岁西班牙裔男童因痉挛性喉炎吸入消旋肾上腺素后 20 分钟发生 MI。

部分手术或创伤后导致 MI 的原因包括在体外循环时冠状动脉灌注不良、心脏移植并发症如排异、钝性胸部创伤。曾报告一接受骨髓移植的 7 岁小儿发生曲菌性全心炎，其冠状动脉见曲菌栓塞而继发急性大面积 MI。

（三）青少年

MI 的病因除下列三点外与儿童类似：①川崎病在该年龄组发病较少；②应考虑有无吸食可卡因或嗅吸胶水的可能；③冠状动脉粥样硬化是否致小儿 MI 仍有争议，但已知纯合子型家族性高胆固醇血症（发病率为 1/100 万）、家族性混合性高脂血症、低仅脂蛋白血症、高载脂 B 脂蛋白血症者，其冠状动脉病变早发，并在 20 岁前即可发生 MI。对青少年（平均 16 岁）杂合子型高胆固醇血症（发病率 1/500）患者以 TL-201 扫描提示 22％的病例伴 MI。某些烟雾病患儿也可发生 MI。

二、临床表现

常见症状：哭闹、难以哺喂、呼吸困难、呕吐、绞痛、易激惹、休克等。4 岁以下患儿 17%、而 4 岁以上 83%主诉有胸痛、胸部压榨感。研究发现小儿胸痛部位及放射较疼痛性质对心绞痛诊断有帮助，因为小儿往往将疼痛描述为锐痛，且对此复述时有出入。疼痛放射至左肩者则更可能是心源性。摩擦音、颈静脉扩张被认为是有高度特异性的体征，而发绀、大汗、灌注不良、心动过速、啰音、焦虑等提示 MI 的敏感程度尚难确定。MI 小儿常伴发心律失常，可有上腹痛、腹部压痛、晕厥及易疲劳等不同的表现形式。由于移植后的心脏已失去神经支配，故缺血不表现为胸痛，而是咳嗽、充血性心力衰竭、心律失常或猝死。

三、辅助检查

（一）心电图（ECG）检查

小儿 MI 的 ECG 表现与成人并无大异，但正常变异时的 T 波改变、先天性心脏病者的 ECG 可类似于 MI。小儿 MI 的 ECG 诊断指标：①除 aVR 外任一导联，尤其是 Ⅰ、aVL、V_5、V_6 导联，ST 段改变>2 mV，ST 在任一导联抬高，其对应导联 ST 段压低；②异常 Q 波；③异常 T 波倒置；④室性心律失常，特别是室性心动过速；⑤QTc>0.48 秒；⑥心肌肥厚可能提示先天性心脏病，且是 MI 的一个危险因子。

川崎病小儿 MI 的 Q 波振幅和持续时间（≥0.04 秒）对诊断特异性为 97%～100%，Q 波振幅单项指标有 86%的特异性，Q 波间期因 MI 发生部位不同其灵敏度及特异性有差异，如下壁者较低，前壁则可高达 88%。但要与非缺血的病理状态时的 Q 波改变相鉴别，如"容量负荷过重"所致左心室肥厚的 V_5～V_6 导联、所致右心室肥厚者的 V_1～V_2 导联均可有宽大 Q 波。婴幼儿 Ⅰ、aVL 或 V_5～V_7 任一导联出现宽大 Q 波均提示左冠状动脉的起源异常，其他 Q 波>0.12 秒者尚须考虑心肌炎、心肌纤维化、肥厚型心肌病、Duchenne 肌营养不良性心肌病、心内膜弹力纤维增生症，尤其是特发性主动脉下闭锁等。

ST 段除 aVR 导联抬高>2 mV 应考虑急性 MI，小儿急性 MI，ST 段与 T 波前肢形成弓背向上抬高 ST 段压低通常特异性较低，但出现与对应导联呈近乎 180°相反方向"镜像"关系时对确定梗死部位有重要意义，强烈提示 MI。后壁心梗可无 ST 段抬高，而仅有 V_{4R}～V_2 导联的 ST 段压低。

Ⅱ、Ⅲ、aVF 倒置对下壁心梗诊断有很高的特异性和敏感性，如在同时见深的 Q 波，伴或不伴 T 波倒置，亦能提示 MI。

小儿 MI 室性心律失常较之成人并发症的发生更为常见，以室性心动过速、心室颤动为主，死亡率为 80%。

应用信号平均心电图后电位技术评价小儿心肌缺血及 MI，应用 VCM-3000 系统，用一频带为 40～300 Hz 的滤波器，将 200 次电位叠加、平均与记录，检查经 TI-201 心脏扫描证实的有无心肌缺血及 MI 的滤波后 QRS 间期（f-QRSd，ms）、滤波后均方根电压（RMS，μV）和 QRS 终末 40 μV 以下低振幅的间期（LAS，ms），按体表面积（BSA，m^2）分成 4 组。发现当 BSA<0.3 m^2 时如 f-QRSd>95 毫秒，RMS<30 μV，LAS>25 毫秒；当 BSA0.3～0.5 m^2 时 f-QRSd>110 毫秒，RMS<251 μV，LAS>30 毫秒；当 BSA0.5～1.2 m^2 时 f-QRSd>115 毫秒，RMS<20 μV，LAS>30 毫秒；当 BSA≥1.2 m^2 时 f-QRSd>125 毫秒，RMS<20 μV，LAs>30 毫秒时，均可认为是

阳性后电位。其阳性率在无冠脉损害组为0,缺血组为56.3%,陈旧性MI组为69.2%,特异性及灵敏度远高于以成人标准用于小儿者,且重复性为100%。对难以行心血管造影检查的婴幼儿患者不失为替代方法之一。

(二)实验室检查

1.心肌酶谱(CK-MB、SGOT、LDH)

CK-MB在评估MI有一定参考价值。有报道CK-MM3/MM1异构体在MI胸痛发作时即升高,2~6小时达峰值,且易于检测。

2.心肌肌钙蛋白I及肌钙蛋白T

均有显著升高,尤以前者更特异、更灵敏(两者均近乎100%)、窗口期更长。

(三)器械检查

(1)TL-201闪烁照相或TL-201单光子发射体层成像(SPECT)即使在小婴儿亦能提示心脏某部位的灌注或摄取缺欠、心肌坏死,且可鉴别充血性心肌病的病因。若由AL-CAPA所致者,则有灌注异常;若为其他因素所致,则灌注正常或造影剂不规则广泛分布。宫川等提出双嘧达莫-TI-201SPECT对川崎病心脏并发症(含MI)的诊断与长期随访安全、有效。

(2)电影磁共振(cinenm)通过快速连续放映,可了解心脏及瓣膜的活动情况。MRI亦可作出MI诊断。

(3)二维/三维心脏超声:借以了解心室壁的运动情况及是否存在室壁瘤、二尖瓣反流。仔细观察也可发现冠状动脉的异常和乳头肌梗死。

(4)心血管造影能提示冠状动脉有无栓塞、闭锁、扩张及冠状动脉瘤和心脏的情况,儿科尤其是婴幼儿应用有一定局限性。

四、诊断与鉴别诊断

目前尚无小儿MI统一的诊断标准,根据文献,宜从以下诸方面考虑本病的诊断。①病史:有无提示MI的基础疾病,如既往有心力衰竭样表现,既往如有胸部创伤及创伤后ECG表现,免疫紊乱及是否服用肾上腺皮质激素或免疫抑制剂,是否接受过雄激素治疗,有无相关手术史(如房室分流术后引流管闭塞致颅内压增高),有无毒蜘蛛(如黑寡妇蜘蛛或棕色寡妇蜘蛛)叮咬史。②家族史:有无心血管病危险因素(脂蛋白异常、高血压、肥胖、I级亲属心绞痛、MI病史等)。③症状、体征。④相关检查:ECG、心肌酶谱、心肌钙蛋白、心脏超声、TL-201及心血管造影。

符合1~3者可拟诊,结合4中至少2项以上阳性可确诊,注意排除假性MI。

屡有报告病毒性心肌炎临床、ECG、甚至TL-201结果与MI近似而误诊为MI。但前者胸痛较轻,心血管造影无异常。其他假性MI有肥厚性心肌病、Duchenne型肌营养不良等。

五、治疗

对小儿治疗的研究不多,故治疗多模仿成人,包括静脉补液及多巴酚丁胺、保证心排血量、给氧、纠正电解质紊乱、缓解疼痛、溶栓(华法林、链激酶)。及时处理呼吸衰竭、心律失常、心源性休克、充血性心力衰竭等并发症。有人对15例川崎病并发巨大冠状动脉血管瘤患儿,以尿激酶8 000~10 000 U/kg行冠脉内插管溶栓治疗,10分钟给药完毕,结果3例完全,5例部分溶栓,最快者给药完毕即部分溶栓。15例中4例再栓,随访2~8年(平均3.3年)无一例再发MI及死亡。禁食以保护缺血肠管。治疗中,尚应探寻小儿的病因以便针对性治疗。

六、预后

小儿 MI 后康复的概率大于成人,预后与心肌损伤及治疗措施、治疗效果有关。小儿 MI 尚难确定与基础心脏疾病类型的关系。Johnsrude 对 96 例心脏病伴发 MI 的存活者,平均随访4.9 年,无一例表现严重的复发性室性心律失常及猝死。

再梗死的死亡率很高,加藤对 152 例 MI 存活者观察,24 例再发 MI,再发死亡 15 例(死亡率62.5%),再发后存活的 9 例中又有 6 例第三次发 MI,仅 1 例幸存(死亡率 83.3%)。提示预防再梗死是 MI 后长期存活的关键。治疗与小儿 MI 相关的基础疾病可能更有效地预防 MI。

(戴传花)

第五章

儿童消化系统疾病

第一节　感染性口炎

一、细菌感染性口炎

(一)球菌性口炎

细菌性口炎以球菌感染多见,常以黏膜糜烂、溃疡伴假膜形成为其特征,又称膜性口炎或假膜性口炎。

1.病因

在正常人口腔内存在一定数量的各种细菌,在一般情况下并不致病。但当内外环境发生变化,身体防御能力下降时,如感冒发热、感染、滥用抗生素和/或肾上腺皮质激素;化疗和放疗等,口腔内细菌增殖活跃,毒力增强,菌群关系失调,就可发病。致病菌主要包括链球菌,金黄色葡萄球菌、肺炎球菌等。

2.临床表现及诊断

发病急骤,伴有全身反应如发热、头痛、咽痛、哭闹、烦躁、拒食、颌下淋巴结肿大等,病损可发生于口腔黏膜各处,以舌、唇内、颊黏膜多见。初起为黏膜充血水肿,继之出现大小不等的糜烂或溃疡,散在、聚集后融和均可见到表面披有灰白色假膜,易于擦去,但留下溢血的创面,不久又被假膜覆盖。实验室检查白细胞总数和中性粒细胞显著增多。

葡萄球菌性口炎发病部位以牙龈为主,覆有暗白色苔膜,易被拭去,但不引起溃疡,口腔其他部位的黏膜有不同程度的充血,全身症状轻微。涂片可见大量葡萄球菌,细菌培养可明确诊断。

链球菌口炎呈弥漫性急性齿龈口炎,在口腔黏膜急性充血的基础上,出现大小不等的黄色白苔膜,剥去假膜则留有出血糜烂面,不久又重新被假膜覆盖。全身症状明显,常并发有链球菌性咽炎。苔膜涂片或细菌培养检查发现链球菌,即可确诊。

肺炎球菌性口炎多发生于冬春季节,或气候骤变时,好发于硬腭、口底、舌下及颊黏膜。在充血水肿黏膜上出现银灰色假膜,伴有不同程度的全身症状。苔膜涂片或细菌培养检查发现肺炎双球菌而确诊。

3.治疗

主要是控制感染,局部涂 2％甲紫、金霉素甘油,病情较重者要给予抗生素静脉滴注或肌内注射,如青霉素、红霉素等,也可根据细菌药物敏感实验选用抗生素,则效果更好。止痛是对症处理的重要措施,常用 2％利多卡因涂患处,外用中药养阴生肌散也能消肿止痛和促进溃疡愈合,口腔局部湿敷也必不可少。此外还要加强口腔护理,保持口腔卫生。

(二)坏死性龈口炎

1.病因

主要致病菌为梭形杆菌和奋森螺旋体,这些细菌是口腔固有的,在正常情况下不致病,当机体代谢障碍、免疫功能低下、抵抗力下降或营养不良时,或口腔不卫生时,则细菌大量繁殖而致病。

2.临床表现

发病急骤,症状显著,有发热、全身不适以及颌下淋巴结肿大。溃疡好发于牙龈和颊黏膜,形态不定,大小多在 1 cm 左右,表浅,披以污秽的、灰白色苔膜,擦去此苔膜时,出现溢血的溃疡面,但不久又再被覆以同样的苔膜,周围黏膜有明显充血水肿,触痛明显,并有特别强烈的坏死组织臭味。此病确诊的依据为特殊性口臭,苔膜与小溃疡,涂片中找到大量梭形杆菌与奋森螺旋体。

3.治疗

原则是去除病因,控制感染、消除炎症,防止病损蔓延和促进组织恢复。全身抗感染治疗可给予广谱抗生素如青霉素、红霉素及交沙霉素等。局部消炎可用 3％过氧化氢清洗坏死组织,然后用 2％甲紫液或 2％碘甘油或 2％金霉素甘油涂患处。饮食上应给予高维生素、高蛋白饮食,必要时输液以补充液体和电解质。另外,由于本病具有传染性,应做好器具的清洁消毒工作,防止交叉感染。

二、病毒感染性口炎

病毒感染性口炎中,疱疹性口炎的发病率最高。终年可以发生,以 2～4 月份最多,具传染性,可群体发病。

(一)病因

疱疹性口炎又称疱疹性齿龈口炎,由疱疹病毒感染而引起,通过飞沫和接触传染。发热性疾病、感冒、消化障碍、过度疲劳等均可为诱因。

(二)临床表现及诊断

多见于 1～5 岁儿童。在疱疹出现前 2～3 天(潜伏期)患儿常有烦躁、拒食、发热与局部淋巴结肿大。2～3 天后体温下降,但口腔症状加重,病损最初表现为弥漫性黏膜潮红,在 24 小时内渐次出现密集成群的针尖大小水疱,呈圆形或椭圆形,周围环绕红晕,水疱很快破溃,暴露出表浅小溃疡或溃疡相互融合成大溃疡,表面覆有黄白色分泌物。本病为自限性,1～2 周内口腔黏膜恢复正常,溃疡愈合后不留疤痕。疱底细胞、病毒分离和血清学实验可帮助诊断。

(三)治疗

无特效治疗,主要是对症治疗以减轻痛苦、促进愈合。一般不用抗生素,局部可用碘苷(研细涂之)或中药锡类散等。进食前为减轻疼痛可用 2％利多卡因局部涂之。有发热者给予退热剂,患病期间应加强全身支持治疗如给予高维生素高营养流质,或静脉补充营养。口腔护理是必要的,包括保持口腔清洁、勤喂水,禁用刺激性、腐蚀性、酸性或过热的食品、饮料及药物。

三、真菌感染性口炎

鹅口疮:念珠菌感染引起的口炎中以白色念珠菌致病力最强,儿童期感染常称之为鹅口疮。念珠菌是人体常见的寄生菌,其致病力弱,仅在一定条件下感染致病,故为条件致病菌,近年来随着抗生素及肾上腺皮质激素的广泛应用,使念珠菌感染日益增多。

(一)病因

本病为白色念珠菌感染。诱因有营养不良、腹泻及长期使用抗生素、肾上腺皮质激素等,这些诱因加上乳具污染,便可引起鹅口疮。

(二)临床表现及诊断

鹅口疮的特点是口腔黏膜上出现白色乳凝块样物,分布于颊黏膜、舌、齿龈和上腭表面。初起时呈小点状和小片状,渐融合成大片,不易擦去,若强行擦拭后局部潮红,可有溢血。患儿一般情况良好,无痛,不影响吃奶,偶有个别因累及消化道、呼吸道而出现呕吐、声嘶或呼吸困难。细菌涂片和培养可帮助诊断。

(三)治疗

鹅口疮的治疗,主要是用碱性药物及制霉菌素。局部治疗,因为口腔的碱性环境可抑制白色念珠菌的生长繁殖。一般用 2‰碳酸氢钠清洗口腔后,局部涂抹 2%甲紫或冰硼散,每天 1～2 次,数天后便可痊愈。若病变广泛者可用制霉菌素 10 万单位,加水 1～2 mL 涂患处,每天 3～4 次。

(古玉玉)

第二节　非感染性口炎

一、创伤性口炎

机械性或热性刺激可能是此病的主要发病条件。锐利的牙根、残冠,口腔异物,较硬橡皮奶头等机械性因素均可造成黏膜撕裂伤、出血、溃疡或糜烂;过烫的饮料、茶水或食物则引起黏膜烫伤。

病变发生于直接受损部位,多见于舌的侧缘,也可发生于唇、颊及他处黏膜,可表现为红肿、出血或溃疡,伴有局部疼痛,如继发感染,则可引起局部淋巴结肿大。去除病因后,病变通常在1～2 周内痊愈。

治疗为去除病因如拔去残根,磨改锐利牙齿或边缘。冰硼散、锡类散、青黛散可局部消炎止痛。药物漱口水含漱,多喝凉开水以清洁口腔。

二、过敏性口炎

过敏性口炎亦称变态反应性口炎,是由于个体差异,一些普通无害的东西如各种口腔药物漱口水、牙膏碘合剂或药物作为抗原刺激黏膜使局部产生抗原抗体反应而引起的黏膜损害。接触致敏物质24～48 小时或数天后才出现症状和体征。轻者仅表现为红斑,水疱;重者表现为局部组织坏死、溃疡,可伴有皮肤或其他部位的黏膜损害。致敏物质去除后,口腔炎症还要持续一段时间。主要是去除致敏物质和抗过敏治疗。抗过敏药物有盐酸苯海拉明、氯苯那敏。必要时可用泼尼松、地塞米松。对症治疗包括局部止痛和抗感染等。

(古玉玉)

第三节　功能性消化不良

功能性消化不良(functional dyspepsia,FD)是一组表现为上腹部不适、疼痛和上腹胀症状,经各项检查排除器质性疾病的临床综合征,常在餐后加重,并可伴有早饱、食欲缺乏、恶心或呕吐。多见于 4 岁以上儿童,患病率与不同的国家地区、年龄、性别以及采用的诊断标准有关。目前认为,FD 是一种多种致病因素综合作用于不同环节和水平而导致上胃肠动力、感觉异常的功能性胃肠病,在不同的个体可能存在相对不同的病因和机制。

一、诊断

(一)症状

主要包括上腹痛(脐到剑突下范围)、上腹不适、腹胀、早饱、嗳气、厌食、恶心和呕吐。症状长期反复发作,有时可自行缓解。常以某一症状为主或者多个症状叠加。有时与下腹痛、腹泻和便秘等下胃肠症状相重叠。

某些患儿可以发现环境、心理以及饮食不当等诱因。注重进餐和消化不良症状的关系有助于分析消化不良的病理生理基础,是酸相关性还是动力障碍相关性消化不良,从而更有效地指导治疗。如患儿空腹时上腹不适、疼痛或腹胀,进餐后减轻,很可能与胃酸分泌不当相关。如患儿空腹时无症状,进餐后出现上腹部不适、疼痛、早饱和上腹胀等症状,或空腹时有症状而餐后加重,消化不良可能与胃动力障碍相关。

应仔细询问病史尤其是报警症状:消瘦、贫血、夜间疼醒、持续呕吐、体重下降等,除外导致消化不良症状的器质性疾病。

(二)体征

FD 是一个以症状学为基础的诊断,多无明显阳性体征。部分患儿可有上腹部轻压痛。查体时应注意观察有无提示器质性疾病的相关线索。

(三)辅助检查

应选择合适的检查排除器质性疾病导致的消化不良,方可考虑 FD 诊断。

1.实验室检查

血常规、大便隐血、甲状腺功能、生化检查(肝肾功能、电解质和血糖)及自身抗体等,有助于利于排除内分泌代谢、感染和自身免疫性疾病。

2.影像学检查

消化道造影检查可除外胃、十二指肠溃疡、肠旋转不良、炎性肠病和假性肠梗阻等,并可提示胃肠动力异常。腹部超声可除外肝胆胰腺疾病。

3.内镜检查

内镜检查可发现胃、十二指肠溃疡和糜烂性胃炎等器质性病变,并可进行 HP 检测。内镜和病理诊断为慢性轻度黏膜炎症时并不影响 FD 诊断。对于儿童 FD,胃镜并不是必须检查。

4.胃肠动力和感知功能检查

胃肠动力和感知功能检查包括胃电图、胃肠感觉功能评价、胃排空和消化道测压检查等,可了解胃肠动力功能和内脏感知有无异常,必要时进行心理测试。

二、诊断标准

对存在消化不良症状的患儿,首先应详细询问病史和查体,酌情进行生化、影像学和内镜检查除外器质性疾病,有条件可进行胃肠动力和感知的相关检查。

目前推荐采用 2006 年美国洛杉矶 RomeⅢ诊断标准。诊断前至少有 2 个月满足以下所有条件,且每周均有发作:①持续或者反复发作的上腹部(脐上)疼痛和不适感;②与排便行为、排便频率和大便性状无关(可除外肠易激惹综合征即 IBS);③无炎症、解剖学、代谢性和肿瘤性疾病的证据。4 岁以上的患儿,如果能够描述主诉,可以参考成人标准,将 FD 分为餐后不适综合征和上腹疼综合征两个亚型。

三、鉴别诊断

许多器质性疾病可引起消化不良症状,应予以鉴别,包括食管炎、消化性溃疡、炎性肠病、消化道肿瘤、内分泌代谢性疾病(如糖尿病、甲状腺功能低下)、肾脏病、感染和自身免疫性疾病(如进行性系统性硬化)等。另外某些药物(主要为非类固醇类抗炎药)也可导致消化不良症状。

儿童消化不良应警惕的报警症状:持续右上腹或左下腹疼痛、吞咽困难、持续呕吐、消化道出血、不明原因发热、体重减轻、生长迟缓、贫血、夜间腹泻(不支持肠易激惹综合征)、严重疼痛影响患儿睡眠、关节炎症、肛周疾病、消化性溃疡和炎性肠病家族史等。

四、治疗

FD 病因不清,发病机制复杂,为多因素综合作用的结果,治疗上应注意遵循个体化原则。治疗目的:快速缓解症状,提高生活质量。

(一)一般治疗

注意去除诱因,调整生活方式,避免应用非甾体抗炎药,纠正不良饮食习惯(咖啡、辛辣和高脂肪食物等),消除社会环境和情感因素对病情的影响。

(二)药物治疗

应首先详细询问病史,区分是酸相关性还是动力障碍相关性消化不良,酸相关性消化不良患者可试用抑酸剂(H_2受体拮抗剂和质子泵抑制剂)治疗,而动力障碍相关性消化不良患者选用促动力剂(多潘立酮和莫沙比利等)治疗。H_2受体拮抗剂包括西咪替丁[$20\sim30$ mg/(kg・d),分 2 次口服]、雷尼替丁($5\sim7$ mg/(kg・d),分 2 次口服)和法莫替丁($0.6\sim1.0$ mg/(kg・d),分2 次口服);质子泵抑制剂(PPI)常用奥美拉唑($0.6\sim0.8$ mg/(kg・d),每天 1 次)。促动力剂以多潘立酮最常用:每次 0.3 mg/kg,每天 3 次,餐前 30 分钟服用。抑酸剂和促动力剂可联合应用。对于合并 HP 感染者可予以根除。

（三）心理干预治疗

合并精神心理障碍的患儿应加强认知和行为治疗，进行精神心理调整。必要时可予以抗焦虑、抑郁药物治疗。

（古玉玉）

第四节　胃食管反流病

胃食管反流（GER）是指胃内容物反流入食管，分生理性和病理性两种。生理情况下，由于小婴儿食管下端括约肌（LES）发育不成熟或神经肌肉协调功能差，可出现反流，往往出现于日间餐时或餐后，又称"溢乳"。病理性反流是由于 LES 的功能障碍和/或与其功能有关的组织结构异常，以致 LES 压力低下而出现的反流，常常发生于睡眠、仰卧及空腹时，引起一系列临床症状和并发症，即胃食管反流病（GERD）。

一、病因和发病机制

（一）食管下端括约肌（LES）

（1）LES 压力降低是引起 GER 的主要原因。LES 是食管下端平滑肌形成的功能高压区，是最主要的抗反流屏障。正常吞咽时 LES 反射性松弛，静息状态保持一定的压力使食管下端关闭，如因某种因素使上述正常功能发生紊乱时，LES 短暂性松弛即可导致胃内容物反流入食管。

（2）LES 周围组织作用减弱。例如，缺少腹腔段食管，致使腹内压增高时不能将其传导至 LES 使之收缩达到抗反流的作用；小婴儿食管角（由食管和胃贲门形成的夹角，即 His 角）较大（正常为 30°～50°）；膈肌食管裂孔钳夹作用减弱；膈食管韧带和食管下端黏膜瓣解剖结构存在器质性或功能性病变时及胃内压、腹内压增高等，均可破坏正常的抗反流功能。

（二）食管与胃的夹角（His 角）

由胃肌层悬带形成，正常是锐角，胃底扩张时悬带紧张使角度变锐起瓣膜作用，可防止反流。新生儿 His 角较钝，易反流。

（三）食管廓清能力降低

正常情况下，食管廓清能力是依靠食管的推动性蠕动、唾液的冲洗、对酸的中和作用、食丸的重力和食管黏膜细胞分泌的碳酸氢盐等多种因素发挥作用。当食管蠕动减弱、消失或出现病理性蠕动时，食管清除反流物的能力下降，这样就延长了有害的反流物质在食管内停留时间，增加了对黏膜的损伤。

（四）食管黏膜的屏障功能破坏

屏障作用是由黏液层、细胞内的缓冲液、细胞代谢及血液供应共同构成的。反流物中的某些物质，如胃酸、胃蛋白酶，以及十二指肠反流入胃的胆盐和胰酶使食管黏膜的屏障功能受损，引起食管黏膜炎症（图 5-1）。

（五）胃、十二指肠功能失常

胃排空能力低下，使胃内容物及其压力增加，当胃内压增高超过 LES 压力时可使 LES 开放。胃容量增加又导致胃扩张,致使贲门食管段缩短,使其抗反流屏障功能降低。十二指肠病变时,幽门括约肌关闭不全则导致十二指肠胃反流。

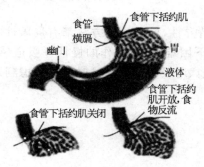

图 5-1 胃食管反流模式图

二、临床表现

(一)呕吐

新生儿和婴幼儿以呕吐为主要表现。多数发生在进食后,呕吐物为胃内容物,有时含少量胆汁,也有表现为漾奶、反刍或吐泡沫。年长儿以反胃、反酸、嗳气等症状多见。

(二)反流性食管炎常见症状

1.胃灼热

胃灼热见于有表达能力的年长儿,位于胸骨下端,饮用酸性饮料可使症状加重,服用抗酸剂症状减轻。

2.咽下疼痛

婴幼儿表现为喂奶困难、烦躁、拒食,年长儿诉咽下疼痛,如并发食管狭窄则出现严重呕吐和持续性咽下困难。

3.呕血和便血

食管炎严重者可发生糜烂或溃疡,出现呕血或黑便症状。严重的反流性食管炎可发生缺铁性贫血。

(三)Barrett 食管

由于慢性 GER,食管下端的鳞状上皮被增生的柱状上皮所替代,抗酸能力增强,但更易发生食管溃疡、狭窄和腺癌。症状为咽下困难、胸痛、营养不良和贫血。

(四)其他全身症状

1.呼吸系统疾病

流物直接或间接可引发反复呼吸道感染、吸入性肺炎,难治性哮喘,早产儿窒息或呼吸暂停及婴儿猝死综合征等。

2.营养不良

主要表现为体重不增和生长发育迟缓、贫血。

3.其他

如声音嘶哑、中耳炎、鼻窦炎、反复口腔溃疡、龋齿等。部分患儿可出现精神神经症状。

①Sandifer 综合征:是指病理性 GER 患儿呈现类似斜颈样的一种特殊"公鸡头样"的姿势。此为一种保护性机制,以期保持气道通畅或减轻酸反流所致的疼痛,同时伴有杵状指、蛋白丢失性肠

病及贫血。②婴儿哭吵综合征：表现为易激惹、夜惊、进食时哭闹等。

三、诊断

GER临床表现复杂且缺乏特异性，单一检查方法都有局限性，故诊断需采用综合技术。凡临床发现不明原因反复呕吐、咽下困难、反复发作的慢性呼吸道感染、难治性哮喘、生长发育迟缓、营养不良、贫血、反复出现窒息、呼吸暂停等症状时都应考虑到GER的可能以及严重病例的食管黏膜炎症改变。

四、辅助检查

（一）食管钡餐造影

适用于任何年龄，但对胃滞留的早产儿应慎重。可对食管的形态、运动状况、钡剂的反流和食管与胃连接部的组织结构做出判断，并能观察到食管裂孔疝等先天性疾病，检查前禁食3～4小时，分次给予相当于正常摄食量的钡剂（表5-1）。

表5-1 GER X射线分级

分级	表现
0级	无胃内容物反流入食管下端
1级	少量胃内容物反流入食管下端
2级	反流至食管，相当于主动脉弓部位
3级	反流至咽部
4级	频繁反流至咽部，且伴有食管运动障碍
5级	反流至咽部，且有钡剂吸入

（二）食管 pH 动态监测

将微电极放置在食管括约肌的上方，24小时连续监测食管下端pH，如有酸性ER发生则pH下降。通过计算机分析可反映GER的发生频率、时间，反流物在食管内停留的状况以及反流与起居活动、临床症状之间的关系，借助一些评分标准，可区分生理性和病理性反流，是目前最可靠的诊断方法。

（三）食管动力功能检查

应用低顺应性灌注导管系统和腔内微型传感器导管系统等测压设备，了解食管运动情况及LES功能。对于LES压力正常患儿应连续测压，动态观察食管运动功能。

（四）食管内镜检查及黏膜活检

可确定是否存在食管炎病变及Barrett食管。内镜下食管炎可分为3度：Ⅰ度为充血；Ⅱ度为糜烂和/或浅溃疡；Ⅲ度为溃疡和域狭窄。

（五）胃-食管同位素闪烁扫描

口服或胃管内注入含有 ^{99m}Tc 标记的液体，应用R照相机测定食管反流量，可了解食管运动功能，明确呼吸道症状与GER的关系。

（六）超声学检查

B型超声可检测食管腹段的长度、黏膜纹理状况、食管黏膜的抗反流作用，同时可探查有无食管裂孔疝。

五、鉴别诊断

（1）以呕吐为主要表现的新生儿、小婴儿应排除消化道器质性病变，如肠旋转不良、肠梗阻、先天性幽门肥厚性狭窄、胃扭转等。

（2）对反流性食管炎伴并发症的患儿，必须排除由于物理性、化学性、生物性等致病因素引起组织损伤而出现的类似症状。

六、治疗

治疗的目的是缓解症状，改善生活质量，防治并发症。

（一）一般治疗

1.体位治疗

将床头抬高 $15°\sim30°$，婴儿采用仰卧位，年长儿左侧卧位。

2.饮食治疗

适当增加饮食的稠厚度，少量多餐，睡前避免进食。低脂、低糖饮食，避免过饱。肥胖患儿应控制体重。避免食用辛辣食品、巧克力、酸性饮料、高脂饮食。

（二）药物治疗

包括三类，即促胃肠动力药、抑酸药、黏膜保护剂。

1.促胃肠动力药

能提高 LES 张力，增加食管和胃蠕动，促进胃排空，从而减少反流。①多巴胺受体阻滞剂：多潘立酮（吗丁啉）为选择性、周围性多巴胺受体阻滞剂，促进胃排空，但对食管动力改善不明显。常用剂量为每次 $0.2\sim0.3$ mg/kg，每天 3 次，饭前半小时及睡前口服。②通过乙酰胆碱起作用的药物：西沙必利（普瑞博思），为新型全胃肠动力剂，是一种非胆碱能非多巴胺拮抗剂。主要作用于消化道壁肌间神经丛运动神经元的 5-羟色胺受体，增加乙酰胆碱释放，从而诱导和加强胃肠道生理运动。常用剂量为每次 $0.1\sim0.2$ mg/kg，3 次/天口服。

2.抗酸和抑酸药

主要作用为抑制酸分泌以减少反流物对食管黏膜的损伤，提高 LES 张力。①抑酸药：H_2 受体阻滞剂，常用西咪替丁、雷尼替丁；质子泵抑制剂，奥美拉唑（洛赛克）。②中和胃酸药：如氢氧化铝凝胶，多用于年长儿。

3.黏膜保护剂

如硫酸铝、硅酸铝盐、磷酸铝等。

4.外科治疗

采用上述治疗后，大多数患儿症状能明显改善和痊愈。具有下列指征可考虑外科手术：①内科疗6～8周无效，有严重并发症（消化道出血、营养不良、生长发育迟缓）。②严重食管炎伴溃疡、狭窄或发现有食管裂孔疝者。③有严重的呼吸道并发症，如呼吸道梗阻、反复发作吸入性肺炎或窒息、伴支气管肺发育不良者。④合并严重神经系统疾病。

（曹婷婷）

第五节　胃　炎

胃炎是指由各种物理性、化学性或生物性有害因子引起的胃黏膜或胃壁炎症性改变的一种疾病。在我国小儿人群中胃炎的确切患病率不清。根据病程分为急性和慢性两种，后者发病率高。

一、诊断依据

(一)病史

1.发病诱因

对于急性胃炎应首先了解患儿近期有无急性严重感染、中毒、创伤及精神过度紧张等，有无误服强酸、强碱及其他腐蚀剂或毒性物质等。对于慢性胃炎而言不良的饮食习惯是主要原因，应了解患儿饮食有无规律、有无偏食、挑食；了解患儿有无过冷、过热饮食，有无食用辣椒、咖啡、浓茶等刺激性调味品，有无食用粗糙的难以消化的食物；了解患儿有无服用非甾体抗炎药或肾上腺皮质激素类药物等；还要了解患儿有无对牛奶或其他奶制品过敏等。

2.既往史

有无慢性疾病史，如慢性肾炎、尿毒症、重症糖尿病、肝胆系统疾病、儿童结缔组织疾病等；有无家族性消化系统疾病史；有无十二指肠-胃反流病史等。

(二)临床表现

1.急性胃炎

多急性起病，表现为上腹饱胀、疼痛、嗳气、恶心及呕吐，呕吐物可带血呈咖啡色，也可发生较多出血，表现为呕血及黑便。呕吐严重者可引起脱水、电解质及酸碱平衡紊乱。失血量多者可出现休克表现。有细菌感染者常伴有发热等全身中毒症状。

2.慢性胃炎

常见症状有腹痛、腹胀、呃逆、反酸、恶心、呕吐、食欲缺乏、腹泻、无力、消瘦等。反复腹痛是小儿就诊的常见原因，年长儿多可指出上腹痛，幼儿及学龄前儿童多指脐周不适。

(三)体格检查

1.急性胃炎

可表现为上腹部或脐周压痛。呕吐严重者可出现脱水、酸中毒体征，如呼吸深快、口渴、口唇黏膜干燥且呈樱红色、皮肤弹性差、尿少等。并发较大量消化道出血时可有贫血或休克表现。

2.慢性胃炎

一般无明显特殊体征，部分患儿可表现为消瘦、面色苍黄、舌苔厚腻、腹胀、上腹部或脐周轻度压痛等。

(四)并发症

长期慢性呕吐、食欲缺乏可引起消瘦或营养不良，严重呕吐可引起脱水、酸中毒和电解质紊乱，长期慢性小量失血可引起贫血，大量失血可引起休克。

(五)辅助检查

1.胃镜检查

可见黏膜广泛充血、水肿、糜烂、出血,有时可见黏膜表面的黏液斑或反流的胆汁。幽门螺杆菌(Hp)感染性胃炎时,可见到胃黏膜微小结节形成(又称胃窦小结节或淋巴细胞样小结节增生)。同时可取病变部位组织进行 Hp 或病理学检查。

2.X 线上消化道钡餐造影

胃窦部有浅表炎症者有时可呈胃窦部激惹征,黏膜纹理增粗、迂曲、锯齿状,幽门前区呈半收缩状态,可见不规则痉挛收缩。气、钡双重造影效果较好。

3.实验室检查

(1)幽门螺杆菌检测方法有胃黏膜组织切片染色与培养、尿素酶试验、血清学检测、核素标记尿素呼吸试验。

(2)胃酸测定:多数浅表性胃炎患儿胃酸水平与胃黏膜正常小儿相近,少数慢性浅表性胃炎患儿胃酸降低。

(3)胃蛋白酶原测定:一般萎缩性胃炎中影响其分泌的程度不如盐酸明显。

(4)内因子测定:检测内因子水平有助于萎缩性胃炎和恶性贫血的诊断。

二、诊断中的临床思维

典型的胃炎根据病史、临床表现、体检、X 线钡餐造影、纤维胃镜及病理学检查基本可确诊。但由于引起小儿腹痛的病因很多,急性发作的腹痛必须与外科急腹症、肝、胆、胰、肠等腹内脏器的器质性疾病以及腹型过敏性紫癜等鉴别。慢性反复发作的腹痛应与肠道寄生虫、肠痉挛等鉴别。

(一)急性阑尾炎

该病疼痛开始可在上腹部,常伴有发热,部分患儿呕吐,典型疼痛部位以右下腹为主,呈持续性,有固定压痛点、反跳痛及腹肌紧张、腰大肌试验阳性等体征,白细胞总数及中性粒细胞增高。

(二)过敏性紫癜

腹型过敏性紫癜由于肠壁水肿、出血、坏死等可引起阵发性剧烈腹痛,常位于脐周或下腹部,可伴有呕吐或吐咖啡色物,部分患儿可有黑便或血便。但该病患儿可出现典型的皮肤紫癜、关节肿痛、血尿及蛋白尿等。

(三)肠蛔虫症

常有不固定腹痛、偏食、异食癖、恶心、呕吐等消化道功能紊乱症状,有时出现全身过敏症状。往往有吐、排虫史,粪便查找虫卵,驱虫治疗有效等可协助诊断。

(四)肠痉挛

婴儿多见,可出现反复发作的阵发性腹痛,腹部无特异性体征,排气、排便后可缓解。

(五)心理因素所致非特异性腹痛

心理因素所致非特异性腹痛是一种常见的儿童期身心疾病。病因不明,与情绪改变、生活事件、精神紧张、过度焦虑等有关。表现为弥漫性、发作性腹痛,持续数十分钟或数小时而自行缓解,可伴有恶心、呕吐等症状。临床及辅助检查往往无阳性发现。

三、治疗

(一)急性胃炎

1.一般治疗

患者应注意休息,进食清淡流质或半流质饮食,必要时停食 1～2 餐。药物所致急性胃炎首先停用相关药物,避免服用一切刺激性食物。及时纠正水、电解质紊乱。有上消化道出血者应卧床休息,保持安静,检测生命体征及呕吐与黑便情况。

2.药物治疗

分 4 类。

(1)H_2 受体拮抗药:常用西咪替丁,每天 $10～15$ mg/kg,分 $1～2$ 次静脉滴注或分 $3～4$ 次每餐前或睡前口服;雷尼替丁,每天 $3～5$ mg/kg,分 2 次或睡前 1 次口服。

(2)质子泵抑制剂:常用奥美拉唑(洛赛克),每天 $0.6～0.8$ mg/kg,清晨顿服。

(3)胃黏膜保护药:可选用硫糖铝、十六角蒙脱石粉、麦滋林-S 颗粒剂等。

(4)抗生素:合并细菌感染者应用有效抗生素。

3.对症治疗

主要针对腹痛、呕吐和消化道出血的情况。

(1)腹痛:腹痛严重且除外外科急腹症者可酌情给予抗胆碱能药,如 10% 颠茄合剂、甘颠散、溴丙胺太林、山莨菪碱、阿托品等。

(2)呕吐:呕吐严重者可给予爱茂尔、甲氧氯普胺、多潘立酮等药物止吐。注意纠正脱水、酸中毒和电解质紊乱。

(3)消化道出血:可给予卡巴克洛或凝血酶等口服或灌胃局部止血,必要时内镜止血。注意补充血容量,纠正电解质紊乱等。有休克表现者,按失血性休克处理。

(二)慢性胃炎

1.一般治疗

慢性胃炎又称特发性胃炎,缺乏特殊治疗方法,以对症治疗为主。养成良好的饮食习惯及生活规律,少吃生冷及刺激性食物。停用能损伤胃黏膜的药物。

2.病因治疗

对感染性胃炎应使用敏感的抗生素。确诊为 Hp 感染者可给予阿莫西林、庆大霉素等口服治疗。

3.药物治疗

分 4 类。

(1)对症治疗:有餐后腹痛、腹胀、恶心、呕吐者,用胃肠动力药。如多潘立酮(吗丁啉),每次 0.1 mg/kg,每天 $3～4$ 次,餐前 $15～30$ 分钟服用。腹痛明显者给予抗胆碱能药,以缓解胃肠平滑肌痉挛。可用硫酸阿托品,每次 0.01 mg/kg,皮下注射。或溴丙胺太林,每次 0.5 mg/kg,口服。

(2)黏膜保护药:枸橼酸铋钾,$6～8$ mg/(kg·d),分 2 次服用。大剂量铋剂对肝、肾和中枢神经系统有损伤,故连续使用本剂一般限制在 $4～6$ 周之内为妥。硫糖铝(胃溃宁),$10～25$ mg/(kg·d),分 3 次餐前 2 小时服用,疗程 $4～8$ 周,肾功能不全者慎用。麦滋林-S,每次 $30～40$ mg/kg,口服,每天 3 次,餐前服用。

(3)抗酸药:一般慢性胃炎伴有反酸者可给予中和胃酸药,如氢氧化铝凝胶、复方氢氧化铝片

（胃舒平），于餐后 1 小时服用。

（4）抑酸药：仅用于慢性胃炎伴有溃疡病、严重反酸或出血时，疗程不超过 2 周。H_2 受体拮抗药，西咪替丁 $10 \sim 15$ mg/（kg·d），分 2 次口服，或睡前一次服用。雷尼替丁 $4 \sim 6$ mg/（kg·d），分2次服或睡前一次服用。质子泵抑制药，如奥美拉唑（洛赛克）$0.6 \sim 0.8$ mg/kg，清晨顿服。

四、治疗中的临床思维

（1）绝大多数急性胃炎患儿经治疗在 1 周左右症状消失。

（2）急性胃炎治愈后若不注意规律饮食和卫生习惯，或在服用能损伤胃黏膜的药物时仍可急性发作。在有严重感染等应急状态下更易复发，此时可短期给予 H_2 受体拮抗药预防应急性胃炎的发生。

（3）慢性胃炎患儿因缺乏特异性治疗，消化系统症状可反复出现，造成患儿贫血、消瘦、营养不良、免疫力低下等。可酌情给予免疫调节药治疗。

（4）小儿慢性胃炎胃酸分泌过多者不多见，因此要慎用抗酸药。主要选用饮食治疗。避免医源性因素，如频繁使用糖皮质激素或非甾体抗炎药等。

（曹婷婷）

第六节　上消化道出血

上消化道出血指屈氏韧带以上的消化道，包括食管、胃、十二指肠、上段空肠及肝、胆、胰腺等病变引起的出血，包括胃空肠吻合术后的空肠病变出血，排除口腔、鼻咽、喉部出血和咯血。上消化道出血是儿科临床常见的急症。其常见原因为消化性溃疡、急慢性胃炎、肝硬化合并食管或胃底静脉曲张破裂、胃痛、应激性溃疡等。消化道出血可发生在任何年龄。临床表现为呕血、便血，大量的消化道出血可导致急性贫血及出血性休克。

一、诊断步骤

（一）病史采集要点

上消化道出血可以是显性出血，也可以是隐性出血。其主要症状是呕血。呕血是指上消化道疾病（屈氏韧带以上的消化器官，包括食管、胃、十二指肠、肝、胆、胰疾病）或全身性疾病所致的急性上消化道出血，血液经口腔呕出。呕血或呕红色血液提示上消化道出血常为急性出血，通常来源于动脉血管或曲张静脉。呕咖啡样血是因出血缓慢或停止，红色的血红蛋白受胃酸作用变成褐色的正铁血红素所致。便血常提示下消化道出血，也可因活动性上消化道出血迅速经肠道排出所致。黑便通常提示上消化道出血，但小肠或右半结肠的出血也可有黑便。通常上消化道出血量达 $100 \sim 200$ mL 时才会出现黑便，在一次严重的出血后黑便可持续数天之久，不一定表示持续性出血。隐血试验阴性的黑色粪便可能因摄入铁剂、铋剂或各种食物所致，不应误认为出血所致的黑便。长期隐性出血可发生于消化道的任何部位。

小儿各年龄组消化道出血的常见病因有所不同。新生儿期出血多为出生时咽下母血或新生儿出血症、新生儿败血症、新生儿坏死性小肠结肠炎、新生儿血小板计数减少性紫癜、胃坏死出血以及严重的酸中毒等。1个月至2岁多为消化性溃疡、反流性食管炎等。2岁以上多为消化道溃疡、胆管出血。此外,还见于血小板计数减少性紫癜、过敏性紫癜、血友病以及白血病、胃肠道畸形等,可发生于任何年龄。

有进食或服用制酸剂可缓解的上腹部疼痛史的患者,提示消化性溃疡病。然而许多溃疡病出血的患者并无疼痛史。出血前有呕吐或干呕提示食管的 Mallory-Weiss 撕裂(胃贲门黏膜撕裂综合征),然而有50%的撕裂症患者并无这种病史。出血史(如紫癜、瘀斑、血尿)可能表明是一种出血素质(如血友病)。服药史可揭示曾使用过破坏胃屏障和损害胃黏膜的药物(如阿司匹林,非甾体抗炎药),服用这些药物的数量和持续时间是重要的。

(二)体格检查

在对患者的生命体征作出评估后,体格检查应包括检查鼻咽部以排除来自鼻和咽部的出血。应寻找外伤的证据,特别是头、胸及腹部。蜘蛛痣、肝脾大和腹水是慢性肝病的表现。动静脉畸形尤其是胃肠黏膜的动静脉畸形可能与遗传性出血性毛细血管扩张症(Rendu-Osler-Weber 综合征)有关,其中消化道多发性血管瘤是反复发作性血管瘤的原因。皮肤指甲床和消化道的毛细血管扩张可能与硬皮病或混合性结缔组织病有关。

(三)门诊资料分析

急性消化道出血时,门诊化验应包括血常规、血型、出凝血时间、大便或呕吐物的隐血试验,肝功能及血肌酐、尿素氮等。

对疑有上消化道出血的患者应做鼻胃吸引和灌洗,血性鼻胃吸引物提示上消化道出血,但约10%的患者鼻胃吸引物阴性;咖啡样吸引物表明出血缓慢或停止;持续的鲜红色吸引物提示活动性大量出血。鼻胃吸引还有助于监测出血状况。

(四)进一步检查项目

1.内镜检查

在急性上消化道出血时,胃镜检查安全可靠,是当前首选的诊断方法,其诊断价值比 X 线钡剂检查为高,阳性率一般达90%以上。对一些 X 线钡剂检查不易发现的贲门黏膜撕裂症、糜烂性胃炎、浅溃疡,内镜可迅速做出诊断。X 线检查所发现的病灶(尤其存在两个病灶时),难以辨别该病灶是否为出血原因。而胃镜直接观察,即能确定,并可根据病灶情况作相应的止血治疗。

做纤维胃镜检查时应注意以下问题。

(1)胃镜检查的最好时机是在出血后24～48小时内进行。如若延误时间,一些浅表性黏膜损害部分或全部修复,从而使诊断的阳性率大大下降。

(2)处于失血性休克的患者,应首先补充血容量,待血压有所平稳后做胃镜较为安全。

(3)事先一般不必洗胃准备,但若出血过多,估计血块会影响观察时,可用冰水洗胃后进行检查。

2.X 线钡剂造影

尽管内镜检查的诊断价值比 X 线钡剂造影优越,但并不能取而代之。对已确定有上消化道出血而全视式内镜检查阴性或不明确的患者,也可考虑进行上消化道钡餐检查,因为一些肠道的解剖部位不能被一般的内镜窥见,而且由于某些内镜医师经验不足,有时会遗漏病变,这些都可通过 X 线钡剂检查得以补救。但在活动性出血后不宜过早进行钡剂造影,否则会引起再出血或加重出血。一般主张在出血停止、病情稳定3天后谨慎操作。注意残留钡剂可干扰选择性动脉造影及内镜的检查。

3.放射性核素扫描

经内镜及 X 线检查阴性的病例,可做放射性核素扫描。其方法是采用核素(如^{99m}Tc)标记患者的红细胞后,再从静脉注入患者体内。当有活动性出血,而出血速度能达到 0.1 mL/min,核素便可以显示出血部位。注射一次^{99m}Tc 标记的红细胞,可以监视患者消化道出血达 24 小时。经验证明,若该项检查阴性,则选择性动脉造影检查亦往往阴性。

4.选择性动脉造影

当消化道出血经内镜和 X 线检查未能发现病变时,应做选择性动脉造影。若造影剂外渗,能显示出血部位,则出血速度至少在 0.5~1.0 mL/min(750~1 500 mL/d)。故最适宜于活动性出血时做检查,阳性率可达 50%~77%。而且,尚可通过导管滴注血管收缩剂或注入人工栓子止血。禁忌证是碘过敏或肾衰竭等。

二、诊断对策

(一)诊断要点

1.首先鉴别是否消化道出血

临床上常须鉴别呕血与咯血(详见表 5-2)。

表 5-2 呕血与咯血的鉴别

鉴别要点	咯血	呕血
病因	TB、支扩、肺炎、肺脓肿、肺癌、心脏病	消化性溃疡、肝硬化、胃癌
出血前症状	喉部痒感、胸闷、咳嗽	上腹不适、恶心、呕吐等
颜色	鲜红	棕黑、暗红、有时鲜红
出血方式	咯出	呕出
血中混合物	痰,泡沫	食物残渣、胃液
反应	碱性	酸性
黑便	除非咽下,否则没有	有,可为柏油便、呕血停止后仍持续数天
出血后痰性状	常有血痰数天	无痰

2.失血量的估计

对进一步处理极为重要。一般每天出血量在 5 mL 以上,大便色不变,但隐血试验就可以为阳性,50~100 mL 以上出现黑便。以呕血、便血的数量作为估计失血量的资料,往往不太精确。因为呕血与便血常分别混有胃内容与粪便,另一方面部分血液尚贮留在胃肠道内,仍未排出体外。因此可以根据血容量减少导致周围循环的改变,做出判断。

(1)一般状况:失血量少,血容量轻度减少,可由组织液及脾贮血所补偿,循环血量在 1 小时内即得改善,故可无自觉症状。当出现头晕、心慌、冷汗、乏力、口干等症状时,表示急性失血量较大;如果有晕厥、四肢冰凉、尿少、烦躁不安时,表示出血量大,若出血仍然继续,除晕厥外,尚有气短、无尿。

(2)脉搏:脉搏的改变是失血程度的重要指标。急性消化道出血时血容量锐减、最初的机体代偿功能是心率加快。小血管反射性痉挛,使肝、脾、皮肤血窦内的储血进入循环,增加回心血量,调整体内有效循环量,以保证心、肾、脑等重要器官的供血。一旦由于失血量过大,机体代偿功能不足以维持有效血容量时,就可能进入休克状态。所以,当大量出血时,脉搏快而弱(或脉细弱),脉搏每分钟增至 120 次以上,再继续失血则脉搏细微,甚至扪不清。有些患者出血后,在平卧时脉搏、血压都可接近正常,但让患者坐或半卧位时,脉搏会马上增快,出现头晕、冷汗,表示失血量大。如果经改变体位无上述变化,测中心静脉压又正常,则可以排除有过大出血。

(3)血压:血压的变化同脉搏一样,是估计失血量的可靠指标。当急性失血占总血量的 20% 以上时,收缩压可正常或稍升高,脉压缩小。尽管此时血压尚正常,但已进入休克早期,应密切观察血压的动态改变。急性失血占总血量的 20%～40% 时,收缩压可降至 9.3～10.7 kPa(70～80 mmHg),脉压小。急性失血占总血量的 40% 时,收缩压可降至 6.7～9.3 kPa(50～70 mmHg),更严重的出血,血压可降至零。

(4)血常规:血红蛋白测定、红细胞计数、血细胞压积可以帮助估计失血的程度。但在急性失血的初期,由于血浓缩及血液重新分布等代偿机制,上述数值可以暂时无变化。一般需组织液渗入血管内补充血容量,即 3～4 小时后才会出现血红蛋白下降,平均在出血后 32 小时,血红蛋白可被稀释到最大限度。如果患者出血前无贫血,血红蛋白在短时间内下降至 7 g 以下,表示出血量大。大出血后 2～5 小时,白细胞计数可增高,但通常不超过 15×10^9/L。然而在肝硬化、脾功能亢进时,白细胞计数可以不增加。

(5)尿素氮:上消化道大出血后数小时,血尿素氮增高,1～2 天达高峰,3～4 天内降至正常。如再次出血,尿素氮可再次增高。尿素氮增高是由于大量血液进入小肠,含氮产物被吸收。而血容量减少导致肾血流量及肾小球滤过率下降,则不仅尿素氮增高,肌酐亦可同时增高。如果肌酐在 133 μmol/L(1.5 mg%)以下,而尿素氮＞14.28 mmol/L(40 mg%),则提示上消化道出血量大。

3.失血恢复的评价

绝大多数消化道出血患者可自动停止(如约 80% 无门脉高压的上消化道出血患者可自行停止)。大量出血常表现为脉率＞110 次/分,收缩压＜13.3 kPa(100 mmHg),直立位血压下降≥2.1 kPa(16 mmHg),少尿、四肢湿冷和由于脑血流灌注减少所致的精神状态的改变(精神错乱、定向力障碍、嗜睡、意识丧失、昏迷)。白细胞比容是失血的有价值指标,但若出血在几小时前发生,则不一定准确,因为通过血液稀释完全恢复血容量需要数小时。若有进一步出血的危险、血管并发症、合并其他病态或严重疾病者,通常需要输血使白细胞比容维持在 30 左右。在血容量适量恢复后,还需严密观察继续出血的征象(如脉搏加快、血压下降、呕新鲜血液、再次出现稀便或柏油样便等)。

(二)临床类型

消化道出血病因大致可归纳为 4 类。

1.出血性疾病

新生儿自然出血、过敏性出血(特别是过敏性紫癜)、血友病、白血病等。

2.感染性疾病

新生儿败血症、出血性肠炎、肠伤寒出血、胆管感染出血等。

3.胃肠道局部病变出血

常见病因有食管静脉曲张(门静脉压增高症)、婴幼儿溃疡病出血、异位或迷生胰、胃肠道血管瘤等。

（三）鉴别诊断要点

1.有严重消化道出血的患者

胃肠道内的血液尚未排出体外，仅表现为休克，此时应注意排除心源性休克（急性心肌梗死）、感染性或过敏性休克，以及非消化道的内出血（宫外孕或主动脉瘤破裂）。若发现肠鸣音活跃，肛检有血便，则提示为消化道出血。

2.出血的病因诊断

对消化道大出血的患者，应首先治疗休克，然后努力查找出血的部位和病因，以决定进一步的治疗方针和判断预后。上消化道出血的原因很多，大多数是上消化道本身病变所致，少数是全身疾病的局部表现。常见的病因包括溃疡病、肝硬化所致的食管、胃底静脉曲张破裂和急性胃黏膜损害。其他少见的病因有食管裂孔疝、食管炎、贲门黏膜撕裂症、十二指肠球炎、胃平滑肌瘤、胃黏膜脱垂、胆管出血等。

（1）消化性溃疡病：出血是溃疡病的常见并发症。溃疡病出血约占上消化道出血病例的50%，其中尤以十二指肠球部溃疡居多。致命性出血多属十二指肠球部后壁或胃小弯穿透溃疡腐蚀黏膜下小动脉或静脉所致。部分病例可有典型的周期性、节律性上腹疼痛，出血前数天疼痛加剧，出血后疼痛减轻或缓解。这些症状，对溃疡病的诊断很有帮助。但有30%溃疡病合并出血的病例并无上述临床症状。溃疡病除上腹压痛外，无其他特异体征，尽管如此，该体征仍有助于鉴别诊断。

（2）食管、胃底静脉曲张破裂：绝大部分病例是由于肝硬化、门脉高压所致。临床上往往出血量大，呕出鲜血伴血块，病情凶险，病死率高。如若体检发现有黄疸、肝掌、蜘蛛痣、脾大、腹壁静脉怒张、腹水等体征，诊断肝硬化不难。但确定出血原因并非容易。一方面大出血后，原先肿大的脾脏可以缩小，甚至扪不到，造成诊断困难；另一方面肝硬化并发出血并不完全是由于食管、胃底静脉曲张破裂，有1/3病例合并溃疡病或糜烂性胃炎出血。肝硬化合并溃疡病的发生率颇高。肝硬化合并急性糜烂性胃炎，可能与慢性门静脉淤血造成缺氧有关。因此，当临床不能肯定出血病因时，应尽快做胃镜检查，以便及时做出判断。

（3）急性胃黏膜损害：急性胃黏膜损害包括急性应激性溃疡病和急性糜烂性胃炎两种疾病。而两者主要区别在于病理学，前者病变可穿透黏膜层，以致胃壁穿孔；后者病变表浅，不穿透黏膜肌层。以前的上消化道出血病例中，诊断急性胃黏膜损害仅有5%。自从开展纤维胃镜检查，使急性胃黏膜损害的发现占上消化道出血病例的15%~30%。①急性糜烂性胃炎：应激反应、酗酒或服用某些药物（如阿司匹林、吲哚美辛、利血平、肾上腺皮质激素等）可引起糜烂性胃炎。病灶表浅，呈多发点、片状糜烂和渗血。②急性应激性溃疡：这是指在应激状态下，胃和十二指肠以及偶尔在食管下端发生的急性溃疡。应激因素常见有烧伤、外伤或大手术、休克、败血症、中枢神经系统疾病以及心、肺、肝、肾衰竭等严重疾病。严重烧伤所致的应激性溃疡称柯林溃疡，颅脑外伤、脑肿瘤及颅内神经外科手术所引起的溃疡称库兴溃疡，应激性溃疡的发生机制是复杂的。严重而持久的应激会引起交感神经强烈兴奋，血中儿茶酚胺水平增高，导致胃、十二指肠黏膜缺血。在许多严重应激反应的疾病中，尤其是中枢神经系统损伤时，可观察到胃酸和胃蛋白酶分泌增高（可能是通过丘脑下部-垂体-肾上腺皮质系统兴奋或因颅内压增高直接刺激迷走神经核所致）从而使胃黏膜自身消化。至于应激反应时出现的胃黏膜屏障受损和胃酸的 H^+ 回渗，亦在应激性溃疡的发病中起一定作用。归结起来是由于应激反应造成神经-内分泌失调，造成胃、十二指肠黏膜局部微循环障碍，胃酸、胃蛋白酶、黏液分泌紊乱，结果形成黏膜糜烂和溃疡。溃疡面常较浅,多发,边缘不规则,基底干净。临床主要表现是难以控制的出血,多数发生在疾病的第2～15天。因患者已有严重的原发疾病,故预后多不良。

(4)食管-贲门黏膜撕裂症:本症是引起上消化道出血的重要病因,约占8%。有食管裂孔疝的患者更易并发本症。多数发生在剧烈干呕或呕吐后,造成贲门或食管下端黏膜下层的纵行性裂伤,有时可深达肌层。常为单发,亦可多发,裂伤长度一般0.3～2.0 cm。出血量有时较大甚至发生休克。

(5)食管裂孔疝:多属食管裂孔滑动疝,食管胃连接处经横膈上的食管裂孔进入胸腔。由于食管下段、贲门部抗反流的保护机制丧失,易并发食管黏膜水肿、充血、糜烂甚至形成溃疡。食管炎以及疝囊的胃出现炎症可出血。以慢性渗血多见,有时大量出血。

(6)胆管出血:肝化脓性感染、肝外伤、胆管结石及出血性胆囊炎等可引起胆管出血。临床表现特点是出血前有右上腹绞痛,若同时出现发热、黄疸,则常可明确为胆管出血。出血后血凝块可阻塞胆管,使出血暂停。待胆汁自溶作用,逐渐增加胆管内压,遂把血凝块排出胆管,结果再度出血。因此,胆管出血有间歇发作倾向。此时有可能触及因积血而肿大的胆囊,积血排出后,疼痛缓解,肿大的胆囊包块亦随之消失。

三、治疗对策

(一)治疗原则

呕血、黑便或便血在被否定前应被视为急症。在进行诊断性检查之前或同时,应采用输血和其他治疗方法以稳定病情。所有患者需要有完整的病史和体格检查、血液学检查包括凝血功能检查(血小板计数、凝血酶原时间及部分凝血酶原时间),肝功能试验(胆红素、碱性磷酸酶、白蛋白、谷丙转氨酶、谷草转氨酶)以及血红蛋白和白细胞比容的反复监测。

1.一般治疗

加强护理,密切观察,安静休息,大出血者禁食。

2.补充有效循环血量

(1)补充晶体液及胶体液。

(2)中度以上出血,根据病情需要适量输血。

3.根据出血原因和性质选用止血药物

(1)炎症性疾病引起的出血:可用H_2受体阻滞剂,质子泵抑制剂。

(2)亦可用冰水加去甲肾上腺素洗胃。

(3)食管静脉曲张破裂出血:用三腔管压迫止血;同时以垂体后叶素静脉注射,再静脉滴注维持直至止血。

(4)凝血酶原时间延长者:可以静脉注射维生素K_1,每天1次,连续使用3～6天;卡巴克洛,肌内注射或经胃管注入胃腔内,每2～4小时用1次。以适量的生理盐水溶解凝血酶,使成每毫升含50～500单位的溶液,口服或经胃镜局部喷洒,每1～6小时用1次。

4.内镜下止血

(1)食管静脉曲张硬化剂注射。

(2)喷洒止血剂。

(3)高频电凝止血。

(4)激光止血。

（5）微波组织凝固止血。

（6）热凝止血。

5.外科治疗

经保守治疗,活动性出血未能控制,宜及早考虑手术治疗。

（二）治疗计划

上消化道大出血的治疗原则是在积极抢救休克的同时进一步查明出血原因,随时按可能存在的病因做必要的检查和化验。一般是尽可能以非手术方法控制出血,纠正休克,争取条件确定病因诊断及出血部位,为必要的手术做好准备。在活动性消化道出血,特别是有咽反射功能不全和反应迟钝或意识丧失的患者中,由吸入血液所致的呼吸道并发症常可成为该病发病率和病死率的主要原因。为了防止意识改变患者的这种并发症,应考虑作气管内插管以保证呼吸道畅通。

除按照一般原则抢救休克外,大出血的抢救尚须从下列四方面考虑。

1.镇静疗法

巴比妥类为最常用的镇静剂。吗啡类药物对出血效果较好,但须注意对小儿抑制呼吸中枢的危险性。应用冬眠合剂(降温或不降温方法),对严重出血患儿有保护性作用。但应特别注意对休克或休克前期患儿的特殊抑制作用,一般镇静剂均可使休克患儿中枢衰竭而致死亡,因此应先输液、输血、纠正血容量后,再给镇静剂。使用冬眠快速降温常可停止出血,延长生命,有利于抢救。

2.输液、输血疗法

等量快速输液、输血为抢救大出血的根本措施。一般靠估计失血量,以半小时内30～50 mL/kg速度加压输入。输完第一步血后测量血压如不升,可再重复半量为第二步,以后可再重复半量(20～30 mL/kg),直至血压稳定为止。一般早期无休克之出血,可以输浓缩红细胞,有利于预防继续出血;晚期有休克时,应先输碱性等渗液及低分子右旋糖酐后再输浓缩红细胞,以免增加血管内凝血的机会。血红蛋白低于60 g/L则需输浓缩红细胞。一般输血输液后即可纠正休克,稳定血压;如仍不能升压,则应考虑出血不止而进行必要的止血手术。大量出血有时较难衡量继续出血的速度、肠腔内存血情况及休克引起心脏变化等。血容量是否已恢复,是否仍需输血输液,可借助于中心静脉压的测定。静脉压低,就可大量快速加压输血（液）每次20～30 mL/kg,以后再测静脉压,如仍低则再输血或输液,直至动脉压上升,中心静脉压正常为止。如果动脉压上升而中心静脉压仍低,则需再输一份,以防血压再降,休克复发。如静脉压过高,则立刻停止静脉输血,此时如估计血容量仍未补足,动脉压不升,则应改行动脉输血或输液,一份血（液）量仍为20～30 mL/kg。同时根据周围循环情况使用多巴胺、654-2,山莨菪碱等血管舒张药,根据心脏功能迅速使用速效强心剂,如毛花苷 C 或毒毛花苷等,使心脏迅速洋地黄化。这样可以比较合理地控制输血量、心脏与动静脉活动情况。

3.止血药的应用

一般是从促进凝血方面用药。大出血,特别是曾使用大量羧甲淀粉或枸橼酸血者,同时给予6-氨基己酸为宜(小儿一次剂量为1～2 g,静脉滴注时浓度为6-氨基己酸2 g溶于50 mL 葡萄糖或生理盐水中);也可用对羧基苄胺,其止血作用与前药相同,但作用较强,每次100 mg 可与生理盐水或葡萄糖液混合滴入。新生儿出血宜使用维生素 K$_1$ 肌内注射。出血患儿准备进行可能导致一些损伤的检查或手术以前,注射酚磺乙胺可减少出血。疑有其他凝血病或出血病者,按情况使用相应药物如凝血酶原。疑为门脉压高而出血者,可注射垂体后叶素,以葡萄糖水稀释滴入。疑为幽门溃疡出血者,可静脉注射阿托品 0.05 mg/kg,或山莨菪碱等类似药物。局部用药如凝血酶及凝血质,中药云南白药等均可口服或随洗胃注入胃内;引起呕吐者,则应避免口服。

4.止血术

对有局限出血病灶者,首先考虑内镜检查同时止血,一般食管、胃、十二指肠及胆管出血均可鉴别,并能进行必要的处理。如无内镜条件,或患儿不能耐受内镜,最可靠的止血术是外科手术止血。但外科手术需要一定的条件,最起码的条件是出血部位的大致确定,从而决定手术途径及切口的选择。至少要区别食管出血或胃肠出血,以决定进行开胸或开腹探查。使用气囊导尿管或三腔气囊管,成人用管也可用于小儿,但需根据食管的长度,适当减短食管气囊上方的长度,以防压迫气管。在止血的同时还可对出血部位进行鉴别。经鼻(婴儿可经口)插入胃中,吹起气囊,拉紧后将管粘在鼻翼上或加牵引,使压住贲门,而把胃与食管分隔成两室。然后以另一鼻孔将另一导尿管插入食管,用盐水冲洗(注意小量冲洗,以免水呛入气管)。如果食管内无出血,则可很快洗清。如果冲洗时仍有不同程度的出血,则可判断为食管(静脉曲张)出血。查完食管后,还可再经过该管的胃管冲洗,如能很快冲洗成清水,则可说明胃内无出血。如始终有鲜血洗出,则不能排除胃、十二指肠段出血,则需开腹探查胃、十二指肠(切开探查)、胆管、胰腺。屈氏韧带下用肠钳闭合空肠后冲洗。如果洗胃证明出血不在胃、十二指肠,则可直接探查小肠。小肠出血一般透过肠壁可以看到,但大量出血时,常不易看出原出血灶,则需采取分段夹住肠管后穿刺冲洗肠腔的办法。

一般消化道大出血,绝大多数可经非手术治疗而止血,当呕血、便血停止,排出正常黄色大便,或留置胃管的吸出物已无血时,应立即检查大便及胃液有无潜血。出血停止后,一般情况恢复,条件许可时,应再做如下检查:①钡餐 X 线检查若怀疑为上消化道出血,如食管静脉曲张、胃及十二指肠溃疡,可行上消化道钡餐 X 线检查。②纤维内镜检查胃、十二指肠镜可诊断与治疗胃、十二指肠病变及逆行胆管造影诊断肝胆病变。不少大出血患儿一次出血后,查不出任何原因,并且也不再发生出血。即使有过一两次大出血发作,而无明确的局部出血灶病变者,均不宜采取手术探查。但宜努力检查,争取明确诊断。只有出血不止,威胁生命,或屡次出血,严重影响健康(贫血不能控制)时,才考虑诊断性探查手术。

(三)治疗方案的选择

1.迅速补充血容量

大出血后,患者血容量不足,可处于休克状态,此时应首先补充血容量。在着手准备输血时,立即静脉输液。强调不要一开始单独输血而不输液,因为患者急性失血后血液浓缩,血较黏稠,此时输血并不能更有效地改善微循环的缺血、缺氧状态。因此主张先输液,或者紧急时输液、输血同时进行。当收缩压在6.7 kPa(50 mmHg)以下时,输液、输血速度要适当加快,甚至需加压输血,以尽快把收缩压升高至10.7~12.0 kPa(80~90 mmHg)水平,血压能稳住则减慢输液速度。输入库存血较多时,每 600 mL 血应静脉补充葡萄糖酸钙 10 mL。对肝硬化或急性胃黏膜损害的患者,尽可能采用新鲜血。对于有心、肺、肾疾病者,要防止因输液、输血量过多、过快引起的急性肺水肿。因此,必须密切观察患者的一般状况及生命体征变化,尤其要注意颈静脉的充盈情况,最好通过测定中心静脉压来监测输入量。血容量已补足的指征有下列几点:四肢末端由湿冷、青紫转为温暖、红润;脉搏由快、弱转为正常、有力;收缩压接近正常,脉压>4.0 kPa(30 mmHg);肛温与皮温差从>3 ℃转为< 1 ℃;尿量>30 mL/h;中心静脉压恢复正常[0.5~1.3 kPa(5~13 cmH_2O)]。

2.止血

应针对不同的病因,采取相应的止血措施。

(1)非食管静脉曲张出血的治疗。①组胺 H_2 受体阻滞剂和抗酸剂:胃酸在上消化道出血发病中起重要作用,因此抑制胃酸分泌及中和胃酸可达到止血的效果。消化性溃疡、急性胃黏膜损害、食管裂孔疝、食管炎等引起的出血,用该法止血效果较好。组胺 H_2 受体阻滞剂有西咪替丁及雷尼替丁等,已在临床广泛应用。西咪替丁口服后小肠吸收快,1～2 小时血浓度达高峰,抑酸分泌6 小时。一般用口服,禁食者用静脉制剂。雷尼替丁抑酸作用比西咪替丁强 6 倍。抑酸作用最强的药是质子泵阻滞剂奥美拉唑。②灌注去甲肾上腺素:去甲肾上腺素可以刺激 α-肾上腺素能受体,使血管收缩而止血。胃出血时可用去甲肾上腺素8 mg,加入冷生理盐水 100～200 mL,经胃管灌注或口服,每0.5～1 小时灌注1 次,必要时可重复 3～4 次。应激性溃疡或出血性胃炎避免使用。③内镜下止血法:内镜下直接对出血灶喷洒止血药物;高频电凝止血:电凝止血必须确定出血的血管方能进行,决不能盲目操作。因此,要求病灶周围干净。如若胃出血,电凝止血前先用冰水洗胃。对出血凶猛的食管静脉曲张出血,电凝并不适宜。操作方法是用凝固电流在出血灶周围电凝,使黏膜下层或肌层的血管凝缩,最后电凝出血血管。单极电凝比双极电凝效果好,首次止血率为 88%,第二次应用止血率为 94%。激光止血:近年可供做止血的激光有氩激光及石榴石激光(Nd:YAG)两种。止血原理是由于光凝作用,使照射局部组织蛋白质凝固,小血管内血栓形成。止血成功率在 80%～90%,对治疗食管静脉曲张出血的疗效意见尚有争议。激光治疗出血的并发症不多,有报道个别发生穿孔、气腹以及照射后形成溃疡,导致迟发性大出血等。局部注射血管收缩药或硬化剂经内镜用稀浓度即 1/10 000 肾上腺素做出血灶周围黏膜下注射,使局部血管收缩,周围组织肿胀压迫血管,起暂时止血作用。继之局部注射硬化剂如1%十四烃基硫酸钠,使血管闭塞。有人用纯酒精做局部注射止血。该法可用于不能耐受手术的患者。放置缝合夹子内镜直视下放置缝合夹子,把出血的血管缝夹止血,伤口愈合后金属夹子会自行脱落,随粪便排出体外。该法安全、简便、有效,可用于消化性溃疡或应激性溃疡出血,特别对小动脉出血效果更满意。动脉内灌注血管收缩药或人工栓子经选择性血管造影导管,向动脉内灌注垂体加压素,0.1～0.2 U/min 连续 20 分钟,仍出血不止时,浓度加大至0.4 U/min。止血后 8～24 小时减量。注入人工栓子一般用吸收性明胶海绵,使出血的血管被堵塞而止血。

(2)食管静脉曲张出血的治疗:①气囊填塞,一般用三腔二囊管或四腔二囊管填塞胃底及食管中、下段止血。其中四腔二囊管专有一管腔用于吸取食管囊以上的分泌物,以减少吸入性肺炎的发生。食管囊和胃囊注气后的压力要求在 4.7～5.3 kPa(35～40 mmHg),使之足以克服门脉压。初压可维持12～24 小时,以后每 4～6 小时放气一次,视出血活动程度,每次放气 5～30 分钟,然后再注气,以防止黏膜受压过久发生缺血性坏死。另外要注意每 1～2 小时用水冲洗胃腔管,以免血凝块堵塞孔洞,影响胃腔管的使用。止血24 小时后,放气观察 1～2 天才拔管。拔管前先喝些花生油,以便减少气囊与食管壁的摩擦。气囊填塞对中、小量食管静脉曲张出血效果较佳,对大出血可作为临时应急措施。止血有效率在 40%～90%不等。②垂体加压素,该药使内脏小血管收缩,从而降低门静脉压力以达到止血的目的。对中、小量出血有效,大出血时需配合气囊填塞。近年采用周围静脉持续性低流量滴注法,剂量 0.2～0.3 U/min,止血后减为0.1～0.2 U/min维持 8～12 小时后停药,当有腹痛出现时可减慢速度。③内镜硬化治疗,近年不少报道用硬化治疗食管静脉曲张出血,止血率在 86%～95%。有主张在急性出血时做,但多数意见主张先用其他止血措施,待止血 12 小时或 1～5 天后进行。硬化剂有 1%十四烃基硫酸钠、5%鱼肝油酸钠及 5%油酸乙醇胺等多种。每周注射 1 次,4～6 周为 1 个疗程。并发症主要有食管穿孔、狭窄、出血、发热、胸骨后疼痛等。一般适于对手术不能耐受的患者。胃底静脉曲张出血治疗较难,有使用血管黏合剂止血成功。④抑制胃酸及其他止血药,虽然控制胃酸不能直接对食管静脉曲张出血起止血作用,但严重肝病时常合并应激性溃疡或糜烂性胃炎,故肝硬化发生上消化道出血时可给予控制胃酸的药物。雷尼替丁对肝功能无明显影响,较西咪替丁为好。

3.手术治疗

在消化道大出血时做急症手术往往并发症及病死率比择期手术高,所以尽可能先采取内科止血治疗。只有当内科止血治疗无效,而出血部位明确时,才考虑手术治疗止血。手术疗法在上消化道出血的治疗中仍占重要的地位,尤其是胃十二指肠溃疡引起的出血,如经上述非手术疗法不能控制止血,患者的病情稳定,手术治疗的效果是令人满意的。凡对出血部位及其病因已基本弄清的上消化道出血病例,经非手术治疗未能奏效者,可改用手术治疗。手术的目的是首先控制出血,然后根据病情许可对病变部位做彻底的手术治疗。如经各种检查仍未能明确诊断而出血仍不停止者,可考虑剖腹探查,找出病因,针对处理。

(曹婷婷)

第七节　贲门失弛缓症

贲门失弛缓症是一种病因不明的原发性食管动力性疾病,其特征性表现为下食管括约肌(LES)舒张功能障碍和食管体部蠕动性收缩的缺失,从而导致远端食管功能性阻塞,临床症状包括吞咽困难、反食和胸痛等。各年龄段均可发病,儿童患病率低于成人,不到总患病人群的 5%,学龄前儿童少见,平均发病年龄 8.8 岁,1 岁内偶见,有报道新生儿即可发病,男女发病情况接近,从出现临床症状到诊断的平均病程为 23 个月。可能的致病因素包括神经元细胞退行性变、自身免疫、感染、精神心理和遗传等,病变主要累及神经丛而非肌丛。

一、诊断

(一)症状

本病起病缓慢,患者的自觉症状并不能完全反映疾病严重程度。

1.吞咽困难

吞咽困难是最主要和最常见的症状,几乎见于所有患者,进食固体和液体时均可出现,常诉为胸骨后停滞和受堵感,进食困难,进餐时间延长,改变体位可减轻症状。

2.反食

70%患者存在,婴幼儿期发病者主要表现为呕吐和喂养困难。呕吐物常为未凝固的奶,常被错误地认为是胃食管反流。误吸反流物可导致咳嗽、喘息、肺部感染、继发支气管扩张甚至窒息等呼吸系统表现。

3.胸骨后疼痛、不适

胸骨后疼痛、不适见于 30%～50%左右患者。由于食物在食管内潴留,常导致食管扩张和食管炎症而出现胸痛、不适。

4.营养不良和体重减轻

较为常见,严重者可影响生长发育。

(二)体征

主要为营养不良的相关表现,包括消瘦和体重下降等。

(三)辅助检查

1.放射学检查

食管钡餐透视和胸部平片为首选检查手段。可显示食管体部扩张,远端明显并可伴液平面,钡柱末端逐渐变细,尖端 LES 紧闭呈"鸟嘴"征,吞咽时松弛障碍。食管体部远端原发性蠕动性收缩消失,食物和钡剂排空推进延缓。早期、病程短的患者食管体部扩张可不明显。由于食管上段为骨骼肌,受累较轻,可保持正常形态功能。

2.食管压力测定

正常吞咽情况下 LES 松弛率达 85％以上,贲门失弛缓症患者食管压力测定的特征性表现主要为吞咽后 LES 松弛不全,可以伴有 LES 基础压力增高,但是后者并不是诊断贲门失弛缓症的必要条件。食管体部远端缺少蠕动性收缩,代之以同步无效收缩。

3.内镜检查

可以排除临床表现和放射学酷似本病的疾病,尤其是继发性肿瘤浸润,同时可以观察评价食管黏膜情况。内镜下可见食管体部扩张、无张力,其内可见未消化的食物和液体。食管下端持续紧闭,推进内镜虽有阻力,但是稍用力即可通过并进入胃腔。由于食管内长期食物存留刺激,食管黏膜可伴有炎症,严重者合并乳白色、豆腐渣样的白色念珠菌感染,即真菌性食管炎。

4.食管排空检查

食管排空检查包括核素和钡剂排空检查,可显示食管中段和下段通过时间明显延长。

二、鉴别诊断

有些疾病的临床表现酷似贲门失弛缓症,包括器质性疾病和食管运动障碍性疾病两大类。

(1)首先应除外系统性疾病如神经系统疾病、恶性肿瘤导致的继发性贲门失弛缓症。

(2)本病需与部分儿童食管运动障碍性疾病进行鉴别,包括胃食管反流病、弥漫性食管痉挛和胡桃夹食管等,临床表现可类似贲门失弛缓症,但放射学检查、食管压力测定和内镜检查有所不同,不难鉴别。胃食管反流食管测压可见 LES 压力正常或降低,松弛功能亦无障碍。弥漫性食管痉挛食管体部出现高幅、非推进性的蠕动波,LES 压力及松弛功能正常。

三、治疗

目前对本病尚无彻底的治疗方法。治疗目标:不同程度地解除 LES 松弛功能障碍,从而缓解症状、改善生活质量、纠正营养状态和防治并发症。治疗包括一般治疗、药物治疗、内镜下扩张术、经口内镜下肌切开术、LES 肉毒素注射和外科肌切开术。目前以内镜下扩张术和外科肌切开术较为肯定有效。

(一)一般治疗

患者应注意饮食成分和进食速度,适当增加饮水量。

（二）药物治疗

对于早期、暂时不需要内镜下扩张和手术患者，可以选择对于 LES 平滑肌具有松弛作用的药物，改善食管排空，缓解症状，包括硝酸酯类和钙通道阻断剂两类。常用药物为硝酸异山梨酯和硝苯地平，应坚持每餐前用药，常见不良反应为头痛和低血压等，长期应用可出现耐受。

（三）内镜下扩张术

原理为通过探条或气囊强有力扩张 LES 区域，使局部环形肌部分破裂，起到类似手术的作用，改善 LES 松弛障碍，药物无效的患者可以考虑本疗法。目前多采用气囊扩张术，很少采用探条扩张。术后症状、放射学以及食管压力测定可明显改善，较药物治疗和肉毒素局部注射疗效肯定，维持时间长，大部分患者疗效保持 1 年以上，部分可达 5 年以上。尽管住院天数、费用和并发症低于开胸肌切开术，但是远期效果不及后者。并发症包括：食管胃交界处破裂穿孔（发生率 2%～6%）、出血，在严重营养不良患者更易出现，少许患者可继发反流性食管炎，因此扩张气囊压力应根据患儿情况循序渐进。气囊扩张失败后可以考虑手术。年龄较小的患儿气囊扩张疗效不肯定，需尽早手术。

（四）LES 肉毒素注射

本方法在儿童应用经验有限，不主张作为一线治疗方法推广。采用内镜下在 LES 局部多点注射肉毒杆菌毒素，对抗乙酰胆碱对 LES 的兴奋收缩作用，改善 LES 松弛功能。短期有效率较高，但是 50% 患者 1 年内需要重复注射，才能接近气囊扩张的有效率。并发症包括皮疹、胸痛等，部分患者可出现肉毒素抗体而导致肉毒素抵抗。由于反复注射破坏 LES 结构，不利于以后进行扩张和外科手术，因此本方法仅适用于药物无效又不适合扩张和外科手术的患者，不做首选。

（五）经口内镜下肌切开术

经口内镜下肌切开术（peroral endoscopic myotomy，POEM）属于内镜下治疗贲门失弛缓症的新技术，通过经口内镜，在食管黏膜层与固有肌层之间建立一条隧道，达到隧道的长度一般从食管中段的切口延伸至胃食管连接部远端，并通过该隧道，在胃镜直视下切开食管下段及贲门周围的环行肌肉，以治疗贲门失弛缓症，之后再用止血金属夹闭合黏膜表层裂口。目前，POEM 治疗贲门失弛缓症手术的成功率为 90.9%～100%，患者术后 1～5 个月的症状缓解率为 93.4%～100%，同时术后下食管括约肌压力也明显降低，但远期疗效尚待进一步明确。并发症主要包括：气胸、纵隔积气、腹腔积气、皮下气肿和穿孔等。

（六）外科手术

经过药物和扩张术疗效欠佳者，应考虑尽早外科手术治疗，以防止营养不良影响患儿生长发育，常于内镜下气囊扩张术失败后进行，是目前疗效最高，维持时间最长的方法。最常用的术式为改良 Heller 手术，经胸腔或腹腔纵行切开下端食管肌丛，直至黏膜下，该手术对切口深度和上下缘范围有严格要求，既达到一定的切开深度和范围，又保留 LES 区域一定张力，这样既能缓解症状，防止复发，又可减少术后反流性食管炎的发生率。有学者主张同时采用常规胃底折返术（Nissen 术）预防术后反流。近年采用胸腔镜或腹腔镜开展微创肌切开术治疗儿童贲门失弛缓症，并发症少，疗效可靠，应用前景良好，但远期疗效尚待观察。

四、并发症

常见并发症：食管炎，严重者可合并真菌性食管炎；食管出血；食管狭窄；病程较长者是食管癌的危险因素。

（古玉玉）

第八节　消化性溃疡

消化性溃疡是指胃和十二指肠的慢性溃疡。各年龄均可发病,学龄儿童多见,婴幼儿多为继发性溃疡,胃溃疡和十二指肠溃疡发病率相近;年长儿多为原发性十二指肠溃疡,男孩多于女孩。

一、病因和发病机制

原发性消化性溃疡的病因复杂,与诸多因素有关,确切发病机制至今尚未完全阐明,目前认为溃疡的形成是由于对胃和十二指肠黏膜有损害作用的侵袭因子(酸、胃蛋白酶、胆盐、药物、微生物及其他有害物质)与黏膜自身的防御因素(黏膜屏障、黏液重碳酸盐屏障、黏膜血流量、细胞更新、前列腺素、表皮生长因子等)之间失去平衡的结果。

(一)胃酸和胃蛋白酶

胃酸和胃蛋白酶是胃液的主要成分,也是对胃和十二指肠黏膜有侵袭作用的主要因素。十二指肠溃疡患者基础胃酸、壁细胞数量及壁细胞对刺激物质的敏感性均高于正常人,且胃酸分泌的正常反馈抑制亦发生缺陷,故酸度增高是形成溃疡的重要原因。因胃酸分泌随年龄而增加,因此年长儿消化性溃疡发病率较婴幼儿为高。胃蛋白酶不仅能水解食物蛋白质的肽链,也能裂解胃液中的糖蛋白、脂蛋白及结缔组织、破坏黏膜屏障。消化性溃疡患者胃液中蛋白酶及血清胃蛋白酶原水平均高于正常人。

(二)胃和十二指肠黏膜屏障

胃和十二指肠黏膜在正常情况下,被其上皮所分泌的黏液覆盖,黏液与完整的上皮细胞膜及细胞间连接形成一道防线,称黏液-黏膜屏障,能防止食物的机械摩擦,阻抑和中和腔内 H^+ 反渗至黏膜,上皮细胞分泌黏液和 HCO_3^-,可中和弥散来的 H^+。在各种攻击因子的作用下,这一屏障功能受损,即可影响黏膜血循环及上皮细胞的更新,使黏膜缺血、坏死而形成溃疡。

(三)幽门螺杆菌感染

小儿十二指肠溃疡幽门螺杆菌检出率为 $52.6\%\sim62.9\%$,被根除后复发率即下降,说明幽门螺杆菌在溃疡病发病机制中起重要作用。

(四)遗传因素

消化性溃疡属常染色体显性遗传病,$20\%\sim60\%$ 的患儿有家族史,O 型血的人十二指肠溃疡或胃溃疡发病率较其他型的人高,2/3 的十二指肠溃疡患者家族血清胃蛋白酶原升高。

(五)其他

外伤、手术后、精神刺激或创伤;暴饮暴食,过冷、油炸食品;对胃黏膜有刺激性的药物如阿司匹林、非甾体抗炎药、肾上腺皮质激素等。继发性溃疡是由于全身疾病引起的胃、十二指肠黏膜局部损害,见于各种危重疾病所致的应激反应。

二、病理

新生儿和婴儿多为急性溃疡,溃疡为多发性,易穿孔,亦易愈合。年长儿多为慢性、单发。十二指肠溃疡好发于球部,胃溃疡多发生在胃窦、胃体交界的弯侧。溃疡大小不等,胃镜下观察呈圆形或不规则圆形,也有呈椭圆形或线形,底部有灰白苔,周围黏膜充血、水肿。球部因黏膜充血、水肿,或因多次复发后,纤维组织增生和收缩而导致球部变形,有时出现假憩室。胃和十二指肠同时有溃疡存在时称复合溃疡。

三、临床表现

年龄不同,临床表现多样,年龄越小,越不典型。

(一)年长儿

以原发性十二指肠溃疡多见,主要表现为反复发作脐周及上腹部胀痛、烧灼感,饥饿时或夜间多发;严重者可出现呕血、便血、贫血;部分病例可有穿孔,穿孔时疼痛剧烈并放射至背部。也有仅表现为贫血、粪便潜血试验阳性者。

(二)学龄前期

多数为十二指肠溃疡。上腹部疼痛不如年长儿典型,常为不典型的脐周围疼痛,多为间歇性。进食后疼痛加重,呕吐后减轻。消化道出血亦常见。

(三)婴幼儿期

十二指肠溃疡略多于胃溃疡。发病急,首发症状可为消化道出血或穿孔。主要表现为食欲差,进食后呕吐。腹痛较为明显,不很剧烈。多在夜间发作,吐后减轻,腹痛与进食关系不密切。可发生呕血、便血。

(四)新生儿期

应激性溃疡多见,常见原发病有:早产儿窒息缺氧、败血症、低血糖、呼吸窘迫综合征和中枢神经系统疾病等。多数为急性起病,呕血、黑便。生后 $24\sim48$ 小时亦可发生原发性溃疡,突然出现消化道出血、穿孔或两者兼有。

四、并发症

主要为出血、穿孔和幽门梗阻。常可伴发缺铁性贫血。重症可出现失血性休克。如溃疡穿孔至腹腔或邻近器官,可出现腹膜炎、胰腺炎等。

五、实验室及辅助检查

(一)粪便隐血试验

素食 3 天后检查,阳性者提示溃疡有活动性。

(二)胃液分析

用五肽胃泌素法观察基础酸排量和酸的最大分泌量,十二指肠溃疡患儿明显增高。但有的胃溃疡患者胃酸正常或偏低。

(三)幽门螺杆菌检测方法

可通过胃黏膜组织切片染色与培养,尿素酶试验,核素标记尿素呼吸试验检测 Hp。或通过血清学检测抗 Hp 的 IgG~IgA 抗体,PCR 法检测 Hp 的 DNA。

(四)胃肠 X 线钡餐造影

发现胃和十二指肠壁龛影可确诊;溃疡对侧切迹,十二指肠球部痉挛、畸形对本病有诊断参考价值。

(五)纤维胃镜检查

纤维胃镜检查是当前公认诊断溃疡病准确率最高的方法。内窥镜观察可估计溃疡灶大小、溃疡周围炎症的轻重、溃疡表面有无血管暴露和评估药物治疗的效果,同时又可采取黏膜活检做病理组织学和细菌学检查。

六、诊断和鉴别诊断

诊断主要依靠症状、体征、X线检查及纤维胃镜检查。由于小儿消化性溃疡的症状和体征不如成人典型,常易误诊和漏诊,对有临床症状的患儿应及时进行胃镜检查,尽早明确诊断。有腹痛者应与肠痉挛、蛔虫症、结石等鉴别;有呕血者在新生儿和小婴儿与新生儿出血症、食管裂孔疝、败血症鉴别;年长儿与食管静脉曲张破裂及全身出血性疾病鉴别。便血者与肠套叠、憩室、息肉、过敏性紫癜鉴别。

七、治疗

原则是消除症状,促进溃疡愈合,防止并发症的发生。

(一)一般治疗

饮食定时定量,避免过饥、过饱、过冷,避免过度疲劳及精神紧张。注意饮食,禁忌吃刺激性强的食物。

(二)药物治疗

1.抗酸和抑酸剂

目的是减低胃、十二指肠液的酸度,缓解疼痛,促进溃疡愈合。

(1)H_2 受体阻滞剂:可直接抑制组织胺、阻滞乙酰胆碱和胃泌素分泌,达到抑酸和加速溃疡愈合的目的。常用西咪替丁,$10\sim15$ mg/(kg·d),分 4 次于饭前 10 分钟至 30 分钟口服;雷尼替丁,$3\sim5$ mg/(kg·d),每 12 小时一次,或每晚一次口服;或将上述剂量分 $2\sim3$ 次,用 $5\%\sim10\%$ 葡萄糖液稀释后静脉滴注,肾功能不全者剂量减半。疗程均为 $4\sim8$ 周。

(2)质子泵抑制剂:作用于胃黏膜壁细胞,降低壁细胞中的 H^+,K^+-ATP 酶活性,阻抑 H^+ 从细胞质内转移到胃腔而抑制胃酸分泌。常用奥美拉唑,剂量为 0.7 mg/(kg·d),清晨顿服,疗程 $2\sim4$ 周。

2.胃黏膜保护剂

(1)硫糖铝:常用剂量为 $10\sim25$ mg/(kg·d),分 4 次口服,疗程 $4\sim8$ 周。肾功能不全者禁用。

(2)枸橼酸铋钾:剂量 $6\sim8$ mg/(kg·d),分 3 次口服,疗程 $4\sim6$ 周。本药有导致神经系统不可逆损害和急性肾衰竭等不良反应,长期大剂量应用时应谨慎,最好有血铋监测。

(3)呋喃唑酮:剂量 $5\sim10$ mg/(kg·d),分 3 次口服,连用 2 周。

(4)蒙脱石粉:麦滋林-S 颗粒剂亦具有保护胃黏膜、促进溃疡愈合的作用。

3.抗幽门螺杆菌治疗

幽门螺杆菌与小儿消化性溃疡的发病密切相关,根除幽门螺杆菌可显著地降低消化性溃疡的复发率和并发症的发生率。临床上常用的药物:枸橼酸铋钾 $6\sim8$ mg/(kg·d);阿莫西林 50 mg/(kg·d);克拉霉素 $15\sim30$ mg/(kg·d);甲硝唑 $25\sim30$ mg/(kg·d)。

由于幽门螺杆菌栖居部位环境的特殊性,不易被根除,目前多主张联合用药(二联或三联)。

以铋剂为中心药物的治疗方案:枸橼酸铋钾 6 周＋阿莫西林 4 周,或＋甲硝唑 2～4 周,或＋呋喃唑酮 2 周。亦有主张使用短程低剂量二联或三联疗法者,即奥美拉唑＋阿莫西林或克拉霉素 2 周,或奥美拉唑＋克拉霉素＋甲硝唑 2 周,根除率可达 95％以上。

(三)外科治疗

外科治疗的指征:①急性大出血。②急性穿孔。③器质性幽门梗阻。

（苏 曼）

第九节 肝 脓 肿

肝脓肿是溶组织阿米巴原虫或细菌感染所引起的肝组织内单个或多发的化脓性病变。本病是一种继发性病变,由细菌感染者称为细菌性肝脓肿,常见病原菌为大肠埃希菌和葡萄球菌,链球菌和产酸杆菌等少见。多继发于胆管系统、门静脉系统、肝动脉、腹内邻近器官的感染以及肝外伤后继发感染;由阿米巴原虫引起者称为阿米巴肝脓肿,多继发于阿米巴肠病。

一、诊断

(一)阿米巴肝脓肿

1.病史

常伴有阿米巴痢疾或慢性腹泻史。

2.临床表现

不规则的长期发热,伴有恶寒、大汗、右上腹或右下胸疼痛,局部可有饱满及压痛,肝大而有压痛。

3.辅助检查

(1)实验室检查:白细胞数增加,嗜酸粒细胞增加较明显,粪便检查半数以上患儿可发现阿米巴滋养体或包囊。

(2)X 线检查:病侧膈肌升高,运动度受限,膈肌局部隆起者尤具诊断意义。

(3)超声波检查:肝大,脓肿区出现液平段。

(4)肝脏放射性核素扫描:可见局限性放射性缺损或密度减低。

(5)肝脓肿穿刺液呈红棕色(有继发感染时脓液呈黄白色)。

(二)细菌性肝脓肿

1.病史

可曾有疖肿或外伤感染致菌血症或败血症,或胆系感染,急性阑尾炎、肠炎所致门脉系统感染,以及膈下脓肿等邻近器官炎症直接蔓延到肝脏。

2.临床表现

(1)寒战、高热,呈弛张热型,右上腹痛,伴食欲缺乏、乏力。

(2)肝大,有明显触痛、叩击痛,有时可见右下胸肋间隙水肿。

3.辅助检查

(1)白细胞总数及中性粒细胞计数均增多。

（2）超声波检查显肝内液平段。

（3）X 线检查右叶脓肿可见右膈升高，活动度受限，肝影增大，有时伴有反应性胸腔积液，左叶脓肿则常有胃小弯受压征象。

（4）肝穿刺有脓液，多为黄灰色或黄色，有臭味，做细菌学检查可确定致病菌。

二、治疗

（一）一般治疗

卧床休息，加强营养，补充热量、蛋白质及维生素等，必要时可少量输血。

（二）病因治疗

1.抗生素治疗

对细菌性肝脓肿，选用敏感抗生素治疗，对病原未明者，可选用两种抗生素联合应用，再根据药敏结果进行调整。往往需要多种有效药物交替长时间使用，一般用到 8 周，或热退后 2～3 周。

2.抗阿米巴原虫治疗

阿米巴肝脓肿应使用抗阿米巴原虫药物，如甲硝唑，剂量 35～50 mg/(kg·d)，分 3 次口服，10 天为1 个疗程。也可选用磷酸氯喹，剂量为 20 mg/(kg·d)，分 2 次口服，连服 2 天，以后减为 10 mg/(kg·d)，1 次服，连服 2 周以上。在排脓之前也应全身应用抗阿米巴原虫药治疗。

（三）外科治疗

1.穿刺引流

脓肿较大者应穿刺引流，尤其适用于单个脓肿。穿刺点应选择肋间隙饱满、压痛最明显的部位，或根据超声波定位。如脓液黏稠，可注入生理盐水冲洗，以利排脓。如引流不畅或无效，可切开引流。

2.切开引流

对于巨大脓肿、反复积脓的脓肿、局部胀痛明显或全身中毒症状严重的脓肿，脓肿已破或有穿破可能者，应进行切开引流。

（苏　曼）

第十节　功能性消化不良

功能性消化不良（functional dyspepsia，FD）是一组无器质性原因的慢性或间歇性消化道症候群，患病率高，易反复发作，严重影响患儿的生长发育和身心健康。临床症状主要有上腹痛、腹胀、早饱、嗳气、厌食、胃灼热、反酸、恶心和呕吐等。

一、病因和发病机制

小儿 FD 多发于学龄前及学龄儿童，其病因、发病机制、病理生理仍不清楚，可能与多种因素综合作用有关，如精神心理因素、胃肠运动障碍、内脏高敏感、胃酸分泌等原因相关。特别是胃排空延缓与停滞以及十二指肠反流有密切关系。动力学检查，50%～60% 的患者存在胃近端和远端收缩和舒张障碍。某些人口学特征，如家庭居住拥挤，居住条件恶劣，社会经济状况差或家庭内幽门螺杆菌（Hp）感染史，应考虑消化不良的症状可能与 Hp 感染有关。持续的消化不良症状可继发于病毒性感染或腹泻发作，即使原发病已经缓解后也可发生，对这些患者要怀疑病毒感染后的胃轻瘫。

二、临床表现

功能性消化不良患儿可有不同的临床症状，某些患儿主要表现为上腹部疼痛，另一部分患儿可以表现为上腹部不适，伴有恶心、早饱、腹胀或饱胀感为主。餐后饱胀是指正常餐量即出现饱胀感。早饱是指有饥饿感但进食后不久即有饱感，导致摄入食物明显减少。

三、诊断和鉴别诊断

必须包括以下所有条件。

（1）持续或反复发作的上腹部（脐上）疼痛或不适。

（2）排便后不能缓解，或症状发作与排便频率或粪便性状的改变无关（即除外肠易激综合征）。

（3）无炎症性、解剖学、代谢性或肿瘤性疾病的证据可以解释患儿的症状，诊断前至少两个月内，症状出现至少每周一次，符合上述标准。

对于主诉表达清楚的年长儿童（＞4 岁），可以参考罗马Ⅲ标准，并根据主要症状的不同将 FD 分为餐后不适综合征（表现为餐后饱胀或早饱）和上腹痛综合征（表现为上腹痛或烧灼感）两个亚型。（与成人相比，儿童功能性消化不良难以归入溃疡样或动力障碍样消化不良中的任何一型，因此在儿童功能性消化不良的诊断标准中摒弃了这种分型。同时摒弃了为了诊断功能性消化不良强制性进行胃镜检查这条标准。因儿童存在症状描述困难，定位体征不典型等因素为诊断增加了困难。对于消化不良患儿，需详细询问病史和全面体格检查。要了解症状的严重程度与出现频率，其与进餐、排便的关系，尤其注意有否消化不良的报警症状。对有报警症状者要及时行相关检查以排除器质性疾病。

四、实验室检查

应做血常规、肝功能、肾功能、血糖、甲状腺功能、粪隐血试验和胃食管 24 小时 pH 监测。其他辅助检查：应做上消化道内镜、肝胆胰超声、胸部 X 线检查。超声或放射性核素胃排空检查、胃肠道压力测定等多种胃肠道动力检查手段在 FD 的诊断与鉴别诊断上起到了十分重要的作用。

检查目的：内镜检查主要除外食管、胃十二指肠炎症、溃疡、糜烂、肿瘤等器质性病变。超声检查除外肝、胆、胰、肾等疾病。

五、治疗

罗马Ⅲ儿童标准认为，在儿童功能性消化不良的治疗方面，通常经验性治疗多针对主要症状：疼痛、恶心、腹胀、饱胀或早饱。对于临床表现各不相同的 FD 患儿，依据其可能存在的发病机制进行整体治疗，选择个体化方案，旨在迅速缓解症状，提高生活质量。

（一）一般治疗

帮助患儿的家长认识、理解病情，指导其改善患儿生活方式，调整饮食结构和习惯，去除与症状相关的可能发病因素,提高缓解症状的能力。应避免可加重症状的食物(如咖啡、辛辣以及油腻食物)和非甾体抗炎药。

(二)药物治疗

根据患儿的临床表现及其与进餐的关系,可选用促动力药、抗酸药和抑酸药,一般疗程 2～4 周,治疗无效者可适当延长疗程,并可进一步检查,明确诊断后再进行治疗。新近一项 meta 分析,提示 Hp 根除治疗对 FD 患者症状的改善是有益的。所以有 Hp 感染者,需行 Hp 的根除治疗。

1.促动力药

目前小儿常用促进胃肠排空的主要药物:①多巴胺受体阻滞剂,如甲氧氯普胺,它具有较明显的中枢止吐作用,可增强胃肠动力。可因其有导致椎体外系反应的可能,因而限制了其在婴幼儿的使用及长期大剂量使用。多潘立酮是选择性外周多巴胺 D_2 受体阻滞剂,不能透过血-脑屏障,因而无椎体外系不良反应,主要作用是增加胃窦和十二指肠动力,促进胃肠排空,可明显改善 FD 患儿餐后腹胀、早饱等症状。但需要引起注意的是此类药的长期使用可导致血泌乳素升高,个别患者可能出现乳房胀痛或泌乳现象。②5-羟色胺 4(5-HT_4)受体激动剂,如枸橼酸莫沙必利,可明显改善 FD 患者腹胀、早饱等症状。

2.抗酸及抑酸药

现在已广泛应用于功能性消化不良的治疗。目前在临床上常用的抗酸药有铝碳酸镁、复方氢氧化铝、碳酸钙口服混悬液等,在一定程度上可以缓解症状。常用的抑酸药有质子泵抑制剂(PPI),如奥美拉唑;H_2 受体阻滞剂(H_2RA),如西咪替丁、雷尼替丁、法莫替丁等。这类药对于缓解腹痛、腹胀、反酸、嗳气、胃灼热等症状有较显著的作用。

3.根除 Hp 感染

新近一项 meta 分析,提示 Hp 根除治疗对 FD 患者症状的改善是有益的。因此,对于伴 Hp 感染的 FD 患儿建议进行根除 Hp 的治疗。同时有研究表明对于 Hp 阳性的 FD 患儿,使用奥美拉唑及抗生素根除 Hp 治疗后,部分患儿的症状可以得到长期改善,比单一使用奥美拉唑的患儿疗效显著。

(三)精神心理调整

心理因素在 FD 发病中已越来越受到重视。临床医师应该具备足够的同情心及耐心,给予患儿一定的行为治疗、认知疗法或心理干预,同时可以配合使用一些安慰剂,随着时间的推移大部分症状都会改善。对于促动力药和抑酸药治疗无效、且伴有明显精神心理障碍的患儿,可以在心理科医师协助诊治的情况下,适当给予抗焦虑、抗抑郁药,以此来改善症状。

六、预防

并非所有的功能性消化不良的病儿均需接受药物治疗,有些病儿根据医师诊断得知无病及检查结果亦属正常后,可通过改变生活方式与调整食物种类来预防。如:建立良好的生活习惯,避免心理紧张因素和刺激性食物,避免服用非甾体抗炎药,对于无法停药者应同时应用胃黏膜保护剂或 H_2 受体拮抗药。

(苏 曼)

第十一节　急性胰腺炎

急性胰腺炎(acute pancreatitis,AP)是由于胰液消化酶在胰腺内被激活而引起胰腺自身消化,是一种以化学性炎症为主的疾病,在儿童时期较少见。临床表现为上腹部的剧痛、呕吐以及血清淀粉酶增高。

一、病因

小儿急性胰腺炎发病因素较多,与成人不同,成人最常见病因以胆道疾病(如胆结石、炎症所致梗阻、肿瘤等)以及饮食因素为主。

(一)感染

引起儿童胰腺炎最常见的原因为各种感染,往往继发于身体其他部位的细菌或病毒感染。如流行性腮腺炎病毒、风疹病毒、EB病毒、HIV病毒等病毒感染以及伤寒杆菌、大肠埃希菌及各种败血症均可能引起急性胰腺炎。在儿童,还需注意的是寄生虫感染如胆道蛔虫也可引起。

(二)先天发育畸形

上消化道疾病或胆胰交界部位畸形,胆汁反流入胰腺,引起胰腺炎。

(三)药物诱发

肾上腺皮质激素的大量应用,免疫抑制剂、吗啡以及在治疗急性淋巴细胞白血病时应用门冬酰胺酶均可引起急性胰腺炎。

(四)手术及外伤

腹部外伤是儿童胰腺炎的常见病因,儿童胃、胆道及脾相关手术术后亦有发生急性胰腺炎的可能。

(五)可并发于全身性系统性疾病

如系统性红斑狼疮、过敏性紫癜、甲状旁腺功能亢进、尿毒症、过度饥饿后重新进食均可导致胰腺炎的发生。

二、病理

急性胰腺炎按病理变化分为2型。

(一)水肿型胰腺炎

胰腺部分或全部充血水肿、体积增大,血液及尿中淀粉酶增高,临床以此型多见,占85%～95%。

(二)出血坏死性胰腺炎

胰腺出血坏死,大量胰液流到腹腔引起弥散性腹膜炎。作用于脂肪组织,造成广泛脂肪坏死,脂肪分解为甘油和脂肪酸。脂肪酸摄取血中钙质形成灰白色钙化灶,并导致血钙显著降低而出现手足抽搐。部分严重病例胰岛大量破坏,可影响糖代谢。

三、临床表现

(一)水肿型胰腺炎

主要症状为上腹部疼痛,多数患儿腹痛为首发症状,常突然起病,逐渐加重至持续性剧痛。多位于中上腹,性质为钝痛,钻痛或刀割样疼痛,可向腰背部放射。进食后腹痛加重,前倾坐位或屈膝侧卧位可部分减轻疼痛。多呈持续性,并常伴恶心、呕吐。呕吐物为食物与胃十二指肠分泌液。较重者伴有腹胀,上腹压痛为腹部唯一体征,部分患儿伴局部肌紧张。

(二)出血坏死型胰腺炎

全身症状危重,开始烦躁不安,继之低血压、休克、呼吸困难、少尿或无尿,自觉腹痛剧烈,与腹痛体征不一致,延续时间较长。如渗液流入腹腔,则出现急性腹膜炎体征,腹水往往呈血性或紫褐色,淀粉酶含量高。如透过腹膜后进入皮下组织,可分解皮下脂肪,引起毛细血管出血,使局部皮肤出现青紫块,在脐部表现为 Cullen 征,腰背部表现为 Grey-Turner 征。

(三)并发症

早期可并发水、电解质紊乱,低钙血症和手足抽搐期可并发胰腺脓肿,假性囊肿形成,亦可遗留慢性胰腺炎及糖尿病。

四、辅助检查

(一)血尿淀粉酶测定

急性胰腺炎时血清淀粉酶升高,早期达正常的 3～5 倍以上。血淀粉酶在发病后 2～6 小时开始升高,12～24 小时达高峰,轻型 24～72 小时可恢复正常,一般不超过 3～5 天。如持续增高超过 1 周,常提示存在胰管阻塞或胰腺假性囊肿形成。为区分唾液腺疾病所导致的淀粉酶增高,可检测同工酶,胰腺淀粉酶(P 型),唾液腺淀粉酶(S 型)。

尿淀粉酶升高较慢,一般于 12～24 小时开始升高,但可持续达 1～2 周。

需注意的是,肝胆疾病、肾脏疾病等均可使血淀粉酶轻度升高,尿淀粉酶则受肾功能和尿浓度影响,可测定尿淀粉酶/肌酐清除率比值＝尿淀粉酶/血清淀粉酶×血肌酐/尿肌酐×100％,正常比值为 1％～4％,＞6％提示为急性胰腺炎。

(二)血清脂肪酶及电解质测定

血清脂肪酶在发病 24 小时后开始升高,持续时间较长,可作为晚期患儿的诊断方法。急性胰腺炎患儿常发生低血钙,如血钙＜1.87 mmol/L 可致手足抽搐。

(三)超声影像学检查

水肿型急性胰腺炎时可见胰腺轻度弥漫增大,胰腺呈均匀低回声。出血坏死型可见胰腺重度肿大,边缘模糊不清,呈不规则回声和混合回声。假性囊肿时超声可见边界清楚的无回声区。

(四)CT 检查

对判断胰腺有否坏死及坏死的范围、大小具有诊断价值。水肿型胰腺炎时 CT 显示胰腺呈弥散性肿大。出血时局部呈高密度,坏死时可出现低密度区。

(五)磁共振胰胆管造影术 MRCP

MRCP 也可显示 CT 所提示的信息,其对原发或手术创伤等造成的胰胆管解剖异常及胰胆管梗阻等疾病的诊断价值与 ERCP 相似。如 MRCP 正常,可不必进行 ERCP 和胰胆管造影等有创检查。

五、诊断

急性胰腺炎诊断标准如下。

(1)急性腹痛发作伴有上腹部压痛或腹膜刺激征。

(2)血、尿或腹水中淀粉酶增高。

(3)影像学检查或病理见到胰腺炎症、坏死、出血改变。

(4)除外其他急腹症。

六、治疗

(一)内科治疗

主要目的在于减少胰液分泌、使胰腺休息。

1.一般治疗

胰腺炎患儿均应禁食、重症者需胃肠减压,以减少胰液分泌,并有助于减轻呕吐、腹胀等症状。

2.抑制胃酸分泌

应用西咪替丁、奥美拉唑等,减少胃酸分泌,从而减少促胰液素分泌,同时可防止应激性胃黏膜病变的发生。

3.生长抑素

主要有 8 肽的奥曲肽及 14 肽的生长抑素,其主要作用为抑制胰腺外分泌,阻止血小板活化因子引起的毛细血管渗漏以及保护胰腺细胞。其在儿童应用经验不多,0.1 mg 皮下注射,1/8 小时,疗程 5～6 天。急性水肿型胰腺炎一般无须给予生长抑素。

4.镇痛解痉

阿托品每次 0.01 mg/kg,最大不超过 0.4 mg,必要时可 4～6 小时重复 1 次。吗啡因可导致 Oddi 括约肌痉挛,为禁忌。

5.控制感染

急性胰腺炎由胆道疾病引起者或坏死胰腺组织有继发感染者,应给予广谱抗生素控制感染,并兼顾抗厌氧菌治疗。

6.连续性血液净化

出血坏死性胰腺炎早期行连续性血液净化可以非选择性清除多种促炎因子,可清除血浆中存在的可溶性炎症介质,并能迅速降低血胰酶水平,减轻胰液对组织器官的直接化学损伤,从而减少对组织器官的损害。

7.营养支持治疗

急性胰腺炎患儿的营养支持对疾病恢复尤为重要。既往认为给予全胃肠外营养(TNF),使肠道得到充分休息有利于疾病的恢复。但现有研究认为长期 TNF 易产生肠道细菌移位,增加胰腺感染概率,而合适的肠内营养(EN)能减少急性胰腺炎患儿肠源性感染和多器官功能障碍综合征的发生率。对于何时引入 EN 最合适、最有益于疾病恢复目前尚无定论,认为在早期腹痛、腹胀明显时应完全禁食,采用 TNF,待腹痛缓解、病情稳定后应尽早予 EN。急性胰腺炎患儿 EN 的途径包括有空肠置管、经胃造口或空肠造口置管以及手术空肠造口置管空肠喂养,其中鼻空肠置管为首选方法,可采用盲插、pH 监测、透视、内镜引导等方法插入,导管均放置 Treiz 韧带以下。手术空肠造口置管适应于需要手术治疗的急性胰腺炎患儿。

(二)手术治疗

急性胰腺炎大部分不需要手术治疗,急性重症胰腺炎伴有胰腺坏死、化脓者需手术,以引流清创为主。部分病例可采用 ERCP 手段治疗。

手术适应证如下。

(1)诊断为胰腺炎,经内科治疗,症状及体征进一步恶化,出现并发症者。

(2)胆源性急性胰腺炎处于急性状态,需外科手术解除梗阻。

(3)考虑为出血坏死性胰腺炎,病程呈进行性加重,短时间治疗无缓解。

(4)假性囊肿形成者待病情缓解后可行引流术。

(5)不能除外其他急腹症需探查者。

(苏　曼)

第十二节　急性胆囊炎

儿童急性胆囊炎(acute cholecystitis,AC)是由于胆囊管阻塞和细菌侵袭而引起胆囊发生的急性化学性和/或细菌性炎症,好发年龄为 8~12 岁。可与胆石症合并存在。发病急骤,主要表现为右上腹剧痛或绞痛,常伴有呕吐、发热、寒战。

一、病因

急性胆囊炎的主要病因是胆汁滞留和细菌感染。急性胆囊炎的危险因素有蛔虫、肥胖、胆石症等。短期服用纤维素类、噻嗪类、第三代头孢菌素类、红霉素、氨苄西林等药物,长期应用奥曲肽、激素替代治疗均可能诱发急性胆囊炎。

(一)胆囊管梗阻

胆囊管常因结石、寄生虫、先天性狭窄、先天性胆总管畸形而形成梗阻。梗阻导致大量胆汁淤积于胆囊内,部分水分被囊壁吸收,胆汁浓缩,胆盐浓度增加,刺激胆囊黏膜,引起胆囊的化学性炎症;同时磷脂酶作用于胆汁内的卵磷脂,产生溶血卵磷脂,产生化学性炎症。急性胆囊炎有结石性和非结石性之分。儿童结石性胆囊炎少见,但有上升趋势。非结石性胆囊炎的病因尚不清楚,如胆囊管过长、扭曲,管腔被蛔虫、黏液、胆囊带蒂息肉等阻塞,或胆道系统功能失调,胆囊管痉挛或梗阻均可能导致胆囊炎。国内农村地区胆道蛔虫症及所致的胆道感染呈减少趋势。

(二)细菌感染

细菌感染是儿童急性胆囊炎的重要病因,致病菌多为肠源性细菌。革兰阴性细菌约占2/3,为大肠埃希菌、铜绿假单胞菌、肺炎克雷伯杆菌;其次为革兰阳性细菌,多为粪肠球菌、屎肠球菌、表皮葡萄球菌。部分患儿可合并厌氧菌感染的混合感染。胆汁淤积利于细菌繁殖。细菌侵入的主要途径:①由十二指肠经胆总管上行侵入,最常见的有蛔虫钻入胆管,携带细菌进入;②经门静脉血入肝和胆囊,见于危重症时肠道菌群移位;③经淋巴管入肝及胆囊;④经动脉血入胆囊动脉至胆囊,少见。

（三）其他

胰液反流、胆汁成分改变、胆囊供血不足、创伤、精神因素等均可影响胆囊功能。急性胆囊炎发病与胆汁淤滞密切相关。严重创伤、烧伤、长期静脉营养等易发生胆汁淤积诱发急性胆囊炎。免疫抑制的患儿可发生机会性微生物感染导致急性胆囊炎。

二、病理变化

初始胆囊黏膜充血、水肿，继而波及胆囊壁各层，囊壁增厚，纤维蛋白渗出。严重感染时，囊壁有化脓灶。胆囊管或胆总管口括约肌痉挛，胆囊或胆总管膨胀，可发生局限性缺血和坏疽而引起穿孔、胆汁性腹膜炎。

三、临床表现

急性胆囊炎起病多与饱食、吃油腻食物、劳累及精神因素等有关，常突然发病。

（1）腹痛：起病急，主要表现为上腹痛，初为阵发性疼痛，后呈持续性胀痛，右上腹明显；出现胆囊管梗阻，呈阵发性绞痛。大龄儿童可述疼痛向右肩背部放射。患儿呈急性病容，腹式呼吸减弱，右上腹明显压痛，Murphy 征阳性，有时可触及肿大的胆囊伴有触痛。合并腹膜炎可出现右上腹腹肌紧张或全腹压痛和腹肌紧张。个别重症患儿以脓毒性休克为起病，治疗后出现腹胀、全腹压痛和肌紧张等腹膜炎体征。

（2）大多数病儿伴有恶心、呕吐。多因结石或蛔虫阻塞胆囊管或胆总管扩张所致。恶心呕吐严重者可引起水、电解质紊乱。

（3）常伴有高热、寒战。其程度与炎症严重程度有关。轻型病例常有畏寒和低热。重型病例则可有寒战和高热，体温可达 39 ℃以上，并可出现谵妄，甚至休克、昏迷。

（4）少数患儿出现黄疸，系炎症和水肿、膨胀的胆囊直接压迫胆管或并发胆管炎、胰腺炎所致。

四、检查

（一）血常规

显示白细胞总数和中性粒细胞计数增高，CRP 升高（≥30 mg/L）。应进行胆汁和血液培养。一般血清胆红素无明显变化，或轻度升高。肝酶轻度升高。可有血清淀粉酶轻微升高。

（二）影像学检查

B 超可见胆囊明显增大，胆囊壁水肿增厚呈"双边征"，胆囊腔内有絮状物或胆泥样沉积，胆囊颈部结石嵌顿，胆囊周围积液，B 超检查的 Murphy 征阳性具有诊断意义。CT 显示胆囊周围液体聚集、胆囊增大、胆囊壁增厚。MRI 检查：胆囊增大、胆囊壁增厚、胆囊周围脂肪组织出现条索状高信号。放射性核素检查对诊断急性胆囊炎的敏感性为 100%，特异性为 95%，具有诊断价值，儿童应用较少。

五、诊断

一般根据上腹或右上腹疼痛及右上腹压痛的病史及体征，结合发热，CRP 升高，白细胞升高，以及影像学检查（超声、CT、MBI）发现胆囊增大，胆囊壁增厚，胆囊颈部结石嵌顿、胆囊周围积液等表现，即可诊断。

急性胆囊炎的严重程度不同,治疗方法和预后也不同。

急性胆囊炎的并发症主要有胆囊穿孔、胆汁性腹膜炎、胆囊周围脓肿、急性胰腺炎、胆囊十二指肠瘘或胆囊结肠瘘等。急性胆囊炎患儿一旦出现并发症,往往提示预后不佳。

鉴别诊断应与引起腹痛(特别是右上腹痛)的疾病进行鉴别,主要有急性胰腺炎、右下肺炎、急性膈胸膜炎、胸腹部带状疱疹早期、急性阑尾炎等。

六、治疗

(一)非手术治疗

主要措施有解痉、止痛、利胆、抗感染治疗和维持体液平衡。

急性胆囊炎抗菌药物治疗,轻度急性胆囊炎常为单一的肠道致病菌感染,应使用单一抗菌药物,首选第一代或二代头孢菌素;中重度急性胆囊炎可使用含β-内酰胺酶抑制剂的复合制剂、第三代及四代头孢菌素。应根据药敏试验结果选择合适的抗菌药物进行目标治疗。

解痉止痛阿托品每次 0.01 mg/kg,最大不超过 0.4 mg。止痛治疗可适当使用非甾体抗炎药物,可逆转胆囊炎症和胆囊收缩功能的失调。

急性胆囊炎抗菌治疗 3~5 天后,如果急性感染症状、体征消失,体温和白细胞计数正常可以考虑停药。若出现体温持续不降、腹痛加重或患儿一般情况不改善或恶化,应立即手术治疗。

(二)手术治疗

1.适应证

化脓性坏疽性胆囊炎;单纯性胆囊炎经非手术治疗病情恶化者;有并发症出现;急性腹膜炎,高度怀疑胆囊病变,经非手术治疗无好转者。

2.手术方式

手术方式可根据患儿一般情况及局部情况决定。

(1)腹腔镜胆囊切除术:主要适应于合并有胆囊结石的单纯性胆囊炎或反复发作的非结石性单纯性胆囊炎。该方式患儿痛苦小,恢复快。

(2)B超引导下经皮穿刺胆囊置管引流术:主要适应于化脓性坏疽性胆囊炎、病变局限并且患儿一般情况较差时。引流通畅后,病情会很快得到改善。对婴幼儿,应在全身麻醉下进行。

(3)胆囊切除术:胆囊周围的水肿和粘连,手术中应仔细操作。当胆囊切除难以进行,应及时改行简单有效的胆囊造瘘术。胆囊穿孔合并有胆汁性腹膜炎者应行胆囊造瘘和腹腔引流术。伴有胆总管梗阻炎症或穿孔时则需行胆总管引流,同时行腹腔引流。

(苏 曼)

第十三节 急性阑尾炎

小儿急性阑尾炎的发病率虽较成人低,但仍是小儿外科急腹症中最常见的疾病。新生儿罕见,5岁以后随年龄增长为发病高峰。小儿急性阑尾炎病情发展快,症状不典型,容易误诊和发生穿孔,文献报高达 40%,因而早期诊断和治疗极为重要。

一、病因

(一)解剖因素

小儿阑尾的生长比系膜快,容易扭曲,呈盲管状,容易因引流不畅而发生炎症。当肠内容物、异物、小的肠石等进入阑尾腔后易发生梗阻。阑尾动脉是终末血管,腔内压力高血运易受阻碍,坏死穿孔率较高。小儿大网膜发育差,穿孔后不易包裹局限,易形成弥漫性腹膜炎。

(二)细菌侵袭

阑尾黏膜损伤、破溃时,肠道细菌可直接侵犯而产生炎症,也可因上呼吸道感染等其他部位的多血流进入阑尾。阑尾黏膜下淋巴组织丰富,血液中的细菌未被滤过而停留在阑尾壁内淋巴组织导致炎症。儿童的急性阑尾炎多由金黄色葡萄球菌、大肠埃希菌以及链球菌感染引起。近年来晚期穿孔者病例报告感染较多,最常见的是脆弱杆菌。

(三)免疫因素

临床发现化脓性阑尾炎发作前有病毒感染的病史,有人认为这是病毒感染抑制机体免疫功能,内细菌过度繁殖而发生炎症。

(四)神经反射

因精神紧张、生活环境的改变等因素,使受神经支配的阑尾肌肉和血管发生反射性痉挛,导致环障碍并加重阑尾腔梗阻,引起阑尾急性炎症。

二、病理

根据阑尾炎症病理发展过程,可分为 4 种类型。

(一)卡他性阑尾炎

病变主要在黏膜。阑尾表面充血、水肿,可有少量纤维素渗出物。黏膜充血、水肿,黏膜下层有多核细胞及嗜酸性粒细胞浸润,且有淋巴滤泡增生。

(二)化脓性阑尾炎

病变累及浆肌层,阑尾红肿明显。黏膜及浆肌层均有炎性浸润、破坏,黏膜面溃疡明显,阑尾腔内可积液或积脓,张力增高后可并发穿孔。婴幼儿的阑尾化脓性病变不重,而阑尾周围可出现较多脓性分泌。

(三)坏疽性阑尾炎

阑尾壁全层广泛坏死呈暗紫或黑色。阑尾硬肿,浸润广泛。由于炎性渗出及脓性物刺激,阑尾粘连。阑尾系膜明显水肿,可有血管栓塞。常可穿孔而导致腹膜炎

(四)梗阻性阑尾炎

阑尾仅有轻度充血,但腔内有蛔虫、蛲虫、肠石、异物而形成梗阻。组织切片仅见嗜酸性粒细浸润及淋巴滤泡增生。小儿阑尾炎的浆膜外反应较成人早,渗出液较多。年龄越小,反应越早。因而,婴幼儿阑尾炎虽未穿孔,腹腔内也可见有一定量的渗出液。

三、临床表现

(一)全身反应

1.精神异常

病变初期多表现为烦躁和哭闹,继而由于炎症和疼痛的刺激引起大脑皮层的抑制可出现精

神不振、无力、活动减少、嗜睡等。

2.发热

婴幼儿一般均有发热,体温可高达 39～40 ℃,少数营养差并发阑尾穿孔腹膜炎的患儿可能出现体温下降,提示病情危重。

(二)腹部及消化道症状

1.腹痛

较大儿童的典型病例,可与成人一样诉说有转移性右下腹痛的病史。初期上腹部有轻度疼痛,逐渐阵发性加重,数小时后炎症累及阑尾壁浆膜时,疼痛由上腹、脐周、转入右下腹阑尾部位。年龄越小,症状愈不典型。婴幼儿仅表现为阵发性哭闹、呻吟、拒食或静卧不动,触摸腹部时哭闹明显,易被误诊。

2.恶心、呕吐

早期呕吐多是胃肠反射性反应,呕吐物多为食物。较晚期患儿出现呕吐系腹膜炎所致,呕吐物可含胆汁、胃肠液,呕吐量多。婴幼儿阑尾炎时,呕吐往往出现于腹痛前。

3.腹泻、便秘

小儿阑尾炎常发生稀便或腹泻,这可能与盆腔阑尾炎或盆腔内积脓刺激肠道及直肠,或合并肠炎等因素有关。个别患儿可因发热、呕吐及体液丢失而出现便秘。

(三)体征

1.固定的体位

由于盲肠转动或下垂可加剧疼痛,因此患儿选择某一疼痛最轻的体位很少改变,如侧屈髋位。

2.腹部体征

(1)腹部压痛:小儿由于盲肠移动性较大,阑尾位置不固定,有时压痛可在右中腹、脐部附近、下腹中部,穿孔腹膜炎时全腹压痛。

(2)反跳痛:炎症刺激腹膜后可出现反跳痛。

(3)腹肌紧张:阑尾炎症弥漫形成周围炎及腹膜炎时,腹肌反射性收缩引起肌紧张。婴幼儿腹肌发育不完善肌紧张不如年长儿明显。阑尾穿孔腹膜炎可出现全腹性肌紧张。小儿不合作,哭闹可干扰腹肌紧张的检查,因此需分散小儿注意力,反复检查,必要时可使用适量镇静剂待小儿安静后进行检查,以确定腹肌紧张程度。

(4)皮肤过敏:有些阑尾炎早期患儿合并阑尾腔梗阻,右下腹皮肤可出现感觉过敏,蛲虫性阑尾炎患儿更明显,这是内脏、躯干神经相互反射的表现。

(5)多数患儿可有腹胀,听诊肠鸣音减弱,年龄越小越明显。

(6)阑尾周围出现脓肿时右下腹可扪及包块,较大包块可触及波动感。

3.其他体征

(1)直肠指诊可有右前方触痛,甚至可触及肿胀的条索状阑尾。

(2)腰大肌试验患儿左侧卧位,右髋过伸,腰大肌受到刺激疼痛,盲肠后位阑尾更明显。

(3)闭孔肌试验患儿仰卧,屈血并内旋右髋关节后出现右下腹疼痛,是由于较长阑尾尖端刺激闭孔内肌所引起的疼痛。

(4)Rovsing 征在小儿诊断上帮助不大。

(四)实验室及其他检查

1.血常规

白细胞数往往 $10 \times 10^9/L$,中性粒细胞可高达 80% 以上。

2.尿常规

一般无特殊,但有时阑尾炎刺激输尿管或膀胱后尿常规可见少量红细胞和白细胞。

3.X 线检查

有利于排除肠穿孔、肠梗阻。

4.B 超

可发现肿大变形的阑尾及阑尾脓肿。

5.血清 C 反应蛋白(CRP)

有助于坏疽及穿孔性阑尾炎的诊断。

四、诊断

根据典型的转移性右下腹痛史及压痛、反跳痛、腹肌紧张体征,结合实验室检查白细胞升高等情况,一般可以作出诊断。婴幼儿或临床表现体征不典型者需反复、耐心、多次检查,有时需根据动态观察结果才能诊断。在检查时需注意以下方面。

能说话的患儿要在家属的配合下尽量争取合作,正面回答医师的询问,了解发病的时间,疼痛的性质。检查时注意手和听诊器都不要太凉。观察患儿的精神状态,如精神愉快,嬉笑自然,活动多而灵巧,触诊腹部时压痛位置不固定或不能肯定有肌紧张时不急于手术。

采用对比检查腹部方法。①检查者两手分别按压左、右下腹,并交替加重用力,观察患儿哭闹反应,如下重压哭闹明显加剧,则以同样方法按压右上或右下腹进行对比;②患儿母亲握住患儿一手(一般握右手),允许另一手自由活动,同上述方法交替按左、右下腹,如患儿用自由手抵抗检查右侧按压说明右侧有压痛;③检查者一手重压右下腹痛点,患儿全力抵抗右侧按压之手,检查者另一手乘机按压全腹其他各处,如患儿均置之不理,则可知除右下腹外它处无压痛。为了明确压痛紧张的固定性,检查至少反复三次,第一次常选择在就诊时,第二次在血常规检查后,第三次在初步处理后(处方或收入院)。三次检查中最好有一次检查是在安静或安睡时,必要时可使用镇静剂后进行检查。睡眠后皮肤痛觉过敏消失,对深压痛与肿块检查较重要。小儿骨盆小,直肠触诊与检查下腹比成人便利,可了解阑尾肿胀浸润的程度与范围。

诊断仍困难时,可考虑腹腔穿刺检查 X 线检查。右下腹抽出液为血性、臭脓性或涂片有大量的细菌者为坏疽性阑尾炎。脓稀无臭,有脓球而无细菌者无需急诊手术。穿刺未得渗液时,可注入50 mL生理盐水再吸出检查。X 线检查对鉴别诊断肠梗阻、坏死性肠炎、胃肠穿孔有帮助。

五、鉴别诊断

(一)肠痉挛症性腹痛

病因不明,好发于学龄儿,常突然发生腹痛,呈剧烈绞痛,持续时间不长,多为 10～20 分钟,很少超过2 小时。体检腹软,偶有压痛但不固定,也无发热或白细胞数升高。此症发生率比阑尾炎高,不需手术,无须特殊治疗,一般均可自愈,但可反复发作。

(二)肠系膜淋巴结炎

多与上呼吸道感染同时存在,腹痛较阑尾炎轻,多无阵发性加重,病程发展较慢,压痛不固定,主要在脐周,无明显腹肌紧张,反复腹部检查可确诊。本症不需手术,因此对鉴别困难体征较轻的患者,可暂用抗生素观察治疗数小时。

(三)急性胃肠炎

常有不洁生凉饮食史,腹痛呈阵发性、痉挛性,多位于脐周、上腹或下腹,无固定压痛点及腹肌紧张,有腹泻。

(四)美克耳憩室炎

症状体征与阑尾炎相似,如病情允许,可作放射性核素扫描,如显示有异位黏膜的美克耳憩室影可确诊。鉴别确有困难需手术时应作探查切口,术中如发现阑尾正常,应常规探查末端回肠100 cm 范围,找到憩室后予以切除。

六、治疗

(一)治疗原则

阑尾炎诊断明确,尽可能早期手术。但就诊3天以上症状无恶化以及家属拒绝手术或其他特殊原因时,可用药物治疗。

阑尾脓肿以药物治疗为主。在药物治疗中需密切观察发热、疼痛、压痛范围等是否趋向好转。病情加重应手术引流,并发肠梗阻者引流脓肿后可得到缓解。

患儿观察3天以上症状稳定好转,显示腹膜炎已局限,双合诊又能摸到浸润块,应避免手术,以免感染扩散。待自然吸收或脓肿形成后再酌情引流或延期进行阑尾切除术。

(二)抗生素治疗

常选针对球菌和革兰氏阳性杆菌及厌氧菌的药物。临床上目前小儿多用青霉素及氨苄西林、头孢类和甲硝唑静脉注射。如有药敏试验结果则根据药敏情况选用抗生素。

(三)手术方法

1.尽量选麦氏切口

切除阑尾后应清除腹腔脓液,阑尾病变不明显者需探查回肠末端100 cm(防止梅克尔憩室炎被遗漏)及盆腔器官。

2.放置腹腔引流

适应证:①阑尾穿孔,腹腔积脓、坏疽性阑尾炎;②阑尾残端处理不满意而影响愈合者;③切除阑尾或分离阑尾粘连后渗血不止可放置香烟引流或纱布填压引流;④已局限的阑尾脓肿。

(四)腹腔镜阑尾切除

小儿腹腔镜阑尾切除术在国内、国外均有大宗病例报告,目前大多医院腹腔镜阑尾已成常规手术。腹腔镜阑尾切除具有创伤小、患儿痛苦少、术后肠功能恢复快、住院时间短、腹部创口疤痕小等优点。小儿腹腔镜多选用穿刺 Trocar,直径5～10 mm,手术操作时气腹内压保持在1.1～1.3 kPa(8～10 mmHg),手术时间在30分钟左右。

(古玉玉)

第十四节 腹 泻 病

腹泻病是一组由多病原、多因素引起的以腹泻为主要临床表现的消化道疾病。近年来本病发病率及病死率已明显降低,但仍是婴幼儿的重要常见病和死亡病因。2 岁以下多见,半数为

1 岁以内。

一、病因

(一)易感因素

(1)婴幼儿期生长发育快,所需营养物质相对较多,胃肠道负担重,经常处于紧张的工作状态,易发生消化功能紊乱。

(2)消化系统发育不成熟,胃酸和消化酶分泌少,消化酶活性低,对食物质和量的变化耐受力差;胃内酸度低,胃排空较快,对进入胃内的细菌杀灭能力弱。

(3)血清免疫球蛋白(尤以 IgM 和 IgA)和肠道分泌型 IgA 均较低。

(4)正常肠道菌群对入侵的病原体有拮抗作用,而新生儿正常肠道菌群尚未建立,或因使用抗生素等引起肠道菌群失调,易患肠道感染。

(5)人工喂养:母乳中含有大量体液因子(SIgA、乳铁蛋白)、巨噬细胞和粒细胞、溶菌酶、溶酶体,有很强的抗肠道感染作用。家畜乳中虽有某些上述成分,但在加热过程中被破坏,而且人工喂养的食物和食具极易受污染,故人工喂养儿肠道感染发生率明显高于母乳喂养儿。

(二)感染因素

1.肠道内感染

肠道内感染可由病毒、细菌、真菌、寄生虫引起,以前两者多见,尤其是病毒。

(1)病毒感染:人类轮状病毒是婴幼儿秋冬季腹泻的最常见的病原;诺沃克病毒多侵犯儿童及成人;其他如埃可病毒、柯萨奇病毒、腺病毒、冠状病毒等都可引起肠道内感染。

(2)细菌感染(不包括法定传染病)。

大肠埃希菌。①致病性大肠埃希菌:近年来由此菌引起的肠炎已较少见,但仍可在新生儿室流行。②产毒性大肠埃希菌:是较常见的引起肠炎的病原。③出血性大肠埃希菌:可产生与志贺菌相似的肠毒素而致病。④侵袭性大肠埃希菌:可侵入结肠黏膜引起细菌性痢疾样病变和临床症状。⑤黏附-集聚性大肠埃希菌:黏附于下段小肠和结肠黏膜而致病。

空肠弯曲菌又名螺旋菌或螺杆菌,是肠炎的重要病原菌,可侵入空肠、回肠、结肠。有些菌株可产生肠毒素。

耶尔森菌为引起肠炎较常见的致病菌。

其他细菌和真菌:鼠伤寒杆菌、变形杆菌、绿脓杆菌和克雷伯杆菌等有时可引起腹泻,在新生儿较易发病。长期应用广谱抗生素引起肠道菌群失调,可诱发白色念珠菌、金葡菌、难辨梭状芽孢杆菌、变形杆菌、绿脓杆菌等引起的肠炎。长期用肾上腺皮质激素使机体免疫功能下降,易发生白色念珠菌或其他条件致病菌肠炎。

(3)寄生虫感染:如梨形鞭毛虫、结肠小袋虫等。

2.肠道外感染

患中耳炎、上呼吸道感染、肺炎、肾盂肾炎、皮肤感染、急性传染病等可出现腹泻。肠道外感染的某些病原体(主要是病毒)也可同时感染肠道引起腹泻。

(三)非感染因素

1.饮食因素

(1)喂养不当可引起腹泻,多为人工喂养儿。

(2)过敏性腹泻,如对牛奶或大豆过敏而引起腹泻。

（3）原发性或继发性双糖酶（主要为乳糖酶）缺乏或活性降低，肠道对糖的消化吸收不良而引起腹泻。

2.气候因素

腹部受凉使肠蠕动增加，天气过热使消化液分泌减少，而由于口渴、吃奶过多，增加消化道负担而致腹泻。

3.精神因素

精神紧张致胃肠道功能紊乱，也可引起腹泻。

二、发病机制

导致腹泻的机制有以下几种。①渗透性腹泻：因肠腔内存在大量不能吸收的具有渗透活性的物质而引起的腹泻。②分泌性腹泻：肠腔内电解质分泌过多而引起的腹泻。③渗出性腹泻：炎症所致的液体大量渗出而引起的腹泻。④动力性腹泻：肠道运动功能异常而引起的腹泻。但临床上不少腹泻并非由某种单一机制引起，而是在多种机制共同作用下发生的。

（一）非感染性腹泻

由于饮食量和质不恰当，食物消化、吸收不良，积滞于小肠上部，致酸度减低，肠道下部细菌上窜并繁殖（即内源性感染），使消化功能更加紊乱。在肠内可产生小分子短链有机酸，使肠腔内渗透压增高，加之食物分解后腐败性毒性产物刺激肠道，使肠蠕动增加，而致腹泻。

（二）感染性腹泻

1.细菌肠毒素作用

有些肠道致病菌分泌肠毒素，细菌不侵入肠黏膜组织，仅接触肠道表面，一般不造成肠黏膜组织学损伤。肠毒素抑制小肠绒毛上皮细胞吸收 Na^+、Cl^- 及水，促进肠腺分泌 Cl^-，使肠液中 Na^+、Cl^-、水分增加，超过结肠的吸收限度而导致腹泻，排大量无脓血的水样便，并可导致脱水、电解质紊乱。

2.细菌侵袭肠黏膜作用

有些细菌可侵入肠黏膜组织，造成广泛的炎症反应，如充血、水肿、炎症细胞浸润、溃疡、渗出。大便初为水样，后以血便或黏冻状大便为主。大便常规检查与菌痢同。可有高热、腹痛、呕吐、里急后重等症状。

3.病毒性肠炎

轮状病毒颗粒侵入小肠绒毛的上皮细胞，小肠绒毛肿胀缩短、脱落，绒毛细胞毁坏后其修复功能不全，使水、电解质吸收减少，而导致腹泻。肠腔内的碳水化合物分解吸收障碍，又被肠道内细菌分解，产生有机酸，增加肠内渗透压，使水分进入肠腔而加重腹泻。轮状病毒感染仅有肠绒毛破坏，故粪便镜检阴性或仅有少量白细胞。

三、临床表现

（一）各类腹泻的临床表现

1.轻型腹泻

多为饮食因素或肠道外感染引起。每天大便多在 10 次以下，呈黄色或黄绿色，稀糊状或蛋花汤样，有酸臭味，可有少量黏液及未消化的奶瓣。大便镜检可见大量脂肪球。无中毒症状，精神尚好，无明显脱水、电解质紊乱。多在数天内痊愈。

2.重型腹泻

多由肠道内感染所致。有以下 3 组症状。

(1)严重的胃肠道症状:腹泻频繁,每天大便 10 次以上,多者可达数十次。大便水样或蛋花汤样,有黏液,量多,倾泻而出。粪便镜检有少量白细胞。伴有呕吐,甚至吐出咖啡渣样物。

(2)全身中毒症状:发热,食欲低下,烦躁不安,精神萎靡,嗜睡,甚至昏迷、惊厥。

(3)水、电解质、酸碱平衡紊乱症状。

脱水:由于吐泻丧失体液和摄入量减少所致。由于体液丢失量的不同及水与电解质丢失的比例不同,可造成不同程度、不同性质的脱水。

代谢性酸中毒:重型腹泻都有代谢性酸中毒,脱水越重酸中毒也越重,原因:①腹泻时,大量碱性物质如 Na^+、K^+ 随大便丢失。②进食少和肠吸收不良,使脂肪分解增加,产生大量中间代谢产物——酮体。③失水时血液变稠,血流缓慢,组织缺氧引起乳酸堆积和肾血流量不足,排酸保碱功能低下。

低钾血症:胃肠道分泌液中含钾较多,呕吐和腹泻可致大量失钾;腹泻时进食少,钾的入量不足;肾脏保留钾的功能比保留钠差,在缺钾时,尿中仍有一定量的钾排出;由于以上原因,腹泻患儿都有不同程度的缺钾,尤其是久泻和营养不良者。但在脱水、酸中毒未纠正前,体内钾的总量虽然减少,而血钾多数正常。其主要原因:①血液浓缩。②酸中毒时钾从细胞内向细胞外转移。③尿少使钾排出量减少。随着脱水、酸中毒的纠正,血钾被稀释,输入的葡萄糖合成糖原使钾从细胞外向细胞内转移;同时由于利尿后钾排出增加,腹泻不止时从大便继续失钾,因此血钾继续降低。

低钙和低镁血症:进食少,吸收不良,由大便丢失钙、镁,使体内钙、镁减少,但一般为轻度缺乏。久泻或有活动性佝偻病者血钙低。但在脱水时,由于血液浓缩,体内钙总量虽低,而血钙浓度不低;酸中毒可使钙离子增加,故可不出现低钙症状。脱水和酸中毒被纠正后,血液稀释,离子钙减少,可出现手足搐搦和惊厥。极少数久泻和营养不良者,偶见低镁症状,故当输液后出现震颤、手足搐搦或惊厥,用钙治疗无效时,应想到可能有低镁血症。

3.迁延性和慢性腹泻

病程连续超过 2 周者称迁延性腹泻,超过 2 个月者称慢性腹泻。多与营养不良和急性期未彻底治疗有关,以人工喂养儿多见。凡迁延性腹泻,应注意检查大便中有无真菌孢子和菌丝及梨形鞭毛虫。应仔细查找引起病程迁延和转为慢性的原因。

(二)不同病因所致肠炎的临床特点

1.轮状病毒肠炎

轮状病毒肠炎又称秋季腹泻。多发生在秋冬季节。多见于 6 个月至 2 岁小儿,起病急,常伴发热和上呼吸道感染症状,多先有呕吐,每天大便 10 次以上甚至数十次,量多,水样或蛋花汤样,黄色或黄绿色,无腥臭味,常出现水及电解质紊乱。近年报道,轮状病毒感染亦可侵犯多个脏器,偶可产生神经系统症状,如惊厥等;50% 左右的患儿血清心肌酶谱异常,提示心肌受累。本病为自限性疾病,病程多为 3～8 天。大便镜检偶见少量白细胞。血清抗体一般在感染后 3 周上升。

2.3 种类型大肠埃希菌肠炎

(1)致病性大肠埃希菌肠炎:以 5～8 月份多见。年龄多小于 1 岁,起病较缓,大便每天 5～10 次,黄绿色蛋花汤样,量中等,有霉臭味和较多黏液。镜检有少量白细胞。常有呕吐,多无发热和全身症状。重者可有脱水、酸中毒及电解质紊乱。病程 1～2 周。

(2)产毒性大肠埃希菌肠炎:起病较急。重者腹泻频繁,大便量多,呈蛋花汤样或水样,有黏液,镜检偶见白细胞。可发生脱水、电解质紊乱、酸中毒。也有轻症者。一般病程为 5～10 天。

(3)侵袭性大肠埃希菌肠炎:起病急,高热,腹泻频繁,大便黏冻状,含脓血。常有恶心、呕吐、腹痛,可伴里急后重。全身中毒症状严重,甚至休克。临床症状与大便常规化验不能与菌痢区别,需做大便细菌培养加以鉴别。

3.鼠伤寒沙门菌小肠结肠炎

鼠伤寒沙门菌小肠结肠炎是小儿沙门菌感染中最常见者。全年均有发生,以 6～9 月发病率最高。年龄多为 2 岁以下,小于 1 岁者占 1/3～1/2。很多家禽、家畜、鼠、鸟、冷血动物是自然宿主。蝇、蚤可带菌传播。经口感染。起病较急,主要症状为腹泻,有发热、厌食、呕吐、腹痛等。大便一般每天 6～10 次,重者每天可达 30 次以上。大便初为黄绿色稀水便或黏液便,病程迁延时呈深绿色黏液脓便或脓血便。大便镜检有多量白细胞及红细胞。轻症排出数次不成形大便后即痊愈。腹泻频繁者迅速出现严重中毒症状、明显脱水及酸中毒,甚至发生休克和 DIC。少数重者呈伤寒败血症症状,并出现化脓灶。一般病程为2～4周。

4.金黄色葡萄球菌肠炎

多因长期应用广谱抗生素引起肠道菌群失调,使耐药的金葡菌在肠道大量繁殖,侵袭肠壁而致病。腹泻为主要症状,轻症日泻数次,停药后即逐渐恢复。重症腹泻频繁,大便有腥臭味,水样,黄或暗绿似海水色,黏液较多,有假膜出现,少数有血便,伴有腹痛和中毒症状,如发热、恶心、呕吐、乏力、谵妄,甚至休克。大便镜检有大量脓细胞和成簇的革兰阳性球菌。大便培养有金葡菌生长,凝固酶阳性。

5.真菌性肠炎

多见于 2 岁以下,常为白色念珠菌所致。主要症状为腹泻,大便稀黄,有发酵气味,泡沫较多,含黏液,有时可见豆腐渣样细块(菌落),偶见血便。大便镜检可见真菌孢子和假菌丝,真菌培养阳性,常伴鹅口疮。

四、实验室检查

(一)轮状病毒检测

1.电镜检查

采集急性期(起病 3 天以内)粪便的滤液或离心上清液染色后电镜检查,可查见该病毒。

2.抗体检查

(1)补体结合反应:以轮状病毒阳性大便做抗原,做补体结合试验,阳性率较高。

(2)酶联免疫吸附试验(ELISA):能检出血清中 IgM 抗体。较补体结合法更敏感。

(二)细菌培养

可从粪便中培养出致病菌。

(三)真菌检测

(1)涂片检查:从大便中找真菌,发现念珠菌孢子及假菌丝则对诊断有帮助。

(2)可做培养和病理组织检查。

(3)免疫学检查。

五、诊断和鉴别诊断

根据发病季节、病史(包括喂养史和流行病学资料)、临床表现和大便性状可以作出临床诊断。必须判定有无脱水(程度和性质)、电解质紊乱和酸碱失衡。积极寻找病因。需要和以下疾病鉴别。

(一)生理性腹泻

多见于 6 个月以下婴儿,外观虚胖,常有湿疹。生后不久即腹泻,但除大便次数增多外,无其他症状,食欲好,生长发育正常,到添加辅食后便逐渐转为正常。

(二)细菌性痢疾

常有接触史,发热、腹痛、脓血便、里急后重等症状及大便培养可资鉴别。

(三)坏死性肠炎

中毒症状严重,腹痛、腹胀、频繁呕吐、高热。大便初为稀水黏液状或蛋花汤样,后为血便或"赤豆汤样"便,有腥臭味,隐血强阳性,重症常有休克。腹部 X 线检查有助于诊断。

六、治疗

治疗原则:调整饮食,预防和纠正脱水,合理用药,加强护理,防治并发症。

(一)饮食疗法

应强调继续饮食,满足生理需要。轻型腹泻停止喂不易消化的食物和脂肪类食物。吐泻严重者应暂时禁食,一般不禁水。禁食时间一般不超过 4~6 小时。母乳喂养者继续哺乳,暂停辅食。人工喂养者可先给米汤、稀释牛奶、脱脂奶等。

(二)护理

勤换尿布,冲洗臀部,预防上行性泌尿道感染和红臀。感染性腹泻注意消毒隔离。

(三)控制感染

病毒性肠炎不用抗生素,以饮食疗法和支持疗法为主。非侵袭性细菌所致急性肠炎除对新生儿、婴儿、衰弱儿和重症者使用抗生素外,一般也不用抗生素。侵袭性细菌所致肠炎一般需用抗生素治疗。

水样便腹泻患儿多为病毒及非侵袭性细菌所致,一般不用抗生素,应合理使用液体疗法,选用微生态制剂和黏膜保护剂。如伴有明显中毒症状不能用脱水解释者,尤其是对重症患儿、新生儿、小婴儿和衰弱患儿(免疫功能低下)应选用抗生素治疗。

黏液、脓血便患者多为侵袭性细菌感染,应根据临床特点,针对病原经验性选用抗菌药物,再根据大便细菌培养和药敏试验结果进行调整。针对大肠埃希菌、空肠弯曲菌、耶尔森菌、鼠伤寒沙门菌所致感染选用庆大霉素、卡那霉素、氨苄西林、红霉素、氯霉素、头孢霉素、诺氟沙星、环丙沙星、呋喃唑酮、复方新诺明等。均可有疗效,但有些药如诺氟沙星、环丙沙星等喹诺酮类抗生素小儿一般禁用,卡那霉素、庆大霉素等氨基糖苷类抗生素又可致使耳聋或肾损害,故 6 岁以下小儿禁用。金黄色葡萄球菌肠炎、假膜性肠炎、真菌性肠炎应立即停用原使用的抗生素,根据症状可选用万古霉素、新青霉素、利福平、甲硝唑或抗真菌药物治疗。

(四)液体疗法

1.口服补液

世界卫生组织推荐的口服补液盐(ORS)可用于腹泻时预防脱水以及纠正轻、中度患儿的脱水。新生儿和频繁呕吐、腹胀、休克、心功能及肾功能不全等患儿不宜口服补液。补液步骤除无扩容阶段外,与静脉补液基本相同。

(1)补充累积损失:轻度脱水约为 50 mL/kg,中度脱水为 80~100 mL/kg,在 8~12 小时内服完。

（2）维持补液阶段：脱水纠正后将 ORS 溶液加等量水稀释后使用。口服液量和速度根据大便量适当增减。

2.静脉补液

中度以上脱水或吐泻严重或腹胀者需静脉补液。

（1）第一天（24 小时）补液。

1）输液总量：包括补充累积损失量、继续损失量及生理需要量。按脱水程度定累积损失量，按腹泻轻重定继续损失量，将 3 项加在一起概括为以下总量，可适用于大多数病例，轻度脱水 90～120 mL/kg，中度脱水 120～150 mg/kg，重度脱水 150～180 mL/kg。

2）溶液种类：按脱水性质而定。补充累积损失量等渗性脱水用 1/2～2/3 张含钠液，低渗性脱水用 2/3 张含钠液，高渗性脱水用 1/3 张含钠液，补充继续损失量用 1/3～1/2 张含钠液，补充生理需要量用 1/5～1/4 张含钠液。根据临床表现判断脱水性质有困难时，可先按等渗性脱水处理。

3）补液步骤及速度：主要取决于脱水程度和继续损失的量及速度。

4）扩容阶段：重度脱水有明显周围循环障碍者首先用 2：1 等张含钠液（2 份生理盐水＋1 份 1.4%NaHCO₃液）20 mg/kg（总量不超过 300 mL），于 30～60 分钟内静脉注射或快速点滴，以迅速增加血容量，改善循环功能和肾功能。

5）以补充累积损失量为主的阶段：在扩容后根据脱水性质选用不同溶液（扣除扩容液量）继续静脉补液。中度脱水无明显周围循环障碍者不需扩容，可直接从本阶段开始。本阶段（8～12 小时）滴速宜稍快，一般为每小时 8～10 mL/kg。

6）维持补液阶段：经上述治疗，脱水基本纠正后尚需补充继续损失量和生理需要量。输液速度稍放慢，将余量于 12～16 小时内滴完，一般约每小时 5 mL/kg。

7）各例病情不同，进水量不等，尤其是大便量难以准确估算，故需在补液过程中密切观察治疗后的反应，随时调整液体的成分、量和滴速。

8）纠正酸中毒：轻、中度酸中毒一般无须另行纠正，因在输入的溶液中已有一部分碱性液，而且经过输液后循环和肾功能改善，酸中毒随即纠正。对重度酸中毒可另加碳酸氢钠等碱性液进行纠正。

9）钾的补充：一般患儿按 3～4 mmol/(kg·d)[相当于氯化钾 200～300 mg/(kg·d)]，缺钾症状明显者可增至 4～6 mmol/(kg·d)[相当于氯化钾 300～450 mg/(kg·d)]。必须在肾功能恢复较好（有尿）后开始补钾。含钾液体绝对不能静脉推注。若患儿已进食，食量达正常一半时，一般不会缺钾。

10）钙和镁的补充：一般患儿无须常规服用钙剂。对有营养不良或佝偻病者应早给钙。在输液过程中如出现抽搐，可给 10%葡萄糖酸钙 5～10 mL 静脉缓注，必要时重复使用。若抽搐患儿用钙剂无效，应考虑低血镁的可能，可测血清镁，用 25%硫酸镁每次 0.1 mL/kg，深部肌内注射，每6 小时一次，每天3～4 次，症状缓解后停用。

（2）第二天以后（24 小时后）的补液：经过 24 小时左右的补液后，脱水、酸中毒、电解质紊乱已基本纠正。以后的补液主要是补充生理需要量和继续损失量，防止发生新的累积损失，继续补钾，供给热量。一般生理需要量按 60～80 mL/(kg·d)，用 1/5 张含钠液补充；继续损失量原则上丢多少补多少，如大便量一般，可在 30 mL/(kg·d)以下，用 1/3～1/2 张含钠液补充。生理需要量和继续损失量可加在一起于12～24小时内匀速静脉滴注。无呕吐者可改为口服补液。

（五）对症治疗

1.腹泻

对一般腹泻患儿不宜用止泻剂,应着重病因治疗和液体疗法。仅在经过治疗后一般状态好转、中毒症状消失、而腹泻仍频者,可用鞣酸蛋白、碱式碳酸铋、氢氧化铝等收敛剂。微生态疗法有助于肠道正常菌群的生态平衡,有利于控制腹泻。常用制剂有双歧杆菌、嗜酸乳酸杆菌和粪链球菌制剂。肠黏膜保护剂如蒙脱石粉能吸附病原体和毒素,维持肠细胞的吸收和分泌功能,增强肠道屏障功能,阻止病原微生物的攻击。

2.腹胀

腹胀多由肠道细菌分解糖产气而引起,可肌内注射新斯的明,肛管排气。晚期腹胀多因缺钾,宜及早补钾预防。若因中毒性肠麻痹所致腹胀除治疗原发病外可用酚妥拉明。

3.呕吐

呕吐多为酸中毒或全身中毒症状,随着病情好转可逐渐恢复。必要时可肌内注射氯丙嗪。

（六）迁延性和慢性腹泻的治疗

迁延性腹泻常伴有营养不良等症,应仔细寻找引起病程迁延的原因,针对病因治疗。

（1）对于肠道内细菌感染,应根据大便细菌培养和药敏试验选用抗生素,切忌滥用,以免引起肠道菌群失调。

（2）调整饮食不宜过快,母乳喂养儿暂停辅食,人工喂养儿可喂酸乳或脱脂乳,口服助消化剂如胃蛋白酶、胰酶等。应用微生态调节剂和肠黏膜保护剂。或辅以静脉营养,补充各种维生素。

（3）有双糖酶缺乏时,暂停乳类,改喂豆浆或发酵奶加葡萄糖。

（4）中医辨证论治,并可配合中药、推拿、捏脊、针灸等。

（苏 曼）

第十五节 肠 套 叠

肠套叠是肠管的一部分连同相应的肠系膜套入邻近肠腔内的一种特殊类型的肠梗阻,本病是婴儿时期的一种特有疾病,是最常见的婴幼儿急腹症,居婴幼儿肠梗阻原因的首位。根据病因不同,分为原发性肠套叠与继发性肠套叠;根据年龄的不同,分为婴儿肠套叠与儿童肠套叠。

急性肠套叠随着年龄的增长发病率逐渐降低。常见于2岁以下婴幼儿,4～10个月为发病年龄高峰。男孩发病比女孩多2～3倍,健康肥胖儿多见。发病季节与胃肠道病毒感染流行相一致,以春末夏初最为集中。

一、病因

肠套叠分为原发性与继发性两类。肠套叠的病因尚未完全明确,其发病机制公认为肠套叠起点的存在和肠蠕动的紊乱。

（一）原发性肠套叠

原发性肠套叠是指非肠管器质性病变引起的肠套叠。约95%的小儿肠套叠属于原发性。

1.套叠起点

关于原发性肠套叠起点的产生，尚无统一学说，可能与下列因素有关。

（1）回盲部解剖因素学说：婴幼儿肠套叠主要发生在回盲部，婴幼儿期回盲部较游动，回盲瓣呈唇样凸入肠腔，加上该区淋巴组织丰富，受炎症或食物刺激后易引起回盲瓣充血、水肿、肥厚，肠蠕动易将肿大回盲瓣向前推移，牵拉肠管形成套叠。

（2）病毒感染学说：小儿受到腺病毒和轮状病毒感染后，可引起末段回肠的集合淋巴结增生，局部肠壁增厚，甚至形成肿物向肠腔凸起，构成套叠起点，加之肠道受病毒感染，蠕动增强，导致发病。春末夏初是腺病毒感染的高发季节，因此肠套叠在此时期发病较多，目前已分离出腺病毒非流行性Ⅰ、Ⅱ和Ⅴ血清型。

2.肠蠕动紊乱

（1）饮食改变因素：婴幼儿期为肠蠕动节律处于较大变化时期，当增添辅食或食物的性质、温度发生变化时，婴幼儿肠道不能立即适应食物改变的刺激，易引起肠功能紊乱而诱发肠套叠，婴儿生后4～10个月，正是添加辅食时期，故此年龄段是发病高峰期。

（2）肠痉挛因素：由于食物、肠炎、腹泻、细菌等因素刺激肠道产生痉挛，使肠蠕动功能节律紊乱或逆蠕动而引起肠套叠，若小儿属于痉挛体质，则更易发生肠套叠。

（3）免疫反应不平衡因素：原发性肠套叠多发生于1岁以内，恰为机体免疫功能不完善时期，肠壁局部免疫功能易破坏。加之蠕动紊乱而诱发肠套叠。

（二）继发性肠套叠

继发性肠套叠指肠管器质性病变引起的肠套叠。5%左右的病例属继发型，多数是儿童。器质性病变以梅克尔憩室为最多，其次有息肉、血管瘤、腺肌瘤、腹型紫癜形成的肠壁血肿、异位胰腺、淋巴瘤、肠囊肿、阑尾内翻等。肠壁上的病变成为套叠起点被肠蠕动推动，牵引肠壁而发生肠套叠。

二、病理

（一）肠套叠的病理解剖结构

肠套叠由鞘部、套入部组成。外层肠管为鞘部，进入肠管为套入部，套入部最远点为头部，肠管从外面卷入处为颈部。一个肠套叠由三层肠壁组成称为单套，由五层肠壁组成则为复套，即单套再套入相邻的远端肠管内。肠套叠一般是近端肠管套入远端肠管内，与肠蠕动方向一致，称之为顺行性肠套叠。一般肠套叠为顺行性肠梗阻。若远端套入近端，称为逆性肠套叠，较为罕见。

（二）肠套叠的类型

一般按套入部的最近端和鞘部最远端的肠管名称分类，将肠套叠分为六型。

（1）回结型：以回肠末端为出发点，回肠通过回盲瓣内翻套入结肠中，盲肠与阑尾不套入鞘内，此型最多，约占30%。

（2）回盲型：以回盲瓣出发点，盲肠、阑尾随之套入鞘内，此型占50%～60%。

（3）回回结型即复套，回肠套入回肠后再套入结肠，占10%左右。

（4）小肠型：即小肠套入小肠，比较少见，此型占5%～10%，包括空空型、回回型、空回型。

（5）结肠型：结肠套入结肠，极少见。

（6）多发型：在肠管不同区域内有分开的 2 个、3 个或更多的肠套叠。

（三）肠套叠的病理改变

肠套叠的基本病理变化是肠腔梗阻、肌肉痉挛和血液循环障碍。肠套叠发生后，套入部随着肠蠕动不断向前推进，该段肠管相应所附的肠系膜也被牵入鞘内，颈部束紧不能自动退出。鞘部肠管持续痉挛紧缩，致使套入部的肠系膜血管被鞘部嵌压而发生血液循环障碍。初期静脉回流受阻，组织瘀血水肿，套入部肠壁静脉怒张破裂出血，与肠黏液混合成果酱样胶冻状物排出。肠壁水肿继续加重，动脉受压，套入部供血停止而发生坏死，套入部的坏死呈现淤血性坏死，为静脉性坏死。而鞘部肠壁则因高度扩张与长期痉挛可发生缺血性坏死，呈局灶性灰白色点状坏死，为动脉性坏死。鞘部灶性动脉性坏死容易被忽略，灌肠复位时极易穿孔，手术复位时也不易被发现，比套入部静脉性坏死更具危险性。

三、临床表现

小儿肠套叠的临床症状随年龄而有所不同。可分为婴儿肠套叠和儿童肠套叠两类。

（一）婴儿肠套叠

1.腹痛（哭闹）

腹痛为肠套叠出现最早且最主要的症状，而哭闹则为婴儿腹痛特有的表现，以突发、剧烈、节律性的哭闹为特征。原本很健康的婴儿忽然哭闹不安、面色苍白、紧握双拳、屈膝缩腹、手足乱动、拒食拒奶，发作持续 3～5 分钟而后自行缓解，间隔 10～20 分钟，重新发作。这种阵发性哭闹是由于肠蠕动将套入肠段向前推进，肠系膜被牵拉，肠套鞘部产生强烈收缩而引起的剧烈腹痛，当蠕动波过后，患儿即转为安静。随着缓解期逐渐缩短，患儿渐渐精神萎靡，嗜睡，随后进入休克状态，而哭闹、腹痛反不明显。

2.呕吐

肠套叠早期症状之一，腹痛发作后不久就发生呕吐，初为乳汁、乳块或食物残渣，以后带有胆汁，晚期则吐粪便样液体。早期呕吐系因肠系膜被强烈牵拉，导致神经反射性呕吐，晚期则由肠梗阻引起。

3.便血

便血为肠套叠特征性表现，便血多发生于疾病开始的 8～12 小时，典型的血便是红果酱样黏液血便，也可有鲜血便或脓血便，几小时后又可以重复排出几次。纵使家长忽视了婴儿的哭闹和呕吐，但在发生血便时一定会来医院求治。一部分患儿来院就诊时尚未便血，肛门指检时可发现指套上染有果酱色黏液。出血是由于肠套叠时，肠系膜被牵入嵌闭于套入部的肠壁间，发生血液循环障碍而引起黏膜渗血，与肠黏液、粪便混合形成暗红色胶冻样液体。

4.腹部肿物

腹部触及肿物是有意义的诊断。肿物多位于右上腹或中上腹，实性、光滑、稍可移动，并有压痛。随病情进展，肿物变长，沿结肠框分布，呈腊肠状。多数患儿由于回肠末端及盲肠套入结肠内，右下腹比较松软而有空虚感。严重者套入部达直肠，肛门指诊可触及子宫颈样物，偶见肿物从肛门脱出。一旦肠管有坏死倾向，腹胀加重，腹肌紧张，肿物常触诊不清。

5.全身情况

病程早期，患儿一般情况良好，体温正常，仅表现为面色苍白、精神欠佳。晚期精神萎靡、表情呆钝、嗜睡、脱水、发热，甚至有休克、腹膜炎征象。

（二）儿童肠套叠

多为继发性,病程较缓慢,呈亚急性不全性肠梗阻。可有反复发作的病史,发生肠套叠后也可自行复位。主要表现为腹痛,偶有呕吐,少有血便,腹壁薄者可触及腹部肿物。

四、诊断与鉴别诊断

（一）诊断

1.临床诊断

典型肠套叠的四联征为阵发性腹痛、呕吐、血便和腹部肿块。当患儿出现几个小时以上的无原因剧烈哭闹,时哭时停,伴有呕吐,随即排出血便,诊断并不困难。不典型肠套叠包括无痛性频繁呕吐型、无痛性便血型、精神萎靡尚未便血的休克型,这些类型的肠套叠是以单一症状为主征,缺乏典型的临床表现,很容易漏诊、误诊。依据患儿的年龄、性别、发病季节应考虑肠套叠的可能。此时应在镇静状态下仔细检查腹部是否触及肿块,施行肛门指检观察指套上有无血染,以协助诊断。

2.X线检查

肠套叠时,腹平片可无异常征象,也可呈现肠扩张,结肠内均匀致密的肿物阴影,腹立位片见小肠扩张,有张力性气液面,显示肠梗阻征象。腹平片诊断肠套叠虽无特异性征象,但可提示肠梗阻的诊断。

钡灌肠检查是在X线透视下,由肛门缓缓注入25％硫酸钡生理盐水溶液,水平压力为6.0～9.0 kPa(60～90 cmH$_2$O)透视下可见到钡剂在结肠的套入部受阻,呈杯状或钳状阴影。

空气灌肠是在X线透视下,经肛门注气,压力为8.0 kPa(60 mmHg),套叠顶端致密的软组织肿块呈半圆形,向充气的结肠内突出,气柱前端形成杯口影、钳状阴影或球形阴影。

B超检查对肠套叠具有较高的确诊率。超声扫描显示肠套叠的横断面呈"同心圆"征或"靶环"征,纵断面呈"套筒"征或"假肾"征。

（二）鉴别诊断

鉴别诊断应以发病年龄为主要思考线索,以主要症状为鉴别要点,与具有腹痛、便血、腹块的婴幼儿其他疾病相鉴别。

1.细菌性痢疾

肠套叠血便不典型且伴有腹泻者可误诊为细菌性痢疾。菌痢多见于夏季,起病急骤,体温升高较快,在早期即可达39 ℃,大便次数频繁,含有大量黏液及脓血,粪便检查见到脓细胞及红细胞,细菌培养阳性即可确诊。

2.过敏性紫癜

腹型紫癜患儿有阵发性腹痛和呕吐,有腹泻和便血,粪便为暗红色,由于肠管有水肿、出血而增厚,有时在右下腹部能触及肿块,易与肠套叠混淆。过敏性紫癜的特点为双下肢有出血性皮疹,膝关节和踝关节肿痛,部分病例还有血尿,这些临床表现有助于与肠套叠鉴别。需注意的是此病由于肠功能紊乱和肠壁血肿而诱发肠套叠。故当腹部症状加重、腹部体征明显时,需做腹部B超检查或低压气灌肠协助诊断。

3.梅克尔憩室

梅克尔憩室并消化道出血时,应与肠套叠鉴别。梅克尔憩室出血起病急骤,无前驱症状,出血量大,为暗红色或鲜红色血便,少有腹痛、呕吐等症状,腹部触诊无腹块、无压痛。腹部[99m]Tc扫描可明确诊断。需注意的是梅克尔憩室内翻可继发肠套叠,患儿可出现肠套叠的相应症状及体征。

4.蛔虫肠梗阻

此病多来自农村地区的儿童,近年来发病率明显下降。蛔虫团块堵塞肠腔,可出现腹痛、呕吐,晚期肠坏死则表现为全身中毒症状、便血,与肠套叠极其相似。但蛔虫肠梗阻很少发生在婴儿,早期没有便血,腹内肿块多位于脐下,肿块粗而长,X线平片可见蛔虫影。

5.肠梗阻肠坏死

婴幼儿其他原因引起的肠梗阻,晚期出现肠血运障碍导致肠坏死,可出现腹痛、呕吐、便血、休克等症状,可与肠套叠混淆。此类患儿缺乏典型的阵发性哭闹史,血便出现晚且伴随休克及全身中毒症状,腹部检查出现腹膜刺激征,腹穿为血性液体,腹部 B 超检查未发现肠套叠影像,可作为鉴别点。

6.直肠脱垂

少数晚期肠套叠,其套入部可以通过全部结肠而由肛门脱出,不要误认为是直肠脱垂。直肠脱垂时,可以清楚地看到肠黏膜一直延续到肛门周围的皮肤,而肠套叠时,在肛门口与脱出的肠管之间有一条沟,可以通过此沟将手指伸入直肠内,而且直肠脱垂并无急腹症症状。

五、治疗

肠套叠治疗分非手术治疗和手术治疗。小儿肠套叠多为原发,以非手术治疗为主。

(一)非手术治疗

半个世纪以来,非手术治疗儿童肠套叠已成为公认的首选方法,其中气灌肠整复肠套叠是40 年来我国最成功且应用最广泛的治疗方法。目前在我国,不论是在城市中心儿科还是在县医院儿科气灌肠复位率多达 90% 左右。

1.适应证

(1)病程不超过 48 小时,便血不超过 24 小时。

(2)全身状况好,无明显脱水、酸中毒及休克表现,无高热及呼吸困难者。

(3)腹不胀,无压痛及肌紧张等腹膜刺激征象。

2.禁忌证

(1)病程超过 48 小时,便血超过 24 小时。

(2)全身情况不良,有高热、脱水、精神萎靡及休克等中毒症状者。

(3)腹胀明显,腹部有明显压痛、肌紧张,疑有腹膜炎或疑有肠坏死者。

(4)立位 X 线平片显示完全性肠梗阻者。

(5)试用空气灌肠时逐渐加压至 8 kPa、10.6 kPa、13.3 kPa,而肠套叠阴影仍不移动,形态不变者。

3.治疗方法

(1)气体灌肠复位法:采用空气或氧气均可,观察方法有透视及非透视下进行两种,将气囊肛管置入直肠内,采用自动控制压力仪,肛门注气后即见套叠影逆行推进,直至完全消失,大量气体进入回肠,提示复位成功。

气灌肠前准备:①解痉镇静,肌内注射阿托品、苯巴比妥钠,必要时在麻醉状态下进行;②脱水明显者,应予以输液纠正,改善全身情况;③麻醉下灌肠复位,保证禁食 6 小时,禁水 4 小时,必要时插胃管吸出胃内容物;④X 线透视室内应备有吸引器、氧气、注射器等抢救设施。

气体灌肠压力:①诊断性气体灌肠压力为 6.7～8.0 kPa(50～60 mmHg);②复位治疗压力为 12.0～13.3 kPa (90～100 mmHg),不超过 16.0 kPa(120 mmHg)。

气体灌肠复位征象:①X 线透视下见肿块逐渐变小消失,气体突然进入回肠,继之中腹部小肠迅速充气;②拔出气囊肛管,大量气体和暗红色黏液血便排出;③患儿安然入睡,不再哭闹,腹胀减轻,肿块消失;④碳剂试验,口服 1 g 活性炭。约 6 小时后由肛门排出黑色炭末。

气体灌肠终止指征:①注气后见肿物巨大,套入部呈分叶状,提示复套存在,复位可能性较小;②注气过程中见鞘部扩张而套入部退缩不明显或见套入部退而复进,表示套叠颈部过紧,复位困难;③注气后肿物渐次后退,通过回盲瓣后,肿物消失,但小肠迟迟不进气,提示仍存在小肠套叠,复位困难;④复位过程中,肿物消失,但荧光屏上突然有闪光改变,旋即见膈下游离气体,表明发生肠穿孔,即刻停止注气。

(2)钡剂灌肠复位法:在欧美国家较为流行。钡剂浓度为 20%～25%,钡柱高度不超过患儿水平体位 90 cm,维持液体静压在 5 分钟之内,套叠影逆行推进,变小,渐至消失,钡剂进入回肠,提示复位成功。

(3)B 超监视下水压灌肠复位法:采用生理盐水或水溶性造影剂为介质灌肠。复位压力为 6.7～12.0 kPa(50～90 mmHg),注水量在 300～700 mL。在 B 超荧光屏上可见"同心圆"或"靶环"状块影向回盲部收缩,逐渐变小,最后通过回盲瓣突然消失,液体急速进入回肠。满意的复位是见套入部消失,液体逆流进入小肠。

(二)手术疗法

1.手术指征

(1)有灌肠禁忌证者。

(2)灌肠复位失败者。

(3)肠套叠复发达 3 次以上,疑有器质性病变者。

(4)疑为小肠套叠者。

2.手术方式

(1)手法复位术:取右下腹或右上腹横切口,在套叠远端肠段用挤压手法使其整复,切忌强行牵拉套叠近端肠段。复位成功后务必详细检查是否存在病理性肠套叠起点,必要时一并处理。对原发复发性肠套叠手术的患儿,手法复位后如未发现病理起点,存在游动盲肠者可行盲肠右下腹膜外埋藏固定法,以减少复发。如阑尾有损伤,呈现水肿和淤血时,可将其切除。

(2)肠切除肠吻合术:术中见鞘部已有白色斑块状动脉性坏死或套入部静脉性坏死,争取做肠切除一期吻合术。必要时亦可延迟 24～48 小时再吻合。

(3)肠外置或肠造口术:适应于患儿存在休克且病情危重时,或肠套叠手法复位后局部血液供给情况判断有困难时。可将肠襻两断端或可疑肠襻外置于腹壁外,切口全层贯穿缝合,表面覆盖油纱保护,24～48 小时后,待休克纠正,病情平稳,再行二期肠吻合术。观察可疑肠襻循环恢复情况决定还纳入腹,抑或肠切除肠吻合。如肠切除后患儿全身或局部循环不满意,无法行肠吻合时,可行肠造口术。

六、预后

小儿原发性肠套叠如能早期就诊、早期诊断、早期治疗,预后良好。绝大多数病例可采用灌肠复位,复位成功率达 90% 以上。小儿原发性肠套叠复位后极少复发。随着我国人民生活水平提高,医疗条件改善,科普宣传的普及,家长及儿科工作者更加关注小儿肠套叠,晚期肠套叠患儿已少见,已罕见死亡,目前肠套叠的病死率仅为 1%。

(苏 曼)

第十六节 肠 痉 挛

肠痉挛是由于肠壁平滑肌阵阵强烈收缩而引起的阵发性腹痛,是小儿急性功能性腹痛中最常见的情况。以小婴儿最多见,学龄前及学龄儿童亦可遇到。特点是发作突然,发作间歇时缺乏异常体征。外科急腹症所致的腹痛,不属本病范畴。

一、诊断

(一)病史

原因尚不完全明了,现在比较公认的是部分患儿是由于对牛乳过敏。诱因较多,如上呼吸道感染、局部受凉、暴食、大量冷食、食物中糖量过多,引致肠内积气、消化不良以及肠寄生虫毒素的刺激等。

(二)临床表现

肠痉挛的临床特点是平素健康小儿突然发作阵发性腹痛,有时从睡眠中突然哭醒,有些患儿过去有同样发作史。每次发作持续时间多不长,从数分钟至数十分钟,时痛时止,多反复发作数十分钟至数小时而自愈,个别患儿可延至数天。腹痛轻重不等,严重者哭闹不止、翻滚、出汗,重者面色苍白、手中发凉。不发作时能步行就诊,但如果继发于上呼吸道感染时,可有发热等原发病表现。典型病例痉挛多发生在小肠,腹痛部位以脐周为主,如果痉挛发生在远端大肠则疼痛位于左下腹,发生在胃部则疼痛以上腹部为主,常伴呕吐,吐出食物后精神好转。多数患儿偶发 1~2 次后自愈,亦有不少患儿时愈时发,甚至迁延数年,绝大多数患儿随年龄增长而自愈。

(三)辅助检查

有关实验室检查正常。

二、治疗

(一)一般治疗

消除诱因,注意饮食。

(二)对症治疗

对症治疗以解痉止痛为主。复方颠茄片,5 岁以上半片,按情酌定;山莨菪碱片剂和注射剂,每次 0.1~0.2 mg/kg。5 岁以下服用片剂不方便者,可用颠茄酊,每次 0.03~0.06 mg/kg,口服,3 次/d。

(苏 曼)

第十七节　肠　梗　阻

肠梗阻指肠内容物的正常运行受阻,通过肠道发生障碍,为小儿外科常见的急腹症。由于它变化快,需要早期作出诊断、处理。诊治的延误可使病情发展加重,甚至出现肠坏死、腹膜炎,甚至中毒性休克、死亡等严重情况。

一、病因

(一)机械性肠梗阻

机械性肠梗阻是肠管内或肠管外器质性病变引起的肠管堵塞,梗阻原因包括先天性畸形及后天性因素。梗阻类型分为肠腔内梗阻及肠腔外梗阻。

1.肠腔内梗阻

多由先天性肠闭锁及肠狭窄、先天性肛门闭锁等先天性疾病引起。也可由肠套叠、蛔虫性肠梗阻、肠管内异物及粪石、肠壁肿瘤等后天性疾病造成。

2.肠腔外梗阻

引起肠梗阻的先天性疾病包括先天性肠旋转不良、嵌顿性腹股沟斜疝、腹内疝、先天性纤维索条、梅克尔憩室索条、胎粪性腹膜炎后遗粘连等。后天性疾病包括手术后粘连、腹膜炎后粘连、结核性粘连、胃肠道外肿瘤压迫、肠扭转等。

(二)动力性肠梗阻

动力性肠梗阻为胃肠道蠕动功能不良致使肠内容传递运转作用低下或丧失,多因中毒、休克、缺氧及肠壁神经病变造成,常见于重症肺炎、肠道感染、腹膜炎及败血症的过程中。梗阻类型分为麻痹性肠梗阻及痉挛性肠梗阻,前者发生在腹腔手术后、腹部创伤或急性腹膜炎患儿,后者可见于先天性巨结肠的患儿。

二、病理

肠梗阻发生后,肠腔内因积聚大量气体和液体而致使肠膨胀,引起肠腔内压增高,肠壁变薄,肠壁血循环受到严重障碍。梗阻持久时,肠壁张力持续升高,导致肠坏死、肠穿孔。

三、临床表现

各种类型肠梗阻虽有不同的病因,但共同的特点是肠管的通畅性受阻,肠内容物不能正常地通过,因此,有程度不同的临床表现。

(一)症状

1.腹痛

机械性肠梗阻呈阵发性剧烈绞痛,腹痛部位多在脐周,发作时年长儿自觉有肠蠕动感,且有肠鸣,有时见到隆起的肠形。婴儿表现为哭闹不安、手足舞动、表情痛苦。绞窄性肠梗阻由于有肠管缺血和肠系膜箝闭,腹痛往往是持续性伴有阵发性加重,疼痛较剧烈。绞窄性肠梗阻也常伴有休克及腹膜炎症状。麻痹性肠梗阻的腹胀明显,腹痛不明显,阵发性绞痛尤为少见。

2.腹胀

腹胀发生于腹痛之后。高位小肠梗阻常表现上腹部饱满;低位梗阻的腹胀较高位梗阻为明显,表现为全腹膨胀;闭襻式肠梗阻出现局限性腹胀;麻痹性肠梗阻呈全腹膨胀。

3.呕吐

高位梗阻的呕吐出现较早且频繁,呕吐物为食物或胃液,其后为十二指肠液和胆汁;低位梗阻呕吐出现迟,初为胃内容物,静止期较长,后期的呕吐物为积蓄在肠内并经发酵、腐败呈粪样带臭味的肠内容物;绞窄性肠梗阻呕吐物呈血性或咖啡样;麻痹性肠梗阻呕吐次数少,呈溢出性。低位小肠梗阻的呕吐出现较晚。

4.排便、排气停止

排便、排气停止是完全性肠梗阻的表现,梗阻早期,梗阻部位以下肠内积存的气体或粪便可以排出。绞窄性肠梗阻可排出血性黏液样便。

(二)体征

1.全身情况

单纯梗阻的早期,患者除阵发性腹痛发作时出现痛苦表情外,生命体征等无明显变化。待发作时间较长,呕吐频繁,腹胀明显后,可出现脱水现象,患者虚弱甚至休克。当有绞窄性梗阻时可较早地出现休克。

2.腹部检查

可观察到腹部有不同程度的膨胀,在腹壁较薄的患者,尚可见到肠形及肠蠕动波。单纯性肠梗阻的腹部虽胀气,但腹壁柔软,按之有如充气的球囊,有时在梗阻的部位可有轻度压痛,特别是腹壁切口部粘连引起的梗阻,压痛点较为明显。当梗阻上部肠管内积存的气体与液体较多时,稍加振动可听到振水声。腹部叩诊多呈鼓音。肠鸣音亢进,且可有气过水声及高声调的金属声。

绞窄性肠梗阻或单纯性肠梗阻的晚期,肠壁已有坏死、穿孔,腹腔内已有感染、炎症时,则体征表现为腹膜炎的体征,腹部膨胀,腹部压痛、肌紧张及反跳痛,有时可叩出移动性浊音,腹壁有压痛,肠鸣音微弱或消失。

直肠指检可见直肠空虚无粪便,且有裹手感,提示完全性肠梗阻;指套上染有血迹,提示肠管有血运障碍。

四、诊断

(一)病史及临床表现

典型的肠梗阻有阵发性腹部绞痛、腹胀、呕吐及排便、排气停止等自觉症状,腹部检查呈现腹胀、肠形、压痛、肠鸣音亢进等征象。在粘连性肠梗阻,多数患者都有腹部手术史,或者曾有过腹痛史。

(二)X线检查

1.X线平片检查

典型的完全性肠梗阻X线表现是肠襻胀气,腹立位片出现多个肠襻内有呈阶梯状气液面,出现排列成阶梯状的液平面,气液面是因肠腔内既有胀气又有液体积留形成,只有在患者直立位或侧卧位时才能显示,平卧位时不显示这一现象。如腹腔内已有较多渗液,直立位时尚能显示下腹、盆腔部的密度增高。空肠黏膜的环状皱襞在肠腔充气时呈"鱼骨刺"样,而结肠、直肠内无气。

不完全性肠梗阻 X 线征象为不连续的轻、中度肠曲充气，结肠、直肠内有气。绞窄性肠梗阻 X 线可见单独胀大的肠襻不随时间改变位置，或有假肿瘤征、咖啡豆状阴影。麻痹性肠梗阻 X 线征象是小肠和结肠全部充气扩张。

2.消化道造影检查

钡灌肠检查用于鉴别肠梗阻的程度。结肠扩张为麻痹性肠梗阻或不全性肠梗阻，结肠干瘪细小可确定为完全性肠梗阻，但在临床上较少应用。钡灌肠还可用于疑有结肠梗阻的患者，它可显示结肠梗阻的部位与性质。

钡餐造影检查，即口服钡剂或水溶性造影剂，观察造影剂下行过程，可明确梗阻部位、性质、程度。若钡剂下行受阻或显示肠腔狭窄则明确肠梗阻的诊断。但因造影剂可加重梗阻故宜慎用。梗阻明显时禁用。

(三)化验检查

肠梗阻早期化验指标变化不明显。晚期由于失水和血液浓缩，白细胞计数、血红蛋白、血细胞比容都可增高，血电解质与酸碱平衡发生紊乱。高位梗阻，可出现低钾、低氯、代谢性碱中毒。低位梗阻，则可有电解质普遍降低与代谢性酸中毒。绞窄性梗阻或腹膜炎时。血常规、血液生化测定指标改变明显。

(四)腹腔穿刺

可了解有无腹膜炎及肠壁血供障碍。腹腔液混浊脓性表明有腹膜炎，血性腹腔液说明已有绞窄性肠梗阻。当肠管有明显胀气或肠管与腹膜粘连时，不宜进行腹腔穿刺。

五、治疗

急性肠梗阻的治疗包括非手术治疗和手术治疗，治疗方法的选择根据梗阻的原因、性质、部位以及全身情况和病情严重程度而定。不论采用何种治疗均首先纠正梗阻带来的水、电解质与酸碱紊乱，改善患者的全身情况。

(一)非手术治疗

1.胃肠减压

胃肠减压为治疗肠梗阻的主要措施之一，目的是减轻胃肠道的积留的气体、液体，减轻肠腔膨胀，有利于肠壁血液循环的恢复，减少肠壁水肿，使某些原有部分梗阻的肠襻因肠壁肿胀而致的完全性梗阻得以缓解，也可使某些扭曲的肠襻得以复位。胃肠减压还可减轻腹内压，改善因膈肌抬高而导致的呼吸与循环障碍。

2.纠正水、电解质与酸碱失衡

血液生化检查结果尚未获得前，可先给予平衡盐液(乳酸钠林格液)。待有测定结果后，再添加电解质与纠正酸碱紊乱，在无心、肺、肾功能障碍的情况下，最初输入液体的速度可稍快一些，但需做尿量监测，必要时做中心静脉压(CVP)监测，以防液体过多或不足。在单纯性肠梗阻的晚期或是绞窄性肠梗阻，常有大量血浆和血液渗出至肠腔或腹腔，需要补充血浆和全血。

3.抗感染

肠梗阻后，肠壁循环有障碍，肠黏膜屏障功能受损而有肠道细菌易位，或是肠腔内细菌直接穿透肠壁至腹腔内产生感染。肠腔内细菌亦可迅速繁殖。同时，膈肌升高引起肺部气体交换与分泌物的排出受限，易发生肺部感染。因而，肠梗阻患者应给予抗菌药物以预防或治疗腹部或肺部感染，常用的有以杀灭肠道细菌与肺部细菌的广谱头孢菌素或氨基糖苷类抗生素，以及抗厌氧菌的甲硝唑等。

4.其他治疗

腹胀后影响肺的功能,患者宜吸氧。回盲部肠套叠可试用钡剂灌肠或充气灌肠复位。

采用非手术方法治疗肠梗阻时,应严密观察病情的变化,绞窄性肠梗阻或已出现腹膜炎症状的肠梗阻,经过短暂的非手术治疗,实际上是术前准备,纠正患者的生理失衡状况后即进行手术治疗。单纯性肠梗阻经过非手术治疗 24~48 小时,梗阻的症状未能缓解或在观察治疗过程中症状加重或出现腹膜炎症状时,应及时改为手术治疗。但是在手术后发生的炎症性肠梗阻除有绞窄发生,应继续治疗等待炎症的消退。

六、预后

预后与早期诊断、早期治疗密切相关。一般单纯性肠梗阻患儿在矫正脱水酸中毒后,手术治疗效果良好。但绞窄性肠梗阻则取决于手术治疗的时机,若抢救不及时,可危及生命,切除坏死肠管过多,后遗短肠综合征,影响患儿的生长发育,预后较差。

(苏　曼)

第六章

儿童内分泌系统疾病

第一节　生长激素缺乏症

一、概述

生长激素缺乏症（growth hormone deficiency，GHD）是由于腺垂体合成和分泌生长激素（growth hormone，GH）部分或完全缺乏，或由于 GH 分子结构异常等所致的生长发育障碍性疾病。患者身高处于同年龄、同性别正常健康儿童生长曲线第 3 百分位数以下或低于平均数减 2 个标准差，符合矮身材标准。

二、病因

下丘脑-垂体功能障碍或靶细胞对 GH 无应答反应等均会造成生长落后，根据病因可分为以下几类。

（一）原发性

1.下丘脑-垂体功能障碍

垂体发育异常，如不发育、发育不良或空蝶鞍均可引起生长激素合成和分泌障碍，其中有些伴有视中隔发育不全、唇裂、腭裂等畸形。由下丘脑功能缺陷造成的生长激素缺乏症远较垂体功能不足导致者为多。其中因神经递质-神经激素功能途径的缺陷，导致 GHRH 分泌不足引起的身材矮小者称为生长激素神经分泌功能障碍（GHND），这类患儿的 GH 分泌功能在药物刺激试验中可能表现正常。

2.遗传性生长激素缺乏（HGHD）

GH 基因缺陷引起单纯性生长激素缺乏症（IGHD），而垂体 Pit-1 转录因子缺陷导致多种垂体激素缺乏症（MPHD），临床表现为多种垂体激素缺乏。

（二）继发性

多为器质性，常继发于下丘脑、垂体或其他颅内肿瘤、感染、细胞浸润、放射性损伤和头颅创伤等。

(三)暂时性

体质性生长及青春期延迟、社会心理性生长抑制、原发性甲状腺功能减退等均可造成暂时性GH分泌功能低下。

三、诊断

生长激素缺乏症的诊断依据:①患儿出生时身长和体重均正常,1岁以后出现生长速度减慢,身高落后于同年龄、同性别正常健康儿童身高的第3百分位数($-1.88\,SD$)或2个标准差($-2\,SD$)以下。②年生长速率<7厘米/年(3岁以下);<5厘米/年(3岁至青春期);<6厘米/年(青春期)。③匀称性矮小、面容幼稚。④智力发育正常。⑤骨龄落后于实际年龄。⑥两项GH药物激发试验GH峰值均<10 μg/L。⑦血清IGF1水平低于正常。

部分生长激素缺乏症患儿同时伴有一种或多种其他垂体激素缺乏,这类患儿除生长迟缓外,尚有其他伴随症状:①伴有促肾上腺皮质激素(ACTH)缺乏者容易发生低血糖;②伴促甲状腺激素(TSH)缺乏者可有食欲缺乏、活动较少等轻度甲状腺功能不足的症状;③伴有促性腺激素缺乏者性腺发育不全,出现小阴茎,至青春期仍无性器官和第二性征发育等。

器质性生长激素缺乏症可发生于任何年龄,其中由围生期异常情况导致者,常伴有尿崩症。颅内肿瘤导致者则多有头痛、呕吐、视野缺损等颅内压增高及视神经受压迫的症状和体征。

GH的自然分泌呈脉冲式,每2~3小时出现一个峰值,夜间入睡后分泌量增高,且与睡眠深度有关。这种脉冲式分泌与下丘脑、垂体、神经递质及大脑结构和功能的完整性有关,有明显的个体差异,并受睡眠、运动、摄食和应激的影响,故单次测定血GH水平不能真正反映机体的GH分泌情况。对疑诊患儿必须进行GH刺激试验,以判断其垂体分泌GH的功能。

经典的GH刺激试验包括生理性刺激试验(睡眠试验、运动试验)和药物刺激试验。生理性刺激试验要求一定的条件和设备:睡眠试验必须在脑电图的监测下,于睡眠的第Ⅲ期或第Ⅳ期采血测GH才能得到正确的结果;运动试验则必须达到一定的强度,才能产生促进GH分泌的作用。因此,生理性刺激试验在儿童中难以获得可靠的资料。GH药物激发试验是目前临床诊断GHD的重要依据。因任何一种激发试验都有15%的假阳性率,故必须在两项药物(作用机制不同的2种药物)激发试验结果都不正常时,方能诊断GHD。

血清IGF1因无明显脉冲式分泌和昼夜节律,相对稳定,能较好地反映内源性GH分泌状态,因此一度被认为是GHD的筛查指标。但IGF1受性别、年龄、青春期、营养状态及遗传因素的影响,各实验室宜建立自己相应的正常参考值。

GHD诊断的过程中,还需评价下丘脑-垂体-其他内分泌轴功能。对已确诊GHD的患儿,均需行垂体MRI,明确是否为器质性GHD。

四、鉴别诊断

引起生长落后的原因很多,需与生长激素缺乏症鉴别的主要有以下几种。

(一)家族性矮身材

父母身高均矮,小儿身高常在第3百分位数,但其年生长速率>5 cm,骨龄和年龄相称,智能和性发育正常。

(二)体质性生长及青春期延迟

多见于男孩。青春期开始发育的时间比正常儿童迟3~5年,青春期前生长缓慢,骨龄也相应落后,但身高与骨龄一致,青春期发育后其最终身高正常。父母一方往往有青春期发育延迟病史。

(三)特发性矮身材(idiopathic short stature,ISS)

特发性矮身材是一组目前病因未明的、导致儿童身材矮小疾病的总称。患儿出生时身长和体重正常;生长速率稍慢或正常,一般年生长速率<5 cm;两项 GH 激发试验的 GH 峰值≥10 μg/L,IGF1 浓度正常;骨龄正常或延迟。无明显的慢性器质性疾病(肝、肾、心、肺、内分泌代谢病和骨骼发育障碍),无心理和严重的情感障碍,无染色体异常。

(四)先天性卵巢发育不全综合征(Turner 综合征)

女孩身材矮小时应考虑此病。本病的临床特点:身材矮小;性腺发育不良;具有特殊的躯体特征,如颈短、颈蹼、肘外翻、后发际低、乳距宽、色素痣多等。典型的 Turner 综合征与生长激素缺乏症不难区别,但嵌合型或等臂染色体所致者因症状不典型,需进行染色体核型分析以鉴别。文献报道 30%～40% 的 Turner 综合征患者可出现自发性性发育,因此对已经出现性发育的矮身材女性患儿仍应注意进行染色体核型分析。

(五)先天性甲状腺功能减退症

该症除有生长发育落后、骨龄明显落后外,还有特殊面容、基础代谢率低、智能低下,故不难与生长激素缺乏症鉴别。但有些晚发性病例症状不明显,需借助血 T_4 降低、TSH 升高等指标鉴别。

(六)骨骼发育障碍性疾病

各种骨、软骨发育不全等,均有特殊的面容和体态,可选择进行骨骼 X 线片检查以鉴别。

(七)其他内分泌及遗传代谢病引起的生长落后

先天性肾上腺皮质增生症、性早熟、皮质醇增多症、黏多糖病、糖原累积症等各有其特殊的临床表现,易于鉴别。

五、治疗

(一)生长激素

基因重组人生长激素(rhGH)替代治疗已被广泛应用,目前大都采用 0.1 U/kg,每晚临睡前皮下注射 1 次(或每周总剂量分 6～7 次注射)的方案。为改善身高,GHD 患儿的 rhGH 疗程宜长,可持续至身高满意或骨骺融合。治疗时年龄越小,效果越好,以第 1 年效果最好,身高增长可达到每年 10 cm 以上,以后生长速率可有下降。

有 30%～50% 的 GHD 患儿成人后生长激素缺乏状态仍持续存在,发展为成人 GHD。一旦成人 GHD 诊断确立,为改善脂代谢紊乱、骨代谢异常、心功能等,应继续 rhGH 治疗。但治疗剂量较小。

rhGH 治疗过程中可能出现甲状腺功能减退,故须进行常规监测,必要时加用左甲状腺素维持甲状腺功能正常。治疗前需全面评价甲状腺功能,若存在甲状腺功能减退,在 rhGH 治疗前,需调整甲状腺功能至正常。

rhGH 长期治疗可降低胰岛素敏感性,增加胰岛素抵抗,部分患者出现空腹血糖受损、糖耐量受损。但多为暂时可逆的,极少发展为糖尿病。绝大多数患者在 rhGH 治疗过程中血糖维持在正常范围。在 rhGH 治疗前及治疗过程中均需定期进行空腹血糖、胰岛素水平的检查,必要时行 OGTT 试验,排除糖尿病及糖代谢异常。有糖尿病、高血脂等代谢性疾病家族史的患者及

TS、PWS、SGA 等 2 型糖尿病的高危人群,应根据病情权衡利弊,在充分知情同意的前提下决定是否进行 rhGH 治疗,并在治疗过程中密切监测患儿糖代谢相关指标。

血清 IGF1 水平检测可作为 rhGH 疗效和安全性评估的指标。在治疗过程中应维持 IGF1 水平在正常范围内。在依从性较好的情况下,若生长情况不理想,且 IGF1 水平较低,可在批准剂量范围内增加 rhGH 剂量;在最初治疗 2 年后,若血清 IGF1 水平高于正常范围,特别是持续高于 2.5 SDS,可考虑减量。

应用 rhGH 治疗的不良反应:①注射局部红肿,与 rhGH 制剂纯度不够及个体反应有关,停药后可消失;②少数患者注射后数月会产生抗体,但对促生长疗效无显著影响;③暂时性视盘水肿、颅内高压等,比较少见;④股骨头骺部滑出和坏死,但发生率甚低。

目前临床资料未显示 rhGH 治疗可增加肿瘤发生、复发的危险性或导致糖尿病的发生,但对恶性肿瘤及严重糖尿病患者建议不用 rhGH 治疗。rhGH 治疗前应常规行头颅 MRI 检查,以排除颅内肿瘤。

(二)性激素

同时伴有性腺轴功能障碍的生长激素缺乏症的患儿骨龄达 12 岁时可开始用性激素治疗。

男性可注射长效庚酸睾酮 25 mg,每月 1 次,每 3 个月增加 25 mg,直至每月 100 mg;女性可用炔雌醇 1~2 μg/d,或妊马雌酮,自每天 0.3 mg 起酌情逐渐增加,同时需监测骨龄。

(宋　灿)

第二节　中枢性尿崩症

一、概述

尿崩症(diabetes insipidus,DI)是由于患儿完全或部分丧失尿液浓缩功能,主要表现为多尿、排出稀释性尿和多饮。造成尿崩症的原因很多,因抗利尿激素(antidiuretic hormone,ADH;又名精氨酸加压素,arginine vasopressin,AVP)分泌或释放不足引起者,称中枢性尿崩症(central diabetes insipidus,CDI)。

二、病因

前加压素原由信号肽、AVP、垂体后叶激素运载蛋白(neurophysin Ⅱ)和肽素组成,前加压素原合成后经加工形成分子数量比例为 1∶1∶1 的 AVP、neurophysin Ⅱ 和 copeptin。在下丘脑视上核和室旁核合成的 AVP 经神经末梢运送至神经垂体储存。血钠浓度等引起细胞外液渗透压的变化可通过位于视上核和渴觉中枢附近的渗透压感受器,控制 AVP 的分泌和饮水行为;血容量变化通过位于心房、主动脉和颈动脉的压力感受器,调节 AVP 的释放。此外,恶心、皮质醇缺乏和低血糖等也可促进 AVP 的释放。

AVP 与肾脏的集合管细胞上的加压素 V_2 受体结合,通过增加水通道蛋白在集合管细胞顶膜上的数量,增加其对水的通透性,促进水的重吸收,使尿量减少,保留水分,发挥其抗利尿的生理作用。

中枢性尿崩症的病因包括遗传性、先天性畸形、获得性和特发性等,主要通过以下几种机制导致 AVP 缺乏:遗传性或先天性的 AVP 缺乏,分泌 AVP 神经元受到物理性的破坏,或存在抑制 AVP 合成、转运或分泌的浸润性或炎症性病变。临床上 1/2 中枢性尿崩症患儿的潜在病因有待查明。

三、临床表现

本病可发生于任何年龄,以烦渴、多饮、多尿为主要症状。每天饮水量可大于 3 000 mL/m^2,每天尿量可达 4～10 L,甚至更多,尿比重低且固定。夜尿增多,可出现遗尿。婴幼儿烦渴时哭闹不安,不肯吃奶,饮水后安静。喂水不足的患儿可发生便秘、低热、脱水甚至休克,严重脱水可导致脑损伤及智力缺陷。学龄儿童由于烦渴、多饮、多尿可影响学习和睡眠,出现少汗、皮肤干燥苍白、精神不振、食欲低下、体重不增、生长缓慢等症状。如充分饮水,一般情况正常,无明显体征。

除上述尿崩症常见的临床症状外,不同病因的患儿可有相应的临床表现,如大脑中线先天性缺陷伴尿崩症的患儿,除发病早(生后 1 周即可出现尿崩症症状)外,还可有唇裂或腭裂等中线颅面缺损或畸形等表现。

四、实验室检查

(一)尿液检查

每天尿量可达 4～10 L,尿色清淡无气味,尿比重低,一般为 1.001～1.005;尿渗透压低,为 50～200 mmol/L;尿蛋白、尿糖及有形成分均为阴性。

(二)血生化检查

血钾、氯、钙、镁、磷等一般正常,血钠正常或稍高,肌酐、尿素氮正常,血渗透压正常或偏高。无条件测定血浆渗透压的可以公式推算:

渗透压=(血钠+血钾)×2+血糖+血尿素氮,计算单位均用 mmol/L。

(三)禁水试验

目的是观察患儿在细胞外液渗透压增高时的尿液浓缩能力。自试验前一天晚上 7～8 时患儿开始禁食,直至试验结束。试验当天早晨 8 时开始禁饮,先排空膀胱,测定体重、采血测血钠及渗透压;然后每小时排尿一次,测尿量、尿渗透压(或尿比重)和体重,直至相邻 2 次尿渗透压之差连续 2 次<30 mmol/L,或体重下降达 5%,或尿渗透压≥800 mmol/L,即可再次采血测渗透压、血钠。

结果分析:正常儿童禁饮后不出现脱水症状,每小时尿量逐渐减少,尿比重逐渐上升,尿渗透压可达 800 mmol/L 以上,而血钠、血渗透压均正常。

精神性多饮儿童尿比重最高可达 1.015 以上,尿渗透压达 300 mmol/L,或尿渗透压与血渗透压比率≥2,这些提示 AVP 分泌量正常。

尿崩症患儿每小时尿量减少不明显,持续排出低渗尿,尿比重不超过 1.010,尿渗透压变化不大;血钠和血渗透压上升分别超过 145 mmol/L 和 295 mmol/L;体重下降 3%～5%。

禁水试验期间应密切观察,如患儿烦渴加重并出现严重脱水症状,或体重下降超过 5%,或血压明显下降,一般情况恶化时,应迅速终止试验并给予饮水。

(四)加压素试验

用于评价肾脏最大尿液浓缩能力,鉴别中枢性尿崩症和肾性尿崩症。禁水试验结束后,皮下注射垂体后叶素 5 U(或精氨酸加压素 0.1 U/kg),然后 2 小时内每 30 分钟留尿一次,共 4 次,测定尿量和尿渗透压。

结果分析:如尿渗透压上升峰值超过给药前的 50%,则为完全性中枢性尿崩症;在 9%～50%者为部分性尿崩症;肾性尿崩症小于 9%。

禁水试验开始后,每小时排尿一次,测尿量、尿渗透压(或尿比重)和体重,直至相邻 2 次尿渗透压之差连续 2 次<30 mmol/L,或体重下降达 5%,或尿渗透压≥800 mmol/L,即可再次采血测渗透压和血钠等,大多数可在 6 小时内完成试验。

(五)血浆 AVP 测定

结合禁水试验测定血浆 AVP 有助于尿崩症的鉴别。中枢性尿崩症血浆 AVP 浓度低于正常;肾性尿崩症血浆 AVP 基础状态可测出,禁饮后明显升高但尿液不能浓缩;精神性多饮 AVP 分泌正常。但由于 AVP 半衰期短(24 分钟),在体内外不稳定、易被清除;加之检测方法烦琐、耗时等原因,限制了其在尿崩症鉴别诊断中的应用。

(六)血浆肽素(copeptin)测定

copeptin 是 AVP 激素原羧基端糖蛋白,在体内 copeptin 与 AVP 以 1:1 的比例合成和分泌,可敏感地反映体内 AVP 的分泌状态。血浆 copeptin 基础浓度的检测有助于尿崩症的鉴别诊断:中枢性尿崩症血浆 copeptin<2.6 pmol/L,而肾性尿崩症则>20 pmol/L。

此外,由于 copeptin 在体外相对稳定,检测所需血浆量少、耗时短等,因此,其检测有望取代 AVP 的检测,成为诊断尿崩症一个有价值的指标。

(七)影像学检查

选择性进行头颅 X 线平片、CT 或 MRI 检查,以排除颅内肿瘤,明确病因,指导治疗。探查颅内神经垂体病变 MRI 优于 CT 检查。

五、诊断及鉴别诊断

中枢性尿崩症需与其他原因引起的多饮、多尿相鉴别。

(一)高渗性利尿

如糖尿病、肾小管酸中毒等,根据血糖、尿比重、尿渗透压及其他临床表现加以鉴别。

(二)高钙血症

高钙血症见于维生素 D 中毒、甲状旁腺功能亢进等。

(三)低钾血症

低钾血症见于原发性醛固酮增多症、慢性腹泻、Bartter 综合征等。

(四)慢性肾脏疾病

慢性肾脏疾病,尤其是肾小管疾病;引起肾脏对 AVP 的作用不敏感的电解质紊乱,如高钙血症、低钾血症可影响肾脏的浓缩功能而引起多尿、多饮等症状。

(五)肾性尿崩症

肾性尿崩症为 X 连锁或常染色体显性/隐性遗传疾病,是由于肾小管上皮细胞对 AVP 无反应所致。发病年龄和症状轻重差异较大,重者生后不久即出现症状,可有多尿、脱水、体重不增、生长障碍、发热、末梢循环衰竭甚至中枢神经系统症状。轻者发病较晚,当患儿禁饮时,可出现高热、末梢循环衰竭、体重迅速下降等症状。禁水、加压素试验均不能提高尿渗透压。

(六)精神性多饮

精神性多饮又称为精神性烦渴,通常由某些精神因素引起多饮后导致多尿,起病多为渐进性,多饮、多尿症状逐渐加重,但夜间饮水较少。患儿血钠、血渗透压均处于正常低限,AVP 分泌能力正常,因此,禁水试验比加压素试验更能使其尿渗透压增高。

六、治疗

(一)病因治疗

明确诊断后应积极寻找病因。对有原发病灶的患儿必须针对病因治疗,如肿瘤者应根据肿瘤的性质、部位选择手术或放疗方案。特发性中枢性尿崩症患儿,应检查有无垂体其他激素缺乏情况;渴感正常的患儿应充分饮水,但存在脱水、高钠血症的情况下应缓慢给水,以免造成脑水肿。对精神性多饮者应寻找引起多饮、多尿的精神因素,并进行相应的治疗。

(二)激素补充治疗

1.鞣酸加压素(长效尿崩停)

为混悬液,用前需稍加温并摇匀,再进行深部肌内注射。开始剂量为每次 0.1~0.2 mL,药效可维持 3~7 天,须待多尿多饮症状又出现时再次注射。可根据疗效逐步调整剂量,每次增加 0.1 mL。剂量过大可引起患儿面色苍白、血压升高及腹痛等症状。此外,用药期间应注意患儿的饮水量,避免发生水中毒。

2.1-脱氨-8-D-精氨酸加压素(DDAVP)

DDAVP 为人工合成的 AVP 类似物。控制症状所需剂量的个体差异较大,一般用药 1~2 小时后患儿尿量开始减少。

(1)口服片剂:醋酸去氨加压素(弥凝,minirin),作用维持时间 8~12 小时,每片含量 100 μg。用量 100~1 200 μg/d(是喷鼻剂量的 10~20 倍),分 2~3 次口服;一般从小剂量每次 50 μg 开始,逐渐加量至疗效满意。

(2)喷鼻剂:作用维持时间 12~24 小时,含量 100 μg/mL。通常用量为每次 2~40 μg,每天 1 次或 2 次(间隔 12 小时)鼻腔滴入。一般从小剂量开始,如婴儿每次自 0.5~1 μg,儿童自 2.5 μg起,逐渐加量至疗效满意。用前需清洁鼻腔,症状复现时再次给用。

DDAVP 不良反应少见,偶有引起头痛或腹部不适;喷鼻剂可有眼刺激、鼻炎、咳嗽等不良反应。

(宋 灿)

第三节 肾性尿崩症

一、概述

在生理状态下,血钠浓度等引起细胞外液渗透压的变化,可通过位于视上核和渴觉中枢附近的渗透压感受器,控制 AVP 的分泌和饮水行为;血容量变化则通过位于心房、主动脉和颈动脉的压力感受器,调节 AVP 的释放。AVP 通过与肾脏的集合管细胞上的加压素 V_2 受体结合,增加水通道蛋白在肾远曲小管和集合管细胞顶膜上的数量,增加其对水的通透性,促进水的重吸收,使尿量减少,保留水分,使体内血浆渗透压相对稳定并维持于正常范围(280~290 mmol/L)。

肾性尿崩症(nephrogenic diabetes insipidus,NDI)是由于遗传性的或获得性的病因使远端肾单位对 AVP 不敏感,肾脏完全或部分丧失尿液浓缩功能所致,患儿主要表现为多尿、排出稀释性尿和多饮。

二、病因

肾性尿崩症分为遗传性和获得性。

(一)遗传性肾性尿崩症

1.X 连锁遗传型

X 连锁遗传型是遗传性肾性尿崩症最常见的类型,占所有遗传性肾性尿崩症病例的 90%。它由于加压素 V_2 受体(AVPV2)基因失活突变,导致 V_2 受体介导的 AVP 作用降低,使肾脏的腺苷酸环化酶的活性降低,cAMP 生成减少,进而对肾髓质集合管的水通道蛋白 2(aquaporin-2,AQP2)作用减弱,使肾脏对自由水的重吸收减少,患儿排出大量低渗性尿。该型为显性遗传,异常 X 染色体若由父亲传递,子健,女病;由母亲传递,子女都可患病。男性患儿因没有正常的 X 染色体,其病情较女性重,临床上男孩发病多见。

2.常染色体隐性遗传型

常染色体隐性遗传型是 *AQP2* 基因失活突变所致,患儿的 V_2 受体无异常。是遗传性肾性尿崩症中罕见的类型,临床上男女发病率相同。

3.常染色体显性遗传型

常染色体显性遗传型也是由于 *AQP2* 基因失活突变引起,临床上极为罕见。

(二)获得性肾性尿崩症

继发于多种病因造成的肾脏损伤、血电解质紊乱、系统性疾病和药物中毒等。

三、临床表现

遗传性肾性尿崩症约 90% 发生于男性,在临床上较获得性肾性尿崩症少见,但病情严重。患儿可在生后数周内出现多饮、发热、易激惹、发育停滞、便秘、缺乏食欲、呕吐等症状,易被误诊为感染性疾病。断奶后患儿烦渴、多饮、多尿等症状明显加重,口渴较中枢性尿崩症更明显。由于喜食流质食物使营养摄入不足,未治疗的患儿可出现生长落后;严重脱水可导致患儿大脑损伤,表现为不同程度的智力发育落后。X 连锁遗传型肾性尿崩症因 V_2 受体功能缺陷,使 AVP 浓度升高,但 V_1 受体和 V_3 受体功能正常,通过一些独特的作用,可导致患儿大脑额叶和基底节等钙化。有些患儿因长期多尿,可出现膀胱扩大、输尿管扩张和非阻塞性肾盂积水等继发性症状。

与遗传性肾性尿崩症相比,获得性肾性尿崩症在临床上更为常见,但病情较轻。患儿除了多尿、口渴、多饮外,可有原发性肾脏疾病、低血钾、高血钙等引起的症状。

四、实验室检查

同中枢性尿崩症。

五、诊断及鉴别诊断

肾性尿崩症需与中枢性尿崩症、精神性烦渴等鉴别。此外,还需做先天性肾性尿崩症和获得性肾性尿崩症之间的鉴别。

(一)中枢性尿崩症

中枢性尿崩症是由于遗传性,或颅内先天性畸形,或获得性(肿瘤、感染、外伤和手术等)等原因,导致抗利尿激素合成、分泌缺乏所致,可于任何年龄发病,患儿血 AVP 水平低,在注射抗利尿激素后多尿多饮症状明显改善,尿渗透压提高。

(二)精神性多饮

精神性多饮又称精神性烦渴,通常由某些精神因素引起多饮后导致多尿,起病多为渐进性,多饮多尿症状逐渐加重,但夜间饮水较少。患儿血钠、血渗透压均处于正常低限,AVP 分泌能力正常,因此,禁水试验比加压素试验更能使其尿渗透压增高。

(三)先天性肾性尿崩症和获得性肾性尿崩症之间的鉴别

先天性肾性尿崩症一般有家族史,发病早,多在幼儿或新生儿期发病,有条件的做 V_2 受体基因或 *AQP2* 基因突变检测可明确诊断,目前尚无根治方法。

获得性肾性尿崩症无家族史,多见于成人,除低渗性多尿、烦渴多饮外,还有原发病的表现或有上述肾性尿崩症相关药物治疗史,肾功能可有异常,V_2 受体基因或 *AQP2* 基因突变检测无异常,原发病可治愈者可根治,药物引起者停用相关药物后病情恢复或好转。

六、治疗

对获得性肾性尿崩症患儿,若有可能首先应去除病因或治疗原发病。恢复内环境稳定(如血钙正常、血钾正常)或停用引起肾性尿崩症的药物后,通常大多数患儿可病情缓解。少数肾小管功能受损严重病情持续的患儿,则需用利尿剂和非甾体抗炎药治疗。

遗传性肾性尿崩症目前尚无病因治疗,患儿在白天和夜间应摄入充足的水,低钠饮食和应用噻嗪利尿剂。在出生后的前几个月应密切监测患儿的体温、尿量、水的摄入量、食欲及生长。治疗期间患儿的尿量一般只减少 30%,在生后的 2～3 年也难以达到儿童的正常生长曲线水平。

常用的药物如下。

(一)氢氯噻嗪

氢氯噻嗪为噻嗪类利尿剂,可减少肾性尿崩症患儿的尿量,但可引起体内缺钾,联合应用保钾利尿剂(如阿米洛利),不仅疗效优于单用氢氯噻嗪,而且有一定程度的预防低钾作用。常用剂量为 2 mg/(kg·d),分 2 次服用。

(二)阿米洛利

阿米洛利为保钾类利尿剂,可减少肾小管上皮对锂的回吸收,因此,更适用于锂盐引起的肾性尿崩症。每次剂量为 5～10 mg,一天 2 次。

(三)吲哚美辛

吲哚美辛又称为消炎痛,属于非甾体抗炎药,它通过抑制肾脏前列腺素的合成,减少遗传性和获得性肾性尿崩症患儿的多尿。因为高盐饮食会影响肾脏对水的回吸收,因此治疗期间推荐低盐饮食(300～500 mg/d)。吲哚美辛的剂量为 2 mg/(kg·d),分 3 次服用。

(四)减少膳食摄入溶质

低盐、低蛋白饮食,可通过减少肾脏净溶质的排泄,减少肾性尿崩症患儿的尿量。

(五)1-脱氨-8-D-精氨酸加压素(DDAVP)

大部分肾性尿崩症患儿肾脏对 AVP 的抵抗为部分性的,而非完全性的。因此,应用超生理剂量的 AVP 可增加其对肾脏的抗利尿作用。所需剂量因病情而异,可用于 V_2 受体变异引起的肾性尿崩症。

(宋 灿)

第四节 先天性甲状腺功能减退症

一、概述

先天性甲状腺功能减退症(简称"先天性甲减")是由于甲状腺激素合成不足或其受体缺陷所造成的一种疾病,是引起儿童智力发育及体格发育落后的常见小儿内分泌疾病之一,新生儿筛查患病率约为 1/2050。

二、病因

先天性甲减的分类按病变部位可分为原发性甲减、继发性甲减和外周性甲减。

(一)原发性甲减

原发性甲减即为甲状腺本身的疾病所致,其特点是血促甲状腺激素(thyroid-stimulating hormone,TSH)升高和游离甲状腺激素(free thyroxine,FT_4)降低。甲状腺先天性发育异常是最常见的病因,包括甲状腺发育异常(甲状腺缺如、甲状腺发育不良、单叶甲状腺、甲状腺异位等),甲状腺异位是甲状腺在下移过程中停留在其他部位形成异位甲状腺,引起甲状腺功能部分或完全丧失。甲状腺发育异常绝大部分为散发,造成甲状腺发育异常的原因尚未阐明,近年发现部分原因与遗传性基因突变有关,例如,*TTF-1*、*TTF-2* 和 *PAX8* 等基因异常可造成甲状腺发育异常。甲状腺激素合成障碍多见于甲状腺激素合成和分泌过程中酶(碘钠泵、甲状腺过氧化物酶、甲状腺球蛋白、碘化酪氨酸脱碘酶、过氧化氢合成酶等)的基因突变,造成甲状腺素合成不足。多为常染色体隐性遗传病,临床表现常有甲状腺肿大。

地方性甲减多见于甲状腺肿流行的山区,是由于该地区水、土和食物中缺乏碘,甲状腺激素合成缺乏原料碘所致,临床表现常有甲状腺肿大。随着我国碘化食盐的广泛应用,其发病率已明显下降。

(二)继发性甲减

病变部位在下丘脑和垂体,亦称中枢性甲减或下丘脑-垂体性甲减,因垂体分泌 TSH 障碍而引起,特点为 FT_4 降低,TSH 正常或者下降。继发性甲减包括 TSH 缺乏(β 亚单位突变),腺垂体发育相关的转录因子缺陷(PROP1、PIT-1、LHX4、HESX1 等),TRH 分泌缺陷(垂体柄中断综合征、下丘脑病变),TRH 抵抗(TRH 受体突变)。以 TRH 不足较多见。TSH 单一缺乏者少见,常与 GH、催乳素(PRL)、黄体生成素(LH)等其他垂体激素缺乏并存,临床上称之为多种垂体激素缺乏症（MPHD）。

（三）外周性甲减

因甲状腺激素受体功能缺陷，甲状腺或靶器官对甲状腺激素反应低下，包括甲状腺激素抵抗（甲状腺受体 β 突变或信号传递通路缺陷）、甲状腺激素转运缺陷（*MCT8* 突变）等，临床较为罕见。

先天性甲减按疾病转归又可分为持续性甲减及暂时性甲减。持续性甲减指由于甲状腺激素持续缺乏，患者需终身替代治疗，甲状腺先天性发育异常、甲状腺激素合成和分泌过程中酶缺陷以及下丘脑-垂体缺陷导致的继发性甲减都属这一类。暂时性甲减指由于母亲甲状腺疾病，例如，母亲用抗甲状腺药物治疗、母源性 TSH 受体阻断抗体（TRB-Ab）、母亲缺碘等，或者早产儿发育不成熟、感染、窒息等各种原因，致使出生时甲状腺激素分泌暂时性缺乏，甲状腺功能可恢复正常的患者。

在新生儿筛查和临床中会发现部分患者血 TSH 增高而 FT_4 水平在正常范围，称为高 TSH 血症。高 TSH 血症的临床转归可能为 TSH 恢复正常、高 TSH 血症持续及 TSH 进一步升高，FT_4 水平下降，发展到甲减状态。

三、诊断

（一）病史

需询问母亲孕期甲状腺疾病史，了解地方性碘缺乏流行病史，极少部分患儿有家族史。有的患儿母亲怀孕时常感到胎动少，新生儿常为过期产、巨大儿。

（二）临床表现

1.新生儿期

多数患儿出生时无特异性临床症状或症状轻微，生后可出现黄疸较重或黄疸消退延迟、嗜睡、少哭、哭声低下、纳呆、吸吮力差、皮肤花纹（外周血液循环差）、面部臃肿、前后囟较大、便秘、腹胀、脐疝、心率缓慢、心音低钝等。如果中枢性甲减合并其他垂体促激素缺乏，可表现为低血糖、小阴茎、隐睾及面中线发育异常，如唇裂、腭裂、视神经发育不良等。

2.婴幼儿及儿童期

临床主要表现为智力落后及体格发育落后。患者常有严重的身材矮小，可有特殊面容（眼距宽、塌鼻梁、唇厚舌大、面色苍黄）、皮肤粗糙、黏液性水肿、反应迟钝、脐疝、腹胀、便秘，以及心功能及消化功能低下、贫血等表现。

（三）实验室检查

1.新生儿筛查

采用出生 72 小时的新生儿干血滴纸片检测 TSH 浓度，一般结果大于 10 mU/L（须根据筛查实验室阳性切割值决定）时，再检测血清 T_4、TSH 以确诊。该筛查方法只能检出 TSH 增高的原发性甲减，无法检出中枢性甲减及 TSH 延迟升高的患儿。因此，对筛查阴性的临床病例，如有可疑症状，仍应采血检测甲状腺功能。

2.血清 FT_4、FT_3、TSH 测定

任何新生儿筛查结果可疑或临床可疑的小儿都应检测血清 FT_4、TSH 浓度。如 FT_4 降低、TSH 明显升高，诊断为先天性甲减。若血 TSH 持续增高、FT_4 正常，可诊断为高 TSH 血症。若 TSH 正常或降低，FT_4 降低，诊断为继发性甲减或者中枢性甲减。

3.甲状腺 B 超

甲状腺 B 超可评估甲状腺发育情况,但对异位甲状腺判断不如放射性核素显像。甲状腺肿大常提示甲状腺激素合成障碍或缺碘。

4.核素检查

甲状腺放射性核素显像可判断甲状腺的位置、大小、发育情况及摄取功能。甲状腺摄碘缺乏结合 B 超可以明确甲状腺是否缺如。^{123}碘(^{123}I)或锝 99m(^{99m}Tc)由于放射性低常用于新生儿甲状腺核素扫描。需注意不要因为做此检查而推迟新生儿甲减的开始治疗时间。甲状腺摄碘缺乏也可见于 TSHβ 基因缺陷或受体缺陷、碘转运障碍,结合甲状腺 B 超和血清甲状腺球蛋白检测,可对先天性甲减的病因进行进一步分析判断。若核素扫描提示甲状腺增大,需除外甲状腺激素合成障碍,结合进一步的过氯酸盐排泄试验明确甲状腺碘的氧化和有机化缺陷。

5.甲状腺球蛋白(TG)测定

TG 可反映甲状腺组织存在和活性,甲状腺发育不良患者 TG 水平明显低于正常对照。甲状腺摄碘缺乏而 TG 升高者提示甲状腺存在,需考虑 TSH 受体突变、碘转运障碍或存在母源性TRB-Ab,而非甲状腺发育不良。

6.其他检查

中枢性甲减应做其他垂体激素检查,例如,ACTH、皮质醇、促性腺激素等,以及下丘脑-垂体部位磁共振(MRI)检查。

四、鉴别诊断

根据典型的临床症状和甲状腺功能测定,诊断不难。但在新生儿期临床表现无特异性,不易确诊,应对新生儿进行群体筛查。年长儿应与下列疾病鉴别。

(一)先天性巨结肠

患儿出生后即开始便秘、腹胀,并常有脐疝,但其面容、精神反应及哭声等均正常,钡灌肠可见结肠痉挛段与扩张段,甲状腺功能测定可鉴别。

(二)21-三体综合征

患儿智能及动作发育落后,但有特殊面容:眼距宽、外眼眦上斜、鼻梁低、舌伸出口外,皮肤及毛发正常,无黏液性水肿,且常伴有其他先天畸形。染色体核型分析可鉴别。

(三)佝偻病

患儿有动作发育迟缓、生长落后等表现。但智能正常,皮肤正常,有佝偻病的体征,血生化、X 线片及甲状腺功能测定可鉴别。

(四)骨骼发育障碍的疾病

如骨软骨发育不良、黏多糖病等都有生长迟缓症状,骨骼 X 线片和尿中代谢物检查可资鉴别。

五、治疗

无论是先天性原发性甲减还是继发性甲减,一旦确定诊断都应该立即治疗。新生儿筛查发现的阳性患者应早期诊断,尽早治疗,以避免先天性甲减对脑发育的损害。一旦诊断确立,应终身服用甲状腺制剂。

治疗首选左甲状腺素(L-T_4),新生儿期初始治疗剂量 $10\sim15\ \mu g/(kg \cdot d)$,每天 1 次口服,

尽早使 FT_4、TSH 恢复正常，FT_4 最好在治疗 2 周内，TSH 在治疗后 4 周内达到正常。对于伴有严重先天性心脏病的患儿，初始治疗剂量应减少。治疗后 2 周抽血复查，根据血 FT_4、TSH 浓度调整治疗剂量。

在随后的随访中，甲状腺激素维持剂量须个体化。血 FT_4 应维持在平均值至正常上限范围之内，TSH 应维持在正常范围内。L-T_4 治疗剂量应随静脉血 FT_4、TSH 值调整，婴儿期一般在 $5\sim10\ \mu g/(kg \cdot d)$，$1\sim5$ 岁 $5\sim6\ \mu g/(kg \cdot d)$，$5\sim12$ 岁 $4\sim5\ \mu g/(kg \cdot d)$。

患儿一般治疗数周后食欲好转，腹胀消失，心率维持在正常范围，活动增多，语言进步，智能及体格发育改善。药物过量患儿可有颅缝早闭和甲状腺功能亢进临床表现，如烦躁、多汗等，需及时减量，4 周后再次复查。

对于 TSH>10 mU/L，而 FT_4 正常的高 TSH 血症，复查后 TSH 仍然增高者应予治疗，L-T_4 起始治疗剂量可采用维持剂量，4 周后根据 TSH 水平调整。对于 TSH 始终维持在 $6\sim$ 10 mU/L 的婴儿的处理方案目前仍存在争议，在出生头几个月内 TSH 可有生理性升高。对这种情况的婴儿，需密切随访甲状腺功能。

对于 FT_4 和 TSH 测定结果正常，而总 T_4 降低者，一般不需治疗。多见于 TBG 缺乏、早产儿或者新生儿有感染时。

对于幼儿及年长儿下丘脑-垂体性甲减，L-T_4 治疗需从小剂量开始。如伴有肾上腺皮质功能不足者，需同时给予生理需要量肾上腺皮质激素治疗，防止突发性肾上腺皮质功能衰竭。如发现有其他内分泌激素缺乏，应给予相应替代治疗。

六、随访

患者治疗后 2 周应进行首次复查。如有异常，调整 L-T_4 剂量后 1 个月复查。1 岁内每 $2\sim$ 3 个月复查一次，1 岁以上 $3\sim4$ 个月复查一次，3 岁以上 6 个月复查一次，剂量改变后应在 1 个月后复查。治疗后在 1 岁、3 岁、6 岁时需进行智力发育评估和体格发育评估。

部分高 TSH 血症患者在随访过程中可发现血 FT_4 增高，需逐步减少服用的 L-T_4 剂量，直至停药观察。

先天性甲减伴甲状腺发育异常者需要终身治疗，其他患儿可在正规治疗 $2\sim3$ 年后尝试停药 1 个月，复查甲状腺功能、甲状腺 B 超或者甲状腺放射性核素显像。对于用药剂量较大的患者如要停药检查，可先减半量，1 个月后复查。如 TSH 增高或伴有 FT_4 降低，应给予甲状腺素终身治疗。停药后甲状腺功能正常者为暂时性甲状腺功能减退症，继续停药并定期随 1 年以上，注意部分患者 TSH 会重新升高。

七、预防

(一)新生儿筛查

我国已将先天性甲减列入新生儿筛查的疾病之一，足月新生儿出生 72 小时至 7 天，经充分哺乳后足跟采血，滴于专用滤纸片上测定干血滤纸片 TSH。该方法只能检出原发性甲减和高 TSH 血症，无法检出中枢性甲减、TSH 延迟升高。有些国家采用 T_4+TSH 同时筛查的方法，但是筛查成本高。由于技术及个体差异，约 5% 的先天性甲减患者无法通过新生儿筛查系统检出。因此，对甲减筛查阴性病例，如有可疑症状，临床医师仍然应该采血，再次检查甲状腺功能。

(二)孕妇的甲状腺功能监测

对患甲状腺疾病的孕妇进行甲状腺功能的监测,将甲状腺功能调整到正常范围,防止孕母甲减对胎儿的影响。

(三)防治碘缺乏和碘过量

对地方性碘缺乏地区应适量补充碘盐,防止碘缺乏,同时,对非缺乏地区,防止碘过量对甲状腺功能的影响。

(四)其他

对伴有生长发育迟缓等症状的患儿及时进行甲状腺功能检测,防止甲状腺功能减退症对儿童生长发育的不良影响。

(宋　灿)

第五节　单纯性甲状腺肿

一、概述

单纯性甲状腺肿又称非毒性甲状腺肿,是由于缺碘、致甲状腺肿物质等环境因素或由于遗传及先天缺陷等引起的非炎症、非肿瘤性疾病。在通常情况下,患儿既无甲亢又无甲减表现。甲状腺呈弥散性或多结节性肿大,女性多见。可呈地方性分布,常为缺碘所致,称为地方性甲状腺肿;也可散发,主要是因先天性甲状腺激素合成障碍或致甲状腺肿物质等所致,称为散发性甲状腺肿,多发生于青春期。

二、病因

(一)碘缺乏

碘缺乏是引起地方性甲状腺肿的主要原因。碘是甲状腺激素合成的原料,正常成人(包括青春期)每天需碘约 $100~\mu g$,$1\sim10$ 岁小儿 $60\sim100~\mu g/d$,婴幼儿 $35\sim40~\mu g/d$。缺碘引起甲状腺激素合成相对不足,通过负反馈作用垂体促甲状腺激素分泌增加,刺激甲状腺增生肿大。如在青春期、妊娠期、哺乳期、感染、创伤和精神刺激时,由于机体对甲状腺激素的需要量增多,可诱发或加重甲状腺肿。

(二)致甲状腺肿物质

常见致甲状腺肿食物有卷心菜、黄豆、木薯及含氟过多的饮水。致甲状腺肿药物包括硫脲类、硫氰酸盐、磺胺类、锂盐、高氯酸盐等。这些物质可抑制碘离子的浓集、碘的有机化和酪氨酸碘化,从而抑制甲状腺激素的合成。母亲孕期服用抗甲状腺药物、锂盐和氨碘酮可引起新生儿甲状腺肿。

(三)高碘摄入

高碘摄入是少见的引起甲状腺肿的原因。其发生机制为碘摄入过多,过氧化物酶的功能基团可能过多被占用,影响了酪氨酸碘化,碘的有机化过程受阻,甲状腺呈代偿性肿大。

(四)甲状腺激素合成障碍

家族性甲状腺肿属于常染色体隐性遗传,致病原因是酶的遗传性缺陷,造成甲状腺激素合成障碍。如缺乏过氧化物酶、碘化酶,甲状腺激素的合成受阻;缺乏水解酶,甲状腺激素从甲状腺球蛋白解离发生障碍,均可导致甲状腺肿。

(五)其他

如甲状腺球蛋白基因突变、甲状腺激素受体缺陷等。

三、诊断

(一)临床表现

大多数甲状腺肿大是偶然被发现的。颈部肿块可逐渐缓慢增大,多数患者无症状。甲状腺较大时可出现颈部不适,引起颈部周围器官的压迫症状,如气管受压,可出现憋气、呼吸不畅甚至呼吸困难;食管受压造成吞咽困难;喉返神经受压出现声音嘶哑、痉挛性咳嗽,晚期可失声;颈交感神经节链受压时会发生 Horner 综合征(同侧瞳孔缩小,眼球内陷,上睑下垂和受累侧无汗)。部分患者有甲状腺肿大家族史。

甲状腺触诊虽不能起关键的诊断作用,和超声诊断的差别可很大,但触诊有临床初筛的意义。正常的甲状腺是不能望见和触及的,只有甲状腺比正常大 4～5 倍(即超过 35 g)时,才能被触及(相当于受检者拇指末节)。弥散性甲状腺肿甲状腺均匀弥散性肿大,左右两叶对称,无结节,甲状腺表面光滑,质地较软,无压痛,与周围组织不粘连,不累及周围淋巴结。结节性甲状腺肿甲状腺触诊呈结节状肿大,多不对称,早期可能只有一个结节,多为多发性结节,大小不等,结节质软或硬,光滑,无触痛。触诊时应注意肿大甲状腺的对称性,有无结节,有无局部粘连及局部淋巴结肿大。

如果甲状腺呈两侧不对称性肿大、局部有粘连、有喉返神经压迫或浸润征象(声嘶,失声),或局部淋巴结肿大者应注意恶变的可能。此外,肿块硬而固定,直径＞4 cm 者应考虑恶性肿瘤。短时间内甲状腺迅速增大者应考虑恶变或局部出血。

(二)实验室检查

1.甲状腺功能测定

患者血清 T_3、T_4 和 TSH 基本正常,对血 TSH 有升高倾向者应注意是否为甲状腺炎的早期。抗甲状腺过氧化物酶抗体(TPOAb)和抗甲状腺球蛋白抗体(TGAb)阴性或低度阳性。

2.尿碘测定

正常成人尿碘排出量为 50～100 μg/g 肌酐,尿碘排出少于 50 μg/g 肌酐,说明有碘摄入不足。

3.血清甲状腺球蛋白(TG)测定

血 TG 的测定被认为是衡量碘缺乏的敏感指标,TG 与碘摄入量成反比。碘摄入正常的儿童和成人血清 TG 的中位数为 10 μg/L,血 TG 超过 20 μg/L 可能反映摄碘不足。

(三)影像学检查和特殊检查

1.甲状腺超声

甲状腺超声被认为是一种甲状腺解剖评估的灵敏方法。它无创、无放射,重复性好,同时可见到血流状态,也能指导穿刺定位。超声法远较触诊准确,能探出触诊不到的小结节。超声下甲状腺的回声强度、钙化、病灶边缘和周围环对鉴别病灶的良、恶性有一定的价值,但准确性不如甲状腺组织细针穿刺活检。

2.核素扫描

核素扫描主要是评估甲状腺的功能状态,尤其是甲状腺结节的功能。

毒性结节性甲状腺肿时可见一个或多个"热结节",提示有功能亢进;结节囊性变时表现为"冷结节",冷结节还见于腺瘤,少数为甲状腺癌。

3.CT 或 MRI

对一般甲状腺肿形态、大小的判断并不优于超声,但对胸骨后甲状腺的检出则有绝对优势,可明确其与邻近组织的关系及与颈部甲状腺的延续情况。

4.甲状腺细针穿刺(fine-needle aspiration,FNA)

甲状腺细针穿刺是用病理细胞学检查诊断甲状腺疾病的方法,可避免不必要的手术。在超声引导下的穿刺可显著提高成功率。通常应抽吸结节的实质部分,针头尽量选择较细者。此项技术方法安全可靠、简便易行、诊断准确性高,对甲状腺疾病的鉴别诊断有重要价值。

四、鉴别诊断

甲状腺肿的鉴别应从结构和功能两方面考虑。由于单纯性甲状腺肿的异质性,常需与各种原因引起的甲状腺肿大和功能异常鉴别。

(一)慢性淋巴细胞性甲状腺炎

慢性淋巴细胞性甲状腺炎较常见,与自身免疫与遗传有关。起病隐匿,进展缓慢,多数患者无症状,偶然发现甲状腺肿大,多为双侧弥散性轻中度肿大,质韧,不与周围组织粘连。部分患者早期有一过性甲亢的表现,症状较轻,晚期常出现甲状腺功能减退。血清甲状腺自身抗体 TPOAb 和 TGAb 明显增加,绝大部分患者甲状腺功能正常,甲状腺功能减退或甲状腺功能亢进者 T_3、T_4、TSH 发生相应的变化。

(二)甲状腺功能亢进症

除甲状腺弥散性肿大外,还有甲亢的高代谢综合征表现,如多食善饥、体重下降、心悸、多汗等,常伴有不同程度的突眼。化验血清 T_3、T_4 明显升高,TSH 下降,甲状腺自身抗体呈轻中度增高。

五、治疗

无压迫症状的单纯性弥散性甲状腺肿一般不需处理,只需定期随访,以发现可能存在的潜在异常(如甲状腺炎早期等)。对结节性甲状腺肿则需视其性质而定,意外发现的单个冷结节应进行细针穿刺。对良性又无压迫症状者不必治疗,若出现以下情况应考虑行甲状腺大部切除术:①巨大甲状腺肿及胸骨后甲状腺肿压迫气管、食管或喉返神经而影响生活和工作者;②结节性甲状腺肿继发甲亢而药物疗效不好者;③结节性甲状腺肿疑有恶变者。以往用较大剂量 L-T_4 治疗的方法现已摒弃不用,因为会引起甲亢症状,甚至使骨矿量下降或产生对心血管不利的作用,而且在停药后会复发。

对有明确病因者,还应针对病因治疗。如对缺碘引起的地方性甲状腺肿患者,应补充碘制剂。但结节性甲状腺肿补碘要慎重,以免诱发自主性结节发生明显的功能亢进。

碘缺乏是地方性甲状腺肿的最主要原因,在流行地区应尽早采用碘化食盐预防弥散性甲状腺肿,就能较好预防甲状腺发生结节性肿。但结节性甲状腺肿的患者应避免大剂量补碘,以免诱发碘甲亢。

(宋　灿)

第六节 急性甲状腺炎

一、概述

急性甲状腺炎是甲状腺的非特异性感染疾病,是一种相对罕见的甲状腺疾病,多发生于左叶,属全身性脓毒血症在甲状腺的一种局部表现或为甲状腺的孤立性感染,以发热、甲状腺肿痛为基本特征。如治疗不及时,最终可致甲状腺脓肿,故又称为急性化脓性甲状腺炎。

二、病因

急性甲状腺炎大多由口腔或颈部其他软组织化脓性感染直接扩展;少数是由于脓毒血症,细菌经血液循环播散至甲状腺;也有的是由于对甲状腺行穿刺检查时并发感染。但也有的病灶隐蔽,找不到感染灶或无法明确感染来源。梨状窝瘘是引起儿童急性甲状腺炎的主要原因。

本病的病原体以细菌为主,也可为其他微生物。目前已报道的致病菌有金黄色葡萄球菌、溶血性链球菌、肺炎球菌、大肠埃希菌、沙门菌、分枝杆菌、不动杆菌或混合厌氧菌等,革兰阳性菌(葡萄球菌、链球菌)仍为主要的致病菌。机会菌感染则见于免疫功能缺陷患者。

三、诊断

(一)临床表现

本病可发生于任何年龄,在秋冬季节继发于上呼吸道感染后发病多见。一般起病较急,具有化脓性感染的共同特征。全身症状可有寒战、发热、心悸等,局部则表现为甲状腺肿大、触痛,伴有吞咽困难,吞咽时疼痛加重,且向两耳、颊部或枕部放射,可伴有喉鸣和声嘶。早期颈前区皮肤红肿并不明显,严重者可出现甲状腺周围组织肿胀和炎症反应。即使脓肿形成,波动感也常不明显。

(二)实验室检查

1.一般检查

血常规可见白细胞总数升高,中性粒细胞明显增多,血沉增快,C反应蛋白升高。血培养可为阳性。

2.甲状腺功能

大多在正常范围,当伴有甲状腺滤泡破坏时可有一过性甲状腺功能亢进表现。

(三)特殊检查

1.甲状腺B超

初期显示甲状腺明显肿大、回声不均匀,呈蜂窝样。动态B超观察显示甲状腺呈进行性肿大,有大小不等的低回声或无回声区,或大面积液性暗区。

2.甲状腺核素显像

甲状腺核素显像可见甲状腺放射性分布普遍减低,且轮廓模糊。

3.甲状腺CT或MRI

提示局部炎症,或有脓肿形成,有利于区分肿块的位置和性质。

4.食管钡餐透视

对反复发作者应行食管钡剂造影以明确有无梨状窝瘘。

5.甲状腺穿刺

在 B 超引导下行细针穿刺细胞学检查可抽吸出浓汁,镜检见大量的脓细胞、坏死细胞及组织碎屑。浓汁培养可查找出病原菌,药敏试验可指导抗生素的选择。

四、鉴别诊断

(一)亚急性甲状腺炎

起病相对较缓慢,炎症局限于甲状腺内,不侵入颈部其他器官,化验血沉显著升高,甲状腺激素增高和甲状腺摄碘率降低。白细胞数无明显增多。

(二)颈淋巴结炎

可有发热、局部疼痛、白细胞数增多等化脓性感染的特征,颈部可触及肿大的淋巴结,甲状腺激素和甲状腺摄碘率均正常。颈部 B 超显示肿大的淋巴结,而甲状腺大小质地均正常。

(三)甲状腺恶性肿瘤

可发生急性局灶性坏死或出血而表现为类似急性化脓性感染,但触诊甲状腺质地硬而且固定粘连,周围淋巴结肿大。预后差。

五、治疗

(一)支持对症治疗

卧床休息,早期局部宜用冷敷,晚期宜用热敷。高热者需进行物理或药物降温。

(二)抗感染

对急性甲状腺炎应强调早确诊、早治疗,尽量避免脓肿形成。在细菌培养结果出来以前应尽早采用经验性抗生素治疗。使用抗生素的原则是早期、足量、广谱;如为混合感染,可加用对抗厌氧菌有效的抗生素。如为真菌感染则选用抗真菌药,以静脉途径给药为宜。随后的抗生素治疗应根据细菌培养和药敏试验的结果进行调整。

(三)引流

对已有脓肿形成,特别是有呼吸困难者,可在 B 超引导下行脓肿穿刺抽脓或引流,或者在麻醉下行脓肿切开排脓。

(四)手术

如果急性甲状腺炎反复发作,有可能是先天性异常,可待炎症缓解后,常规行钡餐透视了解有无梨状窝瘘等先天畸形。如有,应手术切除瘘管,以免复发。

(宋　灿)

第七节　甲状旁腺功能减退症

一、概述

甲状旁腺功能减退症简称甲旁减,是因多种原因导致甲状旁腺激素(parathyroid hormone,

PTH)分泌不足或作用缺陷或外周靶细胞对 PTH 的作用不敏感(PTH 抵抗),导致钙、磷代谢异常。临床以反复手足搐搦、癫痫发作、低钙血症和高磷血症为主要特征的疾病,长期口服钙剂和维生素 D 制剂可以使病情得到控制。

二、病因

(一)甲状旁腺激素分泌不足

1.原发性甲状旁腺功能减退症

(1)家族性(遗传性)甲状旁腺功能减退症:包括常染色体显性遗传、隐性遗传及 X 连锁隐性遗传等多种遗传方式,也有散发性。

(2)先天性甲状旁腺发育异常:如 DiGeorge 综合征为常染色体显性遗传或散发性。与胚胎第 3、第 4、第 5 对腮囊形成的缺陷有关。病因是染色体 22q11.21-q11.23 基因的微小缺失。主要表现为先天性胸腺、甲状旁腺发育不良及先天性心血管畸形。具有特殊面容(眼距增宽、外眦上斜、小下颌、唇腭裂、短人中等)、低钙血症及先天性心脏病如主动脉右位或法洛四联症。

(3)钙敏感受体基因突变:钙敏感受体(CaSR)是 G 蛋白偶联受体家族的一个成员,位于甲状旁腺细胞上,同时还在肾小管细胞表达。CaSR 激活型突变可抑制甲状旁腺主细胞分泌 PTH,减少钙的重吸收,使尿钙排出量增加,导致高钙尿症性甲状旁腺功能减退症。CASR 失活型突变可引起家族性良性低尿钙性高钙血症及新生儿严重甲状旁腺功能亢进症。

(4)特发性甲状旁腺功能减退症:原因不明者归于此类。

2.后天获得性甲状旁腺功能减退

(1)甲状旁腺手术或放射损伤:多见于甲状腺癌根治或甲状旁腺功能亢进症经多次手术后,甲状旁腺组织被切除或受到损伤,或影响甲状旁腺血供。可有暂时性和永久性甲旁减两种。

(2)甲状旁腺浸润性疾病、重金属中毒如血色病(铁)、珠蛋白生成障碍性贫血(铁)和肝豆状核变性(铜)等;或因淀粉样变、结核病、结节性肉芽肿或肿瘤浸润而引起甲状旁腺浸润性病变。

(3)多发内分泌自身免疫综合征:Ⅰ型属常染色体隐性遗传疾病,突变基因位于 21q22.3,以皮肤黏膜念珠菌病、自身免疫性甲状旁腺功能减退和 Addison 病三联症为特征,其表现多种多样。

(4)低镁血症:抑制甲状腺主细胞分泌 PTH,并使周围组织对 PTH 的反应性减弱。其病因包括肠道吸收减少及肾脏丢失增加。

(5)新生儿暂时性甲状旁腺功能减退:早期新生儿由于甲状旁腺发育不完善,不能正常分泌 PTH,或是母亲患甲状旁腺功能亢进症时由于妊娠时经胎盘转移的钙较多,使胎儿处于高血钙状态,暂时性抑制了甲状旁腺的功能。

(二)甲状旁腺激素活性抵抗

假性甲状旁腺功能减退症(pseudohypoparathyroidism,PHP)是一组以外周器官(肾脏、骨骼等)对 PTH 抵抗为特征的异质性疾病,为常染色体显性遗传性疾病。

三、诊断

(一)临床表现

1.神经肌肉应激性增加

一般当血游离钙浓度≤0.95 mmol/L(3.8 mg/dL),或血总钙值≤1.88 mmol/L(7.5 mg/dL)时

常出现症状。初期主要有麻木、刺痛和蚁走感,严重者呈手足搐搦,甚至全身肌肉收缩而有惊厥发作。也可伴有自主神经功能紊乱,如出汗、声门痉挛、气管呼吸肌痉挛及胆、肠和膀胱平滑肌痉挛等。体征有面神经叩击征(Chvostek 征)阳性和束臂加压试验(Trousseau 征)阳性。

2.神经精神症状

癫痫发作,其类型有大发作、小发作、精神运动性发作,甚至发生癫痫持续状态;伴有肌张力增高、手颤抖。精神症状有兴奋、焦虑、恐惧、烦躁、欣快、忧郁、记忆力减退、妄想、幻觉和谵妄等。15%患儿有智力减退,5%见视盘水肿,偶有颅内压增高,脑电图示一般节律慢波、爆发性慢波及有尖波、棘波、癫痫样放电改变。

3.外胚层组织营养变性

低钙性白内障、出牙延迟、牙发育不全、磨牙根变短、龋齿多甚至缺牙、皮肤角化过度、指(趾)甲变脆、粗糙和裂纹及头发脱落可伴发白色念珠菌感染等。

4.骨骼改变

病程长、病情重者,可有骨骼疼痛,以腰背和髋部多见。骨密度正常或增加。

5.胃肠道功能紊乱

有恶心、呕吐、腹痛和便秘等。

6.心血管改变

低血钙刺激迷走神经可导致心肌痉挛而突然死亡。患儿心率增速或心律不齐。心电图示 QT 间期延长。重症患儿可有甲旁减性心肌病,心力衰竭。

7.转移性钙化

转移性钙化多见于脑基底节(苍白球、壳核和尾状核),常对称性分布。脑 CT 检查阳性率高,约 50%。病情重者,小脑、齿状核、脑的额叶和顶叶等脑实质也可见散在钙化。其他软组织、肌腱、脊柱旁韧带等均可发生钙化。

8.Albright 遗传性骨营养不良(AHO)

假性甲旁减及假假性甲旁减患者常有典型遗传缺陷性体态异常表现为身材矮粗、体型偏胖、脸圆、颈短、盾状胸,指、趾骨畸形(多为第 4、第 5 掌骨或跖骨);常有智力低下,味觉和嗅觉减退;软组织钙化和骨化较多见;可并发皮下钙化、低钙性白内障和颅内基底钙化;并可合并甲状腺、肾上腺皮质功能减退、尿崩症、糖尿病或性腺发育不良。

(二)实验室检查

1.血钙

低钙血症是重要的诊断依据,血钙水平≤2.0 mmol/L(8.0 mg/dL)。有明显症状者,血钙一般≤1.88 mmol/L(7.5 mg/dL),血游离钙≤0.95 mmol/L(3.8 mg/dL)。

2.血磷

多数患儿增高,高于正常上限,≥1.78 mmol/L(5.5 mg/dL),部分患儿正常。

3.尿钙和磷排量

一般情况下,24 小时尿钙排量减少。尿磷排量减少。钙敏感激活型突变可减少钙吸收,导致尿钙增高。此外,尿钙可以作为治疗调整的随访指标,以避免泌尿结石。

4.血碱性磷酸酶

血碱性磷酸酶正常,可作为治疗随访的参考指标。

5.血 PTH 值

正常人中当血总钙值≤1.88 mmol/L(7.5 mg/dL)时,血 PTH 值应有 5～10 倍的增加。甲状旁腺功能减退者出现低钙血症时,血 PTH 水平多数低于正常,也可以在正常范围。因此,测血 PTH 时,应同时测血钙,两者一并分析。与原发性甲旁减不同的是假性甲旁减患者,血 PTH 水平增高。

6.骨 X 线片

长骨骨皮质增厚及颅骨内、外板增宽,腰椎骨质增生,并韧带钙化、椎旁骨化,骨盆像示髋臼钙化致髋关节致密性骨炎等。骨密度检查提示骨量增加。

四、鉴别诊断

(一)假性甲状旁腺功能减退症(PHP)

PHP 患儿甲状旁腺结构和功能正常,甲状旁腺素(PTH)合成、分泌增多,但肾、骨靶器官对 PTH 抵抗。临床表现具有 Albright 遗传性骨营养不良(AHO 异常)表型,且血钙低、血磷高、PTH 增高,尿钙、磷、cAMP 均低。可分为Ⅰ型(Ⅰa、Ⅰb 和Ⅰc 型)、Ⅱ型。①PHP-Ⅰa 型是由于 GNAS 基因的失活性突变导致的 Gsα 蛋白表达或活性降低,患者除了 PTH 抵抗外,还存在 Albright遗传性骨营养不良症(AHO)和其他多种激素抵抗;②PHP-Ⅰb 型是由 GNAS 基因上游的另外 4 个外显子的甲基化异常所致,患者仅有 PTH 和 TSH 抵抗,不具备 AHO;③PHP-Ⅰc 型:对多种激素存在抵抗,但其 Gsα 蛋白活性正常;④PHPⅡ型是由于受体后缺陷所致,无AHO 畸形,尿 cAMP 正常或增高。

(二)假性甲状旁腺功能减退症(假性 PHP)

具有 Albright 遗传性骨营养不良(AHO 异常)表型的个体,但其生化指标正常。其特点是血钙、磷水平正常,PTH 水平增高,血碱性磷酸酶正常。尿 cAMP 对 PTH 的反应正常。

(三)低镁血症

对反复手足抽搐,静脉补钙不易控制的,需考虑低镁血症。镁缺乏可引起低钙血症,血 PTH 降低,同时伴有血镁降低可确诊,同时补充镁制剂可缓解抽搐。

(四)其他低血钙原因

碱中毒、维生素 D 缺乏、维生素 D 依赖性佝偻病、严重肝肾疾病(如慢性肾病)、药物(如呋塞米、肿瘤化疗药物)、重症疾病(如中毒性休克、败血症和重症胰腺炎)等可出现血清游离钙水平降低。

五、治疗

治疗目标是控制病情,使症状缓解,血清钙纠正至正常低限或接近正常,尿钙排量保持在正常水平。假性甲旁减的低钙血症较易纠正,部分患者单纯使用钙剂治疗即可,但大多需要加用维生素 D 制剂。假性甲旁减治疗的另一个目标是降低血 PTH 水平,所需药物剂量一般低于甲旁减患者。

(一)钙剂和维生素 D 及其衍生物

1.钙剂

应长期口服,每天补充元素钙 1.0～1.5 g[初始剂量 30～50 mg/(kg·d)],葡萄糖酸钙、乳酸钙、氯化钙和碳酸钙中分别含元素钙 9.3%、13%、27% 和 40%。少数病例单纯服钙剂即可纠正低钙血症。

严重的低钙血症引起手足搐搦、喉痉挛、惊厥或癫痫大发作应紧急抢救。方案为：立即静脉点滴或缓慢推注 10%葡萄糖酸钙 1～2 mL/kg（相当于元素钙 9～18 mg/kg），静脉滴注加入等量或 2 倍 5%葡萄糖，谨防渗漏血管外，必要时 6～8 小时后重复给药。葡萄糖酸钙浓度≤2%；速度以元素钙<4 mg/(kg·h)为宜。当血钙>1.87 mmol/L(7.5 mg/dL)时，可改口服元素钙 100 mg/(kg·d)或 1～2 g/d。需定期监测血清钙水平，维持血钙在 2.0～2.2 mmol/L(8.0～8.8 mg/dL)，尿钙<0.1 mmol/(kg·d)即<4 mg/(kg·d)，避免发生高钙血症及高钙尿症，以免出现致死性心律失常及泌尿结石。应用洋地黄类药物者需慎用钙剂，如临床必须应用钙剂，则应进行心脏监护。此外需要注意低钙血症常伴随低镁血症，必要时可口服氯化镁补充治疗。

2.维生素 D 及其衍生物

包括以下几种。①维生素 D_2 或 D_3(1 mg 相当于 4 万 IU)：婴幼儿及年龄较小儿童需要量 0.1～0.5 mg/d(4 000～2 万 U/d)，年龄大儿童 1.25～2.5 mg/d(5 万～10 万 U/d)。②双氢速甾醇(dihydrotachysterol，DHT 或 AT_{10})：一般从小量开始(0.2～1 mg/d)，酌情调整药量，逐渐递增，当症状消失时作为维持量，剂量约为 20 μg/(kg·d)。③骨化三醇 1,25-$(OH)_2D_3$：初始剂量为 0.25 μg/d，维持剂量为 0.03～0.08 μg/(kg·d)，最大量为 2.0 μg/d。④阿法骨化醇 1α-(OH)D_3：适用于肝功能正常的患儿，剂量 0.5～2 μg/d，分 2～3 次口服，其治疗剂量为骨化三醇的 0.6～1.0 倍。

(二)甲状旁腺激素替代治疗

理论上应为甲旁减最理想的治疗，已有基因重组的人 PTH 制剂上市，但目前多用于骨质疏松治疗。多项临床试验提示 PTH(1-34)及 PTH(1-84)皮下注射治疗较传统的补充钙剂和维生素 D 的治疗可以更好地使血钙达正常范围，并减少高尿钙发生，因此可降低肾结石、肾功能不全的发生率。但因其价格昂贵，且必须采用注射方式给药，目前尚缺乏儿童临床应用资料，故尚未应用。

(三)甲状旁腺移植

目前主要有自身移植及异体移植两种方法，但存在供体来源、排斥反应等诸多问题，因此尚在研究中，未应用于临床治疗。

六、预防

控制好母亲的血钙水平，可减少新生儿甲旁减。对于特发性甲旁减和假性甲旁减，钙剂和维生素 D 的联合应用完全可以控制病情，因此决定预后的重点是能否得到早期正确的诊断和合理的治疗。这不仅意味着消除低血钙相关的手足搐搦和神经系统症状，而且可以预防和防止低钙性白内障和基底节钙化的发生和进展。

（宋　灿）

第八节　甲状旁腺功能亢进症

一、概述

甲状旁腺功能亢进症（hyperparathyroidism，简称甲旁亢），是由于甲状旁腺分泌过多甲状旁腺激素（parathyroid hormone，PTH）而引起的钙磷代谢失常。可分为原发性、继发性、三发性和假性甲旁亢。原发性甲旁亢（parathyroid hyperparathyroidism，PHPT）是由于甲状旁腺本身病变引起的甲状旁腺激素（PTH）合成、分泌过多，主要表现为骨骼改变、神经系统疾病、消化道系统疾病、高血钙和低血磷等。继发性甲旁亢系各种原因引起的低血钙长期刺激甲状旁腺所致，如慢性肾衰竭、维生素 D 缺乏、肠道、肝和肾脏疾病致维生素 D 吸收不良和生成障碍。三发性甲旁亢是在继发性甲旁亢的基础上，腺体受到持久和强烈的刺激部分增生，自主分泌过多的 PTH，产生高钙血症。假性甲旁亢是由于某些器官的恶性肿瘤分泌类似甲状旁腺素的多肽物质而引起血钙水平升高，血磷降低及甲旁亢症状，成人多见。

二、病因

原发性甲旁亢的主要病因是甲状旁腺腺瘤、增生和癌。儿童及青少年患者中以腺瘤最多见，并以单个腺瘤为主。甲状旁腺癌在儿童中很少见。随着血钙测定方法的改进，无症状性甲旁亢的检出率明显增加。国外报道儿童 PHPT 总体发病率为 2/10 万～5/10 万，男女比例相当，国外报道为 1：（0.9～1.75），国内为 1：1.6。

在原发性甲旁亢的病因中，遗传综合征占 5％左右，包括多发性内分泌腺瘤 1 型（MEN1，也称卓-艾综合征，可同时伴有胰岛、胃泌素瘤及垂体腺瘤）或 2a 型（MEN2a，也称 Sipple 综合征，可伴有甲状腺髓样癌及嗜铬细胞瘤）、家族性低尿钙性高钙血症（FHH）、新生儿严重甲旁亢（NSHPT）、甲旁亢-腭肿瘤综合征（HPT-JT）。

三、诊断

(一)临床表现

儿童甲旁亢患者与成人患者不同，发生相关症状或体征的比例较高。凡具有骨骼病变、泌尿系统结石和高钙血症的临床表现，单独存在或两三个征象复合并存，伴有高血钙、低血磷、血碱性磷酸酶和 PTH 增高、尿钙排量增多支持甲旁亢的诊断。原发性甲旁亢的症状及体征主要是由高血钙引起。

1.高钙血症的症状

(1)神经系统：淡漠、嗜睡、性格改变、智力迟钝、肌张力减低等，严重者甚至昏迷。易疲劳、四肢肌肉软弱，近端肌肉尤甚，重者发生肌肉萎缩。

(2)消化系统：高血钙可刺激胃泌素分泌，胃酸增多，溃疡病较多见，还可致胃肠道平滑肌张力降低，胃肠蠕动缓慢，引起食欲缺乏、腹胀、便秘、反酸等。钙离子易沉着于胰管和胰腺内，激活胰蛋白酶原和胰蛋白酶，引起急性或慢性胰腺炎发作。一般胰腺炎时血钙值降低，如患者血钙值正常或增高,应除外原发性甲旁亢。

2.骨骼病变

典型病变是广泛骨丢失、纤维性囊性骨炎、囊肿棕色瘤形成、病理性骨折和骨畸形,部分患儿可合并佝偻病体征。主要表现为广泛的骨关节疼痛,伴明显压痛。多由下肢和腰部开始,逐渐发展至全身。重者有骨畸形,如胸廓塌陷变窄、椎体变形、骨盆畸形、四肢弯曲和身材变矮等。

3.泌尿系统症状

在 PTH 过多时,高血钙使肾小球滤过的钙量大为增加,超过了 PTH 增加肾远曲小管重吸收钙的效果,尿钙排出量增多,此外 PTH 能降低肾小管对磷的回吸收,尿磷排出也增多。因此,患者常有烦渴、多饮和多尿。可发生反复的肾脏或输尿管结石、血尿、乳白尿或尿砂石等,也可有肾钙盐沉着症。容易并发尿路感染,晚期则发生肾功能不全。国外报道儿童及青少年甲旁亢患者中,有泌尿系统结石者占 36%～64%。

4.其他症状及体征

(1)软组织钙化影响肌腱和软骨等处,可引起非特异性关节痛,累及手指关节,有时主要在近端指间关节。皮肤钙盐沉积可引起皮肤瘙痒。

(2)颈部可触及肿物。

(3)心电图示心动过速,Q-T 间期缩短,有时伴心律失常。

(4)肾脏受损可有继发性高血压。

(二)实验室检查

PHPT 的定性诊断主要靠血钙和 PTH 检测,而定位诊断则依靠颈部高频彩声、颈部及纵隔 CT 和放射性核素扫描。

1.血清钙

正常人血总钙值为 2.25～2.75 mmol/L(9～11 mg/dL),血清游离钙值为(1.18±0.05)mmol/L。当血清总钙>2.63 mmol/L(10.5 mg/dL),血清游离钙>1.25 mmol/L(5 mg/dL)时称为高血钙。其分度:血总钙<3.0 mmol/L 为轻度,可能无症状;3.0～3.5 mmol/L 为中度,可出现厌食、多饮多尿;>3.5 mmol/L 为重度高血钙,可出现恶心、呕吐、脱水及神志改变(嗜睡甚至昏迷)。甲旁亢时血清总钙值呈现持续性增高或波动性增高,而血游离钙测定结果较血总钙测定对诊断更为敏感。要注意合并低蛋白血症、维生素 D 缺乏症、骨质软化症、肾功能不全、胰腺炎、甲状旁腺腺瘤栓塞等时,虽然血清总钙值正常,但游离钙值常增高,故需要重复测定血钙水平。

2.血清磷

儿童正常值为 1.29～2.10 mmol/L(4.0～6.5 mg/dL),目前多用钼酸盐法。甲旁亢时血磷水平通常降低,且由于近端小管排酸能力受损,可伴有轻度高氯性酸中毒,出现氯/磷(Cl/P)比值升高。

3.血清碱性磷酸酶(ALP)

原发性甲旁亢时,排除了肝胆系统的疾病存在,血清 ALP 增高可反映骨病变的存在,骨病变愈严重,血清 ALP 值愈高。儿童 ALP 正常值较成人高 2～3 倍,但目前我国尚无儿童各年龄段血清 ALP 的正常值标准。

4.血 PTH

血 PTH 浓度是诊断本病一个直接而敏感的指标,用这个指标诊断甲旁亢与手术的符合率达 90%。且血 PTH 升高程度与血钙浓度、肿瘤大小和病情的严重程度相平行。目前多采用测定全分子 PTH 的免疫化学发光法。血 PTH 水平增高,结合血钙值有利于鉴别原发性和继发性甲旁亢。

5.24 小时尿钙

原发性甲旁亢患儿 24 小时尿钙 >0.1 mmol/kg(4 mmol/kg)。

6.X 线检查

X 线表现和病变的严重程度相关,典型的表现为普遍骨质疏松,弥散性骨密度减低。特征性的骨吸收,包括指(趾)骨骨膜下骨吸收,以中指桡侧最为明显,外侧骨膜下皮质呈不规则锯齿样;皮质内骨吸收,皮质内可见纵行透亮条纹;软骨下骨吸收,见于耻骨联合、骶髂关节和锁骨的两端。还可见纤维性囊性骨炎、棕色瘤、病理性骨折,牙周膜下牙槽骨硬板消失。腹部平片示肾或输尿管结石、肾钙化。

7.骨密度测定和骨超声速率检查

显示骨量丢失和骨强度减低。皮质骨的骨量丢失早于骨松质,且丢失程度更为明显。

8.定位检查

(1)颈部超声检查:诊断符合率 70%。

(2)放射性核素检查:99m锝-甲氧基异丁基异腈(99mTc-MIBI)扫描显像符合率在 90% 以上。

(3)颈部和纵隔 CT 扫描:CT 扫描对颈部及纵隔异位的甲状旁腺病变均有识别作用,并可同时显示甲状腺有无病变。腺瘤 CT 平扫表现为卵圆形或三角形肿块,密度不均匀。但若腺瘤较小可出现阴性结果。

对甲状腺瘤的定位 B 超检查是首选的定位诊断方法,99mTc-MIBI 应作为常规定位诊断方法,尤其是两者联合检查可提高定位诊断的准确性。

四、鉴别诊断

(一)高钙血症

1.恶性肿瘤

通过骨转移破坏引起高钙血症,血 PTH 水平正常或降低,部分恶性肿瘤(如鳞癌、腺癌等)肿瘤释放甲状旁腺激素相关蛋白(PTHrP),作用于 PTH/PTHrP 受体,引起高钙。

2.结节病

有高血钙、高尿钙、低血磷和碱性磷酸酶增高,与甲旁亢颇相似。但无普遍性脱钙。有血浆球蛋白升高。鉴别可摄胸片,血 PTH 水平正常或降低。

3.维生素 A、D 过量

有明确的病史可供帮助,此症有轻度碱中毒,而甲旁亢有轻度酸中毒。

4.甲状腺功能亢进

20% 的患者有轻度高钙血症,尿钙亦增多,伴有骨质疏松。可依据甲亢临床表现及 TSH 降低,T_3、T_4 升高来鉴别。此外需要注意低蛋白血症会掩盖游离钙水平的显著增高,注意检测蛋白水平。

(二)继发性甲旁亢

继发性甲旁亢是由于各种原因所致的低钙血症,刺激甲状旁腺,使之增生肥大,分泌过多的 PTH,见于佝偻病、慢性肾功能不全、骨质软化症和小肠吸收不良等。某些新生儿甲旁亢可由于母亲患甲旁减,胎儿于子宫内即可有甲状旁腺增生,X 线长骨出现类似甲旁亢表现,该病为暂时性,出生后可逐渐恢复。与原发性甲旁亢鉴别,继发性甲旁亢患者除 PTH 升高外,血钙降低或正常低限。

(三)代谢性骨病

1.骨质疏松症

血清钙、磷和碱性磷酸酶都正常,为普遍性脱钙和骨质疏松。

2.佝偻病

血清钙、磷正常或降低,血碱性磷酸酶和 PTH 均可增高,尿钙和磷排量减少。骨 X 线有椎体双凹变形、假骨折等特征性表现。

3.肾性骨营养不良

骨骼病变有纤维性囊性骨炎、骨硬化、骨软化和骨质疏松 4 种。血钙值降低或正常,血磷增高,尿钙排量减少或正常,有明显的肾功能损害。

五、治疗

(一)手术治疗

外科手术是原发性甲旁亢的唯一有效治疗,对于有症状或有并发症的原发性甲旁亢患者,手术治疗不仅可以减轻症状,而且能够改善预后。对于无症状甲旁亢治疗尚存在争论,需密切随访观察,一旦出现高血钙、PTH 明显增高和症状加重如骨吸收病变的 X 线表现、肾功能减退、活动性尿路结石、骨密度明显降低等,则需考虑手术。新生儿重症原发性甲旁亢由于存在极严重的高钙血症及高水平的 PTH,通常是致死性的,需要及早行甲状旁腺全切术。原发性甲旁亢多数为腺瘤,手术中均应探查所有的甲状旁腺,如为腺瘤,做腺瘤摘除;如为增生,则主张切除腺体;如为腺癌,则宜做根治手术。手术遗漏、病变的甲状旁腺异位、增生的甲状旁腺切除不足或复发10%,则需考虑再次手术。

甲状旁腺切除后约有 80% 患儿出现低钙血症,一般术后 24 小时血钙开始逐渐下降,第 5~第 10 天大多达最低点。轻者口服钙剂及维生素 D 或活性维生素 D。重者出现手足抽搐,予以静脉补钙。若补钙反应不佳者,宜同时补充维生素 D。对难治性低血钙应测血镁,低血镁者应口服氯化镁,或取 25% 硫酸镁分次肌内注射或溶于 5% 葡萄糖液中静脉滴注 8~12 小时。

(二)药物治疗

非手术治疗的患者必须注意保持足够的水化,避免使用噻嗪类利尿剂及长期制动,伴随明显呕吐或腹泻时应进行积极的处理。饮食钙摄入量以中等度合适,避免高钙饮食。口服磷酸盐可提高血磷的水平,有助于骨矿盐的沉积,降低血钙,减少尿钙排泄,阻抑肾结石的发展,降低1,25-$(OH)_2D_3$的浓度。目前,双膦酸盐已用于原发性甲旁亢所致高钙血症的急症处理。用药期间要经常监测血钙及血磷;磷酸盐过量,血钙低于正常,可刺激 PTH 分泌,并引起骨脱钙及并发转移性钙化,有肾功能损害者需慎重。当血清钙>3.5 mmol/L,即出现严重高血钙时可以透析治疗。

(三)定位不明确的或不适合手术的患者

定位不明确的或不适合手术的患者可行保守疗法。继发性甲旁亢的有效治疗是纠正疾病诱因,同时服用钙剂及维生素 D。

六、预防

PHPT 时出现以下情况是危重的征象,应迅速纠正高血钙,争取尽早手术。

（1）有严重高血钙的征象，如血钙＞3.5 mmol/L(14 mg/dL)，以及有神经精神症状。

（2）有长期高血钙的病变，如肾结石、肾衰竭、纤维性囊性骨炎、假性杵状指等。

（3）有严重的肌病、转移性钙化（包括肺、肾、血管、关节的钙化及带状角膜病、结膜磷酸钙沉积引起的"红眼睛"）、贫血（因过多的 PTH 可诱发骨髓纤维化及造血功能降低）。

（4）对不明原因的骨痛、病理性骨折、尿路结石、血尿、尿路感染等情况时，应想到本病，尽早做相应检查尽早确诊，以给以早期合理治疗，如尽早手术切除腺瘤，或选择正确的药物治疗等。

（宋　灿）

第九节　低血磷性抗维生素 D 佝偻病

一、概述

低血磷性抗维生素 D 佝偻病，又称家族性低血磷酸盐性抗维生素 D 佝偻病，属于 X 连锁显性遗传，发病率约 1:25 000。主要特点是近端肾小管及肠道对磷重吸收障碍，大量磷从尿中排出，使血磷降低，一般在 0.65～0.97 mmol/L(2～3 mg/dL) 之间，钙磷乘积＜30，以致骨质不易钙化，并引起低钙血症、继发性甲状旁腺功能亢进，造成佝偻病或骨软化症。

二、病因

低血磷性佝偻病遗传方式大多是 X 连锁显性遗传或不完全显性遗传，部分为常染色体显性遗传或隐性遗传。2/3 的病例，为家族性低血磷酸盐性抗维生素 D 佝偻病，属于 X 连锁显性遗传，女性患者较多，但症状轻，多数只有血磷低下而无明显佝偻病骨骼变化。男性发病数低，但症状较严重。该病主要是由于定位于 X 染色体 p22.31-p21.3 的 *PHEX* 基因突变引起，其 cDNA 全长已经被克隆，包含 2247bp 跨 22 个外显子的编码区，编码一条 749 个氨基酸的蛋白质。*PHEX* 和中性肽链内切酶基因家族有高度的同源性，其家族包括中性肽链内切酶、Kell 抗原及内皮素转换酶 1(ECE-1) 等。X 染色体连锁隐性遗传性低磷佝偻病致病基因为 *CLCN*5 基因，定位于 Xp11.2，主要编码肾脏氯离子电压开关通道蛋白。另有 1/3 为散发的获得性病例，常与良性间质性肿瘤有关（癌基因性佝偻病）。偶见一些病例属于常染色体显性/隐性遗传。

三、诊断

（一）临床表现

患儿一般发病早，有家族史，出生不久即有低血磷，多在 1 周岁左右开始出现类似维生素 D 缺乏佝偻病的骨病变，O 形腿、X 形腿常为引起注意的最早症状，走路呈鸭步，下肢呈髋内翻、膝内翻和膝外翻。其他佝偻病体征很轻，较少出现肋串珠和郝氏沟，肌张力低下等。病情轻的患儿多被忽视，身高多正常，也有部分患儿因生长发育障碍致身材矮小。严重病可表现出典型的活动性佝偻病、严重进行性骨骼畸形、多发性骨折、剧烈骨痛尤以下肢明显，甚至不能行走，伴有身高生长发育停滞。并常于出现骨病前，早期出现牙齿病变，如牙折断、牙痛、磨损、乳牙早脱、釉质过少等。

低磷血症临床表现变化多端,最常见的是不同神经肌肉症状,包括进行性嗜睡、肌肉乏力、麻木以致瘫痪、昏迷甚至死亡。血清磷＜0.26 mmol/L 时可出现意识模糊、乏力、抽搐等,血清磷＜0.65 mmol/L 时患者可出现肌肉损伤。严重者甚至引起心力衰竭及心律失常、溶血、血小板功能不全等。

(二)实验室检查

血磷降低是主要的生化异常表现。血清磷降低可分为轻度(0.75～1.0 mmol/L)、中度(0.5～0.7 mmol/L)、重度(＜0.3 mmol/L),该病患儿血磷一般呈中度降低。血钙值正常或稍降低,甲状旁腺激素(PTH)水平正常,血清碱性磷酸酶活性明显增高。虽然存在低磷血症,但尿磷仍排出增加,且尿常规和肾功能正常,说明肾小管对磷的重吸收障碍。此外,尿钙与尿肌酐的比值可以作为治疗随访指标,其正常为 0.15～0.30。如果这个比例大于 0.4[尿钙排泄量＞4 mg/(kg·d)],说明维生素 D 或 DHT 的剂量太大,应及早减量,以减少中毒的机会。

(三)X 线骨片

X 线骨片是一种重要的诊断辅助检查,可见轻重不等的佝偻病变化,活动期与恢复期病变同时存在,在股骨、胫骨最易查出。可表现为骨龄落后,膝外翻或内翻。干骺端增宽,呈碎片状,骨小梁粗大,在胫骨近端、远端及股骨、桡骨、尺骨远端干骺端皆可出现毛刷样改变、杯口状改变、骨质疏松和骨密度不均匀,但部分病例可在腰、骶、尾椎韧带处见多处钙化。

四、鉴别诊断

(一)维生素 D 缺乏性佝偻病

低磷抗 D 佝偻病与之鉴别要点。

1.维生素 D 缺乏性佝偻病

(1)病因:由于日光照射不足、维生素 D 摄入不足及胃肠疾病所致,补充维生素 D 后病情缓解。

(2)发病年龄:多发生在婴幼儿(6 个月～2 岁)。

(3)血 25-(OH)D$_3$ 活性降低。

(4)40 万～60 万单位维生素 D 做一次口服或肌内注射,对一般维生素 D 缺乏性佝偻病患儿在数天内血磷上升,2 周内长骨 X 线片显示好转。

2.低磷抗维生素 D 佝偻病

(1)病因:X 染色体 p22.31-p21.3 的 *PHEX* 基因突变引起,维生素 D 的摄入量已超过一般需要量而仍出现活动性佝偻病骨骼变化。

(2)发病年龄:2～3 岁后仍有活动性佝偻病的表现。

(3)血 25-(OH)D$_3$ 活性正常。

(4)40 万～60 万单位维生素 D 做一次口服或肌内注射,血磷上升不明显,骨骼无明显变化。

(5)家庭成员中常见有低血磷症。

(二)低血钙性抗维生素 D 性佝偻病

低血钙性抗维生素 D 性佝偻病又名维生素 D 依赖性佝偻病,此病一般属于常染色体隐性遗传,是由于肾脏缺乏 1-羟化酶,不能合成 1,25-(OH)$_2$D$_3$。发病时间从生后数月起,常伴有肌无力,早期可出现手足搐搦症。血钙降低,血磷正常或稍低,血氯增高,但 PTH 水平均升高,并可出现氨基酸尿,虽经常规剂量维生素 D 治疗,但在 X 线长骨片上仍显示佝偻病征象。分为 Ⅰ 型和Ⅱ型。Ⅰ型，肾脏合成 $1,25\text{-}(OH)_2D_3$ 减少，导致其血浆浓度降低，用 $1,25\text{-}(OH)_2D_3$ 治疗即获痊愈；Ⅱ型，$1,25\text{-}(OH)_2D_3$ 血浆浓度正常或升高，而细胞对 $1,25\text{-}(OH)_2D_3$ 反应降低，该型需要大剂量 $1,25\text{-}(OH)_2D_3$（最大剂量 $2\ \mu g/d$）及钙剂（最大剂量为元素钙 $3\ g/d$），并予磷酸盐替代才可能见效。

（三）肾性佝偻病

各种先天性或后天性肾脏疾病引起慢性肾功能障碍，影响维生素 D 代谢和肾脏排磷功能。血钙低，血磷升高，导致甲状旁腺继发性功能亢进，导致骨骼脱钙，钙盐沉积障碍，而发生佝偻病改变。多有慢性酸中毒及肾功能异常，治疗在于改善肾功能，并用大剂量维生素 D_3 或 $1,25\text{-}(OH)_2D_3$ 治疗。

（四）远端肾小管性酸中毒

为肾小管上皮细胞膜的一种运转功能障碍。远曲小管泌氢不足，以致影响肾小管对电解质的重吸收功能，从尿中丢失大量钾、钠、钙，继发性甲状旁腺功能亢进，骨质脱钙，出现佝偻病症状，伴严重骨骼畸形。临床上表现多尿、碱性尿、代谢性酸中毒、低血钙、低血磷、低血钾和高氯血症等。维生素 D 治疗无效，主要纠正酸中毒和补钾。

（五）范科尼综合征

范科尼综合征属于常染色体隐性遗传病，因近端肾小管多种物质转运功能障碍引起全身性代谢性疾病，表现分为多饮多尿、呕吐、生长障碍和佝偻病等，实验室检查示除尿磷增多、血磷降低、碱性磷酸酶升高之外，还有尿氨基酸、尿糖增高。

（六）继发性疾病

继发性疾病如巨细胞肿瘤（良性或恶性）、修复性肉芽肿、血管瘤、纤维瘤等引起者，是由于这些肿瘤分泌的体液因子可能会损伤近端肾小管的 1α-羟化和磷酸盐的转运，肾磷酸盐清除增高，而发生骨软化及低磷酸盐血症。

五、治疗

治疗原则是防止骨畸形，减轻低磷血症，尽可能使血磷升高，维持在 $0.97\ mmol/L$（$3\ mg/dL$）以上，有利于骨的钙化。维持正常的生长速率，又要避免维生素 D 中毒所致高尿钙、高血钙的发生。可采用高磷饮食，每天给无机磷 $1.0\sim3.6\ g$，还需磷酸盐及维生素 D 治疗。

（一）口服磷酸盐

为提高血磷至正常水平，常需磷酸盐制剂。磷酸素一般用磷酸二氢钠 $18\ g$ 和磷酸氢二钠 $145\ g$，加水至 $1\ 000\ mL$，每次 $15\sim20\ mL$，$4\sim5$ 次/天口服，可暂时升高血磷浓度，但一般不易达到正常水平。每 $100\ mL$ 磷酸盐合剂含磷 $2.07\ g$。幼儿每天给磷（原素磷）$0.5\sim1.0\ g$，年长儿给磷 $1.0\sim4.0\ g$。磷酸盐制剂不良反应是在开始 $1\sim2$ 周常有腹部不适、腹泻，但逐步增加剂量常可耐受，有时可引起血钙降低而导致继发性甲状旁腺功能亢进，需加注意。如无不良反应发生，可继续治疗至全部骨骺愈合为止。

（二）维生素 D

用量 1 万～5 万 U/d，最大 10 万 U/d。维生素 D 极易积存体脂内造成中毒，故合用时维生素 D 的剂量应减少。$1,25\text{-}(OH)_2D_3$ 如骨化三醇 $0.25\sim1\ \mu g/d$，或 $1\text{-}\alpha\text{-}(OH)D_3\ 0.5\sim1.0\ \mu g$，2 次/天，可明显减轻骨痛。也可用双氢速甾醇（dihydrotachysterol，DHT），其是类似维生素 D 的制品，在体内经过羟化后发生维生素 D 的作用，在体脂中不易积储，不易中毒，较为安全。经治疗后血清碱性磷酸酶降至正常,但常不能完全治愈骨病,也不能纠正低血磷,故需配合磷酸盐的治疗。磷酸盐制剂中磷酸钾比较可口,如单服时可能使血钙降低。

(三)钙剂

补充元素钙 0.5～1.0 g/d。

(四)手术治疗

明显骨畸形需在病情静止时行矫正手术。应于 12 岁后做手术,减少复发。手术前后 2 周宜停服维生素 D,以免术后卧床,活动减少而释出大量骨钙,加重高钙血症与肾损害。

六、预防

本病属于 X 连锁显性遗传病,其影响因素比较复杂,包括妊娠期间的感染、高龄生育、近亲婚配、辐射、化学物质、自体免疫、遗传物质异常等。妊娠期产前保健的过程中需要进行系统的出生缺陷筛查,包括定期的超声检查、血清学筛查等,必要时还要进行染色体检查。

一旦出现异常结果需要明确是否要终止妊娠;胎儿在宫内的安危;出生后是否存在后遗症,是否可治疗,预后如何等。采取切实可行的诊治措施。所用产前诊断技术:①羊水细胞培养及有关生化检查(羊膜穿刺时间以妊娠 16～20 周为宜);②孕妇血及羊水甲胎蛋白测定;③超声波显像(妊娠 4 个月左右即可应用);④X 线检查(妊娠 5 个月后),对诊断胎儿骨骼畸形有利;⑤绒毛细胞的性染色质测定(受孕 40～70 天时),预测胎儿性别以帮助对 X 连锁遗传病的诊断;⑥应用基因连锁分析;⑦胎儿镜检查。

(宋 灿)

第十节 先天性肾上腺皮质增生症

先天性肾上腺皮质增生症(congenital adrenal hyperplasia,CAH)是一组常染色体隐性遗传病,由于肾上腺类固醇皮质激素合成过程中某种酶的先天缺陷,引起肾上腺皮质激素合成不足,经负反馈作用促使下丘脑、垂体分泌促肾上腺皮质激素释放激素(corticotrophin releasing hormone,CRH)和促肾上腺皮质激素(adrenocorticotrophic hormone,ACTH)增加,导致肾上腺皮质增生和代谢紊乱。临床主要表现为不同程度的肾上腺皮质功能减退、性腺发育异常、伴或不伴水盐代谢紊乱与高血压。

CAH 主要包括 21-羟化酶缺乏症(21-hydroxylase deficiency,21-OHD)、11β-羟化酶缺乏症(11β-OHD)、3β-羟类固醇脱氢酶(3β-hydroxysteroid dehydrogenase,3β-HSD)缺乏症、17α-羟化酶缺乏症(17α-OHD)、胆固醇碳裂解酶缺乏症、类脂性肾上腺增生症等类型。其中 21-OHD 最常见,占 CAH 总数的 90%～95%,11β-OHD 次之,约占 7%,再其次为 3β-HSD 缺乏症,17α-OHD 和胆固醇碳裂解酶缺乏症则十分罕见。

一、病理生理和发病机制

(一)解剖

肾上腺皮质分为球状带、束状带和网状带,分别合成盐皮质激素、糖皮质激素和肾上腺性激素。在诸多类固醇激素合成酶中,除 3β-羟类固醇脱氢酶(3β-HSD)外,均为细胞色素氧化酶 P450(cytochrome P450,CYP)家族成员。

(二)病理生理

正常情况下,下丘脑分泌的 CRH 和垂体分泌的 ACTH 促进肾上腺皮质细胞增生、激素合成和分泌。当血中皮质醇达到一定浓度时,即通过反馈机制使 CRH 和 ACTH 分泌减少。若在类固醇激素合成途径中任何一个酶发生缺陷时,都会使血中皮质醇浓度降低,负反馈作用消失,以致 ACTH 分泌增加,刺激肾上腺皮质增生;同时酶缺陷导致前体中间代谢产物增多,经旁路代谢可致肾上腺雄激素产生过多。由于醛固酮合成和分泌在常见类型的 CAH 中亦大多同时受到影响,故常引起血浆肾素(PRA)活性增高。

(三)致病基因

CAH 的分子病理为相关基因的遗传突变,导致编码蛋白缺陷,故为单基因遗传病。

1.*CYP*21(*P*450*c*21)基因

人类 21-羟化酶基因定位于 6p21.3,由功能基因 *CYP*21A2 和无活性的假基因 *CYP*21A 构成,两者高度同源。6p21.3 恰于 HLA 基因丛内,导致基因重组频度增加。*CYP*21A 和 *CYP*21A2 各有 10 个外显子及 9 个内含子组成。95% 以上 21-OHD 患者可发现有 *CYP*21A2 基因的完全缺失或转位,还发现有假基因来源的 8 个点突变和一个 8 个碱基对的缺失。在某些家族和较少人群中存在其他少有的独立于 CYP21A2 功能基因的假基因无活性突变。

2.*CYP*11B(*P*450*c*11)基因

*P*450 基因家族的 11B 亚家族包含两个基因,即 *CYP*11B1 和 *CYP*11B2,分别定位于 8q21 和 8q24.3,两个基因相距 45kb,分别由 9 个外显子和 8 个内含子组成。人类编码 11β-羟化酶的基因为 *CYP*11B1。*CYP*11B1 基因失活突变存在于所有 9 个外显子编码区,没有突变热点,至今已发现 30 余种突变位点。*CYP*11B2 编码一种多功能蛋白酶,兼具 11β-羟化酶、18-羟化酶、18 氧化酶和醛固酮合成酶活性。

3.*CYP*17A1(*P*450*c*17)基因

人类 *CYP*17A1 基因定位于 10q24.3,包含 8 个外显子和 7 个内含子,基因全长 6.6kb。*CYP*17A1 编码的蛋白酶兼具 17α-羟化酶和 17,20-裂解酶的活性。至今已发现 90 余种突变,包括错义和无义突变、插入、缺失和剪切位点变异。

4.*HSD*3B2 基因

与 CAH 发病相关的 3β-羟类固醇脱氢酶主要由 *HSD*3B2 基因编码表达,定位于 1p13.1,由 4 个外显子和 3 个内含子组成,基因全长 7.8 kb。目前已报道超过 30 种基因缺陷,主要包括移码突变、无义突变和错义突变。

二、临床表现

(一)21-羟化酶缺乏症(21-OHD)

典型的 21-OHD 发病率为 1/10 000～1/15 000。根据酶缺乏程度不同,通常将其分为失盐型、单纯男性化型和非经典型。

1.失盐型(salt wasting,SW)

SW 是 21-羟化酶完全缺乏所致,占 21-OHD 患者总数约 75%。往往在生后 1～4 周出现喂养困难、呕吐、腹泻、脱水、体重不增和皮肤色素沉着,难以纠正的低血钠、高血钾症,代谢性酸中毒。严重者可出现血容量降低、血压下降、休克、循环功能衰竭甚至死亡。男孩 6 个月前多无性早熟表现,女孩生后可有外生殖器不同程度男性化。

2.单纯男性化型(simple virilizing,SV)

SV 占 21-OHD 患者总数的 25%,是由于 21-羟化酶不完全缺乏所致(酶活性为正常的1%～11%)。患者不能正常合成 11-脱氧皮质醇、皮质醇、11-脱氧皮质酮,致使其相应前体物质 17 羟孕酮、黄体酮和脱氢异雄酮合成增多,临床主要表现为雄激素增高的症状和体征。由于患儿仍有残存的 21-羟化酶活力,能少量合成皮质醇和醛固酮,故无失盐症状。

男孩表现有同性性早熟,在初生时多无任何症状,至 6 个月龄后逐步出现体格生长加速和性早熟,4～5 岁时更趋明显,表现为阴茎增大,但睾丸不增大,出现阴毛、变声、痤疮等,生长加速和肌肉发达、骨龄提前,但成年终身高落后,智能发育正常;女孩在出生时即可出现不同程度的男性化体征:阴蒂肥大、不同程度的阴唇融合而类似男孩尿道下裂样改变,子宫卵巢发育正常,亦有生长加速和肌肉发达、骨龄提前,成年终身高落后。

3.非经典型(non-classic,NC)

NC 多在肾上腺功能初现年龄阶段出现症状。男孩为阴毛早现、性早熟,生长加速、骨龄超前;女孩表现为阴毛早现、生长加速、初潮延迟、原发性闭经、多毛症、多囊卵巢综合征及成年后不孕等。

(二)11β-羟化酶缺乏症(11β-OHD)

因 11β-羟化酶缺乏而导致 11-脱氧皮质酮(DOC)和 11-脱氧皮质醇增加,部分患儿出现高血钠、低血钾、碱中毒及高血容量,导致高血压;肾上腺雄激素水平增高,出现高雄激素症状和体征。但一般女孩男性化体征较轻,男孩出生后外生殖器多正常,至儿童期后方出现性早熟体征。非经典型临床表现差异较大,女孩可至青春发育期因多毛、痤疮和月经不规则而就诊,大多血压正常,男孩有时仅表现为生长加速和阴毛早现,较难与 21-OHD 的非经典型患者区别。ACTH 兴奋试验检测 11-脱氧皮质酮有助于鉴别诊断。

(三)3β-羟类固醇脱氢酶(3β-HSD)缺乏症

临床表现多样,典型病例出生后即出现失盐和肾上腺皮质功能不全的症状,如厌食、呕吐、脱水、低血钠、高血钾及酸中毒等,严重者因循环衰竭而死亡。男性可有不同程度的外生殖器发育不良如小阴茎、尿道下裂。女性则出现不同程度男性化。非经典型病例占本症 10%～15%,出生时往往无异常,女孩至青春发育期前后出现轻度雄激素增高体征,如阴毛早现、多毛、痤疮、月经量少及多囊卵巢等。

(四)17α-羟化酶/17,20-裂解酶缺乏症

17α-羟化酶缺乏导致皮质醇合成障碍,17,20-裂解酶活性缺乏导致性激素合成受阻,而 DOC 和皮质酮分泌增多,导致临床发生高血压、低钾性、碱中毒和性发育缺陷。因皮质酮有部分糖皮质激素作用,故肾上腺皮质功能不足症状较轻,无生命危险。女性青春期呈幼稚型性征和原发性闭经;男性则表现男性假两性畸形,外生殖器似女性,但无子宫卵巢。

三、21-OHD 实验室检查

(1)血 17-羟孕酮(17-OHP)、ACTH 及睾酮水平均增高,其中 17-OHP 可增高达正常的几十倍,是21羟化酶缺乏症较可靠的诊断依据。非经典型 21-OHD 的诊断可做快速 ACTH 兴奋试验,静脉推注 ACTH 0.125～0.250 mg,用药前和 30 分钟、60 分钟取血查 17-OHP 和皮质醇。

（2）血浆肾素、血管紧张素、醛固酮水平测定所有患儿其血浆肾素、血管紧张素均有不同程度增高。

（3）血 ACTH、皮质醇测定经典型 ACTH 明显升高，皮质醇水平降低，非经典型 ACTH、皮质醇水平正常。

（4）血电解质测定失盐型患者出现低血钠，高血钾，代谢性酸中毒。

（5）影像学检查对女性男性化和外生殖器性别难辨者应行盆腔和外生殖器 B 超检查。肾上腺 B 超或 CT 可发现肾上腺增生。

（6）对于外生殖器两性难辨者，进一步作染色体核型检查以明确遗传性别。

（7）基因诊断可对 21 羟化酶缺乏症的致病基因 *CYP21A2* 进行 DNA 序列分析。

四、诊断和鉴别诊断

新生儿期失盐型患儿应与幽门狭窄、食管闭锁等症相鉴别，儿童期患儿应与性早熟、真两性畸形、男（或女）性化肾上腺皮质肿瘤、性腺肿瘤等相鉴别。

五、治疗

治疗原则：①纠正水、电解质紊乱；②儿童首选氢化可的松或醋酸氢化可的松，有失盐者需补充盐皮质激素；③药物剂量应个体化；④应激情况应加大肾上腺皮质激素药物剂量；⑤女性患者及失盐型男女患者应终身治疗，单纯男性化型的男性患者在进入青春期和成年期后可酌情停药。

（1）糖皮质激素采用氢化可的松（HC）或醋酸氢化可的松治疗，儿童剂量按每天 $10\sim20\ mg/m^2$，总量一般分 $2\sim3$ 次，每 $8\sim12$ 小时服用 1 次。新生儿开始治疗剂量宜大些，以抑制 ACTH 分泌和纠正水、电解质紊乱。在应激情况下，激素可增加 $2\sim3$ 倍。糖皮质激素剂量应根据生长速率、骨成熟度、17-OHP、睾酮，ACTH 等指标调整。

（2）盐皮质激素 9α-氟氢可的松（9α-fludrocortisone，9α-FHC）可协同糖皮质激素作用，使 ACTH 分泌进一步减少。常用剂量为 $0.05\sim0.1\ mg/d$，失盐难纠正者可加大至 $0.2\ mg/d$，分两次口服。大年龄儿童一般不需 9α-FHC 治疗。每天饮食中需加入 $1\sim2\ g$ 盐。

（3）急性肾上腺皮质功能衰竭处理：①纠正脱水；②纠正低血钠，补充生理盐水，必要时补充 3% 高张钠，9α-氟氢可的松 $0.05\sim0.1\ mg/d$ 口服；③氢化可的松，$100\sim150\ mg/(m^2\cdot d)$，分三次静脉滴注，一周后减量，$3\sim4$ 周后减至维持量；④纠正严重高血钾，如高血钾难以纠正可予葡萄糖加胰岛素静脉滴注。

（4）外科治疗应在诊断明确且药物控制前提下行阴蒂退缩成形术，部分严重患儿需在青春期后行阴道成形术。

（5）对于骨骺闭合前骨龄明显增速、预测身材矮小的 CAH 患儿可予重组生长激素治疗。多项研究证实生长激素可明显改善 CAH 患儿的最终身高。患者开始治疗的年龄与骨龄越小，治疗时间越长，最终身高则越佳。促性腺素释放激素类似物的联合应用应考虑患者年龄和性早熟的社会影响，而不仅仅单纯为改善终身高。

六、预防

（一）新生儿筛查

主要对 21 羟化酶缺乏症筛查。目的是避免和预防延迟诊断治疗造成的以下问题：肾上腺皮质危象而导致的死亡,过多雄激素造成患儿日后身材矮小、心理生理发育异常。方法:生后2~5天足跟采血滴于特制滤纸片上,采用时间分辨荧光免疫分析法测定17-OHP浓度进行早期筛查。

(二)产前诊断

因CAH是常染色体隐性遗传病,每生育一胎就有1/4概率为CAH患者。因此,对家族中有本病先证者的孕妇应做羊水细胞或者取绒毛膜进行产前基因诊断。

(宋 灿)

第七章

儿童神经系统疾病

第一节　先天性脑积水

　　先天性脑积水是儿科常见疾病,因脑脊液容量过多导致脑室扩大、皮层变薄,颅内压升高。其发病率为(0.9～1.8)/1 000,每年病死率约为 1%。

一、CSF 产生、吸收和循环

　　脑脊液的形成是一个能量依赖性的,而非颅内压力依赖性的过程,每天产生 450～500 mL,或每分钟产生 0.3～0.4 mL。50%到 80%的脑脊液由侧脑室、三脑室和四脑室里的脉络丛产生,其余的 20%到 50%的脑脊液由脑室的室管膜和脑实质作为脑的代谢产物而产生。

　　与脑脊液的形成相反,脑脊液的吸收是非能量依赖性的过程,以大流量的方式进入位于蛛网膜下腔和硬膜内静脉窦之间的蛛网膜颗粒内。脑脊液的吸收依赖于从蛛网膜下腔通过蛛网膜颗粒到硬膜静脉窦之间的压力梯度。当颅内压力正常时[如小于 0.7 kPa(5 mmHg)],脑脊液以 0.3 mL/min 的速率产生,此时脑脊液还没有被吸收。颅内压增高,脑脊液吸收开始,其吸收率与颅内压成比例。此外,还有一些其他的可能存在的脑脊液吸收途径,如淋巴系统、鼻黏膜、鼻旁窦以及颅内和脊神经的神经根梢,当颅内压升高时,它们也可能参与脑脊液的吸收。

　　脑脊液的流向是从头端向尾端,流经脑室系统,通过正中孔(Luschka 孔)和左右侧孔(Mágendie 孔)流至枕大池、桥小脑池和脑桥,最后,CSF 向上流至小脑蛛网膜下腔,经环池、四叠体池、脚间池和交叉池,至大脑表面的蛛网膜下腔;向下流至脊髓的蛛网膜下腔;最后被大脑表面的蛛网膜颗粒吸收入静脉系统。

二、发病机制

　　脑脊液的产生与吸收失平衡可造成脑积水,脑积水的产生多数情况下是由于脑脊液吸收功能障碍引起。只有脉络丛乳头状瘤,至少部分原因是脑脊液分泌过多引起。脑脊液容量增加引起继发性脑脊液吸收功能损伤,和/或脑脊液产生过多,导致脑室进行性扩张。在部分儿童,脑脊液可通过旁路吸收,从而使得脑室不再进行性扩大,形成静止性或代偿性脑积水。

三、病理表现

脑室通路的阻塞或者吸收障碍使得颅内压力增高,梗阻近端以上的脑室进行性扩张。其病理表现为脑室扩张,通常以枕角最先扩张,皮层变薄,室管膜破裂,脑脊液渗入到脑室旁的白质内,白质受损瘢痕增生,颅内压升高,脑疝,昏迷,最终死亡。

四、病因与分类

脑积水的分类是根据阻塞的部位而定。如果阻塞部位是在蛛网膜颗粒以上,则阻塞部位以上的脑室扩大,此时称阻塞性脑积水或非交通性脑积水。例如,导水管阻塞引起侧脑室和三脑室扩大,四脑室没有成比例扩大。相反,如果是蛛网膜颗粒水平阻塞,引起脑脊液吸收障碍,侧脑室、三脑室和四脑室均扩张,蛛网膜下腔脑脊液容量增多,此时的脑积水称为非阻塞性脑积水或交通性脑积水。

(一)阻塞性或非交通性脑积水阻塞部位及病因

1.侧脑室受阻

见于出生前的室管膜下或脑室内出血;出生前、后的脑室内或侧脑室外肿瘤压迫。

2.孟氏孔受阻

常见原因有先天性的狭窄或闭锁,颅内囊肿如蛛网膜下腔或脑室内的蛛网膜囊肿,邻近脑室的脑内脑穿通畸形囊肿和胶样囊肿,肿瘤如下丘脑胶质瘤、颅咽管瘤和室管膜下巨细胞型星型细胞瘤以及血管畸形。

3.导水管受阻

阻塞的原因包括脊髓脊膜膨出相关的 Chiari Ⅱ 畸形引起的小脑向上通过幕切迹疝出压迫导水管、Galen 静脉血管畸形、炎症或出血引起导水管处神经胶质过多、松果体区肿瘤和斜坡胶质瘤。

4.第四脑室及出口受阻

第四脑室在后颅窝流出道梗阻及四脑室肿瘤(如髓母细胞瘤、室管膜瘤和毛细胞型星形细胞瘤),Dandy-Walker 综合征即后颅窝有一个大的与扩大的四脑室相通的囊肿,造成了流出道梗阻(即 Luschka 侧孔和 Magendie 正中孔的梗阻),以及 Chiari 畸形即由于后颅窝狭小,小脑扁桃体和/或四脑室疝入枕骨大孔引起梗阻。

(二)交通性或非阻塞性脑积水阻塞部位及病因

1.基底池水平受阻

梗阻部位可以发生在基底池水平。此时,脑脊液受阻在椎管和脑皮层的蛛网膜下腔,无法到达蛛网膜颗粒从而被吸收。结果侧脑室、三脑室和四脑室均扩大。常见原因有先天性的感染,化脓性、结核性和真菌性感染引起的脑膜炎,动脉瘤破裂引起的蛛网膜下腔出血,血管畸形或外伤,脑室内出血,基底蛛网膜炎,软脑脊膜瘤扩散,神经性结节病和使脑脊液蛋白水平升高的肿瘤。

2.蛛网膜颗粒水平受阻

梗阻部位还可以发生在蛛网膜颗粒水平,原因是蛛网膜颗粒的阻塞或闭锁,导致蛛网膜下腔和脑室的扩大。

3.静脉窦受阻

原因为静脉流出梗阻,如软骨发育不全或狭颅症患者合并有颈静脉孔狭窄,先天性心脏病右心房压力增高患者，以及硬膜静脉窦或上腔静脉血栓的患者。静脉流出道梗阻能引起静脉压升高，最终导致脑皮层静脉引流减少，脑血流量增加，颅内压升高，脑脊液吸收减少，脑室扩张。

另外，还有一种水脑畸形是由于两侧大脑前动脉和大脑中动脉供血的脑组织全部或几乎全部缺失，从而颅腔内充满了脑脊液，而非脑组织。颅腔的形态和硬膜仍旧完好，内含有丘脑、脑干和少量的由大脑后动脉供血的枕叶。双侧的颈内动脉梗阻和感染是水脑畸形的最常见原因。脑电图表现为皮层活动消失。这类婴儿过于激惹，停留在原始反射，哭吵、吸吮力弱，语音及微笑落后。脑脊液分流手术有可能控制进行性扩大的头围，但对于神经功能的改善没有帮助。

五、临床表现

婴儿脑积水表现为激惹、昏睡、生长发育落后、呼吸暂停、心动过缓、反射亢进、肌张力增高、头围进行性增大、前囟饱满、骨缝裂开、头皮薄、头皮静脉曲张、前额隆起、上眼睑不能下垂、眼球向上运动障碍（如两眼太阳落山征）、意识减退、视盘水肿、视神经萎缩引起的视弱甚至失明，以及第三、第四、第六对颅神经麻痹，抬头、坐、爬、讲话、对外界的认知以及体力和智能发育，均较正常同龄儿落后。在儿童，由于颅缝已经闭合，脑积水可以表现为头痛（尤其在早晨）、恶心、呕吐、昏睡、视盘水肿、视力下降、认知功能和行为能力下降、记忆障碍、注意力减退、学习成绩下降、步态改变、两眼不能上视、复视（特别是第六对颅神经麻痹）和抽搐。婴儿和儿童脑积水若有运动障碍可表现为肢体痉挛性瘫，以下肢为主，症状轻者双足跟紧张、足下垂，严重时整个下肢肌张力增高，呈痉挛步态。

六、诊断

根据典型症状体征，不难做出脑积水的临床诊断。病史中需注意母亲孕期情况，小儿胎龄，是否用过产钳或胎头吸引器，有无头部外伤史，有无感染性疾病史。应做下列检查，做出全面评估。

（一）头围测量

新生儿测量头围在出生后1个月内应常规进行，不仅应注意头围的绝对值，而且应注意生长速度，疑似病例多能从头围发育曲线异常而发现。

（二）B型超声图像

B型超声图像为一种安全、实用，且可快速取得诊断的方法，对新生儿很有应用价值，特别是对于重危患儿可在重症监护室操作。通过未闭的前囟，可了解两侧脑室及第三脑室大小，有无颅内出血。因无放射线，操作简单，便于随访。

（三）影像学特征

脑积水的颅骨平片和三维CT常常显示破壶样外观和冠状缝、矢状缝裂开。CT和MRI常可见颞角扩张，脑沟、基底池和大脑半球间裂消失，额角和第三脑室球形扩张，胼胝体上拱和/或萎缩以及脑室周围脑实质水肿。

七、鉴别诊断

（一）婴儿硬膜下血肿或积液

多因产伤或其他因素引起，可单侧或双侧，以额顶颞部多见。慢性者，也可使头颅增大，颅骨变薄。前囟穿刺可以鉴别，从硬膜下腔可抽得血性或淡黄色液体。

（二）佝偻病

由于颅骨不规则增厚，致使额骨和枕骨突出，呈方形颅，貌似头颅增大。但本病无颅内压增高症状，而又有佝偻病的其他表现，故有别于脑积水。

（三）巨脑畸形

巨脑畸形是各种原因引起的脑本身重量和体积的异常增加。有些原发性巨脑有家族史，有或无细胞结构异常。本病虽然头颅较大，但无颅内压增高症状，CT扫描显示脑室大小正常。

（四）脑萎缩性脑积水

脑萎缩可以引起脑室扩大，但无颅高压症状，此时的脑积水不是真正的脑积水。

（五）良性脑外积水

良性脑外积水也称婴儿良性轴外积液，这是一个很少需要手术的疾病，其特征为两侧前方蛛网膜下腔（如脑沟和脑池）扩大，脑室正常或轻度扩大，前囟搏动明显，头围扩大，超过正常儿头围的百分线。良性脑外积水的婴儿颅内压可以稍偏高，由于头围大，运动发育可以轻度落后。其发病机制尚不清楚，可能与脑脊液吸收不良有关。通常有明显的大头家族史。在12到18月龄，扩大的头围趋于稳定，从而使得身体的生长能够赶上头围的生长。在2～3岁以后，脑外积水自发吸收，不需要分流手术。虽然这一疾病通常不需要手术，但是有必要密切监测患儿的头围、头部CT或超声以及患儿的生长发育，一旦出现颅高压症状和/或生长发育落后，需要及时行分流手术。

八、处理

治疗的目的是获得理想的神经功能，预防或恢复因脑室扩大压迫脑组织引起的神经损伤。治疗方法为脑脊液分流手术，包括有阀门调节的置管脑脊液分流手术以及内镜三脑室造瘘术，目的是预防因颅内压升高而造成的神经损害。脑积水的及时治疗能改善患儿智力，有效延长生命。只要患有脑积水的婴儿在出生头5个月内做分流手术，就有可能达到较理想的结果。

（一）手术方式的选择

脑积水的治疗方法是手术，手术方式的选择依赖于脑积水的病因。例如，阻塞性脑积水的患者，手术方法是去除阻塞（如肿瘤），交通性脑积水的患者或阻塞性脑积水阻塞部位无法手术去除的患者，需要做脑脊液分流手术，分流管的一端放置在梗阻的近端脑脊液内，另一端放置在远处脑脊液可以吸收的地方。最常用的远端部位是腹腔、右心房、胸膜腔、胆囊、膀胱、输尿管和基底池（如三脑室造瘘），而腹腔是目前选择最多的部位（如脑室腹腔分流术），除非存在腹腔脓肿或吸收障碍。脑室心房分流术是另外一种可以选择的方法。如果腹腔和心房都不能利用，对于7岁以上的儿童，还可以选择脑室胸腔分流术。

（二）分流管的选择

脑脊液分流系统至少包括3个组成部分：脑室端管，通常放置在侧脑室的枕角或额角；远端管，用来将脑脊液引流到远端可以被吸收的地方；以及阀门。传统的调压管通过打开一个固定的调压装置来调节脑脊液单向流动。这种压力调节取决于阀门的性质，一般分为低压、中压和高压。一旦阀门打开，对脑脊液流动产生一个很小的阻力，结果，当直立位时，由于地心引力的作用，可以产生一个很高的脑脊液流出率，造成很大的颅内负压，此过程称为"虹吸现象"。由于虹吸现象可以造成脑脊液分流过度，因此，某些分流管被设计成能限制脑脊液过分流出，尤其是当直立位时。例如，Delta阀（Medtronic PS Medical，Goleta，CA）就是一种标准的振动模型的压力调节阀,内有抗虹吸装置,用来减少直立位时脑脊液的过度分流。Orbis-Sigma 阀包含一个可变阻力、流量控制系统,当压力进行性升高时,通过不断缩小流出孔达到控制脑脊液过度分流的目的。虽然这一新的阀门被誉为是一种预防过度分流、增进治疗效果的有效装置,然而,最近的随机调查,比较 3 种分流装置(如普通的可调压阀、Delta 阀和 Orbis-Sigma 阀)治疗儿童脑积水的效果,发现这 3 种分流装置在分流手术的失败率方面并没有显著性差异。最近又出来两种可编程的调压管,当此种分流管被埋入体内后,仍可在体外重新设置压力,此种分流管被广泛地应用在小儿脑积水上。虽然有大量的各种类型的分流管用于治疗脑积水,但是,至今还没有前瞻性的、随机的、双盲的、多中心的试验证明哪一种分流管比其他分流管更有效。

(三)脑室腹腔分流术

脑室腹腔分流术是儿童脑积水脑脊液分流术的首选。

1.手术指征

交通性和非交通性脑积水。

2.手术禁忌证

颅内感染不能用抗菌药物控制者;脑脊液蛋白明显增高;脑脊液中有新鲜出血;腹腔内有炎症、粘连,如手术后广泛的腹腔粘连、腹膜炎和早产儿坏死性小肠结肠炎;病理性肥胖。

3.手术步骤

手术是在气管插管全身麻醉下进行,手术前静脉预防性应用抗生素。患者位置放置在手术床头端边缘,靠近手术者,头放在凝胶垫圈上,置管侧朝外,用凝胶卷垫在肩膀下,使头颈和躯干拉直,以利于打皮下隧道置管。皮肤准备前,先用记号笔根据脑室端钻骨孔置管的位置(如额部或枕部)描出头皮切口,在仔细的皮肤准备后,再用笔将皮肤切口重新涂描一遍。腹部切口通常在右上腹或腹中线剑突下 2～3 横指距离。铺消毒巾后,在骨孔周边切开一弧形切口,掀开皮瓣,切开骨膜,颅骨钻孔,电凝后,打开硬脑膜、蛛网膜和软脑膜。

接着,切开腹部切口,打开进入腹腔的通道,轻柔地探查证实已进入腹腔。用皮下通条在头部与腹部切口之间打一皮下通道,再把分流装置从消毒盒中取出,浸泡在抗生素溶液中,准备安装入人体内。分流管远端装置包括阀门穿过皮下隧道并放置在隧道内,隧道外管道用浸泡过抗生素的纱布包裹,避免与皮肤接触。接着,根据术前 CT 测得的数据,将分流管插入脑室预定位置并有脑脊液流出,再将分流管剪成需要的长度,与阀门连接,用 0 号线打结,固定接口。然后,提起远端分流管,证实有脑脊液流出后,将管毫无阻力地放入到腹腔内。抗生素溶液冲洗伤口后,二层缝合伤口,伤口要求严密缝合,仔细对合,最后用无菌纱布覆盖。有条件的单位还可以在超声和/或脑室镜的引导下,将分流管精确地插入到脑室内理想的位置。脑室镜还能穿破脑室内的隔膜,使脑脊液互相流通。

4.分流术后并发症的处理

(1)机械故障:近端阻塞(即脑室端管道阻塞)是分流管机械障碍的最常见原因。其他原因包括分流管远端的阻塞或分流装置其他部位的阻塞(如抗虹吸部位的阻塞);腹腔内脑脊液吸收障碍引起的大量腹水,阻止了脑脊液的流出;分流管折断;分流管接口脱落;分流管移位;远端分流管长度不够;近端或远端管道位置放置不妥当。当怀疑有分流障碍时,需做头部 CT 扫描,并与以前正常时的头部 CT 扫描相比较,以判断有否脑室扩大。同时还需行分流管摄片,判断分流管接口是否脱落、断裂,脑室内以及整个分流管的位置、远端分流管的长度,以及有否分流管移位。

(2)感染:分流管感染发生率为 2%～8%。感染引起的后果是严重的,包括智力和局部神经功能损伤、大量的医疗花费，甚至死亡。大多数感染发生在分流管埋置术后的头 6 个月，约占 90%，其中术后第一个月感染的发生率为 70%。最常见的病原菌为葡萄球菌，其他为棒状杆菌、链球菌、肠球菌、需氧的革兰阴性杆菌和真菌。6 个月以后的感染就非常少见。由于大多数感染是因为分流管与患者自身皮肤接触污染引起，所以手术中严格操作非常重要。

分流术后感染包括伤口感染并累及分流管、脑室感染、腹腔感染和感染性假性囊肿。感染的危险因素包括小年龄、皮肤条件差、手术时间长、开放性神经管缺陷、术后伤口脑脊液漏或伤口裂开、多次的分流管修复手术以及合并有其他感染。感染的患者常有低热，或有分流障碍的征象，还可以有脑膜炎、脑室内炎症、腹膜炎或蜂窝织炎的表现。临床表现为烦躁、头痛、恶心和呕吐、昏睡、食欲减退、腹痛、分流管处皮肤红肿、畏光和颈强直。头部 CT 显示脑室大小可以有改变或无变化。

一旦怀疑分流感染，应抽取分流管内的脑脊液化验，做细胞计数和分类，蛋白、糖测定，革兰染色和培养以及药物敏感试验。脑脊液送化验后，开始静脉广谱抗生素应用。患者还必须接受头部 CT 扫描，头部 CT 能显示脑室端管子的位置、脑室的大小和内容物，包括在严重的革兰阴性菌脑室炎症时出现的局限性化脓性积液。如果患者主诉腹痛或有腹胀表现，还需要给予腹部 CT 或超声检查，以确定有否腹腔内脑脊液假性囊肿。另外，还有必要行外周血白细胞计数和血培养，因为分流感染的患者常有血白细胞升高和血培养阳性。

如果脑脊液检查证实感染，需手术拔除分流管，脑室外引流并留置中心静脉，全身合理抗生素应用，直到感染得到控制，新的分流管得到重新安置。

（3）过度分流：多数分流管无论是高压还是低压都会产生过度分流。过度分流能引起硬膜下积血、低颅内压综合征或脑室裂隙综合征。硬膜下积血是由于脑室塌陷，致使脑皮层从硬膜上被牵拉下来，桥静脉撕裂出血引起。虽然硬膜下血肿能自行吸收无须治疗，但是，对于有症状的或进行性增多的硬膜下血肿仍需手术，以利于脑室再膨胀。除了并发硬膜下血肿，过度分流还能引起低颅压综合征，产生头痛、恶心、呕吐、心动过快和昏睡，这些症状在体位改变时尤其容易发生。低颅压综合征的患者，当患者呈现直立位时，会引起过度分流，造成颅内负压，出现剧烈的体位性头痛，必须躺下才能缓解。如果症状持续存在或经常发作并影响正常生活、学习，就需要行分流管修复术，重新埋置一根压力较高的分流管，或抗虹吸管或者压力较高的抗虹吸分流管。

过度分流也还能引起裂隙样脑室，即在放置了分流管后，脑室变得非常小或呈裂隙样。在以前的回顾性研究中，裂隙脑的发生率占 80%，有趣的是 88.5% 的裂隙脑的患者可以完全没有症状，而在 11.5% 有症状的患者中，仅 6.5% 的患者需要手术干预。裂隙脑综合征的症状偶尔发生，表现为间断性的呕吐、头痛和昏睡。影像学表现为脑室非常小，脑室外脑脊液间隙减少，颅骨增厚，没有颅内脑脊液积聚的空间。此时，脑室壁塌陷，包绕并阻塞脑室内分流管，使之无法引流。最后，脑室内压力升高，脑室略微扩大，分流管恢复工作。由于分流管间断性的阻塞、工作，引起升高的颅内压波动，造成神经功能急性损伤。手术方法包括脑室端分流管的修复，分流阀压力上调以增加阻力，安加抗虹吸或流量控制阀，分流管同侧的颞下去骨瓣减压。

（4）孤立性第四脑室扩张：脑积水侧脑室放置分流管后，有时会出现孤立性第四脑室扩张，这在早产儿脑室内出血引起的出血后脑积水尤其容易发生，感染后脑积水或反复分流感染/室管膜炎也会引起。这是由于第四脑室入口与出口梗阻，闭塞的第四脑室产生的脑脊液使得脑室进行性扩大，出现头痛、吞咽困难、低位颅神经麻痹、共济失调、昏睡和恶心、呕吐。婴儿可有长吸式呼吸和心动过缓。对于有症状的患者,可以另外行第四脑室腹腔分流术。然而,当脑室随着脑脊液的引流而缩小时,脑干向后方正常位置后移,结果,第四脑室内的分流管可能会碰伤脑干。另外,大约40%的患者术后1年内需要再次行分流管修复术。还有一种治疗方法是枕下开颅开放性手术,将第四脑室与蛛网膜下腔和基底池打通,必要时还可以同时再放置一根分流管在第四脑室与脊髓的蛛网膜下腔。近年来,内镜手术又备受推崇,即采用内镜下导水管整形术和放置支撑管的脑室间造瘘术,以建立孤立的第四脑室与幕上脑室系统之间的通路。

(四)内镜三脑室造瘘术

1.手术指证

某些类型的阻塞性脑积水,如导水管狭窄和松果体区、后颅窝区肿瘤或囊肿引起的阻塞性脑积水。

2.禁忌证

交通性脑积水。另外,小于1岁的婴幼儿成功率很低,手术需慎重。对于存在有病理改变的患者,成功率也很低,如肿瘤、已经做过分流手术、曾有过蛛网膜下腔出血、曾做过全脑放疗以及显著的三脑室底瘢痕增生,其成功率仅为20%。

3.手术方法

三脑室造瘘术方法是在冠状缝前中线旁2.5～3.0 cm额骨上钻一骨孔,将镜鞘插过孟氏孔并固定,以保护周围组织,防止内镜反复进出时损伤脑组织。硬性或软性内镜插入镜鞘,通过孟氏孔进入三脑室,在三脑室底中线处,乳头小体开裂处前方造瘘,再用2号球囊扩张管通过反复充气和放气将造瘘口扩大。造瘘完成后,再将内镜伸入脚间池,观察蛛网膜,确定没有多余的蛛网膜阻碍脑脊液流入蛛网膜下腔。

4.并发症及处理

主要并发症为血管损伤继发出血。其他报道的并发症有心脏暂停、糖尿病发作、抗利尿激素不适当分泌综合征、硬膜下血肿、脑膜炎、脑梗死、短期记忆障碍、感染、周围相邻脑神经损伤(如下丘脑、腺垂体、视交叉)以及动脉损伤引起的术中破裂出血或外伤后动脉瘤形成造成的迟发性出血。动态MRI可以通过评价脑脊液在三脑室造瘘口处的流通情况而判断造瘘口是否通畅。如果造瘘口不够通畅,有必要行内镜探查,尝试再次行造瘘口穿通术,若原造瘘口处瘢痕增生无法再次手术穿通,只得行脑室腹腔分流术。

九、结果和预后

未经治疗的脑积水预后差,50%的患者在3岁前死去,仅20%～23%能活到成年。活到成年的脑积水患者中,仅有38%有正常智力。脑积水分流术技术的发展使得儿童脑积水的预后有了很大的改善。许多做了分流手术的脑积水儿童可以有正常的智力,参加正常的社会活动。50%～55%脑积水分流术的儿童智商超过80。癫痫常预示着脑积水分流术的儿童有较差的智力。分流并发症反复出现的脑积水儿童预后差。

(王　坤)

第二节 脑 性 瘫 痪

脑性瘫痪(cerebral palsy,CP)简称脑瘫,亦称 Litter 病,是一组非进行性遗传及后天获得的儿童神经病学疾病,是引起儿童机体运动伤残的主要疾病之一。国外报道,在活产婴儿中脑瘫总体患病率为3.6‰,我国儿童脑瘫患病率为 1.5‰～2.0‰。脑瘫患儿中,男孩多于女孩,男女比为(1.13～1.57):1。

一、病因

本病的致病因素较多,主要病因可分为 3 类。

(一)出生前因素

主要由宫内感染、缺氧、中毒、接触放射线、孕妇营养不良、妊高征及遗传因素等引起的脑发育不良或脑发育畸形。

(二)出生时因素

主要为早产(尤其是＜26 周的极早产)、过期产、多胎、低出生体重、窒息、产伤、缺血缺氧性脑病等。

(三)出生后因素

各种感染、外伤、颅内出血、胆红素脑病等。但存在这些致病因素的患儿并非全部发生脑瘫,因此只能将这些因素视为可能发生脑瘫的主要危险因素。

近年来,遗传因素在脑瘫中发病中的作用逐渐被人们所重视。目前,针对脑瘫病因学方面的研究主要是关注胚胎发育生物学领域,重视对受孕前后有关的环境和遗传因素的研究。

二、病理

脑性瘫痪是皮层和皮层下运动神经元网络的障碍,其病理变化与病因有关,可见各种畸形与发育不良。但最常见的还是不同程度的大脑皮质萎缩和脑室扩大,可有神经细胞减少及胶质细胞增生。脑室周围白质软化变性,可由多个坏死或变性区及囊腔形成。胆红素脑病可引起基底节对称性的异常髓鞘形成过多,称为大理石状态。出生时或出生后的损伤以萎缩、软化或脑实质缺损为主。

三、临床表现

(一)基本表现

脑瘫患儿最基本的临床表现是运动发育异常。一般有以下 4 种表现。

1.运动发育落后和主动运动减少

患儿的粗大运动(竖颈、翻身、坐、爬、站立、行走)以及手指的精细动作发育等均落后于同龄正常儿,瘫痪部位肌力降低,主动运动减少。

2.肌张力异常

肌张力异常是脑瘫患儿的特征之一,多数患儿肌张力升高,称之为痉挛型。肌张力低下型则肌肉松软。手足徐动型则表现为变异性肌张力不全。

3.姿势异常

姿势异常是脑瘫患儿非常突出的突出表现,其异常姿势多种多样,异常姿势与肌张力不正常和原始反射延迟消失有关。

4.反射异常

可有多种原始反射消失或延迟,痉挛型脑瘫患儿腱反射活跃或亢进,有些可引出踝阵挛及巴氏征阳性。

(二)临床分型

1.根据瘫痪的不同性质

可分为以下不同类型。

(1)痉挛型:最常见的类型,占全部患儿的 60%～70%。病变累及锥体束,表现为肌张力增高、肢体活动受限。

(2)手足徐动型:约占脑瘫的 20%,主要病变在锥体外系统,表现为难以用意志控制的不自主运动。本型患儿智力障碍一般不严重。

(3)强直型:此型很少见到,病变在锥体外系性,为苍白球或黑质受损害所致。由于全身肌张力显著增高,身体异常僵硬,运动减少。此型常伴有严重智力低下。

(4)共济失调型:病变在小脑,表现为步态不稳,走路时两足间距加宽,四肢动作不协调,上肢常有意向性震颤,肌张力低下,腱反射不亢进。

(5)震颤型:此型很少见。表现为四肢震颤,多为静止震颤。

(6)肌张力低下型:表现为肌张力低下,四肢呈软瘫,自主运动很少,但可引出腱反射。本型常为过渡形式,婴儿期后大多可转为痉挛型或手足徐动型。

(7)混合型:同时存在上述类型中两种或两种以上者称为混合型。其中痉挛型与手足徐动型常同时存在。

2.根据瘫痪受累部位

可分为单瘫(单个上肢或下肢)、偏瘫(一侧肢体)、截瘫(双下肢受累,上肢正常)、双瘫(四肢瘫,下肢重于上肢)、三瘫及双重偏瘫等。

(三)伴随症状或疾病

脑瘫患儿除运动障碍外,常合并其他功能异常。

(1)智力低下:50%～75%的脑瘫患儿合并智力低下,以痉挛型四肢瘫、肌张力低下型、强直型多见,手足徐动型较少见。

(2)10%～40%的脑瘫患儿合并癫痫,以偏瘫、痉挛性四肢瘫患儿多见。

(3)眼部疾病,如斜视、屈光不正、视野缺损、眼球震颤等,发生频率可达 20%～50%。

(4)其他还可有听力障碍、语言障碍、精神行为异常等。

此外,胃食管反流,吸入性肺炎等也较常见。痉挛型患儿还可出现关节脱臼、脊柱侧弯等。

四、辅助检查

(一)运动评估

粗大运动功能测试量表是目前脑瘫患儿粗大运动评估中使用最广泛的量表。

(二)头颅 CT/MRI 检查

脑性瘫痪患儿中最为广泛使用的是 MRI 检查,因为它在区分白色和灰色物质时比 CT 扫描更清楚。70%～90%的患者在 MRI 检查中出现异常。

(三)脑电图检查

对伴有癫痫发作的患儿可明确发作类型,指导治疗。

(四)遗传学检测

血、尿串联质谱,有条件可行基因检测。

五、诊断和鉴别诊断

脑瘫的诊断主要依靠病史及全面的神经系统体格检查。全面查体是脑性瘫痪一个重要的诊断。其诊断应符合以下 2 个条件:①婴儿时期就出现的中枢性运动障碍症状;②除外进行性疾病(如各种代谢病或变性疾病)所致的中枢性瘫痪及正常儿童一过性发育落后。诊断时应除外其他进行性疾病(各种代谢病或变性疾病)。

六、治疗

主要目的是促进各系统功能的恢复和发育,纠正异常姿势,减轻其伤残程度。

(一)治疗原则

1.早期发现、早期治疗

婴幼儿运动系统处于快速发育阶段,早期发现运动异常,尽快加以纠正,容易取得较好疗效。

2.促进正常运动发育、抑制异常运动和姿势

按儿童运动发育规律,进行功能训练,循序渐进,促使儿童产生正确运动。

3.综合治疗

利用各种有益的手段对患儿进行全面、多样化的综合治疗,除针对运动障碍进行治疗外,对合并的语言障碍、智力低下、癫痫、行为异常也需进行干预。还要培养患儿对日常生活、社会交往及将来从事某种职业的能力。

4.家庭训练与医师指导相结合

脑瘫的康复是个长期的过程,患儿父母必须树立信心,在医师指导下,学习功能训练手法,坚持长期治疗。

(二)功能训练

1.躯体训练

主要训练粗大运动,特别是下肢的功能,利用机械的、物理的手段,针对脑瘫所致的各种运动障碍及异常姿势进行的一系列训练,目的在于改善残存的运动功能,抑制不正常的姿势反射,诱导正常的运动发育。

2.技能训练

训练上肢和手的功能,提高日常生活能力并为以后的职业培养工作能力。

3.语言训练

包括发音训练、咀嚼吞咽功能训练等。有听力障碍者应尽早配置助听器,有视力障碍者也应及时纠正。

（三）矫形器的应用

在功能训练中,常常需用一些辅助器和支具,矫正患儿异常姿势、抑制异常反射。

（四）手术治疗

手术治疗主要适用于痉挛型脑瘫患儿,目的在于矫正畸形、改善肌张力、恢复或改善肌力平衡,如跟腱延长术。

（五）药物治疗

目前尚未发现治疗脑瘫的特效药物,但有些对症治疗的药物可以选用,如可试用小剂量苯海索(安坦)缓解手足徐动型的多动,改善肌张力。苯二氮䓬类药物对于缓解痉挛有一定效果。

（六）其他方法

如针灸、电疗、中药等治疗,对脑瘫的康复也可能有益处。早期的社会和心理服务,对家长和孩子至关重要。

（王　坤）

第三节　脑　脓　肿

脑脓肿是指各种病原菌侵入颅内引起感染,并形成脓腔,是颅内一种严重的破坏性疾病。脑脓肿由于其有不同性质的感染、又生长于不同部位,故临床上表现复杂,患者可能是婴幼儿或老年,有时有危重的基础疾病,有时又有复杂的感染状态,因此,对脑脓肿的判断,采用什么方式治疗,以何种药物干扰菌群等,许多问题值得探讨。

一、流行病学趋向

在 21 世纪开始之初,有人将波士顿儿童医院的神经外科资料,对比了 20 年前脑脓肿的发病、诊断和疗效等一些问题,研究其倾向性的变化。他们把 1981－2000 年的 54 例脑脓肿和 1945－1980 年的病例特点进行了比较,发现婴儿病例从 7％增加到 22％,并证实以前没有的枸橼酸杆菌和真菌性脑脓肿,前者现在见于新生儿,后者则是免疫抑制患者脑脓肿的突出菌种。过去的鼻窦或耳源性脑脓肿从 26％下降到现在的 11％,总的病死率则呈平稳下降,从 27％降至 24％。

这些倾向性变化从 Medline 2006 年 9 月的前 5 年得到证实,过去罕见的诺卡菌脑脓肿、曲霉菌脑脓肿,而免疫缺陷(AIDS)患者的神经系统弓形虫病则报道更多,其中少数也形成脑脓肿,甚至多发性脑脓肿。这表明一些原属于机会性或条件性致病菌(病原生物)现在变得更为活跃。另一方面在广谱抗生素和激素的广泛使用中,耐药人群普遍增加,同时,大量消耗病、恶性病患者的免疫功能受损、吸毒人群增加等,脑脓肿的凶险因素在增加,脑脓肿菌群变化的概率也在上升。

二、病原学

（一）脑脓肿病菌的变化

脑脓肿的病原生物虽有细菌、真菌和原虫,但主要病原是细菌。在过去 50 年中,脑脓肿的致病菌有较大的变化,抗生素应用以前,金黄色葡萄球菌占 25％～30％,链球菌占 30％,大肠埃希菌占 12%。20 世纪 70 年代葡萄球菌感染下降,革兰阴性杆菌上升,细菌培养阴性率 50% 以上。认为此结果与广泛应用抗生素控制较严重的葡萄球菌感染有关。国内的这方面变化也类似。天津科研人员调查,从 1980－2000 年的细菌培养阳性率依次为链球菌 32%,葡萄球菌 29%,变形杆菌 28%,与 1952－1979 年的顺序正好相反,主要与耳源性脑脓肿减少有关。

其次,20 世纪 80 年代以来厌氧菌培养技术提高,改变了过去 50% 培养阴性的结果。北京研究人员曾统计脑脓肿 16 例,其中厌氧菌培养阳性 9 例,未行厌氧菌培养 7 例,一般细菌培养都阴性。厌氧菌培养需及时送检,注意检验方法。目前,实际培养阳性率仍在 48%～81%。

(二)原发灶与脑脓肿菌种的关系

原发灶的病菌是脑脓肿病菌的根源。脑脓肿的菌种繁多,南非最近一组 121 例脓液培养出细菌 33 种,50% 混合型。但各种原发灶的病菌有常见的范围。耳鼻源性脑脓肿以链球菌和松脆拟杆菌多见;心源性则以草绿色链球菌、厌氧菌、微需氧链球菌较多;肺源性多见的是牙周梭杆菌、诺卡菌和拟杆菌;外伤和开颅术后常是金黄色葡萄球菌、表皮葡萄球菌及链球菌。事实上,混合感染和厌氧感染各占 30%～60%。

(三)病原体入颅途径和脑脓肿定位规律

见表 7-1。

表 7-1　原发灶、病原体、入颅途径及脑脓肿定位

原发灶、感染途径	主要病菌	脑脓肿主要定位
一、邻近接触为主		
1.中耳、乳突炎;邻近接触;血栓静脉炎逆行感染	需氧或厌氧链球菌;松脆拟杆菌(厌氧);肠内菌丛	颞叶(多)、小脑(小)(表浅、单发多);远隔脑叶或对侧
2.筛窦、额窦炎(蝶窦炎)	链球菌;松脆拟杆菌(厌氧);肠菌、金葡、嗜血杆菌	额底、额板(垂体、脑干、颞叶)
3.头面部感染(牙、咽、皮窦)(骨髓炎等)	混合性,牙周梭杆菌;松脆拟杆菌(厌氧);链球菌	额叶多(多位)
二、远途血行感染		
1.先天性心脏病(心内膜炎)	草绿链球菌,厌氧菌;微需氧链球菌(金葡、溶血性链球菌)	大脑中动脉分布区(可见各种部位)深部,多发,囊壁薄
2.肺源性感染(支扩、脓胸等)	牙周梭杆菌、放线菌拟杆菌、链球菌星形诺卡菌	同上部位
3.其他盆腔、腹腔脓肿	肠菌、变形杆菌混合	同上部位
三、脑膜开放性感染		
1.外伤性脑脓肿	金葡、表皮葡萄球菌	依异物、创道定位
2.手术后脑脓肿	链球菌、肠内菌群,梭状芽孢杆菌	CSF 瘘附近
四、免疫源性脑脓肿		
1.AIDS、恶性病免疫抑制治疗等	诺卡菌、真菌、弓形虫、肠内菌群	似先心病
2.新生儿	枸橼酸菌,变形杆菌	单或双额(大)
五、隐源性脑脓肿	链、葡、初油酸菌	大脑、鞍区、小脑

1.邻近结构接触感染

（1）耳源性脑脓肿：中耳炎经鼓室盖、鼓窦、乳突内侧硬膜板入颅，易形成颞叶中后部、小脑侧叶前上部脓肿最为多见。以色列一组报道，15 年 28 例中耳炎的颅内并发症 8 种，依次是脑膜炎、脑脓肿、硬膜外脓肿、乙状窦血栓形成、硬膜下脓肿、静脉窦周脓肿、横窦和海绵窦血栓形成。表明少数可通过逆行性血栓性静脉炎，至顶叶、小脑蚓部或对侧深部白质形成脓肿。

（2）鼻窦性脑脓肿：额窦或筛窦炎易引起硬膜下或硬膜外脓肿，或额极、额底脑脓肿。某医院 1 例小儿筛窦炎引起双眶骨膜下脓肿，后来在 MRI 检查发现脑脓肿，这是局部扩散和逆行性血栓性静脉炎的多途径入颅的实例。蝶窦炎偶尔可引起垂体、脑干、颞叶脓肿。

（3）头面部感染引起：颅骨骨髓炎、先天性皮窦、筛窦骨瘤、鼻咽癌等可直接伴发脑脓肿；牙周脓肿、颌面部蜂窝织炎、腮腺脓肿等可以通过面静脉与颅内的吻合支；板障静脉或导血管的逆行感染入颅。斯洛伐尼亚 1 例患者换乳牙时自行拔除，导致了脑脓肿。

2.远途血行感染

（1）细菌性心内膜炎：由菌栓循动脉扩散入颅。

（2）先天性心脏病：感染栓子随静脉血不经肺过滤而直接入左心转入脑。

（3）发绀型心脏病：易有红细胞增多症，血黏度大，感染栓子入脑易于繁殖。此类脓肿半数以上为多发、多房，少数呈痈性，常在深部或大脑各叶，脓肿相对壁薄，预后较差。

（4）肺胸性感染：如肺炎、肺脓肿、支气管扩张、脓胸等，其感染栓子扩散至肺部毛细血管网，可随血流入颅。

（5）盆腔脓肿：可经脊柱周围的无瓣静脉丛，逆行扩散到椎管内静脉丛再转入颅内。最近，柏林 1 例肛周脓肿患者，术后 1 周出现多发性脑脓肿，探讨了这一感染途径。

3.脑膜开放性感染

外伤性脑脓肿和开颅术后脑脓肿属于这一类。外伤后遗留异物或脑脊液瘘时，偶尔会并发脑脓肿，常位于异物处、脑脊液瘘附近或在创道的沿线。

4.免疫源性脑脓肿

自从 1981 年发现 AIDS 的病原以来，其普遍流行的程度不断扩大，影响全球。一些 AIDS 患者继发的机会性感染，特别是细菌、真菌、放线菌以及弓形虫感染造成的单发或多发性脑脓肿，日渐增多，已见前述。这不仅限于 AIDS，许多恶性病和慢性消耗病如各种白血病、中晚期恶性肿瘤、重型糖尿病、顽固性结核病等，其机体的免疫力低下，尤其在城市患者的耐药菌种不断增加，炎症早期未能控制，导致脑脓肿形成的观察上升。

5.隐源性脑脓肿

临床上找不到原发灶。此型有增加趋势。天津一组长期对照研究，本型已从过去 10％上升到 42％，认为与抗生素广泛应用和标本送检中采取、保存有误。一般考虑还是血源性感染，只是表现隐匿。另外，最近欧美、亚洲都有一些颅内肿瘤伴发脑脓肿的报道，似属隐源性脑脓肿。

鞍内、鞍旁肿瘤合并脓肿，认为属窦源性；矢状窦旁脑肿瘤，暗示与窦有关；1 例颞极脑膜瘤的瘤内、瘤周白质伴发脓肿，术后培养出 B 型链球菌和冻链球菌，与其最近牙槽问题有关，可能仍为血行播散；小脑转移癌伴发脓肿，曾有 2 例分别培养出初油酸菌、凝固酶阴性型葡萄球菌，其中 1 例，尸检证实为肺癌。

三、病理学

脑脓肿的形成在细菌毒力不同有很大差异。史坦福大学的 Britt Enrmann 等分别以需氧菌（α-溶血性链球菌）和厌氧混合菌群（松脆拟杆菌和能在厌氧条件下生长的表皮葡萄球菌）做两种实验研究，并以人的脑脓肿结合 CT 和临床进行系统研究。认为脑肿瘤的分期是自然形成将各期紧密相连而重点有别，但影响因素众多，及早而有效的药物可改变其进程。

(一)需氧菌脑脓肿

1.脑炎早期(1～3 天)

化脓性细菌接种后，出现局限性化脓性脑炎，血管出现脓性栓塞，局部炎性浸润，中心坏死，周围水肿，周围有新生血管。第 3 天 CT 强化可见部分性坏死。临床以急性炎症突出，卧床不起。

2.脑炎晚期(4～9 天)

坏死中心继续扩大，炎性浸润以吞噬细胞，第 5 天出现成纤维细胞，并逐渐成网包绕坏死中心。第7天周围新生血管增生很快，围绕着发展中的脓肿。CT 第 5 天可见强化环，延迟 CT，10～15 分钟显强化结节。临床有缓解。

3.包囊早期(10～13 天)

10 天形成薄囊，脑炎减慢，新生血管达最大程度，周围水肿减轻，反应性星形细胞增生，脓肿孤立。延迟 CT 的强化环向中心弥散减少。

4.包囊晚期(14 天以后)

包囊增厚，囊外胶质增生显著，脓肿分 5 层：①脓腔。②成纤维细胞包绕中心。③胶原蛋白囊。④周围炎性浸润及新生血管。⑤星形细胞增生，脑水肿。延迟强化 CT 增强剂不弥散入脓腔。临床突显占位病变。

(二)厌氧性脑脓肿

从厌氧培养的专门技术发现，脑脓肿的脓液中厌氧菌的数量大大超过需氧菌。松脆拟杆菌是最常见的责任性厌氧菌，是一个很容易在人体内形成脓肿和造成组织破坏的细菌。过去从鼻副窦、肺胸炎症、腹部炎症所造成的脑脓肿中分离出此细菌，但最多是从耳源性脑脓肿中分离出来的，其毒力很大，显然不同于上述需氧性链球菌。

1.脑炎早期(1～3 天)

这一厌氧混合菌组接种实验动物后，16 只狗出现致命感染，是一种暴发性软脑膜炎，甚至到晚期都很重。其中 25% 是广泛性化脓性脑炎，其邻近坏死中心的血管充血及血管周围出血，或血栓形成，周围积存富含蛋白的浆液及脑炎早期的脑坏死和广泛脑水肿。

2.脑炎晚期(4～9 天)

接着最不同的是坏死，很快，脑脓肿破入脑室占 25%(4～8 天)，死亡率达 56%(9/16)，这在过去链球菌性脑脓肿的模型中未曾见到，表明其危害性和严重性。

3.包囊形成(10 天以后)

虽然在第 5 天也出现成纤维细胞，但包囊形成明显延迟，3 周仍是不完全性包囊，CT 证实，故研究人员在包囊形成阶段不分早晚期，研究的关键是失控性感染。另外，松脆拟杆菌属内的几个种，能产生 β-内酰胺酶，可以抗青霉素，应引起临床医师的重视。

四、临床表现

脑脓肿的症状和体征差别很大,与原发病的病情、脑脓肿的病期、脑脓肿的部位、数目、病菌的毒力,宿主的免疫状态均有关。

(一)原发病的变化

脑脓肿都是在常见原发病的基础上产生的,故在耳咽鼻喉、头面部、心、肺及其他部位的感染,或脓肿后出现脑膜刺激症状,就应提高警惕,特别应该引起重视的如原来流脓的中耳炎突然停止流脓,应注意发生有脓入颅内的可能性。

(二)急性脑膜脑炎症状

任何脑脓肿都是从脑膜脑炎开始,最早可表现为头痛伴发高热,甚至寒战等全身不适和颈部活动受限。突出的头痛可占70%～95%,常为病侧更痛,局部叩诊时有定位价值,更多的是全头痛,药物难以控制。半数患者可伴颅内压增高,表现尚有恶心、呕吐。常有嗜睡和卧床不起。

(三)脑脓肿的局灶征

在脑脓肿取代脑膜脑炎的过程中,体温下降,精神好转,不数天,因脓肿的扩大,又再次卧床不起。一方面头痛加重、视盘水肿、烦躁或反应迟钝;另一方面局灶性神经体征突出,50%～80%出现偏瘫、语言障碍、视野缺损、锥体束征或共济失调的小脑病变特征。依脓肿所在部位突出相应额、顶、枕、颞的局灶征,少部分患者出现癫痫,极少数脑干脓肿可表现在本侧颅神经麻痹、对侧锥体束征。发生率依次为脑桥、中脑、延脑。近年增多的不典型"瘤型"脑脓肿可达14%,过去起伏两周的病期,可延缓至数月,大部分被误诊为胶质瘤,值得注意。

(四)脑脓肿的危象

1.脑疝综合征

脑疝是脑脓肿危险阶段的临界信号,都是脑脓肿增大到一定体积时脑组织横形或纵形移位,脑干受压使患者突然昏迷或突然呼吸停止而致命。关键是及早处理脑脓肿,识别先兆症状和体征,避免使颅内压增高的动作,避免不适当的操作,特别要严密和善于观察意识状态。必要时应积极锥颅穿刺脓肿或脑室,迅速减压。

2.脑脓肿破裂

脑脓肿的脑室面脓肿壁常较薄,在不适当的穿刺,或穿透对侧脓壁,或自发性破裂,破入脑室或破入蛛网膜下腔,出现反应时,立即头痛、高热、昏迷、角弓反张等急性室管膜炎或脑膜炎,应及时脑室外引流,积极抢救,以求逆转症状。

五、特殊检查

(一)CT和MRI检查

(1)脑炎早晚期(不足9天)。①CT平扫:1～3天,就出现低密度区,但可误为正常。重复CT见低密度区扩大。CT增强:3天后即见部分性强化环。②MRI长T_2的高信号较长T_1的低信号水肿更醒目。4～9天,CT见显著强化环。延迟CT(30～60秒)强化剂向中心弥散,小的脓肿显示强化结节。

(2)包囊晚期(超过10天):CT平扫,低密度区边缘可见略高密度的囊壁,囊外为水肿带。MRI T_1见等信号囊壁,囊壁内外为不同程度的长T_1;T_2的低信号囊壁介于囊壁内外的长T_2之间,比CT清晰。CT增强,见强化囊壁包绕脓腔;延迟CT(30～60秒),强化环向中央弥散减少,

14 天以后不向中央弥散。T_1 用 Gd-DTPA 增强时,强化囊壁包囊绕脓腔比 CT 反差更明显。

（3）人类脑脓肿的 CT 模式：早年 8 例不同微生物所致人类脑脓肿的 CT 模式可供参考。上述图形各取自系列 CT 扫描之一,但处于脑脓肿的不同阶段。①不同微生物：细菌性脑脓肿（A、D、E、G、H）；真菌性脑脓肿（C、F）；原虫性脑脓肿（B）。②不同时期：脑炎早期（A、B、C）；脑炎晚期（D）；包囊早期（E、F）；包囊晚期（G、H）。③不同数量：单发脑脓肿（D～G）；多发脑脓肿（A～C、H）。④各种脑脓肿：星形诺卡菌脑脓肿（A）；弓形虫性脑脓肿（B）；曲霉菌脑脓肿（C）；肺炎球菌脑脓肿（D）；微需氧链球菌脑脓肿（E）；红花尖镰孢霉菌脑脓肿（F）；牙周梭杆菌脑脓肿（G）；分枝杆菌,绿色链球菌,肠菌性多发性后颅凹脑脓肿（H）。

（二）DWI 及 MRS 检查

（1）弥散加权磁共振扫描（DWI）：脑脓肿的诊断有时与囊性脑瘤混淆。近年来,有多篇报道用 DWI 来区别。土耳其一组研究人员收集脑脓肿病例 19 例,其中 4 例 DWI 是强化后高信号,由于水分子在脓液和囊液的弥散系数（ADC）明显不同,脓液的 ADC 是低值,4 例平均为（0.76±0.12）mm/s；8 例囊性胶质瘤和 7 例转移瘤的 DWI 是低信号,ADC 是高值,分别为（5.51±2.08）mm/s 和（4.58±2.19）mm/s,（$P=0.003$）。当脓液被引流后 ADC 值升高,脓肿复发时 ADC 值又降低。

（2）磁共振波谱分析（MRS）：这是利用磁共振原理测定组织代谢产物的技术。脑脓肿和囊肿都可以检出乳酸,许多氨基酸是脓液中粒细胞释放蛋白水解酶,使蛋白水解成的终产物；而胆碱又是神经脂类的分解产物,因此,MRS 检出后两种即标志着脓肿和肿瘤的不同成分。印度一组研究显示：42 例脑部环状病变,用 DWI、ADC 和质子 MRS（PMRS）检查其性质。结果,29 例脑脓肿的 ADC 低值小于（0.9±1.3）mm/s,PMRS 出现乳酸峰和其他氨基酸峰（琥珀酸盐、醋酸盐、丙氨酸等）；另 23 例囊性肿瘤的 ADC 高值（1.7±3.8）mm/s,PMRS 出现乳酸峰及胆碱峰,表明脓肿和非脓肿显然不同。

（三）其他辅助检查

（1）周围血常规：白细胞计数、血沉、C 反应蛋白升高,属于炎症。

（2）脑脊液：白细胞轻度升高；蛋白升高显著是一特点。有细胞蛋白分离趋势。

（3）X 线 CR 片：查原发灶。过去应用的脑血管造影、颅脑超声波、同位素扫描等现已基本不用。

六、诊断及鉴别诊断

典型的脑脓肿诊断不难,一个感染的病史,近期有脑膜脑炎的过程,发展到颅内压增高征象和局灶性神经体征,加上强化头颅 CT 和延时 CT 常可确诊。必要时可做颅脑 MRI 及 Gd-DTPA 强化。对"瘤型"脑脓肿,在条件好的单位可追加 DWI、MRS 进一步区别囊型脑瘤。条件不够又病情危重则有赖于直接穿刺或摘除,以达诊治双重目标。脑结核瘤,都有脑外结核等病史,可以区别。耳源性脑积水、脓性迷路炎都有耳部症状,无脑病征,CT 无脑病灶。疱疹性局限性脑炎,有时突然单瘫,CT 可有低密度区,但范围较脓肿大,CSF 以淋巴增高为主,无中耳炎等病灶,必要时活检区别。

鉴于病原体的毒力、形成脑脓肿快慢、患者的抵抗力等有很大差异,特别是近年一些流行病学的新动向,简单介绍几种特殊类型的脑脓肿,便于加深对某些特殊情况的考虑和鉴别。

（一）硬脑膜下脓肿

脑膜瘤是脑瘤的一种，硬脑膜下脓肿也应该是脑脓肿的一种，但毕竟脓肿是在硬膜下腔，由于这一解剖特点脓液可在腔内自由发展，其速度更快，常是暴发性临床表现，很快恶化，在 1949 年前悉数死亡，是脑外科一种严重的急症。

硬膜下脓肿 2/3 由鼻窦炎引起，多见于儿童。最近，澳洲一组报道显示 10 年内颅内脓肿 46 例，儿童硬膜下脓肿 20 例（43%），内含同时伴脑脓肿者 4 例。

典型症状是鼻窦炎、发热、神经体征的三联征。鼻窦炎所致者眶周肿胀（$P=0.005$）和畏光（$P=0.02$）。意识变化于 24～48 小时占一半，头痛、恶心、呕吐常见，偏瘫、失语、局限性癫痫突出，易发展到癫痫持续状态，应迅速抗痫，否则患儿很快恶化。诊断基于医师的警觉，CT 可能漏诊，MRI 冠状位、矢状位能见颅底和突面的新月形 T_2 高信号灶更为醒目。英国 66 例的经验主张开颅清除，基于：①开颅存活率高，该开颅组 91% 存活，钻颅组 52% 存活。②钻颅残留脓多，他们在 13 例尸检中 6 例属于鼻窦性，其中双侧 3 例，在纵裂、枕下、突面、基底池周围 4 个部位残留脓各 1 例。另 1 例耳源性者脓留于颅底、小脑脑桥角和多种部位。③开颅便于彻底冲洗，他们提出，硬膜下脓液易凝固，超 50% 是厌氧菌和微需氧链球菌混合感染，含氯霉素 1 g/50 mL 的生理盐水冲洗效果较好。另外，有医师认为症状出现后 72 小时内手术者，终残只 10%；而 72 小时以后手术者，70% 非残即死。有一种"亚急性术后硬膜下脓肿"，常在硬膜下血肿术后伴发感染，相当少见。

（二）儿童脑脓肿

儿童由于其抵抗力弱，一旦发生脑脓肿较成人更危险。一般 15 岁以下的小儿占脑脓肿总数的 1/3 或小半。据卡拉其 Atig 等的报道儿童脑脓肿的均龄在（5.6±4.4）岁；北京一组病例显示：平均为 6.68 岁，小于 10 岁可占 4/5，两组结果类似。以上两组均以链球菌为主。

儿童脑脓肿的表现为发热、呕吐、头痛和癫痫的四联征。北京组查见视盘水肿占 85%，显示儿童的颅内压增高突出，这与小儿病程短（平均约 1 个月）；脓肿发展快，脓肿体积大有关（3～5 cm 占 50%；大于 5 cm 占 32%；大于 7 cm 占 18%）。另外，小儿脑脓肿多见的是由发绀型先天性心脏病等血行感染引起，可占 37%。加上儿童头面部感染、牙、咽等病灶多从吻合静脉逆行入颅以及肺部感染，或败血症在 Atig 组就占 23%，故总的血源性脑脓肿超过 50%，因而多发性脑脓肿多达 30%～42%，这就比较复杂。总之，由于小儿脑脓肿的自限能力差，脓肿体积大，颅内压高，抵抗力又弱等特点，应强调早诊早治。方法以简单和小儿能承受的为主。手术切除在卡拉其的 30 例中占 6 例，但 5 例死亡。故决定处理方式应根据经验、技术条件、患者情况等全面考虑。

（三）新生儿脑脓肿

新生儿脑脓肿在 100 年前已有报道，但在 CT 启用后发现率大增。巴黎研究人员一次报道新生儿脑脓肿 30 例，90% 为变形杆菌和枸橼酸菌引起。有人认为此种新生儿脑脓肿是上述两菌所致的白质坏死性血管炎，脑坏死是其特殊表现。另外，此种新生儿脑脓肿的 67%（20/30）伴广泛性脑膜炎，43%（13/30）伴败血症。由于脑膜炎影响广泛，所以较一般儿童脑脓肿（链球菌、肠内菌引起）更为严重。

新生儿脑脓肿在生后 7 天发病占 2/3（20/30），平均 9 天（1～30 天）。癫痫为首发症状占 43%，感染首发占 37%，而急性期癫痫增多达 70%（21/30），其中呈持续状态占 19%（4/21），说明其严重性。脑积水达 70.%（14/20），主要是脑膜炎性交通性脑积水。CT 扫描 28 例中多发性脑脓肿 17(61％)，额叶22(79％)，其中单侧 12 例，双侧 10 例，大多为巨大型，有 2 例贴着脑室，伸向整个大脑半球。

处理：单纯用药物治疗 5 例，经前囟穿吸注药 25 例（83％）。经前囟穿吸注药一次治疗 56％（14/25），平均 2 次（1～6 次）。其中月内穿刺 15 例（60％），仅 20％合并脑积水；月后穿刺 10 例，内 70％合并脑积水。单纯用药 5 例（不穿刺），其中 4 例发展成脑积水。上述巴黎的 30 例中，17 例超过 2 年的随访，只有 4 例智力正常，不伴发抽风。CT 扫描显示其他患者遗留多种多样的脑出血、梗死和坏死，均属于非穿刺组。从功能上看，早穿刺注药者预后好，不穿刺则差。关于用药，新型头孢菌素＋氨基糖苷的治疗方案是重要改进，他们先用庆大霉素＋头孢氨噻，后来用丁胺卡那＋头孢曲松，均有高效。新德里最近用泰能对 1 例多发性脑脓肿的新生儿治疗，多次穿刺及药物治疗、4 周改变了预后。

（四）诺卡菌脑脓肿

诺卡菌脑脓肿原来报道很少，但于近 20 年来，此种机会性致病菌所致的脑脓肿的报道增加很快。诺卡菌可见于正常人的口腔，革兰阳性，在厌氧或微需氧条件下生长。属于放线菌的一种，有较长的菌丝，发展缓慢而容易形成顽固的厚壁脓肿，极似脑瘤，过去的病死率高达 75％，或 3 倍于其他细菌性脑脓肿。但由于抗生素的发展，病死率已迅速降低。

诺卡菌有百余种，引起人类疾病的主要有六种，但星形诺卡菌最为多见，常由呼吸道开始，半数经血播散至全身器官，但对脑和皮下有特别的偏爱。20 世纪 50 年代有人综合 68 例中肺占 64.7％，皮下32.3％，脑 31.8％（互有并发），心、肾、肝等则很少，威斯康星 1 例 13 岁女孩，诊为风湿热，脑血管造影定位，整块切除，脓液见许多枝片状菌丝，术后金、青霉素治愈。

时至今日，CT、MRI 的强化环可精确定位。墨西哥 1 例 DWI 的高信号，PMRS 检出乳酸峰、氨基酸峰，可定位与定性，用磺胺药（TMP/SMZ）可治愈。欧美有些报道从分子医学定性，通过 16S rDNA PCR 扩增法，及 hsp 65 序列分析，属诺卡菌基因。

处理：TMP/SMZ 可透入 CSF，丁胺卡那、泰能、头孢曲松，头孢噻肟，均有效。由于为慢性肉芽肿性脑脓肿，切除更为安全。

（五）曲霉菌脑脓肿

曲霉菌是一种广泛存在于蔬菜、水果、粮食中的真菌，其孢子可引起肺部感染，是一种条件致病菌，当机体抵抗力低下时，可经血循环播散至颅内，造成多发或多房脑脓肿。最多见的有烟曲霉菌和黄曲霉菌，可发生于脑的任何部位。广州于近 3 年报道了 2 例肺和脑的多发性烟曲霉菌脑脓肿。纽约报道 1 例眶尖和脑的多发性烟曲霉菌并诺卡菌脑脓肿。此两患者都先有其他疾病，说明抵抗力降低在先。广州的病例先有胆管炎、肺炎、伴胸腔积液，后来发现脑部有 11 个脑脓肿（2～3 cm 居多）。纽约的患者先有脊髓发育不良性综合征，贫血和血小板缺乏症，以后眶尖和脑部出现许多强化环（脑脓肿），先后活检，发现不同的致病菌。病程相当复杂，均出现偏瘫，前者曾意识不清，多处自发性出血；后者有失控性眼后痛，发展成海绵窦炎，表现出Ⅳ～Ⅵ颅神经麻痹，中途还因坏死性胆管炎手术一次。处理结果尚好，两者都用两性霉素，前者静脉和鞘内并用，脓肿和脑室引流；后者加用米诺环素和泰能，分别于 4 个半月和半年病灶全消，但后者于 2 年后死于肺炎。

曲霉菌脑脓肿的 CT、MRI 与其他脑脓肿类似。麻省总医院曾研究 6 例，其 DWI 为高信号，但 ADC 均值较一般脑脓肿为低，(0.33±0.6)mm/s，此脓液反映为高蛋白液。

处理：主张持积极态度。过去在免疫缺陷患者发生曲霉菌脑脓肿的死亡率近乎 100％。加州大学对 4 例白血病伴发本病患者,在无框架立体定向下切除多发脑脓肿及抗真菌治疗,逆转了病情,除 1 例死于白血病外,3 例有完全的神经病学恢复。最近,英国 1 例急性髓性白血病伴发本病,用两性霉素,伊曲康唑几乎无效,新的伏利康唑由于其 BBB 的穿透力好,易达到制真菌浓度而治疗成功。

(六)垂体脓肿

从发病机制来看,有两种意见,一类是真性脓肿,有人称为"原发性"垂体脓肿,通过邻近结构炎症播散,或远途血行感染,或头面部吻合血管逆行感染,使正常垂体感染形成脓肿,或垂体瘤伴发脓肿;另一类是类脓肿,即"继发性"垂体脓肿,是指垂体瘤、鞍内颅咽管瘤等情况下,局部血循环紊乱,瘤组织坏死、液化也形成"脓样物质",向上顶起鞍隔,压迫视路,似垂体脓肿,但不发热,培养也无细菌生长,实际有所不同。

垂体脓肿常先有感染症状,同时有鞍内脓肿膨胀的表现,剧烈头痛和视力骤降是两大特点。Jain 等指出视力、视野变化可占 75%～100%。最近,印度 1 例 12 岁女孩,急性额部头痛,双视力严重"丧失",强化 MRI 诊断,单用抗生素治疗。但垂体脓肿大多发展缓慢,一年以上的占多数,突出表现是垂体功能衰减,尤其是较早出现垂体后叶受损的尿崩症多见。协和医院 7 例中 5 例有尿崩,天坛医院 2 例垂体脓肿患者在 3 个月以内就出现尿崩,其中 1 例脓液培养有大肠埃希菌。日本有 1 例 56 岁男性,垂体脓肿,同时有无痛性甲状腺炎、垂体功能减退和尿崩症,Matsuno 等认为漏斗神经垂体炎或淋巴细胞性腺垂体炎,在术前和组织病理检查前鉴别诊断是困难的。这是慢性的真性垂体脓肿。由于垂体瘤的尿崩症只占 10%,故常以此区别两病。另外,垂体脓肿的垂体功能普遍减退是第 3 个特点,协和医院一组的性腺、甲状腺、肾上腺等多项内分泌功能检查低值,更为客观,并需用皮质醇来改善症状。

重庆今年报道 1 例月经紊乱、泌乳 3 个月,PRL 457.44 ng/mL,术中则抽出黏稠脓液,镜检有大量脓细胞,病理见垂体瘤伴慢性炎症,最后诊断是继发于垂体瘤的垂体脓肿。

鉴别垂体瘤囊变或其他囊性肿瘤,MRI 的 DWI 和 ADC 能显示其优越性。处于早期阶段,甲硝唑和三代头孢菌素就可以对付链球菌,拟杆菌或变形杆菌,若已成大脓肿顶起视路,则经蝶手术向外放脓,电灼囊壁使其皱缩最为合理。

七、处理原则

(一)单纯药物治疗

理想的治疗是化脓性脑膜脑炎阶段消炎,防止脑脓肿的形成。最早是 1971 年有报道单纯药物治疗成功。1980 年加州大学(UCSF)的研究找出成功的因素:①用药早。②脓肿小。③药效好。④CT 观察好。该组 8 例的病程平均 4.7 周。成功的 6 例直径平均 1.7 cm(0.8～2.5 cm),失败的则为 4.2 cm(2～6 cm)($P<0.001$),故主张单纯药物治疗要小于 3 cm。该组细菌以金葡、链球菌和变形杆菌为主,大剂量三联治疗[青霉素 1 000 万 U,静脉注射,每天 1 次,小儿 30 万 U/(kg·d);氯霉量 3～4 g,静脉注射,每天 1 次,小儿 50～100 mg/(kg·d),半合成新青Ⅰ,新青Ⅲ大于 12 g,静脉注射,每天 1 次,4～8 周,对耐青者],效果好。CT 观察 1 个月内缩小,异常强化 3 个半月内消退,25 个月未见复发。

指征:①高危患者。②多发脑脓肿,特别是脓肿间距大者。③位于深部或重要功能区。④合并室管膜炎或脑膜炎者。⑤合并脑积水需要 CSF 分流者。方法和原则同上述 4 条成功的因素。

(二)穿刺吸脓治疗

鉴于上述单纯药物治疗的脑脓肿直径都小于 2.5 cm,导致推荐大于 3 cm 的脑脓肿就需要穿刺引流。理论是根据当时哈佛大学有学者研究,发现穿透 BBB 和脓壁的抗生素,尽管其最小抑菌浓度已经超过,但细菌仍能存活,此系抗生素在脓腔内酸性环境下失效。故主张用药的同时,所有脓液应予吸除,特别在当今立体定向技术下,既符合微创原则,又可直接减压。另外,还可以诊断(包括取材培养),且能治疗(包括吸脓、冲洗、注药或置管引流)。近年报道经 1～2 次穿吸,治愈率达 80%～90%。也有人认为几乎所有脑脓肿均可穿刺引流和有效的抗生素治疗。钻颅的简化法一床旁锥颅,解除脑疝最快,更受欢迎。

(三)脑脓肿摘除术

开颅摘除脑脓肿是一种根治术,但代价较大,风险负担更重。指征:①厚壁脓肿。②表浅脓肿。③小脑脓肿。④异物脓肿。⑤多房或多发性脓肿(靠近)。⑥诺卡菌或真菌脓肿。⑦穿刺失败的脑脓肿。⑧破溃脓肿。⑨所谓暴发性脑脓肿。⑩脑疝形成的脓肿。开颅后可先于穿刺减压,摘除脓肿后可依情况内、外减压。创腔用过氧化氢及含抗生素溶液冲洗,应避免脓肿破裂,若有脓液污染更应反复冲洗。术后抗生素均应 4～6 周。定期 CT 复查。

(四)抗生素的联用

脓肿的微生物性质是脑脓肿治疗的基础,脓液外排和有效抗生素的应用是取得疗效的关键,由于近年来大量广谱抗生素的问世,对脑脓肿的治疗确实卓有成效,病死率大为降低。同时正因为脑脓肿的混合感染居多,目前采用的三联、四联用药,疗效尤其突出。

早年的青、氯、新青,对革兰阴性、革兰阳性、需氧、厌氧菌十分敏感,从心、肺来的转移性脑脓肿疗效肯定。对耳、鼻、牙源性脑脓肿同样有效。现在常用的青、甲、头孢,由于甲硝唑对拟杆菌是专性药,对细菌的穿透力强,不易耐药,价廉,毒性反应少,对强调厌氧菌脑脓肿的今天,此三联用药已成为首选,加上三代头孢对需氧菌混合感染也是高效。上两组中偶有耐甲氧西林的金葡(MRSA),可将青霉素换上万古霉素,这是抗革兰阳性球菌中最强者,对外伤术后的脑脓肿高效。用甲、头孢治疗儿童脑脓肿也有高效。伏利康唑治霉菌性脑脓肿,磺胺(TMP/SMZ)治诺卡菌脑脓肿,都是专性药。头孢曲松及丁胺卡那治枸橼酸菌新生儿脑脓肿也具有特效,已见前述。亚胺培南对高龄、幼儿、免疫力低下者,对绝大多数厌氧、需氧、革兰阴性、革兰阳性菌和多重耐药菌均具强力杀菌,是目前最广谱的抗生素,可用于危重患者。脑脓肿破裂或伴有明显脑膜炎时,鞘内注药也是一种方法,其剂量是丁胺卡那每次 10 mg,庆大霉素每次 2 万 U,头孢曲松每次 25～50 mg,万古霉素每次 20 mg,半合成青霉素苯唑西林每次 10 mg,氯唑西林每次 10 mg,小儿减半,生理盐水稀释。

(王 坤)

第四节 癫 痫

癫痫是一种以具有持久性的产生癫痫发作的倾向为特征的慢性脑部疾病。癫痫不是单一的疾病实体,而是一种有着不同病因基础、临床表现各异但以反复癫痫发作为共同特征的慢性脑功能障碍。癫痫发作是指脑神经元异常过度、同步化放电活动所造成的一过性临床症状和/或体征,其表现取决于同步化放电神经元的放电部位、强度和扩散途径。癫痫发作不能等同于癫痫,前者是一种症状,可见于癫痫患者,也可以见于非癫痫的急性脑功能障碍,例如,病毒性脑炎、各种脑病的急性期等;而后者是一种以反复癫痫发作为主要表现的慢性脑功能障碍性疾病。

癫痫是儿童最常见的神经系统疾病,我国癫痫的整体患病率在7‰左右,其中大多数在儿童时期起病。随着临床与脑电图、病因学诊断水平的不断提高,特别是随着影像学、分子遗传学技术以及抗癫痫药物的不断发展,儿童癫痫的诊断和治疗水平不断提高,总体来讲,70%～80%的患儿可获完全控制,其中大部分甚至能停药后5年仍不复发,能正常生活和学习。

一、病因

癫痫根据病因可分为三类:①特发性(原发性)癫痫是指脑部未能找到有关的结构变化和代谢异常的癫痫,而与遗传因素有较密切的关系;②症状性(继发性)癫痫即具有明确脑部病损或代谢障碍的癫痫;③隐源性癫痫是指虽怀疑为症状性癫痫,但尚未找到病因者。

国际抗癫痫联盟近期将癫痫的病因重新分为六类:遗传性、结构性、代谢性、免疫性、感染性和其他(不明)原因。其目的是为了更加清晰、便于研究及帮助判断预后等,但是目前尚未得到广泛认可。

根据临床实际,对于引起癫痫的病因详述如下。

(一)遗传因素

癫痫遗传方式较复杂,包括单基因遗传(符合孟德尔遗传方式)、复杂遗传(多基因遗传)、DNA结构异常/拷贝数变异(copy number variation,CNV)。近年来有关癫痫基因的研究取得了较大进展,已有30余个基因证明是单基因遗传癫痫的致病基因,这些基因多与离子通道有关,相关癫痫表型既可以是预后良好的,如家族性新生儿良性癫痫,也可以是临床预后不好的,如Dravet综合征。CNV所致的癫痫表现也是多样的。复杂遗传性癫痫则多表现为发病率较高的常见特发性癫痫综合征,绝大多数预后良好,除了癫痫之外,无其他神经系统以及其他系统的异常。

(二)脑部病变或代谢异常

先天性或后天性的脑损害,均可能成为症状性癫痫的病因。

(1)脑发育异常如脑回畸形、胼胝体发育不全、灰质异位症、神经皮肤综合征、先天性脑积水、遗传代谢病或染色体病引起的脑发育障碍等。

(2)脑血管疾病如颅内出血、血栓、栓塞、血管畸形、血管炎等。

(3)感染如病毒、细菌、寄生虫引起的颅内感染。

(4)外伤产伤或生后外伤。

(5)中毒、脑缺血缺氧或代谢异常。

(6)颅内占位病变如肿瘤、囊肿、结核瘤、寄生虫等。

(7)变性疾病如各种累及脑神经元的遗传变性病等。

二、临床表现

癫痫的临床表现主要是癫痫发作,然而近年来的研究已经充分证明癫痫不仅是临床发作,而且常常伴有各种神经行为共患病,包括认知障碍、精神疾病及社会适应性行为障碍。因此,也有学者提出了癫痫实际上是一种以癫痫发作为主,同时可以伴有各种程度轻重不一的神经精神共病的谱系疾病。

癫痫发作的临床表现取决于同步化放电的癫痫灶神经元所在脑部位、放电强度和扩散途径。负性肌阵挛、抑制性运动发作等。目前在国内临床上此新分类尚未被广泛接受、应用。

常见的发作类型如下。

(一)局灶性发作

神经元过度放电起始于一侧大脑的某一部位,临床表现开始仅限于身体的一侧。

1.单纯局灶性发作

(1)运动性发作:多表现为一侧某部位的抽搐,如肢体、口角、眼睑等处。也可表现为旋转性发作、姿势性发作或杰克逊发作等。

(2)感觉性发作:表现为发作性躯体感觉异常或特殊感觉异常。

2.复杂局灶性发作

发作伴有不同程度的意识障碍,可有精神症状,反复刻板的自动症,如吞咽、咀嚼、舔唇、拍手、摸索、自言自语等。

3.局灶性发作演变为全面性发作

由简单局灶性或复杂局灶性发作泛化为全面性发作,也可先由单纯局灶性发作发展为复杂局灶性发作,然后继发全面性发作。

(二)全面性发作

发作一开始就有两侧半球同时放电,发作时常伴有意识障碍。

1.失神发作

以意识障碍为主要症状。典型失神发作时起病突然,没有先兆,正在进行的活动停止,两眼凝视,持续数秒钟恢复,一般不超过 30 秒,发作后常可继续原来的活动,对发作不能回忆。失神发作常发作频繁,每天数次至数十次,甚至上百次。发作时脑电图示两侧对称、同步、弥漫性3 Hz的棘慢复合波,过度换气容易诱发。

2.强直-阵挛发作

发作时意识突然丧失,全身肌肉强直收缩;也可尖叫一声突然跌倒、呼吸暂停、面色发绀、双眼上翻、瞳孔散大、四肢躯干强直,有时呈角弓反张状态;持续数秒至数十秒钟进入阵挛期,出现全身节律性抽搐,持续 30 秒或更长时间逐渐停止。阵挛停止后患儿可有尿失禁。发作后常表现为头痛、嗜睡、乏力,甚至在完全清醒前可出现自动症,称之为发作后状态。脑电图在强直期表现为每秒 10 次或 10 次以上的快活动,频率渐慢,波幅渐高;阵挛期除高幅棘波外,间断出现慢波。发作间期可有棘慢波、多棘慢波或尖慢波。

3.强直性发作

表现为持续(5~20 秒或更长)而强烈的肌肉收缩,使身体固定于某种特殊体位,如头眼偏斜、双臂外旋、呼吸暂停、角弓反张等。发作时脑电图为低波幅9~10 Hz的快活动或快节律多棘波。

4.阵挛性发作

肢体、躯干或面部呈节律性抽动。发作时脑电图为 10 Hz 或 10 Hz 以上的快活动及慢波,有时为棘慢波。

5.肌阵挛发作

表现为某部位的肌肉或肌群,甚至全身肌肉突然快速有力地收缩,引起肢体、面部、躯干或全身突然而快速的抽动。可单个发生,也可为连续的发作。发作时脑电图为多棘慢波或棘慢、尖慢综合波。

6.失张力发作

发作时由于肌张力的突然丧失而引起全身或者部分出现沿重力作用方向的跌倒发作,可表现为头下垂、双肩下垂、屈髋屈膝或跌坐/跌倒。脑电图在发作时为全导多棘慢波或棘慢波。

三、诊断

癫痫的诊断分为 4 个步骤:①判断临床发作是否为癫痫发作。许多非癫痫性的发作在临床上需与癫痫发作相鉴别。②在诊断为癫痫发作的基础上根据临床发作和脑电图表现,对癫痫发作类型进行分类。③根据患儿的临床发作、脑电图特征、神经影像学、年龄、预后等因素,对癫痫的病因进行分析,并对癫痫综合征、癫痫相关疾病等进行诊断。④应对患儿的个体发育及相关脏器功能等进行检查和整体评估。

(一)病史与体格检查

病史包括发育历程、用药史、患儿及家庭惊厥史;惊厥的描述应首先关注发作的起始表现,还需描述整个发作过程以及发作后的表现、发作的环境及其促发因素等,最好让患儿家长模仿发作或用家庭摄像机、手机记录发作。临床体格检查应包括整个神经系统、心肺腹查体以及视觉、听觉检查等。

(二)脑电图检查

脑电图检查是癫痫患者的最重要检查,对于癫痫的诊断以及发作类型、综合征分型都至关重要。癫痫的脑电图异常分为发作间期和发作期,发作间期主要可见到棘波、尖波、棘慢波、尖慢波、棘波节律等,发作期可以看到一个从开始到结束的具有演变过程的异常发作性脑电图异常事件,可以是全导弥漫性的(全面性发作)或者局灶性的(局灶性发作)。但应注意 5%～8% 的健康儿童中可以出现脑电图癫痫样异常放电,由于没有临床发作,此时不能诊断癫痫,但应密切观察,临床随访。剥夺睡眠、光刺激和过度换气等可以提高癫痫性脑电异常发现率,因而在儿童脑电图检查中经常用到。视频脑电图可以直接观察到发作期的实时脑电活动,对于癫痫的诊断、鉴别诊断具有重要意义。

(三)影像学检查

1.CT 与 MRI 检查

目的是发现脑结构的异常。头颅 MRI 在发现引起癫痫的病灶方面具有更大的优势。皮质发育异常是引起儿童症状性癫痫最常见的原因,对于严重/明显的脑结构发育异常,生后早期行头颅 MRI 检查即可发现,但是对于小的局灶皮层发育不良,常常需要在 1.5 岁后行头颅 MRI 检查才能发现,因此,如果临床高度怀疑存在局灶皮层发育不良,需在 1.5 岁之后复查头颅 MRI。

2.功能性神经影像

主要针对需癫痫手术的患儿,评估不同脑区功能。这一技术因需要良好的技术和患者主动配合,因此只能用于 7～8 岁以上智力基本正常的患儿。

3.正电子体层扫描

正电子体层扫描是一种非侵入性的脑功能影像学检查方法,在定位癫痫灶中具有较高的特异性和准确度。发作间期的癫痫灶呈葡萄糖低代谢。

4.单光子发射计算体层扫描

测定局部脑血流,癫痫起源病灶在发作期显示血流增加而在发作间期显示血流减低。发作期单光子发射计算体层扫描对于癫痫灶的确定具有重要价值。

(四)实验室检查

主要是癫痫的病因学诊断,包括遗传代谢病筛查、染色体检查、基因分析、血生化、脑脊液等,必要时根据病情选择进行。

四、鉴别诊断

儿童癫痫应注意与其他发作性疾病鉴别,包括低血糖症(尤其需要高度重视)、屏气发作、晕厥、睡眠障碍、儿童癔症性发作、偏头痛、抽动障碍等。

五、治疗

(一)治疗原则

癫痫的治疗原则首先应该强调以患者为中心,在控制癫痫发作的同时,尽可能减少不良反应,并且应强调从治疗开始就应该关注患儿远期整体预后,即最佳的有效性和最大的安全性的平衡。理想的目标不仅是完全控制发作,而且是使患儿达到其能够达到的最好的身心健康和智力运动发育水平。因此,癫痫临床处理中既要强调遵循治疗原则,又要充分考虑个体性差异,即有原则的个体化的治疗。

1.明确诊断

正确诊断是合理治疗的前提,由于癫痫的临床症状纷繁复杂,因此诊断需要尽可能细化、全面,比如是否有癫痫、癫痫发作的分类、癫痫综合征的分类、癫痫的病因、癫痫的诱发因素等;而且在治疗过程中还应不断修正完善诊断,积极寻找可治疗的病因。

2.明确治疗的目标

当前癫痫治疗主要还是以控制癫痫发作为首要目标,但是应该明确的是,癫痫治疗的最终目标不仅仅是控制发作,更重要的是提高患者生活质量,保障患儿正常生长发育、降低患者致残程度,尽可能促进其获得正常的社会生活。

3.合理选择处理方案

由于癫痫病的病因学异质性很高,因此目前治疗方法多样,包括抗癫痫药治疗、外科切除性治疗、外科姑息性治疗、生酮饮食治疗、免疫治疗等。抗癫痫药物治疗仍然是绝大多数癫痫患者的首选治疗。选择治疗方案时,应充分考虑癫痫病(病因、发作/综合征分类等)的特点、共患病情况以及患儿的个人、社会因素,进行有原则的个体化综合治疗。寻找可治疗的病因,并予以针对性治疗。需要强调的是,癫痫治疗并不一定都是顺利的,因此初始治疗方案常常需要随着根据治疗反应,在治疗过程中不断修正,或者进行多种治疗手段的序贯/联合治疗。

4.恰当的长期治疗

癫痫的抗癫痫药治疗应当坚持长期足疗程的原则,根据不同的癫痫病因、综合征类型及发作类型以及患者的实际情况选择合适的抗癫痫药疗程。

5.保持规律健康的生活方式

与其他慢性疾病的治疗一样,癫痫患者应保持健康、规律的生活,尤应注意避免睡眠不足、暴饮暴食以及过度劳累,如有发作诱因,应尽量祛除或者避免。在条件许可的情况下,尽量鼓励患儿参加正常的学习生活,但是要注意避免意外伤害的发生,比如溺水、交通事故等。

(二)抗癫痫药治疗

1.抗癫痫药物的使用原则

抗癫痫药物治疗是癫痫的最主要治疗方法,规律合理地应用抗癫痫药物能提高治疗的成功率。药物治疗的基本原则如下。

(1)应该在充分评估患儿本身以及其所患癫痫的情况,并且与患儿及其家长充分沟通后,选择合适时机开始抗癫痫药治疗。

(2)要根据发作类型、癫痫综合征及共病、同时服用的其他药物以及患儿及其家庭的背景情况来综合考虑,能够诊断癫痫综合征的,先按照综合征选药原则挑选抗癫痫药,如果不能诊断综合征,再按发作类型选择药物。

(3)首选单药治疗,对于治疗困难的病例可以在合适的时机开始抗癫痫药联合治疗,应尽量选择不同作用机制的抗癫痫药进行联合治疗。

(4)遵循抗癫痫药的药代动力学服药:应规则、不间断,用药剂量个体化。

(5)必要时定期监测血药浓度。

(6)如需替换药物,应逐渐过渡。

(7)疗程要长,一般需要治疗至少连续 2 年不发作,而且脑电图癫痫样放电完全或者基本消失,才能开始逐渐减药,不同的病因学、癫痫综合征分类以及治疗过程顺利与否均会影响疗程。

(8)缓慢停药,减停过程一般要求大于 6 个月。

(9)在整个治疗过程中均应定期随访,监测药物各种可能出现的不良反应。

2.常用抗癫痫药

目前抗癫痫药分为,传统抗癫痫药物和新抗癫痫药。传统抗癫痫药物主要包括苯巴比妥、丙戊酸、卡马西平、苯妥英、氯硝西泮;新抗癫痫药主要是指 20 世纪 90 年代后上市的,目前国内已有的包括拉莫三嗪、左乙拉西坦、奥卡西平、托吡酯、唑尼沙胺以及氨己烯酸。

(三)癫痫外科治疗

有明确的癫痫灶(如局灶皮层发育不良等),抗癫痫药物治疗无效或效果不佳、频繁发作影响患儿的日常生活者,应及时到专业的癫痫中心进行癫痫外科治疗评估,如果适合,应及时进行外科治疗。癫痫外科主要治疗方法有癫痫灶切除手术(包括病变半球切除术)、姑息性治疗(包括胼胝体部分切开、迷走神经刺激术等神经调控治疗)。局灶性癫痫,定位明确,切除癫痫灶不引起主要神经功能缺陷者手术效果较好,可以达到完全无发作,并停用所有抗癫痫药,如颞叶内侧癫痫。由于局灶病变导致的癫痫性脑病,包括婴儿痉挛症等,如果能早期确定致痫灶进行及时手术治疗,不仅能够完全无发作,而且能够显著改善患儿的认知功能及发育水平。另一方面,癫痫手术治疗毕竟是有创治疗,不可滥用,必须在专业的癫痫中心谨慎评估手术的风险及获益,并与家长反复沟通后再进行。

(四)其他疗法

如生酮饮食,免疫治疗(大剂量丙种球蛋白、糖皮质激素等)。

（王　坤）

<h1 style="text-align:center">第五节　癫痫持续状态</h1>

癫痫持续状态(status epilepticus,SE)是由各种原因引起的惊厥持续 30 分钟以上或频繁惊厥意识未完全恢复超过 30 分钟者称为癫痫持续状态。而国际抗癫痫协会认为:反复频繁或持续的癫痫发作所导致固定而持续的癫痫状况即为癫痫持续状态。本病是儿科常见且急危重症,病死率甚高,需紧急诊断及处理。有人统计 85% 发生在 5 岁以内,1 岁以内的发生率约占 1/3。

一、病因

(一)颅内感染

(1)各种细菌性脑膜炎、脑脓肿、颅内静脉窦炎、结核。

(2)各种病毒性脑炎、脑膜炎,传染后及预防接种后脑炎。

(3)各种脑寄生虫病。

(二)颅外感染

1.全身感染

败血症、高热惊厥、破伤风、猩红热、麻疹及伤寒等。

2.消化道感染

各种细菌性、病毒性肠炎。

3.呼吸道感染

各种上呼吸道感染及重症肺炎。

(三)颅内非感染疾病

(1)癫痫。

(2)脑外伤:颅骨骨折、脑挫裂伤等。

(3)脑血管病:颅内出血、脑血管炎、脑栓塞、高血压脑病。

(4)脑肿瘤,包括脑膜白血病。

(5)颅内畸形。

(6)中枢神经遗传、变性、脱髓鞘性疾病。

(四)颅外非感染性疾病

1.中毒

有毒动植物(如蛇毒、毒蕈、白果、马钱子),细菌性毒素(破伤风、肉毒杆菌、志贺菌及沙门菌),无机、有机毒物(金属铅、汞中毒、一氧化碳中毒),农药(有机磷),杀鼠药(磷化锌、安妥、敌鼠钠盐)以及药物中毒(异烟肼、氨茶碱、抗组胺药、樟脑、吩噻嗪类、戊四氮、士的宁等)。

2.缺氧、缺血

各种原因引起的呼吸、循环衰竭、窒息、休克、严重贫血等。

3.代谢性疾病

低血糖、低血钙、低血镁、低血钠、高血糖、高血钠、苯丙酮尿症、半乳糖血症、维生素缺乏和依赖(如维生素 B_6)、脂质代谢病、肝性脑病、尿毒症晚期、核黄疸等。

4.其他

卟啉症、Reye 综合征、系统性红斑狼疮。另外最常见的原因是骤停抗癫痫药。

二、诊断要点

(一)病史

1.年龄

不同年龄组引起癫痫持续状态的病因不同。新生儿期以围生期窒息、颅内出血、低血糖、低钙血症为主;婴幼儿期则以高热惊厥、低钙血症、细菌性痢疾、化脓性脑膜炎、颅内畸形、癫痫、苯丙酮尿症等为主;学龄期常见病因有中毒、颅内感染、癫痫、颅脑外伤、肿瘤、肾性高血压脑病等。

2.发病季节

春天常见流行性脑脊髓膜炎,维生素 D 缺乏性手足搐搦症;夏季常见乙型脑炎、细菌性痢疾;秋季多见肠道病毒性脑炎;冬季多见肺炎、百日咳脑病;癫痫及中毒引起者终年可见。

3.出生史

难产可致新生儿窒息,颅内出血和感染,旧法接生新生儿易患破伤风。

4.喂养史

人工喂养,晒太阳少,又未补充维生素 D 及钙剂者,易引起维生素 D 缺乏性手足搐搦症;若单纯羊乳或牛乳喂养易致低镁血症。

5.既往史

既往有无热性惊厥。若惊厥反复发作且伴智力低下,可见于颅内感染、出血、外伤、缺氧等后遗症,以及先天性脑发育不全。癫痫可发生于各年龄组,注意有无抗癫痫药物不规则使用史及有无进食毒物或误服毒药史。

(二)症状

若持续状态伴发热多为感染性疾病;无热多为癫痫、颅内肿瘤、脑血管病、畸形、代谢紊乱及中毒等;若伴头痛及喷射性呕吐可为颅内感染及颅内占位性病变;而腹泻时可引起水、电解质紊乱。

(三)体征

1.全身性强直-阵挛性癫痫持续状态

其表现为 1 次或一系列的全身性强直-阵挛性抽搐,持续 30 分钟以上,发作间期意识不恢复。其常见原因为突然停用抗癫痫药或感染中毒及代谢紊乱。

2.全身性肌阵挛性癫痫持续状态

其表现局限性或广泛性肌肉反复的发作性抽动,可持续半小时至数天,一般不伴意识障碍,本型常并发于脑变性疾病,中毒性、代谢性和缺氧性脑病。

3.全身性失神持续状态

其又称棘慢波性昏睡,其特点为不同程度的意识障碍,表现为单纯的精神错乱、静止不动或缄默不语,但没有强直-阵挛性或肌阵挛性发作。此型最常见于以往有失神小发作的患儿。

4.半身发作持续状态

表现身体一侧连续反复地出现强直-阵挛性抽搐,常伴意识障碍,颅内感染、脑血管病、代谢紊乱或缺氧是其发作原因,多见于婴幼儿,可留有偏瘫后遗症。

5.局限性运动性癫痫持续状态

表现为身体某一部分或一侧的快速阵挛性抽搐,意识无障碍,皮层局部病变或代谢紊乱是其原因。

6.持续性部分性癫痫状态

本型特点是身体某个局部肌肉持续性不规则的阵挛性抽搐,意识存在。

7.复杂性部分性癫痫持续状态

表现为精神错乱或反复发作的自动症。

根据抽搐发作形式,判断类型不难,但应在此基础上注意血压、体温等变化,有无皮疹、脱水、脑膜刺激征及病理反射等,以期获得病因诊断。而原发性癫痫往往缺乏病因,因与遗传有关故又称遗传性癫痫,约占总发病的70%,主要发病年龄在5~15岁。

(四)实验室及特殊检查

(1)根据病情可查血、尿、粪常规,血小板计数,测定血糖、钙、镁、钾、钠及肝功等。有白细胞数增高,核左移示细菌感染或乙型脑炎;嗜酸性粒细胞增高,应考虑脑寄生虫病;血片中发现大量嗜碱性点彩红细胞提示铅中毒;原始、幼稚细胞增多,提示中枢神经白血病。疑为脑型疟疾时应查找疟原虫;疑中毒性菌痢时可行冷盐水灌肠,洗出大便查常规;疑肾盂肾炎时应查尿常规;对于第1次发作特别是2岁以下小儿且伴发热者应常规查脑脊液,对怀疑颅内感染的年长儿亦应查脑脊液常规和检菌;必要时做脑脊液培养。

(2)头颅超声波和CT检查有助于发现颅内占位性病变及发现脑结构异常;脑电图对癫痫、颅内感染和颅内占位性病变的诊断都有帮助;胸部X线检查可发现肺炎、结核病灶,对结核性脑膜炎的诊断不可缺少。

三、病情判断

在癫痫持续状态中,因热性惊厥引起者占小儿的20%~30%;而癫痫本身引起者均占15%~30%;而症状性占40%~60%,多由急性疾病引起,其病死率及致残率较高。SE预后还与原发病、持续时间、发作类型及患儿年龄有关。近年由于诊治的进步和提高,SE的病死率已从过去的20%~30%下降到5%~10%。原发病、呼吸功能不全、循环衰竭和用药不当均可成为患儿的死亡原因。一般来说,年龄越小,发生严重神经系统后遗症的可能性就越大,如新生儿预后严重。惊厥持续时间越长,预后越差。大发作持续状态在10小时以上常留有严重的神经系统后遗症,平均持续时间13小时可致死亡。实验证明,惊厥持续20分钟后大脑皮质氧分压降低,细胞色素酶减少,引起局部供氧不足;若持续60分钟以上,海马、扁桃体、小脑、丘脑、杏仁核、大脑皮质中间层发生永久性细胞损害,并可出现继发性代谢障碍并发症,发生明显的乳酸性酸中毒、电解质紊乱、低血糖、颅内高压和自主神经功能紊乱,包括高热、大汗、脱水、腺体分泌增加、呼吸道梗阻、血压变化,终致休克,因肌肉极度抽搐,发生肌细胞溶解,肌球蛋白尿,并导致下肾单位肾变性,最终发生呼吸、循环及肾、脑功能衰竭而死亡,存活者可因惊厥性脑损害存留严重的后遗症。癫痫持续状态的预后还与发作类型有关,全身强直-阵挛性癫痫持续状态病死率较高,而全身性失神持续状态及复杂性部分性癫痫持续状态预后较好,而其他类型的发作预后不定,取决于原发病。

四、治疗

(一)一般处理

(1)患儿平卧床上,头取侧位,防止呕吐物吸入,解松衣领、裤带,减少一切不必要的刺激,要专人守护,防止舌咬伤和摔伤,保证呼吸道通畅及氧吸入。

(2)监测生命体征,观察心功能状态。

(3)简要采集病史及体格检查,并取血、尿、粪做必要的化验检查。

(二)初步治疗

(1)针刺人中、百会、合谷、涌泉、内关及印堂等穴位以解痉,以上穴位 1 次选 2～3 个。

(2)50%葡萄糖液 2 mL/kg 静脉注射,若无效可再给 10%葡萄糖酸钙 1～2 mL/kg(最大量 20 mL)稀释 1 倍后缓慢静脉注射以治疗可能存在的低钙血症。经上处理仍未停止发作,若为新生儿可继续静脉注射维生素 B_6 25～100 mg。

(3)伴有高热者应予头置冰袋、酒精擦浴(新生儿不宜应用)等物理方法降温,肌内注射退热药如赖氨酸阿司匹林等。

(三)抗癫痫药物应用

1.地西泮

为首选药物,其作用机制是抑制癫痫灶活动扩散,抑制杏仁核、海马、丘脑的后放电阈值。

(1)静脉推注:剂量 0.25～0.5 mg/(kg·次),速度 1 mg/min,不经稀释,可将浓度为 5 mg/mL 的地西泮直接静脉注射。为减轻对血管的刺激作用,可选择较大的血管注射。儿童用量不得超过10 mg,用药1 分钟后浓度即达高峰,约 20 分钟后浓度下降一半。一般 10～30 分钟后抽搐可复发,故 15～20 分钟后可重复应用。

(2)静脉滴注:可把地西泮 20 mg 加于 5%～10%葡萄糖液250 mL中,缓慢静脉滴注,以延长作用时间。

(3)直肠给药:当静脉用药困难时可用此法。剂量为 0.5 mg/(kg·次),地西泮溶液在直肠中能迅速吸收,5 分钟后出现抗癫痫效果,10～20 分钟达高峰,亦可用地西泮栓剂,但作用效果缓慢。肌内注射地西泮效果差,此时一般不主张采用。地西泮的不良反应较少,有嗜睡,偶有血压下降及呼吸抑制,另外地西泮能被塑料导管所吸收,所以不要放到塑料注射器内。

2.苯巴比妥

因其广谱、有效、低毒且价廉等已成为临床应用最广泛的抗癫痫药物之一,对大发作疗效较好。其机制为降低神经元的兴奋性,减轻兴奋性突触后电位,而不改变膜电位,并能阻止钾、钠离子穿透细胞膜,阻止神经元的去极化作用,从而提高了癫痫发作阈,并能抑制癫痫灶异常放电的扩散及保护脑组织免受损害。通常,地西泮能使 80%～90%的癫痫持续状态停止发作,但作用时间较短,用药后 10～30 分钟有相当部分患儿复发,而苯巴比妥起作用缓慢(肌内注射后 20～30 分钟)但维持时间长,二药联合应用,互补不足,达到更好的解痉效果。因此,不论先用安定是否有效,均应在注射安定后即刻给苯巴比妥 10 mg/kg 肌内注射,如未控制,可在 20 分钟或 40 分钟后重复应用,剂量同上。发作控制后,可改口服量 4 mg/(kg·d)维持治疗。不良反应较少且轻,一般仅有嗜睡,偶有呼吸抑制及婴幼儿类似多动症样的过多活动,个别可出现皮疹、高热、血液危象及中毒性肝炎等。

3.苯妥英钠

为较广谱的抗癫痫药物,能减少癫痫灶内异常放电的扩散,增加脑内 5-羟色胺及 7-氨基丁酸的含量,对大发作疗效较好。静脉注射 10～15 mg/kg,速度不超过 1～3 mg/(kg·min),静脉注射后15 分钟达高峰值,但浓度很快下降,对大多数患儿有效血浓度为 10～20 mg/L,有人报道静脉注射速度过快或过量时可引起低血压、房室传导阻滞、心室纤颤、呼吸骤停等。此药毒性大且中毒剂量与治疗量相接近,故 1 岁内小儿不宜应用,即使较大儿童也不作为首选。也有人认为静脉注入负荷量能迅速获得疗效,安全,且对呼吸及觉醒水平抑制差,因此,竭力主张应用。只是对刚出生的新生儿用量要减少而已,一般为5～10 mg/kg,新生儿后期就可按 10～15 mg/kg,本药可用盐水稀释后应用,本药与葡萄糖液或其他溶液混合后会发生沉淀,所以应注意。用药时应测血压、心率及做心电图,用毕应注入无菌生理盐水冲洗局部,以免引起静脉炎。口服吸收完全,用后 4～8 小时达血浆高峰值,一般剂量为 5～10 mg/(kg·d),分 2 次口服,肌内注射吸收缓慢,不宜采用。

4.氯硝西泮

本药抗惊厥作用较地西泮强 5～10 倍,且安全有效,剂量小,维持时间长,有人认为它可取代地西泮作为癫痫持续状态的首选药物,对癫痫发作放电起传播作用的皮层下结构有抑制作用,使脑内单胺类神经递质增加,对全身性强直-阵挛性癫痫持续状态和肌阵挛性持续状态特别有效。其为高脂溶性药物,易透过血脑屏障,控制 SE 静脉注射 0.02～0.06 mg/kg,如发作未能控制时,20 分钟后可重复注射。必要时静脉缓慢滴注。大多数病例在几分钟内可停止发作,能维持24 小时;口服后亦吸收很快,30～60 分钟后即可出现对脑功能的影响,1～2 小时达高峰血浓度,剂量 0.1～0.3 mg/kg,鼻饲效果亦好。较大剂量时对心脏及呼吸抑制作用较强,所以剂量要小,速度不宜过快。不可突然停药,免诱发 SE,故停用或改用其他抗癫痫药均应逐渐减量过渡。

5.丙戊酸钠

本药可以提高脑中 γ-氨基丁酸的浓度,抑制脑部异常放电的扩散,脂溶性高,易于直肠吸收,口服或直肠栓剂给药 10～20 mg/kg,1～4 小时达高峰血浓度,有人应用此药栓剂治疗癫痫持续状态取得较好效果。

6.应用上述药物持续发作仍未控制,则可使用下述药物

(1)副醛:用生理盐水配成 4%新鲜溶液 3.75 mL/kg 静脉滴注速度为 0.15 mL/(kg·h),停止发作后应将速度调至能维持不发作的最低速度。深部肌内注射 0.15～0.3 mL/(kg·次),每一部位不超过2.5 mL,20～30 分钟后血浆浓度达高峰。副醛是混悬油剂,直肠吸收缓慢,经光线与空气作用后能变成乙醛进一步变成乙酸,因此需要现用现配,可能对心、肺、肾、肝有毒性作用,但较少见。

(2)水合氯醛:10%溶液 0.5 mL/(kg·次),口服或灌肠。

7.麻醉疗法

经前述方法治疗 30～60 分钟癫痫持续状态不能控制,可选用硫喷妥钠,为快速作用的巴比妥类药物,有引起中枢性呼吸麻痹的不良反应,故要慎用。10～20 mg/(kg·次)静脉或肌内注射,配成2.5%溶液,按 0.5 mg/(kg·min)静脉注射,发作停止后应立即停药。阿米妥钠5 mg/(kg·次),速度不超过10 mg/min,静脉或肌内注射。此二药止惊效果虽好,但均有抑制呼吸之弊,故用药前应做好抢救准备。

（四）对症处理

癫痫持续状态可出现许多并发症，如低血糖、水电解质紊乱、高热、脑水肿及肺水肿等，应及时诊断与处理，此处仅介绍肺水肿的诊断及处理。

癫痫发作后肺水肿多发生于难以控制的慢性全身性运动发作，可发生于首次、多次或长时间发作后，其发生原因有较多的假说，如声门关闭，脑缺氧及惊厥后颅内压增高，前者已由喉痉挛引起肺水肿所证实，后者由动物实验所显示，其体征有呼吸困难、发绀、粉红色泡沫痰及肺部弥散性啰音，而不伴有心脏病或心功能不全的病史及体征，胸片示弥散性双侧性肺泡渗出，不伴有心脏扩大，且通常在 24 小时内迅速消退，但需与吸入性肺炎鉴别。治疗首先是支持疗法，给氧，气管插管，间歇正压吸氧，限制液体入量并利尿，加强止惊药物应用。经以上处理，一般在 48～72 小时缓解，因患儿无心功能不全，一般不需用强心药。及时有效地控制癫痫持续状态，可防止急性肺水肿的发生。

（五）病因治疗

小儿癫痫持续状态的病因有些可以治愈，如低血糖、低血钙、低血镁和硬脑膜下血肿等，应及时治疗，对中枢感染应根据不同病原选用有效抗生素，颅内占位性病变可进行手术切除，癫痫诊断明确者应根据不同发作类型，选择有效药物见表 7-2。对难治性癫痫可用甲状腺素片。近年来有些研究者用胎脑移植加癫痫灶切除对继发性癫痫的治疗获得良好效果。

表 7-2　不同发作类型的抗癫痫药物选择

发作类型	选择药物
大发作，局限性运动性发作	苯巴比妥、苯妥英钠、扑米酮
部分性发作变为全身性发作	卡马西平、丙戊酸钠
精神运动性发作	卡马西平、苯妥英钠、苯巴比妥、扑米酮、氯硝西泮、丙戊酸钠
失神发作	乙琥胺、丙戊酸钠、氯硝西泮、苯巴比妥
肌阵挛性发作	硝西泮、氯硝西泮、丙戊酸钠
失张力性发作	卡马西平
婴儿痉挛症	激素（ACTH，肾上腺皮质类固醇）、硝西泮、氯硝西泮、丙戊酸钠、苯妥英钠
自主神经性发作	苯巴比妥、苯妥英钠、扑米酮、卡马四平

（六）抗癫痫的正规治疗

癫痫持续状态一旦被控制后就应转入抗癫痫的正规治疗，除了采用综合疗法及去病因治疗外，要适当选择抗癫痫药物。用药原则先从一种药小剂量开始，渐调整药量，长期规律服药，一般服药至癫痫发作停止 2～4 年，并逐渐减药以至停药。注意用药的毒性作用，并定期复查，指导完成治疗方案。

（王　坤）

第六节　重症肌无力

重症肌无力（MG）是神经肌肉接头间传递功能障碍所致的慢性疾病，与其自身的免疫异常有关，所以又认为是一种自身免疫疾病，患病者轻则眼睑下垂、复视或斜视，眼球转动不灵；重则四肢无力,合身倦怠,颈软头倾,吞咽困难,饮水反呛,咀嚼无力,呼吸气短,语言障碍不清,生活不能自理,甚至呼吸困难发生危象。

一、诊断

(一)病史
与遗传因素、免疫功能异常等因素有关。

(二)临床表现

1.症状

症状包括:①眼睑下垂,晨轻晚重,眼睑下垂多伴有复视、斜视、视物不清,眼睛闭合不全,眼球活动受限。②四肢无力,难以连续高举双臂或难以连续蹲下与站起,或难以连续握拳与舒展开,故生理功能下降。③颈软抬头无力或咀嚼无力,呼吸气短、无力,吞咽不顺利等症状互相关联,而吞咽困难与之相关的症状有发音不清,声音嘶哑,饮水呛咳,咀嚼无力等。

2.体征

眼外肌麻痹、肢体肌耐力减弱,疲劳试验阳性,对受累肌肉反复作同一动作或连续叩击某一反射,可见反应逐渐减弱或消失。

3.儿童重症肌无力(MG)分型

(1)少年型重症肌无力(JMG):临床最常见,除发病年龄不同外,与成人 MG 病理及发病机制均相同。起病多在 2 岁以后,最小年龄 6 个月,平均年龄 3 岁。女多于男。肌无力特点为休息后好转,重复用力则加重,并有晨轻暮重现象。JMG 分为以下几种。①眼肌型:最多见,患儿仅表现眼外肌受累症状,而无其他肌群受累的临床和电生理表现。首发症状是单侧或双侧上睑下垂,可伴眼球活动障碍,从而引起复视、斜视。重症者双眼几乎不动。②全身型:躯干及四肢受累,可伴眼外肌或球肌麻痹。轻者步行或上阶梯极易疲劳,重症者肢体无运动功能,常有呼吸肌及球肌麻痹。患儿腱反射多减弱或消失,无肌纤颤及明显肌萎缩,感觉正常。③脑干型:有明显吞咽、咀嚼及言语障碍,除伴眼外肌受累外,无躯干及肢体受累。

(2)新生儿暂时性重症肌无力:患重症肌无力母亲所生新生儿约 1/7 患本病。母亲的乙酰胆碱受体抗体(AchR-Ab)通过血-胎盘屏障进入胎儿血循环,作用于新生儿神经肌肉接头处 AchR 而表现 MG 临床特征。患儿生后数小时至 3 天内,出现全身肌张力低下、哭声弱,吸吮、吞咽、呼吸均显困难,腱反射减弱或消失;患儿很少有眼外肌麻痹。如未注意家族史,易与围生期脑损伤、肌无力综合征等相混淆。肌内注射甲基硫酸新斯的明后,症状明显减轻。重复神经刺激(RNS)检测对确诊有重要意义。患儿血中 AchR-Ab 可增高。轻症可自行缓解,2~4 周内完全恢复。重症者如不治疗,可在数小时内死于呼吸衰竭。

(3)先天性重症肌无力(CMG):发生于母亲未患重症肌无力所娩出的新生儿或小婴儿。血中无 AchR-Ab,常有阳性家族史。患儿在宫内胎动减少,出生后表现肌无力,哭声微弱,喂养困难,双上睑下垂,眼球活动受限。早期症状并不严重,故确诊较困难。少数患儿可有呼吸肌受累。病程一般较长,对胆碱酯酶抑制药有效,但对眼外肌麻痹效果较差。CMG 主要有 4 种缺陷即乙酰胆碱合成缺陷、乙酰胆碱释放障碍、胆碱酯酶缺乏、终板 AchR 缺陷。

(三)辅助检查

(1)新斯的明试验:是目前诊断重症肌无力的最简单方法。新斯的明,每次 0.04 mg/kg,肌内注射。新生儿 0.1~0.15 mg,儿童常用量 0.25~0.5 mg,最大量不超过 1 mg。观察 30 分钟,肌力改善为阳性。一旦发现新斯的明的毒蕈碱样反应,可肌内注射阿托品 0.5～1 mg。

(2)免疫功能检查:可有异常。

(3)血清胆碱酯酶、免疫球蛋白、乙酰胆碱受体抗体效价测定升高。

(4)胸部 X 线片或 CT 检查:可有胸腺肿大或肿瘤。

(5)心电图可异常。

(6)电生理检查:感应电持续刺激受累肌肉反应迅速消失。EMG 重复频率刺激,低频刺激有波幅递减,高频刺激有波幅递增现象,如递减超过起始波幅 10% 以上或递增超过 50% 为阳性。肌电图检查是诊断重症肌无力的重要依据,尤其延髓型,不以眼睑下垂为首发症状的患者,新斯的明无法观察眼睑的变化,因此进行肌电图检查十分必要。

(四)诊断标准

(1)受累骨骼肌无力,朝轻暮重。

(2)肌疲劳试验阳性。

(3)药物试验阳性:新斯的明,每次 0.04 mg/kg,肌内注射。新生儿 0.1～0.15 mg,儿童常用量 0.25～0.5 mg,最大量不超过 1 mg。观察 30 分钟,肌力改善为阳性。

(4)肌电图重复电刺激:低频刺激(通常用 3 Hz)肌肉动作电位幅度很快地递减 10% 以上为阳性。

(5)血清抗乙酰胆碱抗体阳性。

(6)单纤维肌电图:可见兴奋传导延长或阻滞,相邻电位时间差(Jitter)值延长。

以上 6 项标准中,第(1)项为必备条件,其余 5 项为参考条件,必备条件加参考条件中的任何一项即可诊断。

二、治疗

(一)抗胆碱酯酶(ChE)药物

1.新斯的明

(1)溴化新斯的明,5 岁以内 0.5 mg/(kg·d),5 岁以上 0.25 mg/(kg·d),每 4 小时 1 次,逐渐加量,一旦出现不良反应则停止加量。10～20 分钟生效,持续 3～4 小时,极量为 0.1 g/d。作用时间短,胃肠道不良反应明显。

(2)甲基硫酸新斯的明,每岁 0.05～0.1 mg 或每次 0.012 5 mg/kg,皮下注射、肌内注射、静脉滴注。作用较迅速,但持续时间短(2～3 小时)。一般用于诊断和急救。

2.溴吡斯的明(吡啶斯的明)

化学结构类似新斯的明,但毒性仅为其 1/8～1/4,治疗量与中毒量距离大,作用时间 3.5～4.5 小时。且对延髓支配肌、眼肌的疗效比新斯的明强。新生儿每次 5 mg,婴幼儿每次 10～15 mg,年长儿 20～30 mg,最大量每次不超过 60 mg,每天 3～4 次。根据症状控制需求及有无不良反应,适当增减每次剂量及间隔时间。

3.依酚氯铵

0.2 mg/(kg·d),静脉注射,先注射 1/5 量,如无反应再注射余量。20～30 秒发生作用,持续 2～4 分钟。仅用于诊断及确定危象的性质。

(二)免疫治疗

1.胸腺摘除术

术后有效率(完全缓解与好转)44%～90%。特别对非胸腺瘤术后缓解好转率较高;但

75%～80%胸腺瘤可恶变,仍应尽早切除。对15岁以上的全身型MG,胸腺摘除术是常规治疗方法,术后继续用泼尼松1年。有胸腺瘤者可静脉滴注地塞米松或环磷酰胺后进行手术切除,但疗效比胸腺增生和正常者差,术后需进行放疗和长期免疫抑制药治疗。无胸腺瘤的眼肌型MG,即使肢体肌电图(EM)阳性,也非胸腺切除术适应证。

2.激素疗法

激素疗法的适应证:①病程在1年以内各型MG。②单纯用抗ChE药物不能控制MG。③单纯眼肌型MG。④已行胸腺摘除术,但疗效不佳或恶化的MG。⑤MG胸腺摘除术术前准备。

具体疗法:①泼尼松长期维持疗法。泼尼松1～2 mg/(kg·d)小剂量开始逐渐增加,症状明显缓解后,持续服用8～12周后逐渐减量,至每天或隔天顿服,总疗程2年。②大剂量甲泼尼龙冲击疗法。甲泼尼龙20 mg/(kg·d),静脉滴注3天;再以泼尼松维持治疗。其优点是起效时间和达最佳疗效时间比泼尼松长期维持疗法短。适用于肌无力危象,胸腺摘除术前准备。应有气管切开和辅助呼吸的准备。如病情严重,应服用大剂量抗ChE药物,在开始大剂量激素治疗时适当减少抗ChE药剂量,以减少一过性肌无力加重现象。

3.其他免疫抑制疗法

其他免疫抑制疗法包括:①环磷酰胺,2 mg/(kg·d)分2次服用。多半于2个月内见效,有效率为73%。EMG证明治疗有效。应注意白细胞减少、出血性膀胱炎、口腔炎、恶心、呕吐、皮疹和脱发等不良反应,疗程不超过12周,以免损伤性腺。②嘌呤阻滞剂,6-巯基嘌呤1.5 mg/(kg·d),分1～3次。硫唑嘌呤1.5～3 mg/(kg·d),分2次。③环孢素(环孢霉素A),5 mg/(kg·d),8～16周后增至10 mg/(kg·d),分2次服。4周见效,8～12周明显改善。④血浆置换法,去除Ach受体抗体,见效快,显效率几乎是100%,但疗效持续短,价格昂贵,仅用于重症。不良反应有低血压、出血和电解质紊乱。⑤大剂量静脉注射丙种球蛋白,0.4～0.6 g/(kg·d)静脉滴注,4～6小时输完,连续5天为1个疗程。急性或复发病例有效率75%～100%。显效较快,绝大多数在3～10天见效,最短者次日即见效;缓解后维持20～120天,大多40～60天。间断3～4周重复用药,可能有更长的缓解期。因价格昂贵,主要用于MG危象,或其他治疗无效者。

(三)辅助性药物

(1)氯化钾片剂或10%氯化钾溶液:2～3 g/d,分2～3次。

(2)螺旋内酯胶囊:2 mg/(kg·d),分2～4次。

(3)麻黄碱片剂:每次0.5～1 mg/kg,3次/d。

(四)换血疗法

对新生儿一过性肌无力有呼吸困难者可考虑换血疗法。

(五)肌无力危象与胆碱能危象的处理

各种危象发生时,首要的抢救措施是设法保持呼吸道通畅,必要时气管切开辅以人工辅助呼吸。同时根据危象的类型予以处理,如为肌无力危象需用新斯的明1 mg肌内注射或静脉滴注,然后在依酚氯铵试验的监护下每隔半小时注射0.5 mg,至病情好转后改为口服。如考虑为胆碱能危象,立即停用抗胆碱酯酶药物,并静脉注射阿托品直至症状消失,以后在依酚氯铵试验阳性后再慎用抗胆碱酯酶药。

(王 坤)

第七节　吉兰-巴雷综合征

吉兰-巴雷综合征又称急性感染性多发性神经根神经炎,是一种周围神经系统疾病。当小儿麻痹在我国被消灭以后,它已成为引起儿童弛缓性麻痹的主要疾病之一。主要以肢体对称性、弛缓性麻痹为主,侵犯颅神经、脊神经,以运动神经受累为主。重症患儿累及呼吸肌。本病为急性发病,有自限性,预后良好。本病病因尚未阐明,疑本病与病毒或感染有关。目前认为本病是一种器官特异性的自身免疫性疾病。

一、病因

本病发病率每年为 1/10 万～4/10 万。可发生于任何年龄,但以儿童和青年为主。男性和女性均可发病,男性略多于女性。发病无季节性差异,但国内北方地区以夏秋季节多发。尽管吉兰-巴雷综合征发病机制仍未完全阐明,但免疫学致病机制近年来被推崇和广泛接受。研究结果表明中国北方儿童吉兰-巴雷综合征发病与空肠弯曲菌感染及卫生状况不良有关。事实上,50%以上的吉兰-巴雷综合征患者伴有前驱感染史,如呼吸道病毒、传染性单核细胞增多症病毒、巨细胞病毒、流感病毒,特别是空肠弯曲菌引起的肠道感染。这些感染源与人体周围神经的某些部分很相似,引起交叉反应。

二、临床表现

据国内统计,55%患儿于神经系统症状出现前 1～2 周有前驱感染史如上呼吸道感染、风疹、腮腺炎或腹泻等,前驱病恢复后,患儿无自觉症状,或仅感疲倦。常见发病诱因为淋雨、涉水、外伤等。

绝大多数病例急性起病,体温正常,1～2 周神经系统病情发展至高峰,持续数天,多在病程2～4 周开始恢复;个别患儿起病缓慢,经 3～4 周病情发展至高峰。

(一)运动障碍

进行性肌肉无力是突出症状。多数患儿首发症状是双下肢无力,然后呈上行性麻痹进展;少数患儿呈下行性麻痹。可以由颅神经麻痹开始,然后波及上肢及下肢。患儿肢体可以从不完全麻痹逐渐发展为完全性麻痹,表现不能坐、翻身,颈部无力,手足下垂。麻痹呈对称性(双侧肌力差异不超过一级),肢体麻痹一般远端重于近端。少数病例可表现近端重于远端。受累部位可见肌萎缩,手足肌肉尤其明显。腱反射减弱或消失。

(二)颅神经麻痹

病情严重者常有颅神经麻痹,常为几对颅神经同时受累,也可见单一颅神经麻痹,如常有Ⅸ、Ⅹ、Ⅺ、Ⅻ等颅神经受累;患儿表现声音小,吞咽困难或进食时呛咳,无表情。少数重症患儿,全部运动颅神经均可受累。偶见视盘水肿,其发生机制尚不清楚。

(三)呼吸肌麻痹

病情严重者常有呼吸肌麻痹。为了有助临床判断呼吸肌受累程度,根据临床症状及体征,参考胸部 X 线透视结果综合判断,拟定呼吸肌麻痹分度标准如下。

Ⅰ度呼吸肌麻痹：声音较小，咳嗽力较弱，无呼吸困难，下部肋间肌和/或膈肌运动减弱，未见矛盾呼吸。X线透视肋间肌和/或肌运动减弱。

Ⅱ度呼吸肌麻痹：声音小，咳嗽力弱，有呼吸困难，除膈肌或肋间肌运动减弱外，稍深吸气时上腹部不鼓起，反见下陷，出现腹膈矛盾呼吸。X线透视下膈肌和/或肋间肌运动明显减弱。

Ⅲ度呼吸肌麻痹：声音小，咳嗽力明显减弱或消失，有重度呼吸困难，除有膈肌和/或肋间肌运动减弱外，平静呼吸时呈腹膈矛盾呼吸或胸式矛盾呼吸。X线透视膈肌和/或肋间肌运动明显减弱，深吸气时膈肌下降小于一个肋间，平静呼吸时膈肌下降<1/3个肋间，甚至不动。

(四)自主神经障碍

患者常有出汗过多或过少，肢体发凉，阵发性脸红，心率增快。严重病例可有心律不齐，期前收缩，血压升高及不稳，可突然降低或上升，有时上升与下降交替出现，病情好转时，心血管障碍亦减轻。患者还可出现膀胱和肠道功能障碍，表现为一过性尿潴留或失禁，常有便秘或腹泻。

(五)感觉障碍

感觉障碍不如运动障碍明显，而且一般只在发病初期出现。主要为主观感觉障碍，如痛、麻、痒及其他感觉异常等，这些感觉障碍维持时间比较短，常为一过性。对年长儿进行感觉神经检查，可能有手套、袜套式或根性感觉障碍。不少患者在神经干的部位有明显压痛。多数患者于抬腿时疼痛。

三、实验室检查

(一)脑脊液

脑脊液压力大多正常。多数患者的脑脊液显示蛋白细胞分离现象，即蛋白虽增高而细胞数正常，病程2~3周达高峰，为本病特征之一。有时患者脑脊液蛋白含量高达20 g/L(2 g/dL)，此时可引起颅内压增高和视盘水肿。这可能是蛋白含量过高增加了脑脊液的黏稠度，导致再吸收障碍所致。

(二)血液

大多数患者的血液中能够检测出针对髓鞘的正常成分如GM-1等神经节苷脂、P_2蛋白和髓鞘相关糖蛋白等的自身抗体。抗体可出现IgG、IgM和IgA等不同亚型。亦可出现抗心磷脂抗体。患者的周围血中存在致敏的淋巴细胞，在体外可以破坏髓鞘。

(三)肌电图检查

神经传导速度和肌电图的检查在吉兰-巴雷综合征的诊断中很有价值。可显示神经元受损。一般认为神经传导速度减慢与髓鞘受损有关，复合肌肉动作电位的波幅降低与轴索损害有关。患者肌电图提示神经传导速度减慢为主，而波幅降低相对不太明显，这与本病的病理特征周围神经髓鞘破坏有关。此外，本病肌电图可示F波的潜伏期延长或消失，F波的改变常提示周围神经近端或神经根受损。

四、诊断

典型病例不难作出诊断。由于本病无特异性诊断方法，对于临床表现不典型病例，诊断比较困难，通常是依靠临床症状及实验室检查，排除其他神经系统疾病的可能性后才能确定诊断。以下几点可作为诊断的参考。①急性发病，不发热，可见上行性、对称性、弛缓性麻痹。少数为下行性麻痹。腱反射减低或消失。②四肢有麻木或酸痛等异常感觉或呈手套样、袜套样感觉障碍，但一般远较运动障碍为轻。③可伴有运动性颅神经障碍,常见面神经、舌咽神经、迷走神经受累。病情严重者常有呼吸肌麻痹。④脑脊液可有蛋白、细胞分离现象。肌电图的检查可显示神经元受损和/或神经传导速度减慢,复合肌肉动作电位的波幅降低。

五、鉴别诊断

(一)脊髓灰质炎

本病麻痹型中以脊髓型最多见,因脊髓前角细胞受损的部位及范围不同,病情轻重不等。本病多见未曾服用脊髓灰质炎疫苗的小儿。多先有发热,2~3天热退后出现肢体和/或躯干肌张力减低,肢体和/或腹肌不对称弛缓性麻痹,腱反射减弱或消失,无感觉障碍。重者可伴有呼吸肌麻痹,如治疗不当,可导致死亡。发病早期脑脊液多有细胞数增加,蛋白多正常,称为细胞蛋白分离现象。肌电图示神经元损害。脊髓灰质炎的确诊,是依据粪便的脊灰病毒分离阳性。患者脑脊液或血液中查有脊髓灰质炎特异性 IgM 抗体(1月内未服脊髓灰质炎疫苗),恢复期血清中抗体静脉滴注度比急性期增高 4 倍或 4 倍以上。均有助诊断。

(二)急性脊髓炎

起病较神经根炎缓慢,病程持续时间较长。发病早期常见发热,伴背部及腿部疼痛,很快出现脊髓休克期,表现急性弛缓性麻痹。脊髓休克解除后,出现上运动神经元性瘫痪,肌张力增高,腱反射亢进及其他病理反射。常有明显的感觉障碍平面及括约肌功能障碍。脑脊液显示炎症性改变。因脊髓肿胀,脊髓磁共振(MRI)检查有助诊断。

(三)脊髓肿瘤

先为一侧间歇性神经根性疼痛,以后逐渐发展为两侧持续性疼痛。由于脊髓压迫,引起运动、感觉障碍,严重者出现脊髓横断综合征。大多数患者病情进展缓慢。腰膨大以上受累时,表现为下肢的上神经元性瘫痪及病变水平以下感觉障碍,常有括约肌障碍如便秘、排尿困难、尿失禁。脑脊液变黄色,蛋白量增高,脊髓(MRI)检查可助诊断。必要时手术探查,依据病理结果方可确诊。

(四)低血钾性周期性麻痹

近年来有些地区散发低血钾性麻痹,表现为软弱无力,肢体可有弛缓性麻痹,以近端为重,严重者累及全身肌肉,甚至影响呼吸肌,发生呼吸困难。腱反射减弱。无感觉障碍。病程短,发作在数小时或 1~4 天即可自行消失。脑脊液正常,血钾<3.5 mmol/L,心律失常,心音低钝,心电图出现 U 波和 ST-T 的改变。用钾治疗后症状很快恢复。

(五)癔症性瘫痪

情绪因素影响肢体瘫痪,进展快,腱反射存在,无颅神经和呼吸肌的麻痹,无肌萎缩,用暗示疗法即很快恢复。

六、治疗

吉兰-巴雷综合征患者的强化监护、精心护理和并发症的预防是治疗的重点。由于本病的临床和病理过程多属可逆性及自限性,所以在急性期,特别是在呼吸肌麻痹时,应积极进行抢救,采用综合的治疗措施,使患者度过危险期。

(一)一般性治疗

由于患者瘫痪很长时间,容易产生并发症,如坠积性肺炎、脓毒血症、褥疮和血栓性静脉炎等。这时耐心细致地护理是降低病死率、减少并发症的关键。特别要保持呼吸道通畅,防止发生窒息。注意室内温度、湿度,可采用雾化气体吸入、拍击患者的背部、体位引流等;勤翻身,防止褥疮;注意保持瘫痪肢体的功能位置,防止足下垂等变形;严格执行消毒隔离制度,尤其在气管切开术后要做好无菌操作的处理,防止交叉感染。由于吉兰-巴雷综合征患者发生自主神经系统并发症比较多,可引起心律失常,应给予持续心电监护。发现异常予以纠正,但室性心动过速很常见,通常不需要治疗。

(二)静脉大剂量丙种球蛋白的治疗

用静脉大剂量注射丙种球蛋白治疗本病,目前已被临床广泛使用,已证明其可缩短病程,并可抑制急性期患者病情进展。其用法为 400 mg/kg,连续使用 5 天。一般自慢速开始每小时 40 mL,后可增加到 100 mL。

(三)血浆置换

分别接受血浆置换或静脉大剂量丙种球蛋白,结果两者疗效相似,血浆置换越早进行越好,可缩短病程,但并不能降低死亡率。治疗的机制可能是清除患者血浆中的髓鞘毒性抗体、致病的炎性因子、抗原-抗体免疫复合物等,减轻神经髓鞘的中毒作用,促进髓鞘的修复和再生。因为这种治疗方法要求的条件较高,难度较大,有创伤,所以在我国没有被广泛地采用。

(四)糖皮质激素治疗

国内外学者对它是否用于吉兰-巴雷综合征患者仍存在两种不同的观点。从理论上讲应用糖皮质激素合理。但因为吉兰-巴雷综合征是一个自限性疾病,常难肯定其确切疗效;治疗剂量是氢化可的松每天 5~10 mg/kg,或地塞米松 0.2~0.4 mg/kg,连续使用 1~2 周,后可改用口服泼尼松 2~3 周内逐步减停;也可采用大剂量甲基泼尼松龙 20 mg/kg,连续使用 3 天后,可改用泼尼松口服。

(五)呼吸肌麻痹治疗

对有明显呼吸肌麻痹的患者,保持呼吸道通畅,正确掌握气管切开的适应证,及时使用人工呼吸器,是降低病死率的重要措施与关键。首先判断有无呼吸肌麻痹及麻痹的严重程度尤为重要,因呼吸肌麻痹最终可导致呼吸衰竭,易合并肺内感染、肺不张、痰堵窒息而影响预后。对呼吸肌轻度麻痹、尚能满足生理通气量的患者,在吸气末用双手紧压胸部,刺激患儿咳嗽,促进痰液排出。应注意保持病室空气湿润,对于稠痰不易咳出者可给予雾化吸入及体位引流。呼吸肌麻痹的急救措施如下:①气管切开。②用呼吸机辅助呼吸。指征如下:Ⅲ度呼吸肌麻痹;呼吸肌麻痹Ⅱ度伴舌咽、迷走神经麻痹者;Ⅱ度呼吸肌麻痹以上伴有肺炎、肺不张者;暴发型者(是指发病在 24~48 小时内,呼吸肌麻痹进入Ⅱ度者)都应及时做经鼻气管插管或气管切开术。

(六)其他

(1)抗生素。重症患者常并发呼吸道感染,包括各种细菌感染,更多见于皮质激素使用过程中,应给予抗生素积极控制细菌感染。

(2)维生素 B_1、B_6、B_{12} 及 ATP 等药物可促进神经系统的代谢。

(3)恢复期常采用针灸、按摩、体疗以促进神经功能恢复,防止肌肉萎缩。

(王 坤)

第八章

儿童血液系统疾病

第一节　缺铁性贫血

缺铁性贫血是由于体内贮铁不足致使血红蛋白合成减少而引起的一种低色素小细胞性贫血，又称为营养性小细胞性贫血。这是小儿时期最常见的一种贫血，多见于 6 个月至 2 岁的婴幼儿。

一、病因及发病机制

（一）铁在体内的代谢

铁是合成血红蛋白的重要原料，也是多种含铁酶（如细胞色素 C、单胺氧化酶、琥珀酸脱氢酶等）中的重要物质。人体所需要的铁来源有两个：①衰老的红细胞破坏后所释放的铁，约 80% 被重新利用，20% 贮存备用。②自食物中摄取，肉、鱼、蛋黄、肝、肾、豆类、绿叶菜等含铁较多。食物中的铁以二价铁形式从十二指肠及空肠上部被吸收，进入肠黏膜后被氧化成三价铁，一部分与细胞内的去铁蛋白结合成铁蛋白，另一部分通过肠黏膜细胞入血，与血浆中的转铁蛋白结合，随血循环运送到各贮铁组织，并与组织中的去铁蛋白结合成铁蛋白，作为贮存铁备用。通过还原酶的作用，铁自铁蛋白中释出，并经氧化酶作用氧化成为三价铁，再与转铁蛋白结合，转运至骨髓造血，在幼红细胞内与原卟啉结合形成血红素，后者再与珠蛋白结合形成血红蛋白。正常小儿每天铁的排泄量极微，不超过 15 μg/kg。小儿由于不断生长发育，铁的需要量较多，4 个月至 3 岁每天约需由食物补充元素铁 0.8~1.5 mg/kg。各年龄小儿每天摄入元素铁总量不宜超过 15 mg。

（二）导致缺铁的原因

1.先天贮铁不足

足月新生儿自母体贮存的铁及生后红细胞破坏释放的铁足够生后 3~4 个月造血之需，如因早产、双胎、胎儿失血（如胎儿向母体输血，或向另一孪生胎儿输血），以及母亲患严重缺铁性贫血均可使胎儿贮铁减少。出生后延迟结扎脐带，可使新生儿贮铁增多（约增加贮铁 40 mg）。

2.食物中铁摄入量不足

食物中铁摄入量不足为导致缺铁的主要原因。人乳、牛乳中含铁量均低。长期以乳类喂养、不及时添加含铁较多的辅食者，或较大小儿偏食者，易发生缺铁性贫血。

3.铁自肠道吸收不良

食物中铁的吸收率受诸多因素影响,动物性食物中铁10％～25％被吸收,人乳中铁50％、牛乳中铁10％被吸收,植物性食物中铁吸收率仅约1％。维生素C、果糖、氨基酸等有助于铁的吸收。但食物中磷酸、草酸、鞣酸(如喝浓茶)等可减少铁的吸收。此外,长期腹泻、呕吐、胃酸过少等均可影响铁的吸收。

4.生长发育过快

婴儿期生长快,早产儿速度更快,随体重增长血容量也增加较快,较易出现铁的不足。

5.铁的丢失过多

如因对牛奶过敏引起小量肠出血(每天可失血约 0.7 mL),或因肠息肉、膈疝、肛裂、钩虫病等发生慢性小量失血,均可使铁的丢失过多而导致缺铁(每失血 1 mL 损失铁 0.5 mg)。

6.铁的利用障碍

如长期或反复感染可影响铁在体内的利用,不利于血红蛋白的合成。

(三)缺铁对各系统的影响

1.血液

不是体内一有缺铁即很快出现贫血,而是要经过3个阶段。①铁减少期(ID):体内贮铁虽减少,但供红细胞合成血红蛋白的铁尚未减少。②红细胞生成缺铁期(IDE):此期红细胞生成所需铁已不足,但血红蛋白尚不减少。③缺铁性贫血期(IDA):此期出现低色素小细胞性贫血。

2.其他

肌红蛋白合成减少。由于多种含铁酶活力降低,影响生物氧化、组织呼吸、神经介质的分解与合成等,使细胞功能紊乱,引起皮肤黏膜损害、精神神经症状以及细胞免疫功能降低等。

二、临床表现

(一)一般表现

起病缓慢。逐渐出现皮肤黏膜苍白,甲床苍白,疲乏无力,不爱活动,年长儿可诉头晕、耳鸣。易患感染性疾病。

(二)髓外造血表现

常见肝、脾、淋巴结轻度肿大。

(三)其他系统症状

食欲缺乏,易有呕吐、腹泻、消化功能不良,可有异嗜癖(如喜食泥土、墙皮等)。易发生口腔炎。常有烦躁不安或萎靡不振,精力不集中,智力多低于同龄儿。明显贫血时呼吸、心率加快,甚至引起贫血性心脏病。

三、实验室检查

(一)血常规

血红蛋白降低比红细胞减少明显,呈小细胞低色素性贫血,血涂片可见红细胞大小不等,以小细胞为主,中心浅染区扩大。网织红细胞、白细胞、血小板大致正常。

(二)骨髓细胞学检查

幼红细胞增生活跃,以中、晚幼红细胞增生为主。各期红细胞均较小,胞浆量少,染色偏蓝。其他系列细胞大致正常。

（三）铁代谢检查

（1）血清铁蛋白（SF）：缺铁的 ID 期即降低（小于 12 $\mu g/L$），IDE、IDA 期更明显。

（2）红细胞游离原卟啉（FEP）：IDE 期增高（大于 0.9 $\mu mol/L$ 或大于 50 $\mu g/dL$）。

（3）血清铁（SI）、总铁结合力（TIBC）：IDA 时 SI 降低（小于 9.0～10.7 $\mu mol/L$ 或小于 50～60 $\mu g/dL$），TIBC 增高（大于62.7 $\mu mol/L$ 或大于 350 g/dL）。

（4）骨髓可染铁，骨髓涂片用普鲁蓝染色镜检，细胞外铁颗粒减少，铁粒幼细胞减少（小于 15%）。

四、诊断

根据临床表现、血常规特点结合喂养史，一般可做出诊断。必要时可做骨髓检查。铁代谢的生化检查有确诊意义。铁剂治疗有效可证实诊断。异常血红蛋白病、地中海贫血、铁粒幼红细胞性贫血等也可表现为低色素小细胞性贫血，应注意鉴别。

五、治疗

（一）一般治疗

加强护理，改善喂养，合理安排饮食，纠正不合理的饮食习惯。避免感染，治疗引起慢性失血的疾病。

（二）铁剂治疗

铁剂治疗为特效疗法。口服铁剂宜选用二价铁盐，因其比三价铁易于吸收。常用铁剂有硫酸亚铁（含元素铁 20%）、富马酸亚铁（含元素铁 33%）、葡萄糖酸亚铁（含元素铁 11%）等。每天口服元素铁4～6 mg/kg，分 3 次于两餐之间口服。同时服用维生素 C 以促进铁的吸收。一般于服药 3～4 天后网织红细胞上升，7～10 天达高峰，其后血红蛋白上升，3～4 周内贫血可望纠正，但仍需继续服药2 个月左右，以补充贮存铁。

个别重症病例或由于伴有严重胃肠疾病不能口服或口服无效者可应用铁剂（如右旋糖酐铁、山梨醇枸橼酸铁复合物等）肌内注射。总剂量按 2.5 mg 元素铁/kg 可增加血红蛋白 1 g/kg 计算，另加 10 mg/kg 以补足贮铁量。将总量分次深部肌内注射，首次量宜小，以后每次剂量不超过5 mg/kg，每 1～3 天注射1 次，于2～3 周内注射完。

（三）输血治疗

重症贫血并发心功能不全或重症感染者可予输血。

六、预防

缺铁性贫血主要预防措施如下。

（1）做好喂养指导，提倡母乳喂养，及时添加富含铁的辅助食品，纠正偏食习惯。

（2）对早产儿、低体重儿可自生后 2 个月给予铁剂预防，给元素铁 0.8～1.5 mg/kg，也可食用铁强化奶粉。

（3）积极防治慢性胃肠病。

（李矢云）

第二节 再生障碍性贫血

再生障碍性贫血(AA,简称再障)又称全血细胞减少症,是骨髓造血功能衰竭导致的一种全血减少综合征。在小儿时期比较多见。主要临床表现是贫血、出血和反复感染;3 种血红细胞同时减少,无肝脾和淋巴结肿大。

一、病因及发病机制

(一)病因

本病分为原发性、继发性两类。再障的病因相当复杂,部分病例是由于化学、物理或生物因素对骨髓的毒性作用所引起,称为继发性再障。但在临床上约半数以上的病例因找不到明显的病因,称为原发性再障。能引起继发性再障的原因包括以下几个方面。

1.药物及化学物质

药物引起的再障近几年逐渐增多,在发病因素中居首位。如抗癌药物、氯霉素、磺胺类药物、保泰松、阿司匹林等。

许多化学物质都有不同程度的骨髓抑制作用,如苯、二甲苯、杀虫剂、化肥、染料等。

2.物理因素

各种放射线如 X 线、γ 射线或中子等均能引起骨髓细胞损害。骨髓抑制程度与接触的剂量与时间有关。

3.生物因素

再障可由病毒、细菌、原虫等感染引起,病毒所致者尤为多见。如丙型肝炎病毒、乙型肝炎病毒等。近年来发现,人类矮小病毒可直接感染骨髓,引致再障。此外,CB 病毒、麻疹病毒等均可引起再障。

(二)发病机制

本病的发病机埋比较复杂,至今尚未明了。近年来国内外主要围绕着造血干细胞受损、造血微环境缺陷及免疫因素 3 个方面进行了大量研究。

1.干细胞受损

骨髓中多能干细胞是造血的原始细胞,自 20 世纪 60 年代 Pluznik 和 Bradley 在体外琼脂培养条件下,建立了人骨髓祖细胞的集落形成以来,得知造血祖细胞(GM-CFU)产率的正常值为 $(164\pm10.4/2)\times10^9$ 细胞,正常人保持着较为恒定的数量和维持自身的增殖能力,且有一定的贮备能力.当骨髓受到一般性损害时尚不致发病,当骨髓受到严重损害时,则 GM-CFU 的产率明显下降,仅为正常值的 10% 或更低,还可有质的改变,导致染色体畸变,故当干细胞衰竭时骨髓移植有效。

2.造血微环境缺陷

骨髓干细胞的增殖与分化需要一个完整无损的骨髓微环境,因血细胞的生成需要细胞周围供应造血原料,如骨髓的血窦受损,骨髓造血干细胞的增殖受抑制,导致再障,有学者认为再障患者自主神经兴奋性差,骨髓神经兴奋性亦差,致骨髓血流缓慢,小血管收缩,毛细动脉减少,造成造血微环境缺陷。

3.免疫因素

近年来对这方面的研究最多,特别是关于 T 细胞的研究尤多,多数学者认为再障患者辅助性 T 细胞(Th)下降,抑制性 T 细胞(Tb)上升,Th/Ts 比值降低。体外培养再障患者骨髓干细胞产率降低时,加入抗胸腺细胞球蛋白(ATG)后干细胞产率增加,说明 T 细胞起了抑制作用。某学者等对 136 例再障患者的免疫功能进行了研究,认为 Ts 细胞不仅能抑制骨髓造血干细胞的增殖与分化还能抑制 B 细胞向浆细胞方向分化,从而产生全细胞(包括淋巴细胞在内)的严重减少和低丙种球蛋白血症。淋巴细胞绝对数越低,预后越差,除此之外,IgG-y 受体阳性细胞(Tr 细胞)是由抑制性 T 细胞、细胞毒性 T 细胞、抗体依赖性细胞毒 T 细胞等组成的细胞群体,因此 Tr 细胞增多可抑制造血干细胞,导致再障,但 Tr 细胞必须被患者体内某种可溶性因子激活后才能对造血干细胞的增殖与分化起抑制作用。血清抑制因子亦能起到抑制造血干细胞的作用。Ts 细胞还能使 γ-干扰素、白细胞介素 2(IL-2)也增加,这些均可以抑制造血干细胞的正常功能。此外,再障患者铁的利用率不佳,表现为血清铁增高,未饱和铁结合率下降,铁粒幼细胞阳性率增高;血浆红细胞生成素增高,红细胞内游离原卟啉和抗碱血红蛋白较高等异常。再障患者甲状腺功能降低。可见再障的发病机制是复杂的,大多数再障的发病往往是多种因素共同参与的结果,例如,造血抑制性增强时,常伴随造血刺激功能下降,T 细胞抑制造血干细胞与造血微环境缺陷可并存,细胞免疫与体液免疫缺陷可并存。

二、先天性再生障碍性贫血

先天性再生障碍性贫血又称范可尼综合征,是一种常染色体隐性遗传性疾病,除全血细胞减少外,还伴有多发性先天畸形。

(一)临床表现及诊断

有多发性畸形,如小头畸形、斜小眼球,约 3/4 的患者有骨骼畸形,以桡骨和拇指缺如或畸形最多见,其次为第一掌骨发育不全、尺骨畸形、并趾等,并常伴有体格矮小,皮肤片状棕色素沉着、外耳畸形、耳聋。部分患儿智力低下,男孩约 50% 伴生殖器发育不全。家族中有同样患者。

血常规变化平均 6～8 岁出现,男多于女,贫血为主要表现,红细胞为大细胞正色素性,伴有核细胞和血小板减少。骨髓变化与后天性再生障碍性贫血相似。骨髓显示脂肪增多,增生明显低下,仅见分散的生血岛。血红蛋白增多,5%～15%。骨髓培养,显示红系与粒系祖细胞增生低下。

本病有多发性畸形,易与获得性再障区别。

有 5%～10% 的患者最后发展为急性白血病,多为粒单型白血病。

(二)治疗

治疗与一般再障相同。皮质激素与睾酮联合应用可使血常规转好,但停药后易复发,必须长期应用小剂量维持。严重贫血时可输红细胞悬液。骨髓移植 5 年存活率约 50%。贫血缓解后,身长、体重、智力也明显好转。

三、获得性再生障碍性贫血

获得性再生障碍性贫血是小儿时期较多见的贫血之一,此类贫血可发生于任何年龄,但以儿童和青春期多见,无性别差异。获得性再障又分为原发性与继发性两类。

(一)临床表现及辅助检查

1.临床表现

起病多缓慢。症状的轻重视病情发展的速度和贫血程度而异。常见面色苍白、气促、乏力。常出现皮下瘀点、瘀斑或鼻出血而引起注意,病情进展,出血症状逐渐加重,严重者出现便血和血尿。肝脾淋巴结一般不肿大。由于粒细胞减少而反复发生口腔黏膜溃疡、咽峡炎及坏死性口腔炎,甚至并发全身严重感染,应用抗生素也很难控制。起病急的病程短,进展快,出血与感染迅速加重,慢性病例可迁延数年,在缓解期贫血与出血可不明显。

2.实验室检查

全血细胞减少,红细胞和血红蛋白一般成比例减少,因起病缓慢,不易引起注意,诊断时血红蛋白多已降至 30～70 g/L,呈正细胞正色素性贫血。网织红细胞减低,严重者血涂片中找不到网织红细胞。个别慢性型病例可见网织红细胞轻度增高。红细胞寿命正常。

白细胞总数明显减少,多在$(1.5～4.0)\times10^9$/L 之间,以粒细胞减少为主,淋巴细胞相对升高,血小板明显减少,血块收缩不良,出血时间延长。

骨髓标本中脂肪增多。增生低下,细胞总数明显减少。涂片中非造血细胞增多(组织嗜碱性粒细胞、浆细胞),淋巴细胞百分比增高。部分患儿血红蛋白轻度增高。血清铁增高,运铁蛋白饱和度增高,口服铁吸收减低,与贫血程度不成比例。

(二)诊断及分型

1.再障的诊断标准

(1)全血细胞减少、网织红细胞绝对值减少。

(2)一般无脾大。

(3)骨体检查显示至少一部位增生减低或重度减低(如增生活跃,须有巨核细胞明显减少,骨髓小粒成分中应见非造血细胞增多,有条件者应做骨髓活检等检查)。

(4)能除外其他引起全血细胞减少的疾病,如阵发性睡眠性血红蛋白尿、骨髓增生异常综合征中的难治性贫血、急性造血功能停滞、骨髓纤维化、急性白血病、恶性组织细胞病等。

2.再障的分型标准

(1)急性再生障碍性贫血(简称 AAA):亦称重型再障星型(SAA-Ⅰ)。

临床表现:发病急,贫血呈进行性加剧,常伴严重感染、内脏出血。

血常规:除血红蛋白下降较快外,须具备以下 3 项中之 2 项:①网织红细胞小于 1％,绝对值小于15×10^9/L。②白细胞数明显减少,中性粒细胞绝对值小于 0.5$\times10^9$/L。③血小板小于20×10^9/L。

骨髓细胞学检查:①多部位增生减低,三系造血细胞明显减少,非造血细胞增多,如增生活跃须有淋巴细胞增多。②骨髓小粒非造血细胞及脂肪细胞增多。

(2)慢性再生障碍性贫血(CAA),有以下特点。

临床:发病慢,贫血、感染、出血较轻。

血常规:血红蛋白下降速度较慢,网织红细胞、白细胞、中性粒细胞及血小板值常较急性型为高。

骨髓细胞学检查:①三系或两系减少,至少一个部位增生不良,如增生良好红系中常有晚幼红(炭核)比例增多,巨核细胞明显减少。②骨髓小粒脂肪细胞及非造血细胞增加。

病程中如病情恶化,临床血常规及骨髓细胞学检查与急性再障相同,称重型再生障碍性贫血

Ⅱ型(SAA-Ⅱ)。

(三)预后

因病因而异。高危病例预后较差,有 $50\%\sim60\%$ 于发病数月内死于感染。高危的指征:①发病急,贫血进行性加剧,常伴有严重感染,内脏出血。②除血红蛋白下降较快外,血常规必具备以下 3 项之 2 项:网织红细胞小于 1%,绝对值小于 $15\times10^9/L$;白细胞明显减少,中性粒细胞绝对值小于 $0.5\times10^9/L$;血小板小于 $20\times10^9/L$。③骨髓细胞学检查:多部位增生减低,三系造血细胞明显减少,非造血细胞增多,脂肪细胞增多。

病情进展缓慢,粒细胞与血小板减少,不严重,骨髓受累较轻,对雄激素有反应者,预后较好。

(四)治疗

首先应去除病因,其治疗原则如下:①支持疗法,包括输红细胞、血小板和白细胞维持血液功能,有感染时采用有效的抗生素。②采用雄激素与糖皮质激素等刺激骨髓造血功能的药物。③免疫抑制剂。④骨髓移植。⑤冻存胎肝输注法。

1.支持疗法

大多数再障患者病程很长,应鼓励患者坚持治疗,避免诱发因素。要防止外伤引起出血。对于粒细胞低于 $0.5\times10^9/L$ 的要严格隔离。有感染的患儿应根据血培养及鼻咽分泌物、痰或尿培养结果采用相应抗生素。无明显感染者不可滥用抗生素,以免发生菌群紊乱和真菌感染。

输血只适用于贫血较重(血红蛋白在 $60\ g/L$ 以下)且有缺氧症状者,最好输浓缩的红细胞。出血严重可考虑输血小板。多次输血或小板易产生抗血小板抗体,使效果减低。

2.雄激素

适用于慢性轻、中度贫血的患儿,对儿童疗效优于成人,雄激素有刺激红细胞生成的作用,可能是通过刺激肾脏产生更多的红细胞生成素,并可直接刺激骨髓干细胞使之对红细胞生成素敏感性增高。

常用丙酸睾酮 $1\sim2\ mg/(kg\cdot d)$,每天肌内注射 1 次,用药不应少于半年,半合成制剂常用司坦唑醇,每次 $1\sim2\ mg$,每天 3 次口服;或美雄酮,每次 $15\ mg$,每天 3 次口服。后两种半合成制剂的男性化不良反应轻,但疗效稍差,肝损害较大。雄激素可加快骨髓成熟,使骨干和骨髓提前愈合,可使患者的身高受到影响。治疗有效者,先有网织红细胞增高,随之血红蛋白上升,继之白细胞增加,血小板上升最慢。

3.肾上腺皮质激素

近年来多认为本病应用大剂量肾上腺皮质激素对刺激骨髓生血并无作用,而有引起免疫抑制、增加感染的危险性。小量应用可以减少软组织出血。故一般用于再障患儿有软组织出血时,泼尼松的剂量一般为每天 $0.5\ mg/kg$。对先天性再生低下性贫血患儿,则应首选肾上腺皮质激素治疗。泼尼松用量开始为每天 $1.0\sim1.5\ mg/kg$,分 4 次口服。如果有效,在用药后 $1\sim2$ 周即可出现效果。如果用药 2 周后仍不见效,还可适当加大剂量至每天 $2.0\sim2.5\ mg/L$。如用药 1 个月仍无效,则可停用,但以后还可间断试用,因有的患者后期还可有效,有效病例在用药至血常规接近正常时,即逐渐减至最小量,并隔天 1 次。约 80% 的患儿药量可减至 $5\sim15\ mg$,并隔天 1 次,少数患者还可完全停药。如果小量隔天一次不能维持,而需大量应用激素时,可考虑改用骨髓移植治疗。

4.免疫抑制剂的应用

抗淋巴细胞球蛋白(ALG)及抗胸腺细胞球蛋白(ATG)为近年来治疗急性或严重型再障常

用的药物之一。本制品最早应用于同种异体骨髓移植前作为预处理药物使用。曾有学者在应用 ALG 作为骨髓移植预处理治疗再障 27 例中,有 5 例骨髓虽未植活,但自身骨髓获得重建。以后陆续有一些单独应用 ALG 或 ATG 治疗严重再障的报告,其效果不完全一致。有报告统计 1976—1983 年治疗 400 例的结果有效率为 50% 右,完全缓解率 14%~32%,一年生存率为 16%。1986 年我国医学科学院血液病研究所报告用 ATG 治疗 23 例严重再障总有效率为 30.4%。ALG 的一般剂量为每天 20~40 mg/kg,稀释于 250~500 mL 生理盐水中加适量激素静脉静脉注射,以每分钟 5~10 滴静脉滴注的速度静脉滴入,10 分钟后如无反应,逐渐加快静脉滴注速,持续时间一般每天不短于 6 小时,1 个疗程 5~7 天。间隔 2 周以上,如病情需要再注射时,应注意有无变态反应。如对一种动物的 ALG 制剂产生变态反应,可改换另一种动物的制剂。近年来国外有用甲泼尼龙脉冲治疗代替 ALG 者。除了应用 ALG 或 ATG 外,同样道理也有应用环磷酰胺,长春新碱以及环孢霉素 A 治疗严重再障取得成功的报告。目前多数学者认为 ATG 应用为急性再障 I 型(SAA-I)的首选治疗。

5.大剂量丙种球蛋白(HDIG)

可清除侵入骨髓干细胞微环境中并造成干细胞抑制的病毒,并可与 r-IFN 等淋巴因子结合,以去除其对干细胞生长的抑制作用,剂量为 1 g/(kg·d) 静脉滴注,4 周 1 次,显效后适当延长间隔时间,共 6~10 次。

6.造血干细胞移植

造血干细胞的缺乏是导致再障的一个重要原因,对这类患者进行造血干细胞移植是治疗的最佳选择,对于急重症的患者已成为最有效的方法。对于配型相合的骨髓移植,有 50%~80% 的患儿得到长期缓解,但由于髓源不易解决,现胎肝移植、脐血干细胞移植开始临床应用,终将代替骨髓移植。

7.其他治疗

(1)抗病毒治疗:常用阿昔洛韦(ACV)15 mg/(kg·d) 静脉滴注,疗效 10 天。

(2)改善造血微环境:应用神经刺激剂或改善微循环的药物,对造血微环境可能有改善作用、如硝酸士的宁,每周连用 5 天,每天的剂量为 1 mg、2 mg、3 mg、3.4 mg 肌内注射,休息 2 天后重复使用。山莨菪碱(654-2)0.5~2 mg/(kg·d) 静脉滴注,于 2~3 小时内静脉滴注完,并于每晚睡前服山莨菪碱(654-2)0.25~1 mg/kg,1 个月为 1 个疗程,休息 7 天重复使用。

(3)中医药治疗:用中药水牛角、生地、赤芍、丹皮、太子参、麦冬、女贞子、党参为主药加减,治疗效率可达 52.2%。

(李矢云)

第三节 白 血 病

白血病是造血系统的恶性肿瘤,其特征是某一系统的血细胞过度增殖并浸润体内各组织器官,产生相应的临床体征,末梢血细胞有质和量的改变。

一、急性白血病

急性白血病占小儿白血病的 95%，其中，急性淋巴细胞性白血病（ALL）占 70%～85%，急性髓性白血病（AML）占 15%～30%。

(一)病因及发病机制

小儿白血病确切病因不明，只有 5% 的患者发病与内在遗传因素有关，其余大部分为后天获得性的，与环境因素、电离辐射、化学物质接触、某些病毒感染等因素有关。

(二)诊断

1.病史

急性白血病应询问有无致白血病化学物质的接触史，如苯及衍生物、亚硝胺类物等，有无使用抗肿瘤的细胞毒药物史，是否接受过量的放射线，有无白血病和其他肿瘤的家族史。

2.临床表现

(1)进行性贫血、出血、发热、感染。

(2)白血病细胞浸润表现：骨关节疼痛、肝脾和淋巴结肿大、腮腺肿大、睾丸肿大和中枢神经系统受累出现的头痛、呕吐等表现，其他表现有面神经炎、肾衰竭等。

(3)血液检查：①Hb 和 RBC 下降，常为正细胞正色素性贫血。②白细胞质和量的改变，白细胞计数高低不一，高者常达 $50 \times 10^9/L$，甚至 $>300 \times 10^9/L$，低者可少于 $0.5 \times 10^9/L$，大部分患者周围血中可见原始细胞和幼稚细胞。③血小板数减少。亦有无贫血和血小板减少者。

(4)骨髓检查：大多数患者骨髓细胞学检查呈有核细胞增生明显活跃或极度活跃，少数增生低下，极少数情况下骨髓穿刺出现"干抽"，此时需做骨髓活检。骨髓中可见原始细胞和幼稚细胞（白血病细胞）百分比例明显增高，甚至为清一色的原幼细胞。

(5)白血病免疫学分型、细胞遗传学和分子遗传学检查：可显示是何种类型白血病，有无染色体异常及异常融合基因。这些结果对急性白血病分类、治疗方案选择及预后评估有重要意义。

(6)胸部 X 线片：可判断有无纵隔增宽，肺组织有无白血病细胞浸润，同时检查有无肺结核。

(7)B 超：腹部 B 超可了解肝、脾、肾等脏器和腹腔内、腹膜后淋巴结的受累程度。

(8)脑脊液检查：判断有无中枢神经系统的浸润。

(9)各重要脏器功能检查：肝功能、肾功能、心肌酶学、心电图、心功能、脑电图等。

3.诊断标准

有贫血、出血、感染或有各器官浸润表现均要考虑急性白血病的诊断。确诊有赖于骨髓检查，骨髓有核细胞中原始细胞（急性淋巴细胞性白血病为原始淋巴细胞和幼稚淋巴细胞之和，急性单核细胞性白血病为原始单核细胞和幼稚单核细胞之和）≥30% 可以确诊为急性白血病。如比例增高但未达到 30% 时应考虑下列因素：①是否在骨髓检查前用过肾上腺皮质激素或其他化疗药物。②是否为转移肿瘤，如恶性淋巴瘤和神经母细胞瘤骨髓转移。③是否为骨髓增生异常综合征（MDS）。④是否骨髓取材不佳，骨髓被血液稀释。

(1)MICM 分型。

细胞形态学分型：通常采用 FAB 分型，据细胞形态及细胞化学染色将急性白血病分为急性淋巴细胞性白血病（ALL）和急性非淋巴细胞性白血病（ANLL，亦称为急性髓性白血病，AML）。ALL 进一步分为 L1、L2、L3 三个亚型。AML 进一步分为 M0～M7 八型。

FAB 于 1976 年提出了急非淋的形态学诊断标准，1985 年修改，标准如下。

M1：原粒细胞（Ⅰ型和Ⅱ型）在非红系细胞中≥90％，此原粒细胞中至少有3％原粒细胞过氧化酶或苏丹黑染色阳性，早幼粒细胞以下的各阶段粒细胞或单核细胞＜10％。

M2：原粒细胞在非红系细胞中占30％～89％（非红系细胞），单核细胞＜20％，早幼粒以下阶段至中性分叶核粒细胞＞10％，单核细胞＜20％；如有的早期粒细胞形态特点既不像原粒细胞Ⅰ型和Ⅱ型，也不像早幼粒细胞（正常的或多颗粒型），核染色质很细，有1～2个核仁，胞质丰富，嗜碱性，有不等量的颗粒，有时颗粒聚集，这类细胞＞10％时，亦属此型。

M3：骨髓中以多颗粒的早幼粒细胞为主。

M4：有以下多种情况：①骨髓中非红系细胞中原始细胞＞30％，原粒细胞加早幼、中性中幼及其他中性粒细胞在30％～79％，不同阶段的单核细胞（常为幼稚和成熟单核细胞＞20％。②骨髓细胞学检查如上述，外周血中单核细胞系（包括原始、幼稚及单核细胞）≥5×10⁹/L。③外周血单核细胞系＜5×10⁹/L，而血清溶菌酶以及细胞化学支持单核细胞系的细胞有显著数量者。④骨髓细胞学检查类似M2，而单核细胞＞20％，或血清溶菌酶（11.5 mg/L±4 mg/L）的3倍或尿溶菌酶超过正常（2.5 mg/L）的3倍。⑤骨髓细胞学检查类似M2，而外周血单核细胞≥5×10⁹/L时。M4Eo：骨髓非红系细胞中嗜酸性粒细胞5％，这些嗜酸性粒细胞较异常，除有典型的嗜酸颗粒外，还有大的嗜碱（不成熟）颗粒，还可有不分叶的核，细胞化学染色氯乙酸酯酶及PAS染色明显阳性。

M5：分为2个亚型：①M5a：骨髓中非红系细胞中原始单核（Ⅰ型和Ⅱ型）≥80％。②M5b：骨髓中原始单核细胞占非红系细胞比例＜80％，其余为幼稚及成熟单核细胞等。

M6：骨髓中非红细胞系中原始细胞（原粒或原单核细胞）Ⅰ型和Ⅱ型≥30％，红细胞系≥50％。

M7：急性巨核细胞白血病，骨髓中原巨核细胞≥30％，如原始细胞呈未分化型，形态不能确定时，应做电镜血小板过氧化物酶活性检查，或用血小板膜糖蛋白Ⅱa/Ⅱb或Ⅲa或ⅧR:Ag，以证明其为巨细胞系。如骨髓干抽，有骨髓纤维化，则需骨髓活体组织检查，用免疫酶标技术证实有原巨核细胞增多。

M0：1991年确定其诊断标准，＜3％的幼稚细胞MPO（＋）和苏丹黑B（＋），＞20％的幼稚细胞表达髓细胞抗原而无淋巴细胞抗原。

免疫学分型：应用单克隆抗体检测白血病细胞表面的抗原标记，可了解白血病细胞来源和其分化程度，可帮助AML和ALL的区分，并进一步帮助各亚型之间的区分。

急性淋巴细胞性白血病分为T系急淋和B型急淋两大类。T系急性淋巴细胞性白血病（T-ALL）：白血病细胞表面具有T细胞标志，如CD1、CD3、CD5、CD8和TdT（末端脱氧核糖核酸转换酶）阳性，T-ALL常有纵隔肿块，常见于年龄较大的男性，预后较差。B系急性淋巴细胞性白血病分四个亚型。①早期前B细胞型：HLA-DR、CD19和/或CyCD22（胞浆CD22）阳性，而其他B系淋巴细胞标志阴性。②普通B细胞型（C-ALL）：除HLA-DR、CD19、CyCD22阳性外，CD10阳性，而CyIg（胞浆免疫球蛋白）、SmIg（细胞膜表面免疫球蛋白）阴性，此型预后较好。③前B细胞型（Pre B-ALL）：CyIg阳性，SmIg阴性，其他B系标志及HLA-DR阳性。④成熟B细胞型（B-ALL）：SmIg阳性，CyIg阴性，其他B系标志及HLA-DR阳性，此型预后常较差。

伴有髓系标志的ALL（My⁺-ALL）：具有淋巴系的形态学特征，免疫标志以淋巴系特异抗原为主，但伴有个别的、次要的髓系特异性抗原标志，如CD13、CD33、CD14等阳性。

急性非淋巴细胞性白血病：M1～M5型常有CD33、CD13、CD14、CD15、MPO（抗髓过氧化物酶)等髓系标志中的一项或多项阳性,CD14 阳性多见于单核细胞系。而 M6 血型糖蛋白 A 阳性;M7 血小板膜抗原Ⅱb/Ⅲa 阳性,或 CD41、CD68 阳性。

细胞遗传学异常:急性淋巴细胞性白血病细胞染色体异常种类多,可分为染色体数量异常和染色体结构异常两类,染色体数量有≤45 条染色体的低二倍体和≥47 条的高二倍体,染色体结构异常常有 t(12;21)、t(9;22)、t(4;11)等。急非淋常见核型改变为 t(9;22)、t(8;21)、t(15;17)、t(11q)、t(11;19)等。

分子遗传学异常:急淋中如有 BCR/ABL 和 MLL/AF4 融合基因属高危。急性早幼粒细胞白血病 PML/RARα 融合基因阳性。

(2)ALL 临床分型:ALL 危险度分组标准:参照湖南省新农合儿童急性淋巴细胞白血病治疗方案。

标危组:必须同时满足以下所有条件:①年龄≥1 岁且<10 岁。②WBC<50×10⁹/L。③泼尼松反应良好(第 8 天外周血白血病细胞<1×10⁹/L)。④非 T-ALL。⑤非成熟 B-ALL。⑥无 t(9;22)或 BCR/ABL 融合基因;无 t(4;11)或 MLL/AF4 融合基因;无 t(1;19)或 E2A/ PBX1 融合基因。⑦治疗第 15 天骨髓呈 M1(原幼淋细胞<5%)或 M2(原幼淋细胞 5%~25%),第 33 天骨髓完全缓解。

中危组:①无 t(9;22)或 BCR/ABL 融合基因。②泼尼松反应良好(第 8 天外周血白血病细胞<1×10⁹/L)。③标危诱导缓解治疗第 15 天骨髓呈 M3(原幼淋细胞>25%)或中危诱导缓解治疗第 15 天骨髓呈 M1/M2。④第 33 天 MRD<10⁻²。以上 4 条必须完全符合,同时符合以下条件之一:①WBC≥50×10⁹/L。②年龄≥10 岁。③T-ALL。④t(1;19)或 E2A/PBX1 融合基因。⑤年龄<1 岁且无 MLL 基因重排。

高危组:只要符合以下条件之一即可诊断为高危。①t(9;22)或 BCR/ABL 融合基因阳性。②t(4;11)或 MLL/AF4 融合基因阳性。③第 8 天外周血白血病细胞≥1×10⁹/L[泼尼松(强的松)反应不良]。④中危诱导缓解治疗第 15 天骨髓呈 M3。⑤第 33 天骨髓形态学未缓解(>5%),呈 M2/M3。⑥第 33 天 MRD≥10⁻²,或第 12 周 MRD≥10⁻³。

(3)中枢神经系统白血病(CNSL)诊断标准:治疗前有或无中枢神经系统(CNS)症状或体征,脑脊液(CSF)中白细胞计数>0.005×10⁹/L(5/μl),并且在 CSF 沉淀制片标本中其形态为确定无疑的原、幼淋巴细胞,可以确诊。能排除其他原因引起的 CNS 表现和 CSF 异常。

(4)睾丸白血病诊断标准:单侧或双侧睾丸肿大,质地变硬或呈结节状缺乏弹性感,透光试验阴性,睾丸超声波检查可发现非均质性浸润灶,活组织检查可见白血病细胞浸润。

4.鉴别诊断

(1)类风湿性关节炎或风湿热:急性白血病半数以上患者的骨关节痛、发热,当血常规无白血病的典型表现时,常误诊为类风湿性关节炎或风湿热。两者的鉴别重点在骨髓检查。

(2)再生障碍性贫血:表现为外周血常规三系血细胞降低,常易伴有感染,易与低增生性急性白血病混淆,但再障除了在反复输血、败血症等时可有肝脾大外,一般无肝、脾大,外周血中无白血病细胞,骨髓细胞学检查无原始与幼稚细胞比例增高。

(3)传染性单核细胞增多症:有发热,肝、脾、淋巴结肿大,外周血中有异型淋巴细胞,骨髓检查无白血病骨髓样表现。

(三)治疗

1.一般治疗

加强护理,防止感染,当化疗期间粒细胞低时应避免去人群多的地方,有条件者在粒细胞减少期可置于层流室。血小板低时防止碰撞。

2.化疗

化疗原则:早期、足量、联合、规则和个体化。

(1)ALL 的化疗:除急性成熟 B 细胞白血病外的 ALL 采用以下治疗方案,化疗总疗程 2～3 年。急性成熟 B 细胞白血病采用 Burkitt 淋巴瘤的强烈、短程化疗方案。

诱导缓解治疗:是患者能否长期存活的关键,需及早适量联合用药。诱导方案甚多,最常用的是 VDLP 方案,可获 95％以上的完全缓解率。泼尼松诱导试验:在 VDLP 之前,用泼尼松 60 mg/(m²·d),分次口服 7 天,第 8 天计数外周血白血病细胞,如高于 1×10^9/L,则为泼尼松反应不良。治疗前白细胞负荷高,应警惕发生肿瘤溶解综合征。

缓解后治疗:包括巩固强化治疗、庇护所治疗和维持治疗。如庇护所治疗:大多数化疗药不能进入中枢神经系统、睾丸等部位,这些部位即为白血病细胞的庇护所。庇护所治疗是 ALL 治疗的关键之一。常用大剂量 MTX 治疗。HDMTX 剂量为每次 3～5 g/m²(标危每次 3 g/m²,中高危每次 5 g/m²),总量的 1/10(≤0.5 g)在 30 分钟左右快速静脉滴注,余量在 23.5 小时左右均匀滴注,首剂进入后做三联鞘注。MTX 开始静脉滴注 36 小时后(目前,大多单位已推迟到 72 小时)开始用亚叶酸钙片(甲酰四氢叶酸钙)解救,15 mg/m²,每 6 小时 1 次,肌内或静脉注射,共 3～6 次。44 小时和 68 小时测血浆中 MTX 浓度,根据 MTX 血药浓度调整亚叶酸钙片(甲酰四氢叶酸钙)剂量,直至 MTX 血药浓度低于 0.1 μmol/L。同时使用巯嘌呤(6-MP) 50 mg/(m²·d),共 7 天。大剂量 MTX 治疗 10～15 天重复一次,连用 3 次,以后每 2 个月左右 1 次,总共 4～6 次。此方案应注意水化与碱化,密切注意 MTX 的不良反应。特别要注意消化道黏膜损害及骨髓抑制。每疗程开始之前均要做相关检查,只有外周血 WBC>3.0×10^9/L、中性粒细胞>1.5×10^9/L、肝功能及肾功能正常时才能进行。

CNSL 的防治:预防 CNSL 的方式有以下几种。①鞘注:多采用三联鞘注,MTX 12.5 mg/m²,Ara-C 30 mg/m²,DXM 5 mg/m²,开始每周一次,1 个月后每 4 周一次,以后间隔时间渐长,共 16～20 次。②大剂量 MTX 治疗:大剂量 MTX 与三联鞘注联用可较好地预防 CNSL。③颅脑放疗:一般用于 3 岁以上患儿,适用于外周血白细胞>100×10^9/L、有 t(4;11)和 t(9;22)核型异常、中枢神经系统白血病和不宜做大剂量 MTX 治疗者。完全缓解 6 个月开始,总剂量 18Gy,分 15 次于 3 周完成。放疗期间用 MTX+6-MP 口服维持或用 VP 方案。一旦发生脑膜白血病,应 2～3 天做一次三联鞘注,到脑脊液常规正常后间隔时间拉长,并配合颅脑放疗。

(2)AML 的化疗:除 M3 外,其他 AML 用以下化疗方案。诱导缓解方案为 DAE 方案,DNR 30～40 mg/(m²·d),第 1～3 天,Ara-C 200 mg/(m²·d),第 1～7 天,VP16 100 mg/(m²·d),第 1～3 天。疗程 4 周,重复 1～2 个疗程,直至完全缓解。然后接 HDAra-C 治疗 3 疗程,HDAra-C 每次 2 g/m²,q12 小时×6 次,DNR 40 mg/(m²·d)×2 天[或 VP16 150 mg/(m²·d) ×2 天]。上述方案完成后可停药观察或继用 HA 方案和 HDAra-C 交替治疗,HA 方案 2 疗程后 HDAra-C 1 个疗程,据病情用 1～2 轮。HA 方案为 H(高三尖杉酯碱)3～4 mg/(m²·d),第 1～7 天,Ara-C 200 mg/(m²·d),第 1～7 天。

AML 各形态亚型(除 M4、M5 外)完全缓解后作三联鞘注 2 次即可,M4、M5 患儿诱导化疗期做三联鞘注 3～4 次,完全缓解后每 3 个月鞘注一次,直至终止治疗。

急性早幼粒细胞性白血病(M3)用全反式维 A 酸和三氧化二砷,配合用米托蒽醌静脉滴注、甲氨蝶呤及 6-MP 口服治疗。疗效较好。

3.造血干细胞移植

AML(除 M3 外)和高危 ALL 可在缓解后进行造血干细胞移植。其他类型可先化疗,如有复发,可在第二个缓解期移植,选用异体造血干细胞移植。

4.对症治疗

持续发热 38.5 ℃以上超过 2 小时即要做血培养,在血培养结果未出来前按经验用药,应尽早联合应用强有力的杀菌型抗生素,如考虑革兰阳性菌者首选万古霉素,革兰阴性菌者首选头孢他啶,必要时用泰能。血液输注是常用的支持疗法,根据情况成分输血,保持血红蛋白(60～70)g/L 以上,血小板少于 $20×10^9$/L 时输浓缩血小板悬液,强化疗后,尤其在粒细胞减少期可使用 G-CSF 或 GM-CSF 促进粒细胞的恢复。呕吐明显者用盐酸昂丹司琼(恩丹西酮),消化道反应明显而进食少者可采用静脉营养。

二、慢性粒细胞白血病

慢性粒细胞白血病(chronic myelogenous leukemia,CML)是起源于骨髓多能造血干细胞的一种克隆性恶性肿瘤。慢性粒细胞白血病是儿童最主要的慢性白血病,其占儿童白血病的 2%～7%。

(一)病因及发病机制

放射性射线接触是唯一确定的环境因素,大多数病例无明显可知的病因。

90%的 CML 有经典的染色体易位,形成 Ph 染色体。9 号染色体和 22 号染色体易位产生 t(9;22)(q34;q11),9 号染色体的 c-abl 易位到 22 号染色体的主要断裂点簇集区(BCR),形成 bcr/abl 融合基因。bcr/abl 形成后,c-abl 基因产生的 P145 减少,bcr/abl 产生新蛋白 P210,从而增加了酪氨酸激酶活性和自动磷酸化,一些参与细胞分化的蛋白正常功能下降,细胞恶性转化。

3%的 CML 表现为其他易位,5%～10%无 Ph 染色体。

(二)诊断

1.临床表现

起病缓慢,常乏力、多汗、食欲下降、消瘦。加重后可有苍白、低热等。肝脾大,以脾大突出,常为巨脾。

2.辅助检查

CML 根据临床病情分为 3 期,分别为疾病的不同发展阶段,其临床特点和实验室检查各有不同。

慢性期常为白细胞增高,常达 $100×10^9$/L 以上,各阶段中性粒细胞明显增多。血小板可增多。骨髓增生极度活跃,经粒细胞系为主,慢性期原始粒细胞加早幼粒细胞少于 10%,加速期嗜碱性粒细胞增高超过 20%,急变期原始细胞常>30%,红系相对减少,巨核细胞增多。中性粒细胞碱性磷酸酶积分降低。尿酸增高,血清 LDH 和 B12 含量增高。

细胞遗传学检查,90%CML 有 Ph 染色体,分子生物学检查示 bcr/abl 融合基因阳性。

3.诊断标准

(1)慢性期:①病史,无症状,或有低热、乏力、多汗或体重减轻等。②体征,可有脸色苍白、瘀斑、肝脾大、胸骨压痛等。③实验室检查。血常规:白细胞计数明显增高,以中性中晚幼粒和杆状核细胞为主,原始细胞(Ⅰ+Ⅱ型)≤5%～10%。嗜酸性粒细胞或嗜碱性粒细胞可以增高,或有少量有核红细胞。骨髓细胞学检查:骨髓增生极度活跃,以粒系增生为主,中晚幼粒细胞和杆状核粒细胞增多,原始细胞(Ⅰ+Ⅱ型)≤10%。Ph染色体或bcr/abl融合基因阳性,CFU-GM培养示集落和集簇较正常明显增加。

(2)加速期:有下列之两项者。①不明原因的发热、贫血、出血加重和/或骨骼疼痛。②脾脏进行性增大。③非药物所致的血小板进行性下降或进行性增高。④外周血中或骨髓中,原始细胞(Ⅰ+Ⅱ型)＞10%。⑤外周血中嗜碱性粒细胞＞20%。⑥骨髓中有显著的胶原纤维增多。⑦出现Ph染色体以外的其他染色体异常。⑧出现CFU-GM增殖和分化缺陷:集簇增多,集簇/集落比例增高。

(3)急变期:出现下列之一者。①原始细胞(Ⅰ+Ⅱ型)或原始淋巴细胞和幼稚淋巴细胞或原始单核细胞和幼稚单核细胞在外周血中或骨髓中＞20%。②外周血中原粒细胞和早幼粒细胞之和＞30%。③骨髓中原粒细胞和早幼粒细胞之和＞50%。④骨髓外原始细胞浸润。

(三)治疗

1.化疗

(1)传统方法是用化疗控制症状,减少白细胞。大部分可达血液学缓解,但难以达到真正缓解,即细胞遗传学反应率低,不能推迟急变期出现。在慢性期可采用白消安或羟基脲等单药治疗。加速期可联合应用羟基脲和6-TG或环磷酰胺等。急变期按急性白血病治疗。

(2)白消安 $0.06\sim0.1$ mg/(kg·d),分3次口服,白细胞降低1/2或降至$(30\sim40)\times10^9$/L时减半量,降至$(10\sim20)\times10^9$/L时减至最小维持量。或用羟基脲 $20\sim40$ mg/(kg·d),分2次口服,白细胞正常后小剂量维持。

2.干扰素治疗

能使血液学缓解,Ph染色体受抑,缓解率可达70%,其细胞遗传学反应率达40%。常用IFN-α 5×10^6/(m²·d),每天皮下注射。

3.甲磺酸伊马替尼

伊马替尼与bcr/abl蛋白(P210)的ATP结合位点,阻止ATP的结合,减少其磷酸化能力,从而发挥其特异性抑制恶性克隆的作用。其疗效显著,不良反应较低。目前常为CML的一线用药。儿童剂量$240\sim360$ mg/(m²·d)。如有耐药可用二线药物达沙替尼或尼洛替尼。伊马替尼可能使患者长期存活,甚至分子生物学缓解。

4.造血干细胞移植

异基因造血干细胞移植对CML具有较好的疗效,5年生存率在75%左右,移植应在慢性期进行。

(李矢云)

第九章

儿童泌尿系统疾病

第一节 急性肾小球肾炎

急性肾小球肾炎（AGN）简称急性肾炎，是儿科常见的一种与感染有关的急性免疫反应性肾小球疾病。其临床主要表现为急性起病，水肿、少尿、血尿和不同程度蛋白尿、高血压或肾功能不全，病程多在 1 年内。

本病在我国是一常见的儿科疾病，占小儿泌尿系统疾病的首位。多见于儿童及青少年，2 岁以内者少见，男女之比为 2：1。发病以秋冬季节较多。绝大多数预后良好，少部分可能迁延。

一、病因与发病机制

本病绝大多数由链球菌感染后引起，故又称急性链球菌感染后肾炎（APSGN）。其他细菌、病毒、原虫或肺炎支原体等也可导致急性肾炎，但较少见。故本节主要介绍 APSGN。

目前已明确本病的发生与 A 组 β 溶血性链球菌中的致肾炎菌株感染有关。所有致肾炎菌株均有共同的致肾炎抗原性，包括菌壁上的 M 蛋白内链球菌素、"肾炎菌株协同蛋白（NSAP）"。

其主要发病机制为抗原抗体免疫复合物引起肾小球毛细血管炎症病变，有循环免疫复合物致病学说、原位免疫复合物致病学说和某些链球菌通过神经氨酸酶的作用或其产物如某些菌株产生的唾液酸酶，与机体的 IgG 结合，改变了 IgG 的化学组成或其免疫原性，产生自身抗体和免疫复合物而致病学说。

上述链球菌有关抗原诱发的免疫复合物或链球菌的菌体外毒素激活补体系统，在肾小球局部造成免疫病理损伤，引起炎性过程。APSGN 的发病机制见图 9-1。

二、病理

主要病理特点为急性、弥散性、渗出性、增殖性肾小球肾炎。光镜下可见肾小球体积增大、毛细血管内皮细胞和系膜细胞增生肿胀，基质增生。急性期有多型核白细胞浸润，毛细血管腔狭窄甚至闭锁、塌陷。部分患儿可见上皮细胞节段性增生所形成的新月体，使肾小囊腔受阻。肾小管病变较轻，呈上皮细胞变性，间质水肿及炎症细胞浸润。电镜检查可见电子致密物呈驼峰状在上皮细胞下沉积，为本病的特征。免疫荧光检查在急性期可见粗颗粒状的 IgG、C_3 沿肾小球毛细血管襻和/或系膜区沉积,有时也可见到 IgM 和 IgA 沉积。

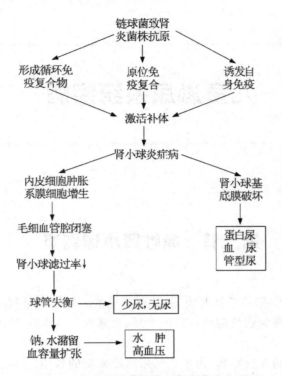

图 9-1　急性链球菌感染后肾炎的发病机制

三、临床表现

急性肾炎临床表现轻重悬殊,轻者仅表现为无症状性镜下血尿,重者可呈急进性过程,短期内出现肾功能不全。

（一）前驱感染

90%病例有前驱感染史,以呼吸道及皮肤感染为主。在前驱感染后经 1～3 周无症状的间歇期而急性起病。间歇期长短与前驱感染部位有关,咽炎引起者 6～12 天,平均 10 天,多有发热、颈部淋巴结大及咽部渗出。皮肤感染者 14～28 天,平均 20 天。

（二）典型表现

起病时可有低热、乏力、头痛、头晕、恶心呕吐、食欲减退、腹痛及鼻出血等症状,体检在咽部、皮肤等处发现前驱感染未彻底治愈的残迹。典型表现如下。

1.水肿少尿

70%的病例病初表现为晨起颜面及眼睑水肿,重者 2～3 天遍及全身。水肿多呈非凹陷性。水肿同时伴尿量减少。

2.血尿

50%～70%患儿有肉眼血尿,酸性尿呈烟灰水样或茶褐色,中性或弱碱性尿呈鲜红色或洗肉水样,1～2 周后转为镜下血尿。镜下血尿可持续 1～3 个月 ,少数可持续半年或更久。同时常伴有不同程度的蛋白尿,一般尿蛋白定量<3 g/d,有 20%病例可达肾病水平。

3.高血压

30％～80％的病例有高血压,一般呈轻中度增高,为 16.0～20.0/10.7～14.7 kPa(120～150/80～110 mmHg),1～2 周后随尿量增多血压恢复正常。

(三)严重表现

少数病例在疾病早期(2 周内)可出现下列严重症状,应及早发现,及时治疗。

1.严重循环充血

多发生在起病 1 周内,主要是由于水钠潴留,血容量增加使循环负荷过重所致。轻者仅表现为气急、心率增快,肺部出现少许湿啰音等。严重者可出现呼吸困难,端坐呼吸,颈静脉怒张,频咳、吐粉红色泡沫痰,两肺满布湿啰音,心脏扩大,甚至出现奔马律,肝大压痛,水肿加剧。如不及时抢救,可在数小时内迅速出现肺水肿而危及患儿生命。

2.高血压脑病

在疾病早期,由于脑血管痉挛,导致脑缺血缺氧、血管渗透性增高发生脑水肿。近年亦有人认为是脑血管扩张所致。血压(尤其是舒张压)急剧升高>18.7/12.0 kPa(140/90 mmHg),伴视力障碍、惊厥或昏迷三项之一者即可诊断。年长儿可诉剧烈头痛、呕吐、复视或一过性失明。高血压控制后上述症状迅速消失。

3.急性肾功能不全

主要由于肾小球内皮细胞和系膜细胞增生,肾小球毛细血管腔变窄、甚至阻塞,肾小球血流量减少,滤过率降低所致。表现为少尿、无尿等症状,引起暂时性氮质血症、电解质紊乱和代谢性酸中毒。一般持续 3～5 天,不超过 10 天迅速好转。

若持续数周仍不恢复,则预后严重,病理上可能有大量新月体形成。

四、辅助检查

(一)尿液检查

尿蛋白可在＋～＋＋＋,且与血尿的程度相平行,尿镜检除多少不等的红细胞外,可见透明、颗粒或红细胞管型,疾病早期可见较多白细胞及上皮细胞,并非感染。尿常规一般 4～8 周恢复正常,12 小时尿细胞计数 4～8 个月恢复正常。急性期尿比重多增高。

(二)血常规检查

常有轻、中度贫血,与血容量增多、血液稀释有关,待利尿消肿后即可恢复正常。白细胞轻度升高或正常。血沉增快,一般 2～3 个月恢复正常。

(三)肾功能及血生化检查

血尿素氮和肌酐一般正常,明显少尿时可升高。肾小管功能正常。持续少尿、无尿者,血肌酐升高,内生肌酐清除率降低,尿浓缩功能受损。早期还可有轻度稀释性低钠血症,少数出现高血钾及代谢性酸中毒。

(四)抗链球菌溶血素 O(ASO)抗体测定

50％～80％患儿 ASO 升高,通常于链球菌感染 2～3 周开始升高,3～5 周达高峰,50％于 3～6 个月恢复正常,75％于 1 年内恢复正常。判断结果时应注意:①早期应用抗生素治疗者可影响阳性率;②某些致肾炎菌株可能不产生溶血素 O;③脓皮病患者 ASO 常不增高。

(五)血清补体测定

80％～90％的急性期患儿血清补体 C_3 下降,6～8 周恢复正常。若超过 8 周补体持续降低,应考虑为膜增殖性肾小球肾炎。血清补体下降程度与急性肾炎病情轻重无明显相关性,但对急性肾炎的鉴别诊断有重要意义。

(六)肾活组织病理检查

急性肾炎出现以下情况时考虑肾活检:①持续性肉眼血尿在 3 个月以上者;②持续性蛋白尿和血尿在 6 个月以上者;③发展为肾病综合征者;④肾功能持续减退者。

五、诊断和鉴别诊断

典型病例诊断不难,根据:①起病前 1～3 周有链球菌前驱感染史;②临床表现有水肿、少尿、血尿、高血压;③尿检有蛋白、红细胞和管型;④急性期血清 C_3 下降,伴或不伴有 ASO 升高即可确诊。但应注意与下列疾病鉴别。

(一)其他病原体感染后引起的肾炎

多种病原体感染可引起急性肾炎,如细菌(葡萄球菌、肺炎球菌等)、病毒(乙肝病毒、流感病毒、EB 病毒、水痘病毒和腮腺炎病毒等)、支原体、原虫等。可从原发感染灶及各自的临床特点进行鉴别。如病毒性肾炎,一般前驱期短,3～5 天,临床症状轻,无明显水肿及高血压,以血尿为主,补体 C_3 不降低,ASO 不升高。

(二)IgA 肾病

以血尿为主要症状,表现为反复发作性肉眼血尿,常在上呼吸道感染后 1～2 天出现血尿,多无水肿、高血压、血清 C_3 正常,确诊依靠肾活检。

(三)慢性肾炎急性发作

患儿多有贫血、生长发育落后等体征。前驱感染期甚短或不明显,肾功能持续异常,尿比重低且固定可与急性肾炎鉴别。尿液改变以蛋白增多为主。

(四)特发性肾病综合征

具有肾病综合征表现的急性肾炎需与特发性肾病综合征鉴别。若患儿呈急性起病,有明确的链球菌感染证据,血清 C_3 降低,肾活检病理为毛细血管内增生性肾炎,有助于急性肾炎的诊断。

(五)其他

还应与急进性肾炎或其他系统性疾病引起的肾炎如紫癜性肾炎、系统性红斑狼疮性肾炎、乙肝病毒相关性肾炎等鉴别。

六、治疗

本病为自限性疾病,无特异治疗。主要是对症处理,清除残留感染病灶,纠正水电解质紊乱,防止急性期并发症,保护肾功能,以待自然恢复。重点把好防治少尿和高血压两关。

(一)严格休息

急性期(起病 2 周内)绝对卧床休息,水肿消退、血压正常、肉眼血尿消失,即可下床作轻微活动或室外散步。血沉正常可上学,但 3 个月内应避免重体力活动。待 12 小时尿沉渣细胞绝对计数正常后方可恢复体力活动。

(二)合理饮食

有水肿及高血压者应限盐,食盐限制在 1～2 g/d。对有严重少尿、循环充血者,每天水分摄入一般以不显性失水加尿量计算。有氮质血症者应限蛋白入量,可给予优质动物蛋白

0.5 g/(kg·d)。供给高糖饮食以满足小儿热量需要。待尿量增加、水肿消退、血压正常、氮质血症消除后应尽早恢复正常饮食,以保证小儿生长发育的需要。

(三)控制感染

应用抗生素的目的是彻底清除体内感染灶,对疾病本身无明显作用。疾病早期给予青霉素10～14天或据培养结果换用其他敏感抗生素,应注意勿选用对肾有损害的药物。

(四)对症治疗

1.利尿

经控制水盐入量仍水肿、少尿者可用噻嗪类利尿剂,如氢氯噻嗪 1～2 mg/(kg·d),分 2～3 次口服。无效时可静脉注射强效的襻利尿剂,如每次呋塞米 1 mg/kg,每天 1～2 次,静脉注射剂量过大时可有一过性耳聋。

2.降压

凡经休息、利尿及限制水盐后,血压仍高者应给予降压药。首选硝苯地平,开始剂量为0.25 mg/(kg·d),最大剂量 1 mg/(kg·d),分 3 次口服。亦可用卡托普利等血管紧张素转换酶抑制剂,初始剂量为 0.3～0.5 mg/(kg·d),最大剂量 5～6 mg/(kg·d),分 3 次口服,与硝苯地平交替使用降压效果更佳。严重病例用利舍平,首剂 0.07 mg/kg(每次最大量不超过 2 mg)肌内注射,必要时间隔 12 小时重复 1 次,用 1～2 剂后改为 0.02～0.03 mg/(kg·d),分2～3次口服。

(五)严重循环充血的治疗

(1)严格限制水盐入量和应用强利尿剂呋塞米,促进液体排出,矫正水钠潴留,恢复正常血容量,而不在于应用洋地黄制剂。

(2)有肺水肿表现者,除一般对症治疗外,可加用硝普钠5～20 mg溶于 5% 葡萄糖液 100 mL中,以 1 μg/(kg·min) 速度静脉滴注,严密监测血压,随时调整药液的滴速,不宜超过8 μg/(kg·min),防止发生低血压。滴注时药液、针筒、输液管等须用黑纸覆盖,以免药物遇光分解。

(3)对难治病例可采用腹膜透析或血液透析治疗。

(六)高血压脑病的治疗

原则为选用降压效力强而迅速的药物。首选硝普钠,用法同上。通常用药后1～5分钟可使血压明显下降,抽搐立即停止,并同时静脉注射呋塞米每次 2 mg/kg。有惊厥者给予地西泮止痉,每次0.3 mg/kg,总量不超过 10 mg,缓慢静脉注射。如在静脉注射苯巴比妥钠后再静脉注射地西泮,应注意发生呼吸抑制可能。

(七)急性肾功能不全的治疗

(1)应严格限制液体入量,掌握"量出为入"的原则。每天液量=前 1 天尿量+不显性失水量+异常丢失液量-内生水量。不显性失水按 400 mL/(m²·d),内生水量按 100 mL/(m²·d)计算。

(2)注意纠正水电解质酸碱平衡紊乱;积极利尿,供给足够热量,以减少组织蛋白质分解。

(3)必要时及早采取透析治疗。

七、预后与预防

急性肾炎预后好。95%APSGN病例能完全恢复,<5%的病例可有持续尿异常,死亡率低

于1%。目前主要死因是急性肾衰竭。远期预后小儿比成人佳，一般认为80%～95%终将痊愈。

影响预后的可能因素：①与病因有关，一般病毒所致者预后较好；②散发者较流行者差；③成人比儿童差，老年人更差；④急性期伴有重度蛋白尿且持续时间久，肾功能受累者预后差；⑤组织形态学上呈系膜显著增生，40%以上肾小球有新月体形成者，"驼峰"不典型（如过大或融合）者预后差。最根本的是预防链球菌感染。平时应加强锻炼，注意皮肤清洁卫生，减少呼吸道及皮肤感染。一旦发生感染则应及早彻底治疗。感染后1～3周应注意反复查尿常规，以便及早发现异常，及时治疗。

（古玉玉）

第二节 急进性肾小球肾炎

急进性肾小球肾炎（RPGN）简称急进性肾炎，系一综合征，临床呈急性起病，以大量血尿和蛋白尿等肾炎综合征或肾病综合征为临床表现，病情迅速发展到少尿及肾衰竭，可在几个月内死亡。主要病理改变是以广泛的肾小球新月体形成为其特点。

急进性肾炎可见于多种疾病：①继发于全身性疾病，如系统性红斑狼疮，肺出血肾炎综合征，结节性多动脉炎，过敏性紫癜，溶血尿毒综合征等；②严重链球菌感染后肾炎或其他细菌感染所致者；③原发性急进性肾炎，只限于排除链球菌后肾炎及全身性疾病后才能诊断。发病机制尚不清楚，目前认为主要是免疫性损害和凝血障碍两方面引起，免疫损害是关键，凝血障碍是病变持续发展和肾功能进行性减退的重要原因。

一、临床表现及诊断

（一）临床表现

（1）本患儿科常见于较大儿童及青春期，年龄最小者5岁，男多于女。

（2）病前2～3周可有疲乏、无力、发热、关节痛等症状。约一半患者有上呼吸道前驱感染。

（3）起病多与急性肾小球肾炎相似，一般多在起病后数天至2～3个月发生进行性肾功能不全。

（4）全身水肿，可出现各种水、电解质紊乱。

（5）少数病例也可具有肾病综合征特征。

（二）实验室检查

（1）尿比重低且恒定，大量蛋白尿，血尿、管型尿。血尿持续是本病重要特点。血红蛋白和红细胞数呈进行性下降，血小板可减少。

（2）肾功能检查有尿素氮上升，肌酐清除率明显降低，血肌酐明显升高。

（3）部分患者约5%血抗基膜抗体可阳性。血清免疫复合物可阳性。补体C_3多正常，但由于链球菌感染所致者可有一过性补体降低。冷球蛋白可阳性。血纤维蛋白原增高，凝血时间延长，血纤维蛋白裂解产物（FDP）增高。并可出现低钠血症、高钾血症、高镁血症、低氯血症、低钙血症、高磷血症及代谢性酸中毒。血沉增快。

（4）约30%患者抗中性粒细胞胞质抗体（ANCA）阳性。

（5）除血纤维蛋白原增高外，尿 FDP 可持续阳性。

（三）诊断与鉴别诊断

目前较公认的急进性肾炎诊断标准：①发病 3 个月内肾功能急剧恶化；②少尿或无尿；③肾实质受累表现为大量蛋白尿和血尿；④既往无肾脏病史；⑤肾脏大小正常或轻度大；⑥病理改变为 50％以上肾小球呈新月体病变。对诊断有困难者，应做肾活组织检查。

本病主要需与急性链球菌后肾炎及溶血尿毒综合征鉴别。

二、治疗

急进性肾炎治疗原则是保护残余肾功能，针对急性肾功能不全的病理生理改变及其并发症及时采取对症治疗的综合治疗。并根据急进性肾炎的发病的可能机制采取免疫抑制和抗凝治疗。

（一）肾上腺皮质激素冲击疗法

甲泼尼龙 15～30 mg/kg，溶于 5％葡萄糖溶液 150～250 mL 中，在 1～2 小时内静脉滴入，每天 1 次，连续 3 天为 1 个疗程。继以泼尼松 2 mg/(kg·d)，隔天顿服，减量同肾病综合征。

（二）抗凝疗法

1.肝素钠

1 mg/(kg·d)，静脉点滴，具体剂量可根据凝血时间或部分凝血活酶时间加以调整，使凝血时间保持在正常值的 2～3 倍或介于 20～30 分钟，部分凝血活酶时间比正常对照组高 1.5～3 倍。疗程 5～10 天。如病情好转可改用口服华法林 1～2 mg/d，持续 6 个月。肝素一般在无尿前应用效果较好。

2.双嘧达莫

5～10 mg/(kg·d)，分 3 次饭后服，6 个月为 1 个疗程。

（三）血浆置换疗法

可降低血浆中免疫活性物质，清除损害之递质，即抗原抗体复合物，抗肾抗体、补体、纤维蛋白原及其他凝血因子等，因此阻止和减少免疫反应，中断或减轻病理变化。

（四）透析疗法

本病临床突出症状为进行性肾衰竭，故主张早期进行透析治疗。一般可先作腹膜透析。不满意时可考虑作血透。

（五）四联疗法

采用泼尼松 2 mg/(kg·d)，环磷酰胺 1.5～2.5 mg/(kg·d)或硫唑嘌呤 2 mg/(kg·d)，肝素或华法林及双嘧达莫等联合治疗可取得一定疗效。

（六）肾移植

肾移植须等待至血中抗肾抗体阴转后才能进行，否则效果不好。一般需经透析治疗维持半年后再行肾移植。

（古玉玉）

第三节　慢性肾小球肾炎

慢性肾小球肾炎是指各种原发性或继发性肾炎病程超过 1 年,伴有不同程度的肾功能不全和/或持续性高血压、预后较差的肾小球肾炎。其病理类型复杂,常见有膜性增殖性肾炎、局灶节段性肾小球硬化、膜性肾病等。此病在儿科少见,为慢性肾功能不全最常见的原因。

一、临床表现

慢性肾小球肾炎起病缓慢,病情轻重不一,临床一般可分为普通型、肾病型、高血压型、急性发作型。

(一)共同表现

1.水肿

均有不同程度的水肿。轻者仅见于颜面部、眼睑及组织松弛部位,重者则全身普遍水肿。

2.高血压

部分患者有不同程度的高血压。血压升高为持续性或间歇性,以舒张压中度以上升高为特点。

3.蛋白尿和/或尿沉渣异常

持续性中等量的蛋白尿和/或尿沉渣异常,尿量改变,夜尿增多,尿比重偏低或固定在1.010 左右。

4.贫血

中-重度贫血,乏力,生长发育迟缓,易合并感染、低蛋白血症或心功能不全。

5.其他

不同程度的肾功能不全、电解质紊乱。

(二)分型

凡具备上述各临床表现均可诊断为慢性肾小球肾炎。

1.普通型

无突出特点者。

2.高血压型

高血压明显且持续升高者。

3.肾病型

突出具备肾病综合征特点者。

4.急性发作型

感染劳累后短期急性尿改变加重和急剧肾功能恶化,经过一段时期后,恢复至原来的状态者。

(三)实验室检查

1.尿常规

尿蛋白可从＋～＋＋＋＋,镜检有红细胞及各类管型,尿比重低且固定。

2.血常规

呈正色素、正细胞性贫血。

3.肾功能检查

肾小球滤过率下降,内生肌酐清除率、酚红排泄试验均降低;尿素氮及肌酐升高,尿浓缩功能减退。

4.其他

部分患者尿 FDP 升高,血清补体下降,红细胞沉降率增快,肾病型可示低蛋白血症、高胆固醇血症。

二、诊断

肾小球肾炎病程超过 1 年,尿变化包括不同程度的蛋白尿、血尿和管型尿,伴有不同程度的肾功能不全和/或高血压者,临床诊断为慢性肾炎。尚需排除引起小儿慢性肾功能不全的其他疾病,如泌尿系统先天发育异常或畸形、慢性肾盂肾炎、溶血尿毒综合征、肾结核、遗传性肾病等。

三、治疗

目前尚无特异治疗,治疗原则为去除已知病因,预防诱发因素,对症治疗和中西医结合的综合治疗。有条件的最好根据肾组织病理检查结果制订其具体治疗方案。

(一)一般措施

加强护理,根据病情合理安排生活制度。

(二)调整饮食

适当限制蛋白的摄入,以减轻氮质血症。蛋白质以每天 1 g/kg 为宜,供给优质的动物蛋白如牛奶、鸡蛋、鸡、鱼等。根据水肿及高血压的程度,调整水和盐的摄入。

(三)防治感染

清除体内慢性病灶。

(四)慎重用药

必须严格掌握各种用药的剂量及间隔时间,勿用肾毒性药物。

(五)激素及免疫抑制剂

尚无肯定疗效。常规剂量的激素和免疫抑制剂治疗无效。但大剂量的激素可加重高血压和肾功能不全,应慎用。

有报道用:①甲泼尼龙冲击疗法。②长程大剂量泼尼松治疗,每天 1.5～2 mg/kg,每天晨服,持续5～23 个月以后减量至 0.4～1 mg/kg,隔天顿服,间断加用免疫抑制剂或双嘧达莫,抗凝治疗,经3～9 年的长程持续治疗,使部分患儿症状减轻、病情进展缓慢,以延长生命。

(六)透析治疗

病情发展至尿毒症时,可以进行透析治疗,等待肾移植。

（古玉玉）

第四节 狼疮性肾炎

系统性红斑狼疮（systemic lupus erythematosus，SLE）是一种累及多系统，多器官的具有多种自身抗体的自身免疫性疾病。该病在亚洲地区女孩发病率最高，有报道白种女孩为 1.27～4.4/10 万，而亚洲女孩则为 6.16～31.14/10 万。我国发病率约为 70/10 万人口，其中女性占85%～95%，多数发生在 13～14 岁。当 SLE 并发肾脏损害时即为狼疮性肾炎（lupus nephritis，LN）。一般认为狼疮性肾炎占 SLE 的 46%～77%，而对 SLE 患者肾活检发现 SLE 患者 100%有轻重不等的肾损害。儿童 LN 损害发生率高于成人，SLE 起病早期可有 60%～80%肾脏受累，2 年内可有 90%出现肾脏损害。肾脏病变程度直接影响 SLE 的预后。肾受累及进行性肾功能损害是 SLE 的主要死亡原因之一。

一、病因及发病机制

(一)病因

本病病因不明，目前认为可能致病因素有以下几种。

1.病毒感染

C 型 DNA 病毒（慢病毒）感染有关。

2.遗传因素

本病遗传易感基因位于第 6 对染色体中，遗传性补体缺陷易患 SLE，带 HLADW3，HLA-BW15 者易发生 SLE。

3.性激素

不论男女患者体内雌激素增高，雄激素降低，雌激素增高可加重病情。

4.自身组织破坏

日晒紫外线可使 40%的患者病情加重。某些药物如氨基柳酸，青霉素，磺胺等可诱发或加重 SLE。

(二)LN 的发病机制

较为复杂，尚不完全明了。目前研究认为 SLE 患儿体内存在多种自身抗体，在 LN 的发生、发展过程中占有非常重要的地位，其产生与细胞凋亡密切相关：主要是自身反应性 T 细胞、B 细胞逃脱细胞凋亡而处于活化增殖状态，引起机体对自身抗原的外周耐受缺陷，导致自身免疫异常而致病。促发因素包括以下几种。①遗传：小儿 SLE 有家族遗传倾向，13.8%小儿 SLE 患者的三代亲属中有一个或更多亲属有结缔组织病，同卵双胎一致发病的百分比高达 70%。②病毒感染、日光、药物等。

近些年来，人们对 LN 的发病机制有了更深刻的认识，普遍观点认为自身抗体通过核小体介导与肾脏结合而致病。细胞凋亡的产物核小体（由组蛋白与 DNA 两部分组成）作为自身抗原诱导机体产生自身抗体，即抗核小体抗体。近来的研究表明，在 LN 的病程中抗核小体抗体可早于抗 dsDNA 抗体而出现，其敏感性及特异性均优于后者，且血中抗体水平与蛋白尿、疾病活动性呈显著相关。目前认为：核小体的一端通过组蛋白或 DNA 与肾小球基底膜、系膜细胞等相结合，另一端暴露出抗体的结合位点，从而介导自身抗体与肾脏结合，导致补体活化、炎症细胞聚集和细胞因子释放，诱发 LN。核小体中组蛋白或 DNA 与肾小球不同成分的结合，可以导致自身抗体在不同的部位形成沉积，从而产生不同的临床表现和病理分型。

此外，细胞凋亡对维持肾小球内环境的稳定也同样具有重要意义。近年来，认识到 LN 时除了整体水平上的淋巴细胞凋亡异常外，肾小球局部也存在着细胞凋亡调节的紊乱。

二、病理

（一）病理分类标准

国际肾脏病协会（ISN）和肾脏病理学会（RPS）于 2004 年正式公布最新 LN 的病理学分类：Ⅰ型——系膜轻微病变型狼疮性肾炎；Ⅱ型——系膜增生型狼疮性肾炎；Ⅲ型——局灶型狼疮性肾炎；Ⅳ型——弥漫型狼疮性肾炎；Ⅴ型——膜型狼疮性肾炎；Ⅵ型——进行性硬化型狼疮性肾炎。

据报道儿童 LN 中Ⅰ～Ⅱ型占 25％，Ⅲ～Ⅳ型占 65％，Ⅴ型占 9％。值得注意的是，上述各型之间转型常见。此外，LN 免疫荧光检查典型表现是以 IgG 为主，早期补体成分如 C_4、C1q 通常与 C_3 一起存在。三种免疫球蛋白加上 C_3、C_4、C1q 均存在时，称满堂亮，见于 1/4～2/3 患者。

（二）间质和小管损伤

LN 的间质和小管损伤相当常见，表现为肾小管变性、萎缩和坏死，炎性细胞浸润，基膜变厚和间质纤维化。免疫荧光可见 IgG、C1q、C_3、C_4 局灶性沉积于肾小管基膜。电镜下可见电子致密物沿肾小管基膜沉积。少数以急性小管间质肾炎单独存在，可表现为急性肾衰竭。

（三）血管损伤

血管免疫沉积、透明和非炎症性坏死性病变、伴血管壁淋巴和单核细胞浸润的真性血管炎均可见，罕见肾内小动脉血栓，这些血管病变预示不良预后，偶见血栓性微血管病。

（四）活动性病变和慢性病变的判断

LN 活动性指数（AI）和慢性指数（SI）的判断是评估疾病活动性及预后的标准指标。

三、临床表现

狼疮性肾炎的临床表现多种多样，主要表现为两大类。

（一）LN 的肾脏表现

其中 1/4～2/3 的 SLE 患者会出现狼疮性肾炎（LN）的临床表现。LN 100％可出现程度不同的蛋白尿、80％镜下血尿，常伴有管型尿、水肿、高血压及肾功能障碍，夜尿增多也常常是 LN 的早期症状之一。

根据中华医学会儿科学分会肾脏病学组 2010 年制定的《狼疮性肾炎的诊断治疗指南》儿童 LN 临床表现分为以下 7 种类型：①孤立性血尿和/或蛋白尿型；②急性肾炎型；③肾病综合征型；④急进性肾炎型；⑤慢性肾炎型；⑥肾小管间质损害型；⑦亚临床型；SLE 患者无肾损害临床表现，但存在轻重不一的肾病理损害。

（二）LN 的全身性表现

可表现为发热、皮肤黏膜症状、关节症状、肌肉骨骼症状、多发性浆膜炎、血液系统和心血管系统损害、肝脏、肺脏、中枢神经系统症状等，甚至出现急性危及生命的狼疮危象。其他临床表现可见眼部病变，如眼底静脉迂曲扩张、视神经盘萎缩，典型的眼底改变是棉绒斑，还可见巩膜炎、虹膜炎等。

四、诊断与鉴别诊断

LN 诊断标准:根据中华医学会儿科学分会肾脏病学组 2010 年制定的《狼疮性肾炎的诊断治疗指南》,SLE 患儿有下列任一项肾受累表现者即可诊断为 LN。①尿蛋白检查满足以下任一项者:1 周内 3 次尿蛋白定性检查阳性;或 24 小时尿蛋白定量＞150 mg;或 1 周内 3 次尿微量清蛋白高于正常值;②离心尿每高倍镜视(HPF)RBC＞5 个;③肾功能异常[包括肾小球和/或肾小管功能];④肾活检异常。

SLE 的临床表现多种多样,临床误诊率较高,尤其是临床表现不典型和早期 SLE,诊断时应注意与原发性肾小球疾病、感染性疾病、慢性活动性肝炎、特发性血小板减少性紫癜等相鉴别。

五、治疗

LN 的治疗较为复杂,应按照肾脏病理类型进行相应的治疗。治疗的早晚、是否正确用药及疗程的选择是决定 LN 疗效的关键。

(一)治疗原则

(1)伴有肾损害症状者,应尽早行肾活检,以利于依据不同肾脏病理特点制订治疗方案。

(2)积极控制 SLE/LN 的活动性。

(3)坚持长期、正规、合理的药物治疗,并加强随访。

(4)尽可能减少药物毒副作用,切记不要以生命的代价去追求药物治疗的完全缓解。

(二)一般对症治疗

一般对症治疗包括疾病活动期卧床休息,注意营养,避免日晒,防治感染,避免使用引起肾损害和能够诱发本病的药物。不作预防注射。

所有 LN 均加用羟氯喹(HCQ)为基础治疗。HCQ 一般剂量 4～6 mg/(kg·d),最大剂量 6.5 mg/(kg·d),对于眼科检查正常的患者通常是安全的;对于 GFR＜30 mL/min 的患者有必要调整剂量。

(三)狼疮性肾炎的治疗

根据我国儿童《狼疮性肾炎的诊断治疗指南》按照病理分型治疗:

1.Ⅰ型、Ⅱ型

一般认为,伴有肾外症状者,予 SLE 常规治疗;儿童患者只要存在蛋白尿,应加用泼尼松治疗,并按临床活动程度调整剂量和疗程。

2.Ⅲ型

轻微局灶增生性肾小球肾炎的治疗,可予泼尼松治疗,并按临床活动程度调整剂量和疗程;肾损症状重、明显增生性病变者,参照Ⅳ型治疗。

3.Ⅳ型

该型为 LN 病理改变中最常见、预后最差的类型。指南推荐糖皮质激素加用免疫抑制剂联合治疗。治疗分诱导缓解和维持治疗两个阶段。

诱导缓解阶段:共 6 个月,首选糖皮质激素＋CTX 冲击治疗。泼尼松 1.5～2.0 mg/(kg·d),6～8 周,根据治疗反应缓慢减量。CTX 静脉冲击有 2 种方法可选择:①1 次 500～750 mg/m²,每月 1 次,共 6 次;②8～12 mg/(kg·d),每 2 周连用 2 天,总剂量 150 mg/kg。肾脏增生病变显著时需给予环磷酰胺冲击联合甲泼尼龙冲击。甲泼尼龙冲击 15～30 mg/(kg·d),最大剂量不超过1 g/d,3 天为 1 个疗程,根据病情可间隔 3～5 天重复 1～2 个疗程。MMF 可作为诱导缓解治疗时 CTX 的替代药物,在不能耐受 CTX 治疗、病情反复或 CTX 治疗无效情况下,可换用MMF,指南推荐儿童 MMF 剂量 20～30 mg/(kg·d)。CTX 诱导治疗 12 周无反应者,可考虑换用 MMF 替代 CTX。

维持治疗阶段:至少 2～3 年。在完成 6 个月的诱导治疗后呈完全反应者,停用 CTX,泼尼松逐渐减量至每天 5～10 mg 口服,维持至少 2 年;在最后 1 次使用 CTX 后两周加用硫唑嘌呤(AZA)1.5～2 mg/(kg·d)(1 次或分次服用);或 MMF。初治 6 个月非完全反应者,继续用CTX 每 3 个月冲击 1 次,至 LN 缓解达 1 年;近年来,MMF 在维持期的治疗受到愈来愈多的关注。MMF 可用于不能耐受 AZA 的患者,或治疗中肾损害反复者。

4.V 型

临床表现为蛋白尿者,加用环孢霉素或 CTX 较单独糖皮质激素治疗者效果好。合并增生性病变者,按病理Ⅳ型治疗。近年有报道针对 V＋Ⅳ型患者采取泼尼松＋MMF＋FK506 的多靶点联合治疗有效,但尚需进一步的多中心 RCT 的验证。

5.Ⅵ 型

具有明显肾功能不全者,予以肾替代治疗(透析或肾移植),其生存率与非狼疮性肾炎的终末期肾病患者无差异。如果同时伴有活动性病变,仍应当给予泼尼松和免疫抑制剂治疗。

(四)血浆置换和血浆免疫吸附

血浆置换能够有效降低血浆中的免疫活性物质,清除导致肾脏损伤的炎症介质,因此能够阻止和减少免疫反应,中断或减缓肾脏病理进展。对激素治疗无效或激素联合细胞毒或免疫抑制剂无效,肾功能急剧恶化者,或Ⅳ型狼疮活动期,可进行血浆置换。近年来发展的血浆免疫吸附治疗 SLE/LN 适用于:①活动性 SLE/LN 或病情急性进展者;②伴有狼疮危象者;③难治性病例或复发者;④存在多种自身免疫性抗体者;⑤因药物不良反应而停药病情仍活动者。常与激素和免疫抑制剂合用提高了疗效。

(五)抗凝治疗

狼疮性肾炎常呈高凝状态,可使用普通肝素 1 mg/(kg·d),加入 50～100 mL 葡萄糖溶液中静脉点滴,或低分子肝素 50～100 Axa IU/(kg·d),皮下注射;已有血栓形成者可用尿激酶 20 000～60 000 U 溶于葡萄糖中静脉滴注,每天 1 次,疗程 1～2 周。

(六)透析和肾移植

肾衰竭者可进行透析治疗和肾移植,但有移植肾再发 LN 的报道。

六、预后

不定期随诊、不遵循医嘱、不规范治疗和严重感染是儿童 LN 致死的重要原因。影响 LN 预后有诸多因素,若出现下列因素者提示预后不良:①儿童时期(年龄≤15 岁)发病;②合并有大量蛋白尿;③合并有高血压;④血肌酐明显升高,≥120 μmol/L;⑤狼疮肾炎活性指数≥12 分和/或慢性损害指数≥4 分;⑥病理类型为Ⅳ型或Ⅵ型。

(古玉玉)

第五节 紫癜性肾炎

过敏性紫癜(Henoch-Schonlein purpura,HSP)是一种以皮肤紫癜、出血性胃肠炎、关节炎及肾脏损害为特征的综合征,基本病变是全身弥漫性坏死性小血管炎。伴肾脏损害者称为紫癜性肾炎(Henoch-Schonlein purpura nephritis,HSPN)。本病好发于儿童,据国内儿科报道,HSPN占儿科住院泌尿系统疾病8%,仅次于急性肾炎和原发性肾病综合征而居第三位。男女儿童均可发病,男：女约1.6：1。平均发病年龄9.0±2.8岁,90%以上患儿年龄在5～13岁。四季均有发病,9月至次年3月为发病高峰季节,发病率占全年发病的80%以上。农村患儿和城市患儿发病率无差别。

一、病因与发病机制

(一)病因

1.感染

HSP发生多继发于上呼吸道感染。

2.疫苗接种

某些疫苗接种如流感疫苗、乙肝疫苗、狂犬疫苗、流脑疫苗、白喉疫苗、麻疹疫苗也可能诱发HSP,但尚需可靠研究证据证实。

3.食物和药物因素

有个案报道某些药物的使用也能触发HSP发生。目前尚无明确证据证明食物过敏是导致过敏性紫癜的原因。

4.遗传因素

HSP存在遗传好发倾向,白种人的发病率明显高于黑种人。近年来有关遗传学方面的研究涉及的基因主要有HLA基因、家族性地中海基因、血管紧张素转换酶基因(ACE基因)、甘露糖结合凝集素基因、血管内皮生长因子基因、PAX2基因、TIM-1等。文献报道黏附分子P-selectin表达增强及基因多态性可能与HSP发病相关,P-selectin基因启动子-2123多态性可能与儿童HSP发病相关。

(二)发病机制

1.紫癜性肾炎与免疫

HSPN患儿的免疫学紊乱十分复杂,包括免疫细胞(如巨噬细胞、淋巴细胞、嗜酸性粒细胞)和免疫分子(如免疫球蛋白、补体、细胞因子、黏附分子、趋化因子)的异常,它们在HSPN的发病机制中起着关键的作用。

2.凝血与纤溶

20世纪90年代后,对凝血与纤溶过程在紫癜性肾炎发病中的作用的探讨,更多的关注在交联纤维蛋白(Cross-linked fibrin,xFb)。交联纤维蛋白(xFb)主要沉积于内皮细胞和系膜区,与系膜及内皮损伤有关。

3.遗传学基础

本病非遗传性疾病,但存在遗传好发倾向。①C_4基因缺失可能直接参与 HSPN 发病;②IL-1ra基因型——IL-1RN * 2 等位基因的高携带率,使机体不能有效拮抗 IL-1 致炎作用可能是 HSPN 发病机制中非常重要的因素之一。

二、病理改变与分级

(一)常见病理改变

紫癜性肾炎病理特征以肾小球系膜增生,系膜区 IgA 沉积以及上皮细胞新月体形成为主,可见到各种类型的肾损害。

光镜:肾小球系膜细胞增生病变,可伴内皮细胞和上皮细胞增生,新月体形成,系膜区炎性细胞浸润,肾小球纤维化,还可见局灶性肾小球坏死甚至硬化。间质可出现肾小管萎缩,间质炎性细胞浸润,间质纤维化等改变。

免疫荧光:系膜区和肾小球毛细血管襻有 IgA,IgG,C_3 备解素和纤维蛋白原呈颗粒状沉积。

电镜:系膜区有不同程度增生,系膜区和内皮下有电子致密物沉积。

(二)病理分级标准

1975 年国际儿童肾脏病研究中心(ISKDC)按肾组织病理检查将其分为六级。Ⅰ级,轻微肾小球异常;Ⅱ级,单纯系膜增生;Ⅲ级,系膜增生伴<肾小球 50% 新月体形成;Ⅳ级,系膜增生伴 50%~75% 肾小球新月体形成;Ⅴ级,系膜增生伴>肾小球 75% 新月体形成;Ⅵ级,膜增生性肾小球肾炎。其中Ⅱ～Ⅴ级又根据系膜病变的范围程度分为:(a)局灶性;(b)弥漫性。

三、临床表现

(一)肾脏症状

HSPN 主要表现为血尿,蛋白尿,亦可出现高血压,水肿,氮质血症甚至急性肾衰竭。肾脏症状可出现于 HSPN 的整个病程,但多发生在紫癜后 2～4 周内,个别病例出现于 HSP 6 个月后,故尿常规追踪检查是及时发现肾脏损害的重要手段。目前,对肾损害较一致的看法是即使尿常规正常,肾组织学已有改变。个别紫癜性肾炎患者,尿常规无异常发现,只表现为肾功能减退。

中华医学会儿科学分会肾脏病学组 2009 年发布的儿童紫癜性肾炎的诊治循证指南将 HSPN 临床分型为:①孤立性血尿型;②孤立性蛋白尿型;③血尿和蛋白尿型;④急性肾炎型;⑤肾病综合征型;⑥急进性肾炎型;⑦慢性肾炎型。临床上以①型、②型、③型多见。

(二)肾外症状

典型的皮肤紫癜,胃肠道表现(腹痛,便血和呕吐)及关节症状为紫癜性肾炎肾外的三大主要症状,其他如神经系统,生殖系统,呼吸循环系统也可受累,甚至发生严重的并发症,如急性胰腺炎、肺出血、肠梗阻、肠穿孔等。

四、实验室检查

(一)血常规
白细胞正常或轻度增高,中性或嗜酸性粒细胞比例增多。

(二)尿常规
可有血尿、蛋白尿、管型尿。

（三）凝血功能检查

正常，可与血液病致紫癜相鉴别。

（四）毛细血管脆性实验

急性期毛细血管脆性实验阳性。

（五）血沉、血清 IgA 及冷球蛋白

血沉增快，血清 IgA 和冷球蛋白含量增加。但血清 IgA 增高对本病诊断无特异性。

（六）补体

血清 C_3、C1q、备解素多正常。

（七）肾功能

多正常，严重病例可有肌酐清除率降低和 BUN、血 Cr 增高。

（八）血生化

表现为肾病综合征者，有血清蛋白降低和胆固醇增高。

（九）皮肤活检

无论在皮疹部或非皮疹部位，免疫荧光检查均可见毛细血管壁有 IgA 沉积。此点也有助于和除 IgA 肾病外的其他肾炎作鉴别。

（十）肾穿刺活检

肾穿刺活组织检查有助于本病的诊断，也有助于明了病变严重度和评估预后。

五、诊断与鉴别诊断

（一）诊断标准

2009 年中华医学会儿科学分会肾脏病学组制定的儿童紫癜性肾炎的诊治循证指南中诊断标准为：在过敏性紫癜病程 6 个月内，出现血尿和/或蛋白尿诊断为 HSPN。其中血尿和蛋白尿的诊断标准分别为：血尿——肉眼血尿或镜下血尿；蛋白尿——满足以下任一项者：①1 周内3 次尿常规蛋白阳性；②24 小时尿蛋白定量＞150 mg；③1 周内 3 次尿微量清蛋白高于正常值。极少部分患儿在过敏性紫癜急性病程 6 个月后，再次出现紫癜复发，同时首次出现血尿和/或蛋白尿者，应争取进行肾活检，如为 IgA 系膜内沉积为主的系膜增生性肾小球肾炎，则亦应诊断为 HSPN。

（二）鉴别诊断

HSPN 应与原发性 IgA 肾病、急性肾炎、Goodpasture 综合征、狼疮性肾炎及多动脉炎等鉴别。

六、治疗

（一）一般治疗

急性期有发热、消化道和关节症状显著者，应注意休息，进行对症治疗。

1.饮食控制

目前尚无明确证据证明食物过敏是导致 HSP 的病因，故仅在 HSP 胃肠道损害时需注意控制饮食，以免加重胃肠道症状。HSP 腹痛患儿若进食可能会加剧症状，但是大部分轻症患儿可以进食少量少渣易消化食物。呕血严重及便血者，应暂禁食，给予止血、补液等治疗。严重腹痛或呕吐者可能需要营养要素饮食或肠外营养支持。

2.抗感染治疗

有明确的感染或病灶时应选用敏感的抗生素,但应尽量避免盲目的预防性用抗生素。

(二)肾损害的治疗

根据中华医学会儿科学分会肾脏病学组制定的儿童紫癜性肾炎的诊治循证指南。

1.孤立性血尿或病理Ⅰ级

仅对过敏性紫癜进行相应治疗。应密切监测患儿病情变化,建议至少随访 3～5 年。

2.孤立性蛋白尿、血尿和蛋白尿或病理Ⅱa级

建议使用血管紧张素转换酶抑制剂(ACEI)和/或血管紧张素受体阻滞剂(ARB)类药物,有降蛋白尿的作用。国内也有用雷公藤多苷进行治疗,疗程 3 个月,但应注意其胃肠道反应、肝功能损伤、骨髓抑制及可能的性腺损伤的不良反应。

3.非肾病水平蛋白尿或病理Ⅱb、Ⅲa级

用雷公藤多苷疗程 3～6 个月。也可激素联合免疫抑制剂治疗,如激素联合环磷酰胺治疗、联合环孢素 A 治疗。

4.肾病水平蛋白尿、肾病综合征或病理Ⅲb、Ⅳ级

该组患儿临床症状及病理损伤均较重,现多采用激素联合免疫抑制剂治疗,其中疗效最为肯定的是糖皮质激素联合环磷酰胺治疗。若临床症状较重、病理呈弥漫性病变或伴有新月体形成者,首选糖皮质激素联合环磷酰胺冲击治疗,当环磷酰胺治疗效果欠佳或患儿不能耐受环磷酰胺时。可更换其他免疫抑制剂。

5.急进性肾炎或病理Ⅳ、Ⅴ级

这类患儿临床症状严重、病情进展较快,现多采用三至四联疗法,常用方案为:甲泼尼龙冲击治疗 1～2 个疗程后口服泼尼松＋环磷酰胺(或其他免疫抑制剂)＋肝素＋双嘧达莫。亦有甲泼尼龙联合尿激酶冲击治疗＋口服泼尼松＋环磷酰胺＋华法林＋双嘧达莫治疗。

(三)肾外症状的治疗

1.关节症状治疗

关节痛患儿通常应用非甾体抗炎药能很快止痛。口服泼尼松(1 mg/kg·d,2 周后减量)可降低 HSP 关节炎患儿关节疼痛程度及疼痛持续时间。

2.胃肠道症状治疗

糖皮质激素治疗可较快缓解急性 HSP 的胃肠道症状,缩短腹痛持续时间。腹痛明显时需要严密监测患儿出血情况(如呕血、黑便或血便),必要时需行内镜检查。严重胃肠道血管炎,应用丙种球蛋白、甲泼尼龙静脉滴注及血浆置换或联合治疗均有效。

3.急性胰腺炎的治疗

予对症、支持疗法,卧床休息,少蛋白低脂少渣半流饮食,注意维持水电解质平衡,并监测尿量和肾功能。

4.肺出血的治疗

应在强有力支持疗法的基础上,排除感染后早期使用甲泼尼龙静脉冲击,并配合使用环磷酰胺或硫唑嘌呤,加强对症治疗,如贫血严重可予输血,呼吸衰竭时及早应用机械通气,并发 DIC 可按相关诊疗指南治疗。

七、预后

病理类型与预后有关,病理改变中新月体<50%者,预后好,仅 5% 发生肾衰竭,而新月体>50%者,约 30% 发生肾衰竭,而新月体超过 75% 者发生肾衰竭。按 ISKDC 分类法 Ⅱ 级、Ⅲa 级预后较好,Ⅲb、Ⅳ 及 Ⅴ 级的预后差。且肾小管间质改变严重者预后差,电镜下见电子致密物沉积在上皮下者预后差。对 HSPN 患儿应加强随访,病程中出现尿检异常的患儿则应延长随访时间,建议至少随访 3~5 年。

(古玉玉)

第六节 乙型肝炎病毒相关性肾炎

乙型肝炎病毒相关性肾炎(hepatitis B virus associated glomerulonephritis,HBV-GN)是指继发于乙型肝炎病毒感染的肾小球肾炎。本病是儿童时期较为常见的继发性肾小球疾病之一,主要表现为肾病综合征或蛋白尿、血尿,病理改变以膜性肾病最多见。1992 年我国将乙肝疫苗纳入计划免疫,儿童 HBV 感染率开始显著降低,HBV-GN 的发病率也呈下降趋势,占儿童肾活检的比例近年已不足 5%。

一、病因

本病由 HBV 感染所致,HBV 是直径为 42~45 nm 的球形颗粒(Dane 颗粒),系 DNA 病毒,由双层外壳及内核组成,内含双股 DNA 及 DNA 多聚酶,其中一条负链为长链约 3.2 kb,另一条正链是短链,约 2.8 kb,长链 DNA 上有 4 个阅读框架,分别编码 HBsAg、HBcAg、HBeAg、DNA 多聚酶和 X 蛋白,HBsAg、HBcAg 和 HBeAg 可以沉积于肾小球毛细血管壁导致肾炎发生,HBV 基因变异也可能在肾炎的发生中起一定作用。

二、发病机制

HBV-GN 的发病机制尚不清楚,目前有以下几种研究结果。

(一)免疫复合物导致的损伤

(1)循环免疫复合物,HBsAg 和 HBcAg 与其相应的抗体形成免疫复合物沉积于系膜区或内皮下,引起系膜增生性肾炎或系膜毛细血管性肾炎。HBeAg 与其抗体形成的免疫复合物沉积于基膜引起膜性肾病。

(2)原位免疫复合物,主要是 HbeAg 先植入基膜,其抗原再与抗体结合,引起膜性肾病。

(二)病毒直接对肾脏细胞的损害

病毒可以感染肾脏细胞,或者通过产生诸如 X 蛋白等导致细胞病变。

(三)自身免疫性损害

HBV 感染机体后,可以刺激机体产生多种自身抗体,如抗 DNA 抗体、抗细胞骨架成分抗体和抗肾小球刷状缘抗体等,从而产生自身免疫反应,导致肾脏损害。

三、病理

儿童 HBV-GN 大多表现为膜性肾病,其次为膜增生性肾小球肾炎,系膜增生性肾小球肾炎,局灶节段性系膜增生或局灶节段硬化性肾小球肾炎,IgA 肾病。往往伴有轻中度的系膜细胞增生且增生的系膜有插入,但多限于旁系膜区,很少伸及远端毛细血管内皮下。免疫荧光检查 IgG 及 C_3 呈颗粒样沉积在毛细血管壁和系膜区,也常有 IgM、IgA 及 C1q 沉积,肾小球内一般都有 HBV 抗原(HBsAg、HBcAg 和 HBeAg)沉积。电镜检查可见电子致密物在上皮下、内皮下及系膜区沉积。

四、临床表现

本病多见于学龄前期及学龄期儿童,男孩明显多于女孩。起病隐匿,家庭多有 HBV 感染携带者。

(一)肾脏表现

大多表现为肾病综合征或者肾炎综合征,对肾上腺皮质激素治疗一般无反应。水肿多不明显,少数患儿呈明显凹陷性水肿并伴有腹水,高血压和肾功能不全较少见。

(二)肝脏表现

约半数患儿转氨酶升高,黄疸少见。

五、辅助检查

(一)尿液检查

可出现血尿及蛋白尿、管型尿,尿蛋白主要为清蛋白。

(二)血生化检查

往往有清蛋白下降,胆固醇增高,谷丙转氨酶及谷草转氨酶可升高或正常,血浆蛋白电泳 α_2 及 β 球蛋白升高,γ 球蛋白则往往正常。

(三)HBV 血清学标记

大多数患者为乙肝大三阳(HBsAg、HBeAg 及 HBcAb 阳性),少数患者为小三阳(HBsAg、HBeAb 及 HBcAb 阳性),单纯 HBsAg 阳性者较少。

(四)HBV-DNA 检查

血清 HBV-DNA 阳性。

(五)免疫学检查

部分患者血清 IgG 降低,C_3 降低。

(六)肾活检

肾活体组织检查是确定 HBV-GN 的最终手段,是诊断 HBV-GN 的必备条件。

六、诊断

诊断参考 2010 年中华医学会儿科学分会肾脏病学组制定的《儿童乙型肝炎病毒相关性肾炎诊断和治疗循证指南》。

(1)血清乙肝病毒标志物阳性。

(2)患肾病或肾炎并除外其他肾小球疾病。

(3)肾组织切片中找到乙肝病毒(HBV)抗原或 HBV-DNA。

(4)肾组织病理改变绝大多数为膜性肾炎,少数为膜增生性肾炎和系膜增生性肾炎。

值得说明的是:①符合第(1)、(2)、(3)条即可确诊,不论其肾组织病理改变如何。②只具备(2)、(3)条时也可确诊。③符合诊断条件中的第(1)、第(2)条且肾组织病理确诊为膜性肾炎时,尽管其肾组织切片中未查到 HBV 抗原或 HBV-DNA,但儿童原发膜性肾病非常少,也需考虑乙肝肾炎的诊断。④我国为 HBV 感染高发地区,如肾小球疾病患者同时有 HBV 抗原血症,尚不足以作为 HBV-GN 相关肾炎的依据。

七、治疗

(一)一般治疗

一般治疗包括低盐、适量优质蛋白饮食;水肿时利尿,一般口服利尿剂,严重水肿时可静脉应用呋塞米,有高凝倾向者需抗血小板或者肝素治疗。

(二)抗病毒治疗

抗病毒治疗是儿童 HBV-GN 主要的治疗方法,抗病毒治疗适合血清 HBV DNA$\geqslant 10^5$ 拷贝/mL(HBeAg 阴性者$\geqslant 10^4$ 拷贝/mL)伴血清 ALT$\geqslant 2 \times$ULN 的 HBV-GN。大量蛋白尿患儿血清 ALT$< 2 \times$ULN 但 HBV DNA$\geqslant 10^5$ 拷贝/mL 也可考虑抗病毒治疗。方法有 α-干扰素隔天注射,每次 300 万/m^2,疗程半年以上;拉米夫定 3 mg/(kg·d)(< 100 mg/d),疗程 1 年以上。

(三)糖皮质激素与免疫抑制剂

对儿童 HBV-GN 应以抗病毒治疗为主,在抗病毒治疗同时应慎用糖皮质激素治疗,因为有增加 HBV 复制的风险,不推荐单用激素和免疫抑制剂治疗。

(四)免疫调节剂

可用胸腺肽和中药增强免疫治疗,对抑制 HBV 增殖有一定效果。

(古玉玉)

第七节　肾小管间质性肾炎

肾小管间质性肾炎(tubulointerstitial nephritis,TIN)是指主要累及肾小管和肾间质的炎症,而肾小球及血管受累相对不明显的一种疾病。虽早在 1898 年 Councilman 已有报道。但多年来它的意义特别是在急性或慢性肾衰竭中的意义很少受到重视。近年认识到它是引起小儿肾衰竭的重要原因;据估计成年人 TIN 占急性肾衰竭的 5%～15%,进入终末期肾衰中占 25%:小儿则分别为 5% 和 6%～8%。此外因其临床表现常为非特异性,故极易漏诊。故一旦小儿出现无明确原因的肾功能不全时应想到本症:因急性 TIN 是可逆的,及时治疗可防治肾功能的恶化。

临床上常分为急性和慢性两种。前者急起,可表现为急性肾衰竭、肾小管功能障碍及尿沉渣异常,组织学上以肾间质水肿和细胞浸润为主;慢性者常呈一不可逆过程,以间质纤维化和小管萎缩为特点。

一、病因和发病机制

(一)急性 TIN

在小儿由全身性感染和药物引起者为主。

1.感染

可由病原体直接侵袭间质(肾盂肾炎)或间接(亦称反应性)机制引起。前者如细菌、钩端螺旋体、分枝杆菌、CMV 病毒、Hanta 病毒及多瘤病毒等。后者如布氏杆菌、白喉棒状杆菌、A 族溶血链球菌、支原体及沙门菌;病毒如 EB 病毒、乙肝病毒、人免疫缺陷病毒(HIV)、川崎病、风疹以及麻疹病毒,也见于寄生虫(蛔虫、利什曼原虫及弓形虫属)感染。

2.药物

多种药物可通过过敏机制引起 TIN,如抗癫痫药(卡马西平、苯巴比妥及苯妥英钠)、抗炎药(磺胺药)、止痛药(NSAID)、抗生素(尤其是 β-内酰胺类,如头孢菌素和青霉素及其衍生物)以及利尿剂等。某些药物还可在引起微小病变肾病综合征同时发生 TIN(如氨苄西林、二苯基乙内酰脲、干扰素、锂、NSAID 及利福平)。

3.免疫性疾病时的 TIN

全身性免疫性疾病时可同时有肾小球和肾小管间质受累。儿科最突出的是系统性红斑狼疮,在13%～67%的狼疮患者中肾小管可见免疫复合物沉着,而且 TIN 是狼疮肾进展和影响预后的重要因素。此外 TIN 也偶见于原发性或梅毒引起的膜性肾病。另有学者报道 IgA 肾病中37%肾小管有免疫复合物沉积,且此类患者肾功恶化之概率亦高。全身性免疫性紊乱时也可仅间质及小管受累,如肾移植时的排异反应,另一为 TINU 综合征,即小管间质性肾炎伴眼色素膜炎。此征 1975 年始被报道,患者有急性 TIN 和眼色素膜炎和骨髓肉芽肿,表现有虚弱、厌食、发热、体重下降及多尿。眼部有流泪、眼痛及眼色素膜炎。实验室检查有血沉快,血 IgG 增高,血浆总蛋白增高(>8 g/dL),氮质血症,贫血,尿中有白细胞,蛋白尿,糖尿,间质性肾炎改变可自发缓解或于应用皮质激素后完全缓解,但眼色素膜炎常易复发。

(二)慢性 TIN

可有多种原因,且任何未经控制的急性者也可进入慢性。在小儿时期最多见于各种尿路梗阻(UTO)和重度的膀胱输尿管反流(VUR)。尤其<5 岁且伴有反复尿路感染者。其次为结石、外来肿物压迫及外科手术所致梗阻。遗传性疾病也可造成慢性 TIN,如髓质囊性病、多囊肾(AD,AR)、家族性幼年肾单位肾结核以及髓质海绵肾等。在小儿时期慢性 TIN 还可由代谢病引起,例如:①胱氨酸病。②草酸盐过度产生或小肠过度吸收,造成肾排出草酸盐增多,则肾小管内草酸钙结晶沉积,受累小管萎缩,周围炎症细胞浸润和纤维化。病损先见于近曲小管(该处分泌草酸盐),但严重处常见于髓质(该处管内浓度高),且此类患者之草酸钙结石则由于梗阻更加重 TIN。③高钙血症:任何原因致高血钙则首先可见髓质小管上皮细胞局灶褪变和坏死,后因受累小管萎缩和梗阻致近端小管扩张。其后肾小管基膜钙化及其周围间质浸润增生。受损处的钙沉着可致肾钙化。④钾不足:严重钾不足时主要为近曲小管受累(上皮空泡变性)。动物实验证实持久的低钾可致肾间质纤维化和瘢痕。⑤尿酸盐:尿酸负荷致肾受损,不定形尿酸盐结晶沉于肾间质引起周围巨噬细胞反应,与此同时,在小管及集合管中也有其结晶,最终导致间质纤维化、小管扩张及萎缩,此种损害只发生于血尿酸持续在 595～773 μmol/L(10～13 mg/dL)时。

二、病理

急性者主要是肾间质细胞浸润(以淋巴细胞为主,但也可有单核巨噬细胞、嗜酸性粒细胞以及浆细胞和成纤维细胞),水肿和肾小管细胞变平、萎缩、退行性病变及刷状缘消失。电镜下有线粒体损伤、胞浆空泡变性及粗面内质网扩张。免疫荧光检查,一般 Ig 和补体阴性,但由红斑狼疮、梅毒和乙肝病毒感染引起者可见免疫复合物沉积。

慢性者特点是间质纤维化和小管萎缩,并也常见肾小球硬化、萎缩及肾小球周围纤维化。

三、临床表现

急性者病情轻重悬殊,此与病因及肾间质受损程度和部位有关。可表现为急性肾衰竭及肾小管功能障碍,偶见肾病综合征。起病时乏力、厌食、体重下降、腹痛、头痛、苍白及呕吐。由感染引起者有发热,发生于感染初几天,而很少在 10~12 天后(此与感染致肾小球损害者不一);由药物过敏引起者有发热(30%~100%)、皮疹(30%~50%)及嗜酸性粒细胞增多三大症状,此外,还有关节疼(15%~20%)。由本症导致的急性肾衰中 30%~40% 为非少尿型。

慢性者潜隐起病,直至病程后期也常无明显临床症状。患者可有多饮多尿,夜尿,体重下降,乏力。高血压常为后期表见,一般无水肿。疾病后期表现慢性肾衰竭,伴显著高血压、高血压眼底改变及左心室肥厚,此时常难于区别原发病为肾小球疾病或间质炎症改变。因此时病理上多兼有肾小球硬化和间质纤维化。

四、实验室检查

(一)尿液检查

急性者最常见为蛋白尿和镜下血尿。由肾小管损伤所致蛋白尿一般为轻至中度(<1 g/24 h),其中 β_2-微球蛋白和其他小分子量蛋白约占 50%。由药物引起者多有镜下血尿,偶见红细胞管型。尿沉渣瑞氏染色可检见嗜酸性粒细胞,此对本症诊断有助;正常时尿中无嗜酸性粒细胞,当其占尿白细胞中1%~5%,即有诊断意义,由药物引起之急性 TIN 患者中 50%~90% 为阳性。

当近端小管功能障碍时有糖尿、磷尿、氨基酸尿和重碳酸盐尿。药物引起者可仅为糖尿。此外检测磷酸盐重吸收(<80% 为异常)和尿钠排泄分数(>3% 为异常)可证实近端小管受损。远端小管受累可致重碳酸盐尿及肾小管酸中毒,但最常见的是尿浓缩功能减退。

慢性 TIN 也可有上述尿异常,但以失盐和尿浓缩功能减退为最常见。病程后期尿呈等张,比重固定在 1.015,尿渗透压<300 mOsm/L。

(二)患者常见贫血,血白细胞增多

由药物引起者 60%~100% 有嗜酸性粒细胞增多;还常伴血中 IgE 增高(50%病例)。急性 TIN 常见高钾高氯性代谢性酸中毒,此由远端小管功能障碍所致;近端小管障碍则高氯性酸中毒、低磷血症和低尿酸血症,高氯性代谢性酸中毒为诊断急性 TIN 的重要线索,并有助于区别由急性肾小管坏死或急进性肾炎所致的急性肾衰竭。

五、鉴别诊断

急性 TIN 应与急性肾小球肾炎、急性肾小管坏死(ATN)和血管炎区别。AGN 多同时有水肿及血压高等表现。当患者有用药史,发生急性肾衰竭时应区别 ATN 和 TIN。注意 TIN 可能

有发热、皮疹及关节痛等变态反应的表现,血中 IgE 增高,嗜酸性粒细胞增多,高氯性(阴离子间隙正常)代谢性酸中毒,此外尿/血浆渗透压比例高,尿钠水平低,也助于区别 ATN。镓扫描发现肾摄取增加提示非特异间质炎症反应。此外本症停药后 90% 以上肾功能可改善,确诊尚依赖于肾活体组织检查。

对有造成 TIN 的病因存在、发生肾功能减退以及肾小管功能障碍者应疑及本症,确诊依赖肾活体组织检查。

六、治疗

(一)恰当的治疗涉及各种病因

考虑与药物有关应停用并且注意勿用与原药有交叉反应者,如有报告发现由甲氧苯青霉素引起者,当换用萘夫西林或头孢噻吩而再次发生 ATN 者。由感染导致者应治疗感染,小儿由 UTO 或 VUR 引起者易反复感染和进行性肾损害,故应考虑给予外科手术矫正。

(二)支持治疗

支持治疗包括纠正水、电解质紊乱,必要时需行透析。

(三)有关激素和/或细胞毒药物之应用

因缺乏前瞻对照研究,目前未获结论。有些报道用于药物引起或特发性者有益。在一回顾性研究中,应用泼尼松 4~6 周者,其 ARF 恢复时间虽与未用者相似,但 8 周时治疗组血肌酐水平较对照组为低。目前一般看法是开始一般治疗后肾功能不见好转或继续恶化者以及少尿型急性肾衰竭时给予泼尼松,小儿患者的效应较快,并常可于 2~4 周内迅速减量。

(古玉玉)

第八节　抗肾小球基底膜病

一、概述

抗肾小球基底膜(glomerular basement membrane,GBM)病是以循环中抗 GBM 抗体阳性和/或抗 GBM 抗体在肺和/或肾脏中沉积为特征的一组自身免疫性疾病。传统的抗肾小球基底膜病可分为:急进性肾小球肾炎(rapidly progressing glomerulonephritis,RPGN)Ⅰ型和 Goodpasture 综合征,以及少见的单纯性肺出血。典型的病理表现为新月体型肾小球肾炎,免疫荧光特点为 IgG 伴(或不伴)补体 C_3 沿肾小球毛细血管基底膜线样沉积。抗肾小球基底膜病是内科的危重症,多数患者病情凶险,起病急、进展快、预后差。

1919 年 Ernest william Goodpasture(1886—1960 年)对流感流行情况进行研究时,首次描述了 1 名疑诊流感的 18 岁男性患者,开始表现为发热和咳嗽,随后出现咯血和肾衰竭。1958 年 Stanton 和 Tang 报道了 9 例出现肺出血和肾炎的病例,并将其命名为 Goodpasture 综合征。以后,人们又发现部分患者不发生肺出血而仅有肾炎表现,由于其与 Goodpasture 综合征共同的特点是均出现抗 GBM 抗体,因此统称为抗肾小球基底膜病。

二、流行病学

研究表明,所有种族均可发生该病,但在欧洲高加索人中更常见。欧洲高加索人的年发病率是 1/200 万,占所有类型肾小球肾炎的 1%～5%,占新月体肾炎的 10%～20%。我国对该病的认识始于 20 世纪 90 年代,目前尚无相关的流行病学资料。解放军肾脏病研究所发现,此类疾病占所有肾活检病例的 0.14%,占新月体肾炎的 9.1%,这一发病率资料尚未包括临床经过较轻或隐匿的病例及未经活检证实的病例,实际发病率可能更高。所有年龄组均可发病,但有两个发病高峰年龄,第一高峰是 20～30 岁,以男性多见,第二高峰是 60～70 岁,男女无显著差异。本病有一定季节性,以春秋季节多发。

三、病因和发病机制

抗肾小球基底膜病的病因尚不清楚。既往的研究发现,该病的发生可能与某些环境因素有关,如吸烟、病毒感染、接触某些挥发性化学物质(如汽油、煤油、清洗剂、油漆等)。抗肾小球基底膜病的发生除与上述原因有关外,可能还与自身抗原刺激自身抗体的产生有关。

抗肾小球基底膜病是自身免疫性肾脏病的经典模型。体液免疫及细胞免疫的异常在该病的发病过程中均起了重要作用。

人的 Ⅳ 型胶原包括 6 种 α 链,即 α_1～α_6,GBM 只含有其中 5 种,缺乏 α_6。抗 GBM 抗体的主要靶抗原位于 α_3(IV)NCl。但抗 GBM 抗体产生的机制不清。抗 GBM 抗体与 GBM 自身抗原结合主要通过促发补体活化和多种趋化因子的释放而致病。在一定条件下,α_3(IV)NCl 抗原决定簇暴露,诱导 B 细胞分化为产生抗体的浆细胞,从而产生抗 GBM 的自身抗体。正常人及患者的抗 GBM 抗体均为 IgG 型。抗 GBM 抗体亚型分布的研究发现,正常人的天然抗 GBM 抗体均为 IgG2 和 IgG4 亚型,而致病性抗 GBM 抗体则 4 种亚型均有分布,且以 IgG1 和 IgG4 为主。在抗肾小球基底膜病的发病过程中,抗 GBM 抗体的 IgG 亚型也有可能存在类别转换的过程。由于 IgG1 和 IgG3 激活补体及结合巨噬细胞的能力均显著高于 IgG2 和 IgG4,能够导致强烈的自身免疫反应和炎症的发生,因此,IgG 亚型的类别转换在疾病的发病机制中可能起了至关重要的作用。

抗 GBM 抗体 IgG 亚型的转换以及肾活检病理中 CD4$^+$ 和 CD8$^+$ T 细胞的浸润,均说明 T 细胞在抗肾小球基底膜病的发病机制中也起了重要作用。

HLA Ⅱ 类分子与疾病易感性的密切关系,研究发现抗肾小球基底膜病患者 HLA-DRB1 * 1501 和 DRB1 * 150 检出频率高。

四、临床表现

多数患者以肾脏损伤起病,多表现为急进性肾炎综合征,出现蛋白尿(很少呈现大量蛋白尿)、血尿(肉眼或镜下血尿,为变形红细胞血尿)、水肿及高血压,肾功能急剧恶化,数周至数月即出现少尿或无尿,进入尿毒症。起病后短时间内需要肾脏替代治疗。

肺出血见于 30%～60% 的患者,可发生在肾脏损伤之前,也可出现在肾脏损伤之后。出血程度不等,轻者仅表现为痰中带血,重者大量咯血,甚至窒息死亡。咯血常呈间歇性,多伴气促、咳嗽、胸闷、发热等症状,肺部可闻及干湿啰音,严重者可发生呼吸衰竭。

抗肾小球基底膜病分型分为 3 型:RPGN Ⅰ 型、Goodpasture 综合征以及少见的单纯性肺出血。RPGN I 型表现为急性肾炎综合征伴短期内肾功能进行性下降,早期出现少尿或无尿,病理上多为新月体性肾炎,免疫荧光检查在 GBM 上有 IgG 和/或 C₃ 弥漫性细线状沉积,抗 GBM 抗体阳性。Goodpasture 综合征表现为三联征:①肾小球肾炎,多为新月体性肾炎;②肺出血,表现为痰中带血,甚至可出现大咯血危及生命;③抗 GBM 抗体形成。

近年来,随着对抗肾小球基底膜病的研究不断深入,发现抗肾小球基底膜病是具有不同临床表现的一组疾病。其临床类型包括无症状性抗 GBM 肾炎,不伴肾功能损害的肾小球肾炎,伴或不伴肺出血的新月体肾炎,伴有 ANCA 及抗 GBM 抗体同时阳性的系统性血管炎,以及合并继发于膜性肾病的抗 GBM 肾炎和移植肾的抗 GBM 肾炎。1972 年 Wilson 最先报道肾功能正常的抗肾小球基底膜病,此后研究发现有 15%～36% 的患者表现为轻型的肺和/或肾损伤,患者可有肺出血、镜下血尿和轻度蛋白尿,但无肺、肾功能损害,病理表现为肾小球轻度系膜增生性病变,提示肾功能正常的抗肾小球基底膜病并不少见。

五、实验室检查和影像学检查

(一)一般检查

应包括血常规、血液生化、肾功能、动脉血气分析、尿常规等。贫血很常见,为低色素小细胞性贫血,多数患者可有中重度贫血,不伴明显网织红细胞增多。贫血严重度常与咯血及肾衰竭程度不一定平行。尿检有不同程度血尿、蛋白尿。少数患者不伴尿检及肾功能异常。

(二)血清抗体

初选试验可包括抗核抗体(antinuclear antibody,ANA)谱、ANCA、抗 GBM 抗体和抗磷脂抗体。

疾病初期血清中抗 GBM 抗体滴度甚高,以后抗体滴度逐渐下降,文献报道血清抗体平均 14 个月消失。检测抗 GBM 抗体常用如下三种方法。①间接免疫荧光法:此法敏感性差,目前已少用。②放射免疫试验:敏感性及特异性皆高,但对试验条件要求较高,不易普及。③酶联免疫吸附试验:敏感性及特异性高,操作较简单,目前最为常用。

除血清外,肺泡灌洗液、肾组织也可检测出抗 GBM 抗体。研究发现血清抗体滴度高低与肺、肾病变轻重并不平行。

(三)病理

1.肾脏病变

光镜下多呈新月体性肾炎的病理改变。肾小球壁层上皮细胞增生,形成新月体,并常见球囊粘连,而内皮及系膜细胞增生一般不严重。可有毛细血管襻纤维素样坏死,严重者可见小动脉坏死,晚期肾小球纤维化。肾间质可见炎细胞浸润及间质小动脉炎。肾小管变性、萎缩、坏死。临床肾病表现轻者,病理表现为局灶性肾炎等其他较轻类型,或者基本正常。

免疫荧光检查典型表现为 IgG 和/或 C₃ 沿肾小球毛细血管基底膜呈线样沉积。部分患者表现为 IgG、C₃ 沿肾小球毛细血管襻呈颗粒样沉积,少数伴系膜区沉积,还有部分患者免疫荧光全阴性或者以 IgA、IgM 沉积为主。

电镜下可见球囊上皮细胞增生,形成新月体,将毛细血管襻挤到一边,系膜基质增生,基底膜断裂,肾小球毛细血管壁一般无致密物沉积,偶可见内皮下有电子致密物呈斑点样沉积。

2.肺部病变

光镜检查表现为坏死性肺泡炎。肺泡间隔坏死断裂,肺泡广泛出血,内含含铁血黄素细胞。

肺间质炎细胞浸润,反复出血后出现纤维化。肺血管正常。免疫荧光检查肺泡基膜上可见 IgG 及 C_3 呈连续或不连续线样沉积(由于肺组织背景荧光较强,有时较难判断)。电镜检查可见肺泡基膜断裂。

(四)影像学检查

X 线胸片示由两侧肺门向两肺肺野扩散的蝶形阴影,肺尖及肺底很少受累。阴影可融合成大片或团块状,范围与出血程度有关。出血量多,病变范围大。咯血控制后,此阴影能在 $1\sim2$ 周内完全吸收,但是反复出血的晚期病例,却可呈现永久性弥漫网状结节影。计算机断层扫描(computed tomographic,CT)有利于早期病变检出。出血初期可见多发肺腺泡结节影及磨玻璃影,其后可融合成片影或团块影,内有支气管充气征。

六、诊断

抗肾小球基底膜病的诊断主要依靠肾脏病变、肺部病变及在血清或组织中检出抗 GBM 抗体,或肾脏免疫病理显示 IgG 和/或 C_3 沿肾小球毛细血管襻呈线样沉积。典型抗肾小球基底膜病的诊断不困难,结合患者的临床表现、血清抗 GBM 抗体及肾组织活检免疫病理示沿肾小球毛细血管襻呈线状的 IgG 沉积可诊断。

肾脏免疫病理是诊断的金标准。因此,肾活检对诊断具有举足轻重的作用。研究发现部分患者免疫病理并非表现为 IgG 和/或 C_3 沿肾小球毛细血管基底膜呈线样沉积,免疫荧光的非典型变化可能与抗 GBM 抗体与 GBM 上的抗原结合后形成新的抗原,从而导致机体第二抗体的产生有关;也可能是在原发性肾小球疾病基础上继发的抗 GBM 抗体引起的免疫损伤。因此,对于这些非典型的免疫病理表现,如不做血清学抗 GBM 抗体检测,则易漏诊。

血清学检查对早期诊断具有重要的临床价值。对于肾功能正常的抗肾小球基底膜病,肾活检往往未能早期进行,早期诊断主要依靠血清或组织中抗 GBM 抗体的检测。因此,对于有肺出血和/或尿检异常或肾功能损害的患者,提倡早期应用 ELLSA 方法检测血清抗 GBM 抗体。

七、鉴别诊断

对于表现为急进性肾炎不伴肺出血的患者要与其他类型的急进性肾炎鉴别,应结合病史、临床表现、血清学检查以及其他辅助检查综合判断,肾脏病理是重要的鉴别依据,在没有肾活检禁忌证的情况下,应尽快行肾活检以明确诊断。

临床表现为急性肾衰竭与肺出血合并存在的临床综合征很多,需与抗肾小球基底膜病鉴别。与疾病本身相关的肺出血可见于各种原发性及继发性血管炎(如肉芽肿性多血管炎、显微镜下多血管炎、IgA 血管炎等)及系统性红斑狼疮等疾病。其他疾病如急性肾炎伴左心功能衰竭、肾炎伴重症肺炎、肾静脉血栓形成伴肺栓塞、百草枯中毒以及某些药物中毒如青霉胺、肼屈嗪等。应结合病史、临床表现及胸部 X 线平片、血清学检查及肾脏病理检查进行鉴别诊断。

(一)狼疮性肾炎

多发于青年女性,肺部受累时可有咯血症状,但血清抗 GBM 抗体阴性,而 ANA、抗 ds-DNA 抗体和/或抗 SM 抗体阳性,补体 C_3、C_4 下降,肾脏组织免疫荧光检查示"满堂亮",可见多种免疫球蛋白和补体成分沉积。

(二)特发性肺含铁黄素沉积症

多发于儿童,无性别差异,病程长,不累及肾脏,血中无抗 GBM 抗体,肾肺组织活检基底膜无 IgG 的线样沉积。

(三)肉芽肿性多血管炎

主要表现为灶性坏死性血管炎及灶性坏死性肾小球肾炎。血清抗 GBM 抗体阴性，而 ANCA 阳性，肾组织免疫荧光检查特点是寡免疫复合物沉积，无 IgG 及 C_3 沉积。

(四)慢性肾小球肾炎合并心功能衰竭

多数患者也可有贫血、高血压，多种原因导致左心功能衰竭，胸片可见高密度絮状影，以肺门为中心向全肺延伸，早期出现心影增大，上腔静脉增宽等。

八、治疗

抗肾小球基底膜病是由抗 GBM 抗体介导的一种自身免疫性疾病，抗 GBM 抗体是直接的致病因素。治疗目的主要为减少或阻断抗 GBM 抗体的产生(体液免疫)和淋巴细胞浸润对肾脏的损伤(细胞免疫)。早期积极血浆置换联合免疫抑制剂治疗是重要的治疗原则与改善预后的关键。

(一)血浆置换

血浆置换可清除循环中已形成的抗 GBM 抗体及部分炎症因子，从而减轻对肾脏和肺脏的免疫损伤。血浆置换的疗效与患者的临床表现、治疗的时机和充分性密切相关。血浆置换技术日趋成熟，已被广泛应用于临床，并使大多数患有抗肾小球基底膜病患者得以存活。血浆置换能否明显改善肾脏损伤，取决于开始治疗的时机，特别是治疗前血肌酐的浓度。研究显示血清肌酐 $<600~\mu mol/L$ 的患者进行充分的血浆置换才能明确改善预后。

血浆置换的通常疗程为 8～10 次，应每天或隔天置换 1 次，每次 2 000～4 000 mL，治疗过程中应动态监测血清抗 GBM 抗体滴度，直至患者血清抗 GBM 抗体转阴，并防止发生感染、出血等并发症。血浆置换不建议完全用清蛋白置换血浆，采用新鲜血浆置换血浆，可改善血管炎损伤。

(二)糖皮质激素

大剂量甲基泼尼松龙冲击治疗，可使炎症反应得以控制，并导致淋巴细胞凋亡，减少抗体形成。合并肺出血的早期病例在大剂量糖皮质激素冲击治疗后，部分肺出血得到抑制。但对于中晚期肾衰患者，必须结合肾活检判断治疗的时机和剂量，对于明显慢性化改变，包括肾小球硬化、纤维素样新月体比例较多及间质纤维化，应权衡大剂量糖皮质激素治疗的利弊。通常用法是甲基泼尼松龙 1～2 g/d，连续 3 天静脉点滴，继以泼尼松 1 mg/(kg·d)治疗 6～8 周，逐渐减量。重症患者可在冲击治疗 1 周后再追加 1～3 g。

(三)环磷酰胺(cyclophosphamide, CTX)

CTX 可采用口服或大剂量静脉冲击给药，国外学者对于肌酐清除率 >10 mL/min 的患者采用口服给药，从 2 mg/kg 开始，以后先后改为 1.5、1.0、0.5 mg/kg，每种剂量治疗 3 个月；也可以采用每 4 周 1 次的静脉冲击治疗，按 0.75 g/m^2 体表面积计算。应用 CTX 治疗时，需要监测血白细胞和血小板的变化，在 $WBC<3.5\times10^9/L$ 或血小板 $<100\times10^9/L$ 时应减药或停药。

(四)免疫吸附治疗

免疫吸附(immunoadsorption treatment, IA)作用机制是采用吸附剂清除患者血液中的多种致病因子，以达到迅速控制疾病活动、缓解症状的目的。作为吸附剂的 A 蛋白是从金黄色葡萄球菌壁上分离的一种蛋白成分，可与人类 IgG1、IgG2、IgG4 的 Fc 段及 IgG3、IgM、IgA 的 Fab 段结合。A 蛋白与 IgG 结合特异性强、敏感性高。因此，A 蛋白吸附能有效吸附抗 GBM 抗体。

同时,免疫吸附治疗可通过改变辅助性 T 细胞-1(Th-1)及 Th-2 细胞因子的产生从而调节细胞免疫功能。

(五)生物制剂

抗肾小球基底膜病发病机制中不仅有体液免疫,也有细胞免疫机制参与。因此,抗 T 细胞治疗和免疫耐受疗法成为研究的热点,目前这两种治疗方法尚处于动物实验阶段,是否适用于人类尚需进一步临床验证。

(六)替代治疗及肾移植

抗肾小球基底膜病患者伴有肾衰竭的替代治疗既可选择血液透析或腹膜透析。由于体内抗GBM 抗体持续存在,部分患者肾移植术后出现移植肾抗 GBM 沉积甚至新月体形成。多数学者主张在病情控制稳定,血清抗 GBM 抗体转阴半年后,可行肾移植术,并且应监测疾病的复发。

九、预后

抗肾小球基底膜病绝大多数病情凶险,起病急,进展快,预后差。未经治疗患者死亡率高达75%～90%,多数患者死于肺出血或急性肾衰竭。随着血浆置换及免疫抑制治疗的普遍应用,抗肾小球基底膜病死亡率已降至 15% 以下,肾死亡率为 40% 左右。

(古玉玉)

第十章

儿童感染性疾病

第一节 百 日 咳

一、概述

百日咳是由百日咳杆菌引起的急性呼吸道传染病。

二、诊断

(一)流行病学

本病患者和隐性感染者为唯一传染源。通过咳嗽、喷嚏等飞沫传播。本病潜伏期7~14天。多见于婴幼儿。

(二)症状和体征

(1)发热、咳嗽:可有低度或中度发热,咳嗽、咽痛伴全身不适等症状,3~4天后退热,但咳嗽日益加重。

(2)阵发性痉挛性咳嗽:发病2~4周后,咳嗽演变成突发性、连续一二十声急促痉挛性咳嗽(处于连续呼气状态),咳至终末,可伴一口深长吸气,发出高音调的鸡鸣样吼声,不久又复发作。每天痉咳发作3~5次至10~20次不等,呈昼轻夜重。在阵咳间歇时,患儿可以活动,玩耍如常。新生儿和幼小婴儿患者常无典型阵发性痉咳,往往开始或咳嗽数声后即出现屏气,面色发绀,窒息或惊厥。上述发作常发生于夜间,抢救不及时可窒息死亡。

(3)重症病例可反复抽搐、意识障碍,甚至昏迷,可伴有脑膜刺激征或病理反射等神经系统异常表现。

(4)继发感染:则肺部听诊清晰或仅有散的湿啰音。

(5)注意并发症的发生:常见肺炎、肺不张、肺气肿及百日咳脑病。

(三)实验室检查

1.血常规

白细胞总数及中性粒细胞明显增高。

2.细菌培养

用鼻咽拭子自鼻咽后壁取分泌物,或将培养皿面对患者咳嗽取样培养,均可获得阳性结果。

3.血清学检查

双份血清进行凝集试验及补体结合实验,抗体效价递升 4 倍为阳性。

三、治疗

(一)抗生素治疗

(1)首选红霉素,每天 50 mg/kg,分 3～4 次口服,连用 7～14 天。

(2)氯霉素每天 30～50 mg/kg,分次口服或静脉滴注,连用 7～14 天。用药期间注意监测血常规。

(二)激素治疗

病情严重可应用泼尼松 1～2 mg/(kg·d),分 3 次口服,疗程 5 天。

(三)对症治疗

(1)镇静:出现惊厥可应用苯巴比妥,每次 3～5 mg/kg,或地西泮每次 0.1～0.3 mg/kg,口服或肌内注射,可并用氯苯那敏、赛庚啶等抗过敏药物。

(2)止咳:维生素 K_1 肌内注射,1 岁以下每天 20 mg,1 岁以上每天 40 mg,分 2 次肌内注射,疗程 5～10 天,有减轻阵咳作用。普鲁卡因每次 5～8 mg/kg,溶于 5％～10％葡萄糖液 100～200 mL 静脉滴注,8～12 小时滴完,每天 1～2 次,用前需做皮试,疗程 5～7 天。

(3)高效价免疫球蛋白的应用:百日咳免疫球蛋白 2.5 mL(400 μg/mL)肌内注射,每天 1 次,连用 3～5 天,适用于重症患儿,幼婴剂量减半。

(4)雾化吸入:可选择激素地塞米松、抗生素庆大霉素、山莨菪碱等进行雾化治疗。

(邱玉美)

第二节 麻 疹

麻疹是由麻疹病毒引起的一种急性出疹性呼吸道传染病,临床以发热、咳嗽、流涕、结膜炎、口腔麻疹黏膜斑及全身斑丘疹,疹退后有糠麸样脱屑,色素沉着为主要特征。

一、病因

麻疹病毒属副黏液病毒科,为单股负链 RNA 病毒,只有一个血清型,但已发现有 8 个不同基因组共 15 个基因型。电镜下呈球形或丝杆状,直径 100～250 nm,由 6 种结构蛋白组成,即含 M、F 和 H 的包膜蛋白和 N、P 和 L 核衣壳蛋白。H 蛋白能与细胞受体结合;F 蛋白与病毒细胞融合有关;M 蛋白与病毒释出相关。其抗原性稳定,在体外生活力较弱,在阳光照射或流通空气中 20 分钟即可失去致病力。但耐寒冷及干燥,于 0 ℃可存活 1 个月,－70 ℃可保存活力数月至数年。

二、流行病学

麻疹患者为唯一传染源,无症状病毒携带者及隐性感染者传染性较低。传播方式主要为空气飞沫传播。麻疹患者的潜伏期末至出疹后 5 天内都具有传染性,其口、鼻、咽、眼结合膜的分泌物中均含有病毒,在咳嗽、打喷嚏、说话时,以飞沫形式传染易感者,而经被污染的衣物、食物及用具等间接传染的机会较少。该病的传染性较强,未患过麻疹而又未接种疫苗者,即易感者接触后,90%以上发病。在我国多见于 8 个月至 5 岁的儿童。近年来发病年龄有向两极发展趋势,8 个月龄以下和 15 岁以上年龄组发病比例有所增加,好发季节为冬春季。

三、发病机制及病理

当麻疹病毒侵入易感者的呼吸道黏膜和眼结合膜时,在其局部上皮细胞内增殖,然后播散到局部淋巴组织,于感染后第 2~3 天病毒释放入血,引起第 1 次病毒血症,继之病毒在全身的单核-巨噬细胞系统内增殖,于感染后第 5~7 天,大量病毒释放入血,引起第二次病毒血症。病毒在感染后 7~11 天播散至全身组织器官,但以口、呼吸道、眼结合膜、皮肤及胃肠道等部位为主,并表现出一系列的临床症状及体征。至感染后第 15~17 天,病毒血症逐渐消失,器官内病毒快速减少至消除。

麻疹病理特征是感染部位形成两种类型的多核巨细胞,其一为网状内皮巨细胞,又称"华-佛细胞",其二为上皮巨细胞。两者均系多个细胞融合而成。前者广泛存在于全身淋巴结及肝、脾等器官中,后者主要位于皮肤、眼结合膜、鼻、咽、呼吸道和胃肠道黏膜等处。

麻疹系全身性疾病,病毒直接损伤皮肤浅表血管内皮细胞,特异性细胞毒性 T 细胞杀伤病毒感染的靶细胞—上皮和内皮细胞、单核细胞和巨噬细胞,使真皮淋巴细胞浸润、充血肿胀,表皮细胞坏死及退行性变性形成脱屑,因红细胞崩解及血浆渗出使皮疹消退后留有色素沉着。呼吸道病变最明显,可表现为鼻炎、咽炎、支气管炎及肺炎。肠道黏膜可有受累,严重时可并发脑炎。

四、临床表现

(一)典型麻疹

1.潜伏期

一般为 6~18 天,可有低热及全身不适。

2.前驱期

一般持续 3~4 天,主要为上呼吸道及眼结膜炎的表现,有发热、咳嗽、流涕、流泪,眼结合膜充血、畏光及咽痛和周身乏力。病后的第 2~3 天,于第二下磨牙相对应的颊黏膜处,可见直径 0.5~1.0 mm 灰白色斑点,外周有红晕,即麻疹黏膜斑,为麻疹前驱期的特异性体征,有诊断价值。初起时仅数个,1~2 天内迅速增多,可波及整个颊黏膜,甚至唇部黏膜,部分可融合,于出疹后 2~3 天迅速消失。部分患者也可有头痛、呕吐、腹泻等消化道症状。

3.出疹期

一般持续 3~5 天,此时发热、呼吸道症状达高峰。皮疹先出现于耳后、发际,渐及前额、面和颈部,自上而下至胸、腹、背及四肢,最后达手掌和足底。皮疹初为淡红色斑丘疹,压之退色,疹间皮肤正常,可融合成片,继之转为暗红色,部分病例可出现出血性皮疹。此期全身浅表淋巴结及肝脾可有轻度肿大,肺部可有湿啰音。

4.恢复期

一般持续 3~4 天,按出疹先后顺序依次消退。此期体温下降,全身症状明显减轻。疹退处有糠麸状脱屑及浅褐色色素沉着。整个病程为 10～14 天。

(二)非典型麻疹

1.轻型麻疹

轻型麻疹多见于对麻疹具有部分免疫力者,如 6 个月以内婴儿、近期接受过被动免疫或曾接种过麻疹疫苗者。前驱期较短,发热及上呼吸道症状较轻,麻疹黏膜斑不典型或不出现,皮疹稀疏,可不遗留色素沉着,无并发症,病程 1 周左右。

2.重型麻疹

重型麻疹多见于全身状况差,免疫力低下或继发严重感染者。起病急骤,持续高热或体温不升,全身中毒症状重,皮疹可呈出血性,或皮疹出不透,或皮疹出而骤退,常有肺炎和呼吸窘迫、神经系统症状或心血管功能不全。此型病情危重,病死率高。

3.异型麻疹(非典型麻疹综合征)

异型麻疹(非典型麻疹综合征)见于接种麻疹灭活疫苗或个别减毒活疫苗缺乏 F 蛋白抗体者。表现高热、头痛、肌痛、乏力等,多无麻疹黏膜斑,2～3 天后出疹,但从四肢远端开始,渐及躯干及面部。皮疹为多形性,有斑丘疹、疱疹、紫癜或荨麻疹等。

4.无皮疹型麻疹

无皮疹型麻疹见于应用免疫抑制剂者、免疫能力较强者或者接种过麻疹疫苗后发生突破感染的患者全病程无皮疹,也可不出现麻疹黏膜斑,呼吸道症状可有可无、可轻可重,以发热为主要表现。临床诊断较困难,需通过血清麻疹抗体 IgH 和/或咽拭子麻疹病毒检测以确诊。

五、辅助检查

(一)血常规检查

白细胞总数减少,淋巴细胞相对增多。若白细胞总数增高,尤为中性粒细胞增加,提示继发细菌感染;如淋巴细胞严重减少,常提示预后不良。

(二)血清学检查

ELISA 测定血清特异性 IgM 和 IgG 抗体,敏感性及特异性较好。IgM 抗体于病后 5～20 天最高,故测定其是诊断麻疹的标准方法。IgG 抗体恢复期较早期增高 4 倍以上也有近期感染的诊断意义。

(三)病原学检测

取患儿鼻咽部分泌物、血细胞及尿沉渣细胞,应用免疫荧光或免疫酶法检测麻疹病毒抗原,可做出早期诊断。

(四)多核巨细胞检查

于出疹前 2 天至出疹后 1 天取患者鼻、咽、眼分泌物涂片,瑞氏染色后直接镜检多核巨细胞。

六、并发症

(一)肺炎

肺炎为麻疹最常见并发症,可发生于麻疹过程中各个时期,是麻疹死亡的主要原因之一。麻疹病毒引起的原发性肺炎多不严重,在病程早期发生,随热退和皮疹出齐而消散,但在细胞免疫缺陷者可呈致死性。可继发细菌或其他病毒肺炎,多发生在出疹期。

（二）喉炎

喉炎多见于 2～3 岁以下小儿，原发于麻疹病毒或继发细菌感染。临床表现为声音嘶哑、犬吠样咳嗽及吸气性呼吸困难。轻者随体温下降、皮疹消退，症状逐渐消失，重者可致气道阻塞，窒息而导致死亡。

（三）脑炎

脑炎多发生于出疹后的 2～6 天，也可在前驱期或恢复期，临床表现及脑脊液改变与其他病毒性脑炎相似。多数可恢复，重者可留有不同程度的智力低下、癫痫及瘫痪等神经系统后遗症。

（四）亚急性硬化性全脑炎

亚急性硬化性全脑炎是麻疹的一种远期并发症，是致死性慢性进行性脑退行性病变，较罕见。多发生麻疹后 2～17 年（平均 7 年）。临床表现为逐渐出现智力障碍、性格改变、运动不协调、语言障碍及癫痫发作等，最后因昏迷、强直性瘫痪而死亡。患者血清病毒抗体滴度很高；脑组织中有麻疹病毒或其抗原。

七、诊断

典型麻疹根据流行病学史，典型麻疹的各期临床表现，如前驱期的麻疹黏膜斑；出疹期高热出疹特点和出疹顺序与皮疹形态；恢复期疹退脱屑和色素沉着等即可做出临床诊断。非典型麻疹，需依赖于实验室的病原学检查。

八、鉴别诊断

（一）风疹

呼吸道表现及全身中毒症状较轻，无口腔麻疹黏膜斑。常于发热 1～2 天后出疹，皮疹分布以面、颈及躯干为主，疹退后无脱屑及色素沉着。常伴有耳后及颈部淋巴结肿大。

（二）幼儿急疹

突然高热，持续 3～5 天，上呼吸道症状较轻，热骤降而出现皮疹，皮疹分布以躯干为主，1～3 天皮疹退尽。热退疹出为本病特点。

（三）猩红热

发热、咽痛明显，1～2 天内全身出现针尖大小的丘疹，疹间皮肤充血，面部无皮疹，口周苍白圈，持续 3～5 天皮疹消退，1 周后全身大片脱皮。血白细胞总数及中性粒细胞明显增高。

（四）药物疹

近期有用药史，皮疹痒，伴低热或无热，停药后皮疹逐渐消退。血嗜酸性粒细胞可升高。

九、治疗

目前尚无特效抗麻疹病毒药物。其主要治疗原则为对症治疗，加强护理和防止并发症的发生。

（一）一般治疗

应卧床休息，保持室内空气新鲜，注意温度及湿度。保持眼、鼻及口腔清洁，避免强光刺激，给予营养丰富并易于消化的食物，注意补充维生素，尤其是维生素 A 和维生素 D。

（二）对症治疗

高热可采用物理降温或酌用小剂量退热药，切忌退热过猛引起虚脱；咳嗽可适用祛痰镇咳剂;惊厥时可给予镇静止惊剂。此外,还应保持水、电解质及酸碱平衡。

(三)并发症治疗

根据各种并发症的发生,及时给予相应的有效治疗。抗生素无预防并发症的作用,故不宜滥用。

十、预防

预防麻疹的关键是对易感者接种麻疹疫苗,提高其免疫力。

(一)管理传染源

应做到早发现、早报告、早隔离及早治疗麻疹患儿。一般患者应隔离至出疹后 5 天,合并肺炎者应延长到出疹后 10 天。接触者应检疫 3 周,并给予被动免疫制剂。

(二)切断传播途径

在麻疹流行期间,易感者尽量避免去人群密集的场所,患者居住处应通风并用紫外线照射。

(三)保护易感人群

1.主动免疫

采用麻疹减毒活疫苗进行预防接种。我国儿童计划免疫程序规定初种麻疹疫苗年龄为生后 8 个月,1 岁半和 4～6 岁再次加强。在麻疹流行地区,易感者可在接触患者 2 天内进行应急接种,可防止麻疹发生或减轻病情。

2.被动免疫

对体弱多病患儿和婴幼儿,未接受过麻疹预防接种者,在接触麻疹 5 天内,注射人血丙种球蛋白0.25 mL/kg 可预防发病;若在接触麻疹 5 天后注射,则只能减轻症状。被动免疫维持 3～8 周,以后还应采取主动免疫。

(邱玉美)

第三节 风 疹

风疹是由风疹病毒引起的一种急性呼吸道传染病,临床以低热、皮疹及耳后、枕部淋巴结肿大和全身症状轻微为特征。主要经飞沫传播。妊娠早期感染风疹后,病毒可通过胎盘传给胎儿而导致各种先天畸形,称之为先天性风疹综合征。

一、病因

风疹病毒属披膜病毒科,其直径约 60 nm,核心为单股正链 RNA,外有包膜,由脂蛋白等组成,目前所知只有一个血清型。不耐热,37 ℃和室温中很快灭活,但能耐寒和干燥,−60 ℃可存活几个月。

二、流行病学

人类为风疹病毒的唯一宿主,患者从出疹前 1 周到出疹后 1 周均具有传染性。其鼻咽部分泌物、血、尿及粪便中均带有病毒。主要通过空气飞沫经呼吸道传播,多见于 1～5 岁儿童,一年四季均可发生,但以冬春季发病最高。病后可获持久免疫力。先天性风疹患儿在生后数月内仍有病毒排出,具有传染性。25%～50%感染者为无症状感染。

三、发病机制

病毒首先侵入上呼吸道黏膜及颈部淋巴结,并在其内增殖,从而导致上呼吸道炎症和病毒血症,临床表现为发热、皮疹及浅表淋巴结肿大。而皮疹、血小板减少和关节症状可能与免疫反应相关。若在妊娠早期(3个月内)感染风疹病毒,其病毒可通过胎盘而传给胎儿,并在其体内不断增殖,最终可导致胎儿畸形。

四、临床表现

(一)获得性风疹

1.潜伏期

一般为14～21天。

2.前驱期

1～2天,症状多较轻微,低热和卡他症状,耳后、枕部及后颈部淋巴结稍大伴轻度压痛。

3.出疹期

多于发热1～2天后出疹,最早见于面颊部,迅速扩展至躯干和四肢,1天内布满全身,但手掌及足底常无皮疹。皮疹初为稀疏红色斑疹、斑丘疹,面部及四肢远端皮疹较稀疏,以后躯干、背部皮疹融合。皮疹多于3天内迅速消退,疹退后不留有色素沉着。

此期患儿耳后、枕部及后颈部淋巴结肿大明显,偶可并发肺炎、心肌炎及血小板减少等,个别不出现皮疹,仅有全身及上呼吸道感染症状,故称无皮疹风疹。

(二)先天性风疹综合征

妊娠早期患风疹的妇女,风疹病毒可传递至胎儿,使胎儿发生严重的全身感染,引起多种畸形,称之为“先天性风疹综合征”。先天畸形以先天性心脏病、白内障、唇腭裂、耳聋、头小畸形及骨发育障碍等多见。出生感染可持续存在,并可引起多器官的损害,如血小板减少性紫癜、进行性风疹全脑炎及肝脾大等。

五、诊断和鉴别诊断

典型风疹可根据流行病学史,典型风疹全身症状轻,耳后淋巴结肿大,全身斑丘疹,短期内迅速消退,不留有色素沉着等临床特点。对不典型风疹,可做病原学或血清学检测。妊娠初3～4个月感染风疹,出生时婴儿,若有畸形和多种病症,血中特异性抗风疹IgM阳性或血清中风疹病毒IgG逐渐升高,可诊断为先天性风疹综合征,若未见畸形,仅有实验室证据,可称之为先天性风疹感染。

六、治疗

目前尚无特效的抗病毒治疗方法。主要是对症治疗,如退热、止咳等,加强护理和适当的支持疗法。

七、预防

一般患者出疹5天后即无传染性。妊娠3个月内应避免与风疹患者接触,若有接触史,可于接触后5天内注射丙种球蛋白,可能减轻疾病的症状或阻止疾病发生。对已确诊为风疹的早期孕妇,应考虑终止妊娠。对儿童及易感育龄妇女,可接种风疹减毒活疫苗。因风疹减毒活疫苗可通过胎盘感染胎儿,故孕妇不宜接种该疫苗。

(邱玉美)

第四节 幼 儿 急 疹

幼儿急疹又称婴儿玫瑰疹,是常见于婴幼儿的急性出疹性传染病。临床特征为高热3～4天,然而骤然退热并出现皮疹,病情很快恢复。

一、病原和流行病学

1988年,从急疹患儿外周血淋巴细胞中分离到人类疱疹6型(human herpervirus 6, HHV-6)B组病毒,患者脑脊液中也可见 HHV-6B 病毒。患者血清中抗 HHV-6 抗体有意义地升高。目前认为,HHV-6 是该病的主要病因,但并不是唯一的病原。HHV-6 还可引起婴儿发生无皮疹的急性发热性疾病。本病90%发生于2岁以内,7～13月龄为发病高峰年龄段,3月龄前和4岁后少见,偶见于年长儿、青少年和新生儿。大多为散在发病。一项6 735例儿童10年研究资料总结显示,年发病率为1‰～10‰,平均3.3‰。感染后获持久免疫,偶见第2次发病。

二、临床表现

潜伏期一般为5～15天。

(一)发热期

常突起高热,持续3～5天。高热初期可伴惊厥。此期除有食欲减退、不安或轻咳外,体征不明显,仅有咽部和扁桃体轻度充血和头颈部浅表淋巴结轻度肿大。表现为高热与轻微的症状及体征不相称。

(二)出疹期

病程第3～5天体温骤然退至正常,同时或稍后出现皮疹。皮疹散在,为玫瑰红色斑疹或斑丘疹,压之褪色,很少融合。首现于躯干,然后迅速波及颈、上肢、脸和下肢。皮疹持续24～48小时很快消退,无色素沉着,也不脱皮。偶有并发脑炎和血小板减少性紫癜的报告。

三、实验室检查

血常规检查见白细胞总数减少,伴中性粒细胞减少。也可随后出现白细胞总数增多。

四、诊断

在发热期诊断比较困难,不过,从患儿全身症状轻微与高热表现不一致,血常规中白细胞总数减少,应考虑之。一旦高热骤退,同时出现皮疹,诊断就不难建立。在出现症状3天内可从外周血淋巴细胞和唾液中分离 HHV-6,或用核酸杂交技术检测病毒基因进行病原诊断。

五、治疗

一般不需特殊治疗,主要是对症处理,尤其对高热患者应予以退热镇静剂;加强水分和营养供给。

(张姣姣)

第五节　水　　痘

水痘是由水痘-带状疱疹病毒初次感染引起的急性传染病,临床以斑疹、丘疹、疱疹和结痂的皮疹共同存在为特征。具有较强的传染性,以冬春季为多见,常呈流行性。

一、病因

水痘-带状疱疹病毒,是 α 疱疹病毒,呈球形颗粒,直径 150～200 nm,核酸为双链 DNA。该病毒仅有一个血清型,在外界环境中生活力较弱,不耐高温,不耐酸,在痂皮中不能存活。人类是该病毒的唯一宿主。

二、流行病学

患者是唯一的传染源。自发病前 1～2 天至皮疹干燥结痂均有传染性,主要通过空气飞沫和接触传播,传染性极强。任何年龄均可发病,以学龄前儿童发病率较高,病后免疫力持久。本病遍布全球,一年四季均可发生,但以冬春季多见。

三、发病机制及病理

水痘-带状疱疹病毒初次经口、鼻侵入人体,首先在呼吸道黏膜内增殖,2～3 天后入血,产生病毒血症,并在肝脾及单核-吞噬细胞系统内增殖后再次入血,产生第二次病毒血症,并向全身扩散,主要在肝脾及网状内皮系统,导致器官病变,水痘的恢复依赖于细胞(T 细胞)免疫,在 T 细胞免疫功能缺陷的患者中水痘病情更为严重。其主要损害部位在皮肤黏膜,较少累及内脏。皮疹分批出现与间隙性病毒血症相一致。通常在皮疹出现后 1～4 天,特异性抗体产生,病毒血症消失,症状也随之缓解。原发感染后,病毒潜伏在神经节内,如果再激活,临床上就表现为带状疱疹。

水痘的皮肤病变主要在表皮棘细胞层,呈退行性变性和水肿,组织液渗入形成水痘疱疹,内含大量病毒。水疱液开始透明,继之上皮细胞脱落及炎性细胞浸润,疱内液体减少并变混浊。如有继发感染,可变为脓疱。最后上皮细胞再生,结痂后脱落,一般不留瘢痕。

四、临床表现

(一)潜伏期
一般为 14 天左右(10～20 天)。

(二)前驱期

婴幼儿常无前驱症状或症状轻微,皮疹和全身表现多同时出现。年长儿可有畏寒、低热、头痛、乏力及咽痛等表现,持续1~2天后出现皮疹。

(三)出疹期

发热数小时至24小时出现皮疹。皮疹先于躯干和头部,后波及面部和四肢。初为红色斑疹,数小时变为丘疹,再数小时左右发展成疱疹。疱疹为单房性,疱液初清亮,呈珠状,后稍混浊,周围有红晕。1~2天后疱疹从中心开始干枯、结痂,红晕消失。1周左右痂皮脱落,一般不留瘢痕。皮疹呈向心性分布,主要位于躯干,其次头面部,四肢相对较少,手掌、足底更少。黏膜也常受累,见于口咽部、眼结膜、外阴及肛门等处,皮疹分批出现,故可见丘疹、疱疹和痂疹同时存在。

水痘多为自限性疾病,10天左右可自愈。除了上述的典型水痘外,可有疱疹内出血的出血型水痘,该型病情极严重,常因血小板减少或弥漫性血管内出血所致。

五、辅助检查

(一)血常规检查

白细胞总数正常或稍低。

(二)疱疹刮片

刮取新鲜疱疹基底组织涂片,用瑞特或吉姆萨染色可发现多核巨细胞,用苏木素-伊红染色可见核内包涵体。

(三)血清学检查

补体结合抗体高滴度或双份血清抗体滴度4倍以上升高可明确诊断。

(四)病毒分离

将疱疹液直接接种于人胚成纤维细胞,分离出病毒再进一步鉴定。该方法仅用于非典型病例。

(五)核酸检测

PCR法检测患儿皮损或疱液中的病毒DNA片段,是敏感、快速的早期诊断方法。

六、并发症

常见为皮肤继发细菌感染,如脓疱疮、丹毒、蜂窝组织炎等,严重时可发生败血症;继发性血小板减少可致皮肤、黏膜出血,严重内脏出血;水痘肺炎多见于成人患者或免疫缺陷者;神经系统受累可见水痘后脑炎、吉兰-巴雷综合征等。此外,少数病例可发生心肌炎、肝炎、肾炎等。

七、诊断及鉴别诊断

典型水痘根据流行病学及皮疹特点,如向心性分布、分批出现、不同形态皮疹同时存在等可做出临床诊断。目前临床广泛应用外周血检测抗原、抗体,该方法敏感、可靠。水痘应注意与丘疹性荨麻疹和能引起疱疹性皮肤损害的疾病,如肠道病毒和金黄色葡萄球菌感染、虫咬性皮疹、药物和接触性皮炎等相鉴别。

八、治疗

（一）一般治疗

对水痘患儿应早期隔离，直到全部皮疹结痂为止。轻者给予易消化的食物和注意补充水分，重者必要时可静脉输液。局部治疗以止痒和防止继发感染为主。皮肤瘙痒可局部涂擦润肤剂和内服抗组胺药物，继发感染可用抗生素软膏。发热患儿应卧床休息，并保持水、电解质平衡，因为水痘时使用阿司匹林与 Reye 综合征的发生有关，应避免使用阿司匹林。

（二）抗病毒治疗

阿昔洛韦是目前治疗水痘-带状疱疹病毒的首选抗病毒药物。此外，也可应用阿昔洛韦、α-干扰素等。

（三）防治并发症

继发细菌感染时应及早给予抗生素，并发脑炎时应适当应用脱水剂。

九、预防

控制传染源，隔离患儿至皮疹全部结痂为止；对已接触的易感儿，应检疫 3 周。对于免疫功能低下、应用免疫抑制剂者及孕妇，若有接触史，应尽早（在暴露后的 10 天内）使用丙种球蛋白或水痘-带状疱疹免疫球蛋白。对于易感者接种水痘减毒活疫苗，可预防水痘，如在暴露于水痘患者后 72 小时内，采取应急接种水痘疫苗可预防水痘的发生。

（张姣姣）

第六节 手 足 口 病

手足口病（hand-foot-mouth disease，HFMD）是由多种人肠道病毒引起的常见传染病，以婴幼儿发病为主。大多数患者症状轻微，以发热和手、足、口腔等部位的皮疹或疱疹为主要特征。少数患儿可出现中枢神经系统、呼吸系统受累，引发无菌性脑膜炎、脑干脑炎、急性弛缓性麻痹、神经源性肺水肿和心肌炎等，个别重症患儿病情进展快，导致死亡。青少年和成人感染后多不发病，但能够传播病毒。引起手足口病的肠道病毒包括肠道病毒 71 型（EV71）和 A 组柯萨奇病毒（CoxA）、埃可病毒的某些血清型。

一、病因

引起 HFMD 的病原体主要为单股线形小 RNA 病毒科，肠道病毒属的柯萨奇病毒 A 组（Coxasckievirus A，Cox A）的 2、4、5、7、9、10、16 型等，B 组（Coxasckievirus B，Cox B）的 1、2、3、4、5 型等；肠道病毒 71 型（Human Enterovirus 71，EV71）；埃可病毒（Echovirus，ECHO）等。其中以 EV71 及 Cox A16 型较为常见。

肠道病毒适合在湿、热的环境下生存与传播，对乙醚、去氯胆酸盐等不敏感，75％乙醇和 5％来苏亦不能将其灭活，但对紫外线及干燥敏感。各种氧化剂（高锰酸钾、漂白粉等）、甲醛、碘酒都能灭活病毒。病毒在 50 ℃可被迅速灭活，但 1 mol 浓度二价阳离子环境可提高病毒对热灭活的抵抗力,病毒在 4 ℃可存活1年,在－20 ℃可长期保存,在外环境中病毒可长期存活。

二、流行病学

(一)流行概况

HFMD 是全球性传染病,世界大部分地区均有此病流行的报道。1957 年新西兰首次报道,1958 年分离出柯萨奇病毒,1959 年正式命名 HFMD。1969 年 EV71 在美国被首次确认。此后 EV71 感染与 Cox A16 感染交替出现,成为 HFMD 主要病原体。我国自 1981 年在上海报道 HFMD,HFMD 分布广泛,流行无明显的地区性,全年均可发生,一般 4~7 月为发病高峰。托幼机构等易感人群集中处可发生暴发。肠道病毒传染性强、隐性感染比例高、传播途径复杂、传播速度快,控制难度大,容易出现暴发和短时间内较大范围流行。

(二)传染源

人是人肠道病毒的唯一宿主,患者和隐性感染者为传染源。发病前数天,感染者咽部与粪便就可检出病毒,通常以发病后一周内传染性最强。

(三)传播途径

肠道病毒可经胃肠道(粪-口途径)传播,也可经呼吸道(飞沫、咳嗽、打喷嚏等)传播,亦可因接触患者口鼻分泌物、皮肤或黏膜疱疹液及被污染的手及物品等造成传播。尚不能明确是否可经水或食物传播。

(四)易感性

人普遍易感。各年龄组儿童均可感染发病,多发生于学龄前儿童,尤以 3 岁及以下儿童发病率最高。显性感染和隐性感染后均可获得特异性免疫力,产生的中和抗体可在体内存留较长时间,对同血清型病毒产生比较牢固的免疫力,但不同血清型间无交叉免疫。

三、发病机制及病理

引起手足口病的常见病毒是 EV71 及 Cox A16,导致手足口病肺水肿或肺出血死亡的病毒主要是 EV71。当肠道病毒通过咽部或肠道侵入易感者体内,在其局部黏膜、淋巴结内增殖,然后释放入血,引起第 1 次病毒血症,继之病毒在全身淋巴结、肝脾内增殖,释放入血,引起第二次病毒血症,到达全身的靶器官。目前肠道病毒导致重症的机制尚不完全清楚,EV71 具有嗜神经性,侵犯外周神经末梢,通过逆向神经转运进入中枢神经感系统,直接感染和免疫损伤引起神经系统临床表现;EV71 感染导致肺水肿的机制为神经源性。

四、临床表现

潜伏期为 2~10 天,平均 3~5 天,病程一般为 7~10 天。

(一)普通病例

急性起病,初期有轻度上感症状,部分患儿可伴有咳嗽、流涕、食欲缺乏、恶心、呕吐和头痛等症状,半数患者发病前 1~2 天或发病的同时有发热,多在 38 ℃左右。患儿手、足、口、臀四个部位可出现斑丘疹和/或疱疹,皮疹具有不痛、不痒、不结痂、不结疤的四不特征。疱疹周围可有炎性红晕,疱内液体较少。手、足、口病损在同一患者不一定全部出现。水疱和皮疹通常在 1 周内消退。

（二）重症病例

少数病例,尤其在 3 岁以下的儿童,病情进展迅速,在发病的 1～5 天内出现神经系统受累、呼吸及循环功能障碍等表现,极少数病例病情危重,可致死亡,存活者可留有神经系统后遗症。①神经系统损害:精神差、嗜睡、易惊、头痛、呕吐、烦躁、肢体抖动、急性肢体无力、肌阵挛、眼球震颤、共济失调、眼球运动障碍、颈项强直等。②呼吸系统表现:呼吸浅快或节律改变,呼吸困难,口唇发绀,咳嗽、有粉红色或血性泡沫痰。③循环系统表现:面色青灰、皮肤花纹、四肢发凉、出冷汗、毛细血管充盈时间延长,心率增快或减慢,血压升高或下降。

五、辅助检查

（一）血常规检查

白细胞计数正常或偏低,病情危重者白细胞计数可明显升高。

（二）血生化检查

部分病例谷丙转氨酶(ALT)、谷草转氨酶(AST)、肌酸激酶同工酶(CKMB)轻度升高。重症病例可有肌钙蛋白、血糖升高。C 反应蛋白一般不升高。

（三）脑脊液检查

在神经系统受累时可表现为外观清亮,压力增高,白细胞计数增多,多以单核细胞为主,蛋白正常或轻度增多,糖和氯化物正常。

（四）胸部 X 线片检查

肺水肿患儿可表现为双肺纹理增多,网络状、点片状、大片状阴影,部分病例以单侧为主,快速进展为双侧大片阴影。

（五）磁共振检查

在神经系统受累时可有异常改变,以脑干、脊髓灰质损害为主。

（六）脑电图检查

部分病例可表现为弥漫性慢波,少数可出现棘(尖)慢波。

（七）心电图检查

无特异性改变,可见窦性心动过速或过缓,ST-T 改变。

（八）病原学检测

1.病毒核酸检测或病毒分离

咽及气道分泌物、疱疹液、粪便和脑、肺、脾、淋巴结等组织标本中肠道病毒特异性核酸阳性或分离到肠道病毒,如 EV71、Cox A16 或其他肠道病毒。

2.血清学检测

急性期与恢复期血清 EV71、Cox A16 或其他肠道病毒中和抗体有 4 倍或4 倍以上升高。

六、诊断及鉴别诊断

临床诊断主要依据流行病学资料、临床表现及实验室检查,确诊须有病原学证据。主要依据:①学龄前儿童为主要发病对象,常以婴幼儿多见,在集聚的场所呈流行趋势。②临床主要表现为初起发热,继而口腔、手、足和臀等部位出现斑丘疹及疱疹样损害。

不典型、散在性 HFMD 很难与其他出疹发热性疾病鉴别,须结合病原学及血清学检查作出诊断。HFMD 普通病例常需与其他儿童发疹性疾病相鉴别,如与丘疹性荨麻疹、水痘、不典型麻疹、幼儿急疹、带状疱疹以及风疹等鉴别。可根据流行病学特点、皮疹形态、部位、出疹时间、有无淋巴结肿大以及伴随症状等进行鉴别,以皮疹形态及部位最为重要。最终可依据病原学和血清学检测进行鉴别。

对于 HFMD 的重症病例要与其他病毒所致脑炎或脑膜炎、肺炎、暴发性心肌炎相鉴别,可根据流行病学史尽快留取标本进行肠道病毒,尤其是 EV71 的病毒学检查,结合病原学或血清学检查做出诊断。

七、治疗

(一)普通病例治疗

1.加强隔离

避免交叉感染,适当休息,清淡饮食,做好口腔和皮肤护理。

2.对症治疗

发热、呕吐、腹泻等给予相应处理。

3.病因治疗

选用利巴韦林等。

(二)重症病例治疗

1.合并神经系统受累的病例

(1)对症治疗:如降温、镇静、止惊(地西泮、苯巴比妥钠、水合氯醛等)。

(2)控制颅高压:限制入量,给予甘露醇脱水,剂量每次 0.5~1.0 g/kg,每 4~8 小时 1 次,根据病情调整给药时间和剂量,必要时加用呋塞米。

(3)静脉注射丙种球蛋白:每次 1 g/kg,2 次或每次 2 g/kg,1 次。

(4)酌情使用糖皮质激素

(5)呼吸衰竭者进行机械通气,加强呼吸管理。

2.合并呼吸、循环系统受累的病例

(1)保持呼吸道通畅,吸氧。

(2)建立静脉通路,监测呼吸、心率、血压及血氧饱和度。

(3)呼吸衰竭时及时气管插管,使用正压机械通气,根据血气分析随时调整呼吸参数。

(4)必要时使用血管活性药物、丙种球蛋白等。

八、预防

本病至今尚无特异性预防方法。加强监测、提高监测敏感性是控制本病流行的关键。各地要做好疫情报告,托幼单位应做好晨间检查,及时发现患者,采集标本,明确病原学诊断,并做好患者粪便及其用具的消毒处理,预防疾病的蔓延扩散。流行期间,家长应尽量少让孩子到拥挤的公共场所,减少感染的机会。医院应加强预防,设立专门诊室,严防交叉感染。密切接触患者的体弱婴幼儿可酌情注射丙种球蛋白。

(张姣姣)

第七节　猩　红　热

猩红热是一种由 A 组溶血性链球菌所致的急性呼吸道传染病,其临床以发热、咽峡炎、全身弥漫性红色皮疹及疹退后皮肤脱屑为特征。多见于 5～15 岁的儿童,少数患儿于病后 2～3 周可因为变态反应发生风湿热或急性肾小球肾炎。

一、病因

病原菌为 A 组 β 溶血性链球菌。其直径为 0.6～1.0 μm,依据其表面抗原 M,可分为 80 个血清型。M 蛋白是细菌的菌体成分,对中性粒细胞和血小板都有免疫毒性作用。链球菌能产生 A、B、C 三种抗原性不同的红疹毒素,其抗体无交叉保护力,均能致发热和猩红热皮疹。此外,该细菌还能产生链激酶和透明质酸酶,前者可溶解血块并阻止血液凝固,后者可溶解组织间的透明质酸,使细菌在组织内扩散。细菌的致热性外毒素可引起发热、头痛等全身中毒症状。

A 组 β 溶血性链球菌对热及干燥抵抗力不强,经 55 ℃处理 30 分钟可全部灭活,也很容易被各种消毒剂杀死,但在 0 ℃环境中可生活几个月。

二、流行病学

猩红热通过飞沫传播,由于这种链球菌在外界环境中普遍存在,患者带菌者和不典型的病例为主要传染源。被污染的日常用品的间接传播偶可发生,皮肤脱屑本身没有传染性。人群普遍易感,冬春季为发病高峰,夏秋季较少。

三、发病机制及病理

溶血性链球菌从呼吸道侵入咽、扁桃体,引起局部炎症,表现为咽峡及扁桃体急性充血、水肿,有中性粒细胞浸润,纤维素渗出,可为卡他性、脓性或膜性,并可向邻近组织器官扩散,亦可通过血源播散。炎症病灶处溶血性链球菌产生红疹毒素,经吸收后使机体表皮毛细血管扩张,真皮层广泛充血,在毛囊口周围有淋巴细胞及单核细胞浸润,形成猩红热样皮疹。恢复期表皮细胞角化过度,并逐渐脱落形成临床上的脱皮。舌乳头红肿突起,形成杨梅舌。重型患者可有全身淋巴结、肝、脾等网状内皮组织增生,心肌发生中毒性退行性变。部分患者于 2 周后可出现变态反应,主要表现为肾小球肾炎或风湿热。

四、临床表观

(一)潜伏期
通常为 2～3 天,短者 1 天,长者 5～6 天。外科性猩红热潜伏期较短,一般为 1～2 天。

(二)前驱期
从发病到出疹为前驱期,一般不超过 24 小时,少数病例可达 2 天。起病多急骤,当局部细菌繁殖到一定数量,并产生足够的外毒素时即出现症状,有畏寒,高热伴头痛、恶心、呕吐、咽痛等。婴儿在起病时烦躁或惊厥。检查时轻者仅咽部或扁桃体充血,重者咽及软腭有脓性渗出物和点状红疹或出血性红疹,或有假膜形成。颈及颌下淋巴结肿大及压痛。

(三)出疹期

多见于发病后 1～2 天出疹。皮疹从颈、上胸部开始,然后迅速波及躯干及上肢,最后到下肢。皮疹特点是全身皮肤弥漫性发红,其上有红色点状皮疹,高出皮面,扪之有粗糙感,压之退色,有痒感,疹间无正常皮肤,以手按压则红色可暂时消退数秒钟,出现苍白的手印,此种现象称为贫血性皮肤划痕,为猩红热的特征之一。在皮肤皱褶处,如腋窝、肘弯和腹股沟等处,皮疹密集成线压之不退,称为帕氏线,为猩红热特征之二。前驱期或发疹初期,舌质淡红,其上被覆灰白色苔,边缘充血水肿,舌刺突起,2 天后舌苔由边缘消退,舌面清净呈牛肉样深红色,舌刺红肿明显,突出于舌面上,形成"杨梅"样舌,为猩红热特征之三。猩红热患者还可出现口周苍白区,系口周皮肤与面颊部发红的皮肤比较相对苍白。

(四)恢复期

皮疹于 3 天后颜色转暗,逐渐隐退。并按出疹先后顺序脱皮,皮疹愈多,脱屑愈明显。轻症患者呈细屑状或片状屑。重症患者有时呈大片脱皮,以指、趾部最显。此时全身中毒症状及局部炎症也很快消退。此期 1 周左右。

除了上述典型的临床表现外,随着细菌毒力的强弱,侵入部位的差异和机体反应性的不同,又有其特殊表现。

(1)脓毒型咽峡炎明显,渗出物多,局部黏膜可坏死而形成溃疡。细菌扩散到附近组织,发生化脓性中耳炎、鼻窦炎、乳突炎及颈部淋巴结炎,重者导致败血症。目前该型已较少见。

(2)中毒型全身中毒症状重,高热 40 ℃以上。往往出现意识障碍、萎靡、嗜睡或烦躁,重者谵妄,惊厥及昏迷。亦可呈循环衰竭及中毒性心肌炎表现。皮疹可为出血性,延时较久,但咽峡炎不明显。此型患者易引起全身或局部的细菌感染性并发症。自抗生素应用以来,已很少见到。

(3)外科型(包括产科型)病原菌通过咽外途径如伤口、产道、烧、烫伤创面或皮肤感染侵入人体引起发病,其皮疹先出现于细菌入侵部位附近,邻近的淋巴结炎较显著,全身症状轻,咽扁桃体无炎症。预后良好。

五、辅助检查

(一)血常规

白细胞总数增加,在(10～20)×10⁹/L,中性粒细胞可达 80％以上,严重者可出现中毒颗粒。

(二)快速抗原检测

免疫荧光法或乳胶凝集法检测咽拭子或伤口分泌物 A 组 β 溶血性链球菌,用于快速诊断。

(三)细菌培养

从咽拭子或其他病灶内取标本培养,分离出 A 组 β 溶血性链球菌。

六、诊断和鉴别诊断

典型皮疹、帕氏线、"杨梅"舌等是临床诊断猩红热的主要依据,再结合全身症状如发热、咽痛、扁桃体红肿以及流行病学特点,诊断并不难。诊断困难者多系极轻和极重的或就诊时恰在出疹期与脱屑期之间,缺乏显著症状的病例。应仔细询问病史,体检时尤需注意本病特征性表现。咽拭子细菌培养阳性有助于诊断。

本病应与下列疾病作鉴别诊断。

(一)风疹

其皮疹有时与猩红热不易鉴别,但枕后淋巴结肿大,白细胞减少,当地流行情况可供鉴别。

(二)麻疹

典型麻疹皮疹与猩红热皮疹不相同,但在麻疹前驱期偶或暂现猩红热样的皮疹,反之猩红热患儿四肢有时可见麻疹样皮疹。但麻疹的卡他症状,麻疹黏膜斑,皮疹特点及出疹顺序及疹退后的色素沉着,白细胞降低,流行史等有助于鉴别。

(三)药物疹

奎宁、苯巴比妥、磺胺类、安替比林、颠茄合剂、阿托品等药物,有时可致皮肤弥漫性潮红,或可表现为斑丘疹。但缺乏全身症状、无咽峡炎症,皮疹分布不均匀,主要靠仔细询问药物史有助鉴别。

(四)金黄色葡萄球菌败血症

部分金黄色葡萄球菌可产生红疹毒素也可引起类似猩红热样皮疹,与中毒型猩红热不易鉴别,其皮疹多在起病后 3~5 天出现,持续时间较短,中毒症状更为明显,大多有金黄色葡萄球菌感染灶,最重要的鉴别是病灶的细菌培养、血培养。

七、治疗

(一)一般治疗

供给充分的营养、热量。在发热,咽痛期间可给予流质或半流质饮食,保持口腔清洁,较大儿童可用温盐水漱口。高热者,应物理降温或用退热剂。

(二)抗生素治疗

青霉素能迅速消灭链球菌,预防和治疗脓毒并发症,是治疗猩红热的首选药物。更重要的在于预防并发症如急性肾小球肾炎和急性风湿热的发生。治疗开始愈早,预防效果愈好,疗程至少10 天。青霉素过敏者可选用头孢菌素,或酌情选用红霉素、克林霉素,但后者对 A 组溶血性链球菌耐药性很高,需根据药物敏感性结果选用,疗程 7~10 天。

八、预防

(一)早期隔离

患者明确诊断后将患儿进行隔离治疗,由于早期使用抗生素,病原菌很快消失,隔离期限缩短为 1 周。病情不需住院者,尽可能在家隔离治疗。最好咽培养 3 次阴性后解除隔离。

(二)接触者的处理

儿童机构发生猩红热时,应严密观察接触者。认真进行晨间检查,有条件可做咽拭子培养。对可疑猩红热、咽峡炎患者,都应给予隔离治疗。

(孔 凡)

第八节　流行性腮腺炎

流行性腮腺炎是由腮腺炎病毒引起的急性呼吸道传染病。其临床特征为腮腺（包括颌下腺和舌下腺）的非化脓性肿胀、疼痛和发热，并可累及其他各种腺体及其他器官。传染性仅次于麻疹、水痘。预后良好，感染后可获持久免疫。

一、病因

腮腺炎病毒属副黏液病毒科的单股 RNA 病毒。其直径 100～200 nm，呈球形，只有一个血清型，有 12 个基因型从 A 到 L。对物理和化学因素敏感，加热至 55～60 ℃后 20 分钟即可失去活力，福尔马林或紫外线也能将其灭活，但耐低温，4 ℃可存活 2 个月以上。

二、流行性

人是流行性腮腺炎病毒的唯一宿主，可通过直接接触、飞沫、唾液污染食具或玩具等途径传播。一年四季均可发生，但以冬春季为高峰。人群对本病普遍易感，感染后可获持久免疫，仅有 1%～2% 的人可能再次感染。

三、发病机制及病理

病毒首先侵犯口腔和鼻黏膜，在其局部上皮细胞增殖，并释放入血，形成第一次病毒血症。病毒经血液至全身各器官，首先累及各种腺体，如腮腺、颌下腺、舌下腺及胰腺、生殖腺等，并在其腺上皮细胞增殖，再次入血，形成第二次病毒血症，进一步波及其他脏器。

病理特征为腮腺非化脓性炎症，包括间质水肿、点状出血、淋巴细胞浸润和腺泡坏死。腺体导管水肿，管腔内脱落的坏死上皮细胞堆积，使腺体分泌排出受阻，唾液淀粉酶经淋巴系统进入血液而使血、尿淀粉酶升高。此外，其他器官如胰腺、睾丸可有类似病理改变。

四、临床表现

潜伏期 14～25 天，多无前驱症状。起病较急，可有发热、头痛、咽痛、食欲缺乏、恶心及呕吐等，数小时至 1～2 天出现腮腺肿大，初为一侧，继之对侧也出现肿大。腮腺肿大以耳垂为中心，并向前、后、下发展，边界不清，局部表面热而不红，触之有弹性感并有压痛。当腮腺肿大明显时出现胀痛，咀嚼或进酸性食物时疼痛加剧。腮腺导管口（位于上颌第二磨牙旁的颊黏膜处）在早期常有红肿。腮腺肿大 1～3 天达高峰，1 周左右消退，整个病程 10～14 天。

此外，颌下腺和舌下腺也可同时受累。常合并有脑膜炎、胰腺炎和生殖腺炎（多见睾丸炎）。不典型病例可无腮腺肿大，仅以单纯睾丸炎或脑膜炎的症状为临床表现。

五、辅助检查

（一）一般检查

1.血常规检查

白细胞总数大多正常或稍高，淋巴细胞相对增高。

2.血清及尿淀粉酶测定

其增高程度常与腮腺肿胀程度相平行。90％的患儿发病早期血清及尿淀粉酶增高,有助于诊断。

3.脑脊液检测

约半数腮腺炎患者在无脑膜炎症状和体征时,脑脊液中白细胞可轻度升高。

(二)血清学检查

ELISA法检测血清中腮腺炎病毒核蛋白的IgM抗体在临床症状后3天逐渐升高可作为近期感染的诊断;近年来应用特异性抗体或单克隆抗体检测腮腺炎病毒抗原,可作早期诊断;逆转录PCR技术检测腮腺炎病毒RNA,可提高对可疑患者的诊断率。

(三)病毒分离

可从患儿唾液、尿及脑脊液中分离出病毒。

六、并发症

流行性腮腺炎是全身性疾病,病毒常侵犯中枢神经系统及其他腺体而出现症状。甚至某些并发症可不伴有腮腺肿大而单独出现。

(一)神经系统

1.脑膜脑炎

较为常见,多在腮腺肿大后1周左右出现,也可发生在腮腺肿大前或腮腺肿后2周内,临床表现及脑脊液改变与其他病毒性脑膜脑炎相似。疾病早期,脑脊液中可分离出腮腺炎病毒,大多数预后良好,但也偶有死亡及留有神经系统后遗症者。

2.多发性神经炎、脑脊髓炎

偶有腮腺炎后1～3周出现多发性神经炎、脑脊髓炎,但预后多良好。肿大腮腺可压迫面神经引起暂时性面神经麻痹,有时出现三叉神经炎、偏瘫、截瘫及上升性麻痹等。

3.耳聋

由听神经受累所致。发生率虽不高(约1/15 000),但可发展成永久性和完全性耳聋,所幸75％为单侧,故影响较小。

(二)生殖系统睾丸炎

生殖系统睾丸炎是青春发育期男孩常见的并发症,多为单侧,肿大且有压痛,近半数病例发生不同程度睾丸萎缩,但很少引起不育症。7％青春期后女性患者可并发卵巢炎,表现下腹疼痛及压痛,目前尚未见因此导致不育的报告。

(三)胰腺炎

胰腺炎常发生于腮腺肿大后3、4天至1周左右出现,以中上腹疼痛为主要症状,可伴有发热、呕吐、腹胀或腹泻等,轻型及亚临床型较常见,发生严重胰腺炎的极少见。由于单纯腮腺炎即可引起血、尿淀粉酶升高,故血、尿淀粉酶不宜作为诊断依据。血脂肪酶检测有助于胰腺炎的诊断。

(四)其他

还可有心肌炎、肾炎、乳腺炎、关节炎、肝炎等。

七、诊断及鉴别诊断

依据流行病学史、腮腺及其他唾液腺非化脓性肿大的特点,可作出临床诊断。

对非典型的流行性腮腺炎需依靠血清学抗体 IgM 检查或病毒检测分离确诊。

鉴别诊断包括其他病原(细菌、流感病毒、副流感病毒等)引起的腮腺炎和其他原因引起的腮腺肿大,如白血病、淋巴瘤及腮腺肿瘤等。

八、治疗

自限性疾病,目前尚无抗流行性腮腺病毒的特效药物。主要是对症治疗,镇痛及退热。急性期应避免食刺激性食物,多饮水,保持口腔卫生。高热患儿可采用物理降温或使用解热剂,严重头痛和并发睾丸炎者可酌情应用止痛药。此外,也可采用中医中药内外兼治。对重症脑膜脑炎、睾丸炎或心肌炎者,可短程给予糖皮质激素治疗。此外,氦氖激光局部照射治疗腮腺炎,对止痛、消肿有一定疗效。

九、预防

及早隔离患者直至腮腺肿胀完全消退为止。集体机构的易感儿应检疫 3 周。流行性腮腺炎减毒活疫苗具有较好的预防效果。此外,对鸡蛋过敏者不能使用腮腺炎减毒活疫苗。

(孔　凡)

第九节　流行性乙型脑炎

一、概述

流行性乙型脑炎简称乙脑,是由乙型脑炎病毒引起,经蚊传播的一种中枢神经系统急性传染病。因其首先在日本发现,故又名"日本脑炎"。本病流行于夏秋季。重型患者病死率高,幸存者常留有后遗症。在广泛接种乙脑疫苗后,发病率已明显下降。

二、病因及流行病学特征

乙脑病毒为单股正链 RNA 病毒,属于黄病毒科黄病毒属,为 B 组虫媒病毒。乙脑病毒嗜神经性强,抗原性稳定。猪为主要传染源,其次为马、牛、羊和狗,其他如猫、鸡、鸭和鹅等也可感染。蚊虫是主要传播媒介,主要是三带喙库蚊,伊蚊和按蚊也能传播。候鸟及蝙蝠也是乙脑病毒的越冬宿主。人是终宿主,但感染后病毒血症期短暂且病毒载量低,因此不是主要传染源。未见人与人传播的报道。人群普遍易感,多见于 10 岁以下儿童,病后获得持久免疫力。典型患者与隐性感染者之比为 1：(1 000～2 000)。

三、诊断

(一)病史
夏季发病;居住环境附近有养猪场;有蚊虫叮咬史;未接种乙型脑炎疫苗。

(二)临床表现
潜伏期 4～21 天,大多为 10～14 天。大多呈隐性感染或轻症,仅少数出现中枢神经系统症状。

1.临床分期

(1)初热期:病初 3 天,为病毒血症期。有发热、精神差、食欲缺乏、轻度嗜睡及头痛。体温 39 ℃左右持续不退。常无明显神经系统症状,易误诊为上呼吸道感染。

(2)极期:病程第 4～10 天,体温达 40 ℃以上并持续不退。全身症状加重,出现明显神经系统症状及体征。意识障碍加重,渐转入昏迷,并出现惊厥。重者惊厥反复发作,出现肢体强直性瘫痪、昏迷加重、深浅反射消失及颈强直等明显脑膜刺激症状。严重者发生脑疝或中枢性呼吸衰竭。

(3)恢复期:极期过后即进入恢复期。体温下降,昏迷者经过短期精神呆滞或淡漠而渐清醒。神经系统体征逐渐改善或消失。重症患者可有中枢性发热、多汗、神志呆滞及反应迟钝,部分记忆力丧失、精神及行为异常,肢体强直性瘫痪或有癫痫样发作。

(4)后遗症期:5%～20%患者有不同程度神经系统后遗症,病程 6 个月后仍不能恢复。主要为意识异常、智力障碍、癫痫样发作及肢体强直性瘫痪等。

2.病情分型

乙脑可分为下列 4 型,以轻型和普通型为多见。

(1)轻型:体温 38～39 ℃,神志清楚,有嗜睡、轻度颈强直等脑膜刺激症状,一般无惊厥。病程 1 周,无后遗症。

(2)普通型(中型):体温 39～40 ℃,昏睡、头痛、呕吐,出现浅昏迷。脑膜刺激症状明显,深浅反射消失,有 1 次或短暂数次惊厥。病程为 10～14 天,无或有轻度恢复期神经精神症状,一般无后遗症。

(3)重型:体温持续 40 ℃或更高,出现不同程度昏迷,反复或持续惊厥。病程在 2 周以上。部分患者留有不同程度后遗症。

(4)极重型:初热期体温迅速上升达 40.5～41 ℃或更高,伴反复发作难以控制的持续惊厥。于 1～2 天内转入深昏迷,肢体强直,有重度脑水肿表现,可发生中枢性呼吸衰竭或脑疝。病死率高,存活者均有严重后遗症。少数极重型可出现循环衰竭,由于延髓血管舒缩中枢严重病变或并发心肌炎和心功能不全所致。

(三)实验室检查

(1)外周血常规:白细胞总数(10～20)×10⁹/L,儿童可达 40×10⁹/L。病初中性粒细胞可高达 80%以上,1 天后,淋巴细胞占优势。少数患者血常规始终正常。

(2)脑脊液检查:外观无色透明,压力增高,白细胞计数(50～500)×10⁶/L,个别高达 1 000×10⁶/L,病初 1～2 天以中性粒细胞为主,以后则淋巴细胞增多。蛋白轻度增高,糖及氯化物正常。极少数脑脊液常规和生化正常。

(四)脑电图和影像学检查

脑电图为非特异性表现,呈弥漫性不规则高幅慢波改变。头颅 CT 或 MRI 可见弥漫性脑水肿,可在丘脑、基底节、中脑、脑桥或延髓见低密度影。

(五)病原学检查

病原学诊断依赖病毒分离或脑脊液和血病毒特异性抗原或抗体检测。确诊条件为下列之一:①酶联免疫法在脑脊液或血中检测出特异性 IgM 抗体;②在组织、血、脑脊液或其他体液分离到病毒或证实病毒特异性抗原或基因片段;③双份血清特异性 IgG 抗体有≥4 倍升高。

四、鉴别诊断

(一)中毒性菌痢

中毒性菌痢与乙脑季节相同,多见于夏秋季。但起病急骤,数小时内出现高热、惊厥、昏迷、休克、甚至呼吸衰竭。一般不出现颈强直等脑膜刺激征。用生理盐水灌肠,粪便有黏液和脓血,镜检和粪便培养可明确诊断。特殊情况下可进行脑脊液检查,中毒性菌痢脑脊液一般正常。

(二)化脓性脑膜炎

化脓性脑膜炎多发生在冬春季,脑脊液混浊,白细胞可数以万计,中性粒细胞在 80% 以上,糖明显降低,蛋白增高。脑脊液涂片及培养可检出细菌。

(三)其他病毒性脑炎

腮腺炎病毒、肠道病毒和单纯疱疹病毒等可引起脑炎,应根据流行病学资料、临床特征以及病原学检查加以区别。

五、治疗

重点是把握高热、惊厥、呼吸衰竭这三个主要病症的有效处理。

(一)急性期治疗

1.一般治疗

保证足够营养。高热、惊厥者易有脱水,应静脉补液,补液量根据有无呕吐及进食情况而定,$50\sim80$ mL/(kg·d)。昏迷者给予鼻饲,注意口腔卫生。注意观察患者精神、意识、呼吸、脉搏、血压及瞳孔的变化等。

2.对症治疗

(1)高热:室温应维持在 25 ℃以下;最好使体温保持在 38 ℃左右。每隔 2 小时测体温,若体温高于 38 ℃给予退热药(可采用布洛芬口服和退热栓交替使用)和/或冰袋冰帽等物理降温;若持续性高热伴反复惊厥者可采用亚冬眠疗法:氯丙嗪和异丙嗪各每次 $0.5\sim1.0$ mg,肌内注射,间隔 $2\sim4$ 小时重复,维持 $12\sim24$ 小时。

(2)控制颅内压:首选 20% 甘露醇($0.5\sim1.0$ g/kg)30 分钟内静脉滴完,间隔 $4\sim6$ 小时重复使用;脑疝时剂量增至 2.0 g/kg,分 2 次间隔 30 分钟快速静脉注射,可先利尿如呋塞米或同时用强心剂。重症病例可短期(<3 天)加用地塞米松静脉推注,地塞米松 0.5 mg/(kg·d)。

(3)惊厥:用止痉剂如氯硝西泮、水合氯醛及苯巴比妥等。氯硝西泮每次 $0.03\sim0.05$ mg/kg,静脉缓慢推注,每天 $2\sim3$ 次;10% 水合氯醛保留灌肠 $1\sim2$ mL/(次·岁);苯巴比妥 $10\sim15$ mg/kg饱和量肌内注射,极量每次 0.2 g,12 小时后 5 mg/(kg·d)维持。并针对发生惊厥的原因采取相应措施:如脑水肿者应以脱水治疗为主;气道分泌物堵塞者应吸痰、保持呼吸道通畅,必要时气管插管或切开;因高热所致惊厥者应迅速降温。

(4)呼吸障碍和呼吸衰竭:深昏迷患者喉部痰液增多影响呼吸时,应加强吸痰。出现呼吸衰竭表现者应及早使用呼吸机,必要时行气管切开术。

(5)循环衰竭:如为心源性心力衰竭,应用强心药物如毛花苷 C 等洋地黄类。毛花苷 C:24 小时负荷量<2 岁 $0.03\sim0.04$ mg,>2 岁 $0.02\sim0.03$ mg,静脉推注。首次用 1/2 量,余 1/2 量分 2 次用,间隔 $6\sim12$ 小时给药。次日给予地高辛维持(1/5~1/4 负荷量)。如因高热、昏迷、脱水过多,造成血容量不足而致循环衰竭,则应以扩容为主。先予生理盐水或等渗含钠液 10~

20 mL/kg,30 分钟内输入,仍不能纠正者输注胶体液如清蛋白或血浆。

(二)恢复期及后遗症治疗

重点在于功能锻炼。可采用理疗、针灸、按摩、推拿或中药等。

六、预防

(一)灭蚊

为预防乙脑的主要措施。消除蚊虫的滋生地,喷药灭蚊能起到有效作用。使用蚊帐、蚊香,涂擦防蚊剂等防蚊措施。

(二)动物宿主的管理

有条件者最好对母猪进行免疫接种,在乡村及饲养场要做好环境卫生,以控制猪的感染,可有效降低局部地区人群乙脑的发病率。

(三)接种乙脑疫苗

初次免疫年龄为 8 月龄,乙脑灭活疫苗需接种 2 次,间隔 7～10 天;18～24 月龄和 6 岁时各需加强接种 1 剂,保护率为 70%～90%。乙脑减毒活疫苗初次免疫接种 1 次,2 周岁时加强 1 次,2 次接种的保护率达 97.5%。　　　　　　　　　　　　　　　（孔　凡）

第十节　流行性脑脊髓膜炎

一、概述

流行性脑脊髓膜炎简称流脑,是由脑膜炎双球菌引起的一种化脓性脑膜炎。

二、诊断

(一)流行病学

人类是唯一传染源,通过飞沫经空气传播,冬春季多见。可呈散发或大、小流行。儿童发病年龄以 6 个月～2 岁最高。我国多于冬春季流行,以 2～4 月份为高峰期。潜伏期 1～7 天。

(二)症状和体征

(1)高热及头痛:持续高热,体温多在 39～40 ℃,头痛明显,伴有喷射状呕吐、肌肉酸痛、精神差,食欲下降。

(2)出血点及瘀斑:全身皮肤黏膜出现瘀点或瘀斑,最早出现在眼结膜和口腔黏膜,病情严重者瘀斑可迅速扩大形成大疱。婴幼儿的临床表现常不典型,除有高热、呕吐、拒乳、尖叫、烦躁、惊厥外,脑膜刺激症状不明显。

(3)暴发型流脑,出现颅内压增高:表现为剧烈头痛,频繁而剧烈喷射状的呕吐,反复或持续惊厥,迅速陷入昏迷状。脑膜刺激征阳性,严重者出现角弓反张、休克等。呼吸不规则、叹息样呼吸或点头样呼吸等。瞳孔大小不一,对光反应消失。

(三)实验室检查

(1)血常规:白细胞总数及中性粒细胞明显增高,严重者可有类白血病改变。暴发型患儿白细胞可不高,血小板进行性下降。

(2)脑脊液检查:早期可仅有压力增高,外观正常,细胞数、蛋白和糖无变化,后期外观变浑浊或呈脓样,细胞数可高达 $1 \times 10^9/L$ 以上,以中性粒细胞为主,蛋白明显增高,糖与氧化物减低。

(3)细菌学检查:脑脊液涂片或皮肤瘀点涂片染色镜检可查见脑膜炎球菌并有确诊价值。脑脊液培养需在使用抗菌药物前阳性率高。血培养阳性率低。

(4)免疫学检查:利用特异性抗体检测患儿血或脑脊液中的相应抗原,或以特异抗原来检测体内相应抗体对诊断有意义。

三、治疗

(一)抗生素治疗

(1)磺胺嘧啶(SD):每天 $0.15 \sim 0.2$ g/kg 加入葡萄糖液静脉滴注,每天总量不超过 6 g,同时口服等量碳酸氢钠,5~7 天为 1 个疗程。

(2)复方新诺明:每天 $50 \sim 60$ mg/kg,分 2 次口服。应多饮水,防止磺胺类药在肾脏形成尿路结晶,每天检查尿液。如发现血尿或有磺胺结晶,则暂停用药。

(3)青霉素:对磺胺药过敏或使用 24~48 小时病情无好转者,应选用青霉素,每天 20 万~40 万 U/kg 静脉滴注,分 2~3 次静脉滴注,疗程 5~7 天。

(4)氯霉素较易透过血-脑屏障,适用于不能使用青霉素的患者,每天 $25 \sim 30$ mg/kg,分 2 次静脉滴注。疗程同上。

(5)氨苄西林适用于病情较重,病原尚未明确的婴幼儿,每天 $150 \sim 300$ mg/kg 静脉滴注。

(6)头孢噻肟钠:以上治疗效果欠佳可选用,每天剂量 100 mg/kg,分 2 次静脉滴注。

(二)对症治疗

(1)降温:物理降温,也可用药物降温。惊厥时可给 10% 水合氯醛灌肠或地西泮注射。

(2)暴发型流脑的治疗:脱水治疗,20% 甘露醇 $0.5 \sim 1.0$ g/kg,快速静脉滴注。根据病情每 3~4 小时 1 次,直至呼吸恢复正常。症状好转,可逐渐减量或延长给药间隔至停药。使用时注意尿量变化,防止大剂量甘露醇引起的急性肾衰竭。也可与 50% 葡萄糖液交替使用。必要时可用呋塞米。

(3)肾上腺皮质激素:可减轻毒血症和颅内高压,常用地塞米松静脉滴注。

(4)给氧、吸痰:头部降温并给予呼吸兴奋药,呼吸停止者应立即行气管插管或气管切开。

(孔 凡)

第十一节 结核性脑膜炎

结核性脑膜炎简称结脑,是儿童结核病中最严重的类型。常在结核原发感染后 1 年以内发生,尤其在初染结核 3~6 个月最易发生结脑。多见于 3 岁以内婴幼儿,约占 60%。自普及卡介苗接种和有效抗结核药物应用以来,本病的发病率较过去明显降低,预后有很大改进,但若诊断不及时和治疗不当,病死率及后遗症的发生率仍较高,故早期诊断和合理治疗是改善本病预后的关键。

一、发病机制

结脑常为全身性粟粒性结核病的一部分,通过血行播散而来。婴幼儿中枢神经系统发育不成熟、血-脑屏障功能不完善、免疫功能低下与本病的发生密切相关。结脑亦可由脑实质或脑膜的结核病灶破溃,结核杆菌进入蛛网膜下腔及脑脊液中所致。偶见脊椎、颅骨或中耳与乳突的结核灶直接蔓延侵犯脑膜。

二、病理

(一)脑膜病变

软脑膜弥漫充血、水肿、炎性渗出,并形成许多结核结节。蛛网膜下腔大量炎性渗出物积聚,因重力关系、脑底池腔大、脑底血管神经周围的毛细血管吸附作用等,使炎性渗出物易在脑底诸池聚积。渗出物中可见上皮样细胞、朗格汉斯细胞及干酪坏死。

(二)颅神经损害

浆液纤维蛋白渗出物波及脑神经鞘,包围挤压颅神经引起颅神经损害,常见第Ⅶ、Ⅲ、Ⅳ、Ⅵ、Ⅱ对颅神经障碍的临床症状。

(三)脑部血管病变

在早期主要为急性动脉炎,病程较长者,增生性结核病变较明显,可见栓塞性动脉内膜炎,严重者可引起脑组织梗死、缺血、软化而致偏瘫。

(四)脑实质病变

炎症可蔓延至脑实质,或脑实质原已有结核病变,可致结核性脑膜脑炎。少数病例脑实质内有结核瘤。

(五)脑积水及室管膜炎

室管膜及脉络丛受累,出现脑室管膜炎。如室管膜或脉络丛结核病变使一侧或双侧室间孔粘连狭窄,可出现一侧或双侧脑室扩张。脑底部渗出物机化、粘连、堵塞使脑脊液循环受阻可导致脑积水。

(六)脊髓病变

有时炎症蔓延至脊膜、脊髓及脊神经根,脊膜肿胀、充血、水肿和粘连,蛛网膜下腔完全闭塞。

三、临床表现

典型结脑起病多较缓慢。根据临床表现,病程大致可分为3期。

(一)早期(前驱期)

早期(前驱期)为1～2周,主要症状为小儿性格改变,如少言、懒动、易倦、烦躁、易怒等。可有发热、食欲减退、盗汗、消瘦、呕吐、便秘(婴儿可为腹泻)等。年长儿可自诉头痛,多轻微或非持续性,婴儿则表现为蹙眉皱额,或凝视、嗜睡,或发育迟滞等。

(二)中期(脑膜刺激期)

中期(脑膜刺激期)为1～2周,因颅内压增高致剧烈头痛、喷射性呕吐、嗜睡或烦躁不安、惊厥等。出现明显脑膜刺激征,颈项强直,凯尔尼格征(Kernig征)、布鲁津斯基征(Brudzinski征)阳性。幼婴则表现为前囟膨隆、颅缝裂开。此期可出现颅神经障碍,最常见者为面神经瘫痪,其次为动眼神经和展神经瘫痪。部分患儿出现脑炎体征,如定向障碍、运动障碍或语言障碍。眼底检查可见视神经盘水肿、视神经炎或脉络膜粟粒状结核结节。

(三)晚期(昏迷期)

晚期(昏迷期)为 1~3 周,以上症状逐渐加重,由意识障碍逐渐加重,出现昏迷,阵挛性或强直性惊厥频繁发作。患儿可极度消瘦,呈舟状腹。常出现水、盐代谢紊乱。最终因颅内压急剧增高导致脑疝致使呼吸及心血管中枢麻痹而死亡。

不典型结脑表现:①婴幼儿起病急,进展较快,有时仅以惊厥为主诉;②早期出现脑实质损害者,可表现为舞蹈症或精神障碍;③早期出现脑血管损害者,可表现为肢体瘫痪;④合并脑结核瘤者可似颅内肿瘤表现;⑤当颅外结核病变极端严重时,可将脑膜炎表现掩盖而不易识别;⑥在抗结核治疗过程中发生脑膜炎时,常表现为顿挫型。

根据儿童结脑的病理变化、病情轻重及临床表现,可分为以下 4 型。

1.浆液型

其特点为浆液渗出物仅局限于脑底,脑膜刺激征及颅神经障碍不明显,脑脊液变化轻微。常在粟粒型结核病常规检查脑脊液时发现。多见于疾病早期,病情较轻。

2.脑底脑膜炎型

脑底脑膜炎型为最常见的一型。浆液纤维蛋白性渗出物较弥漫,炎性病变主要位于脑底。其临床特征有明显脑膜刺激征,颅高压及颅神经障碍突出,但没有脑局灶性症状。脑脊液呈现典型结脑改变。多见于疾病中期,病情较重。

3.脑膜脑炎型

脑膜和脑实质均受累。脑血管变化明显,可出现脑局灶性症状,如肢体瘫痪或偏瘫,语言障碍,甚至失语,手足徐动或震颤,颅高压或脑积水症状显著。脑脊液改变较轻,恢复较快,与临床表现不平行。此型病程长,迁延不愈或恶化、复发,预后差。

4.脊髓型

炎症蔓延至脊髓膜或脊髓,除脑及脑膜症状明显外,尚出现脊髓和神经根障碍,如截瘫、感觉障碍、括约肌功能障碍等。因脑脊液通路梗阻,脑脊液可呈黄色,有明显蛋白细胞分离现象。此型病程长,多见于年长儿,临床恢复慢,常遗留截瘫后遗症。

四、诊断

早期诊断主要依靠详细的病史询问,周密的临床观察及对本病高度的警惕性,综合资料全面分析,最可靠的诊断依据是脑脊液中查见结核杆菌。

(一)病史

(1)结核接触史,大多数结脑患儿有结核接触史,特别是与家庭内开放性肺结核患者接触史,对小婴儿的诊断尤有意义。

(2)卡介苗接种史,大多数患儿未接种过卡介苗。

(3)既往结核病史,尤其是 1 年内发现结核病又未经治疗者,对诊断颇有帮助。

(4)近期急性传染病史,如麻疹、百日咳等常为结核病恶化的诱因。

(二)临床表现

凡有上述病史的患儿出现性格改变、头痛、不明原因的呕吐、嗜睡或烦躁不安相交替及顽固性便秘时,即应考虑本病的可能。眼底检查发现有脉络膜粟粒结节对诊断有帮助。

(三)脑脊液检查

脑脊液检查对本病的诊断极为重要。

常规检查:脑脊液压力增高,外观无色透明或呈毛玻璃样,蛛网膜下腔阻塞时,可呈黄色,静置12～24小时后,脑脊液中可有蜘蛛网状薄膜形成,取之涂片作抗酸染色,结核杆菌检出率较高。白细胞数多为$50\times10^6～500\times10^6/L$,分类以淋巴细胞为主,但急性进展期,脑膜新病灶或结核瘤破溃时,白细胞数可$>1\,000\times10^6/L$,其中1/3病例分类以中性粒细胞为主。糖和氯化物均降低为结脑的典型改变。蛋白量增高,一般多为$1.0～3.0$ g/L,椎管阻塞时可高达$4.0～5.0$ g/L。对脑脊液改变不典型者,需重复化验,动态观察变化。脑脊液(5～10 mL)沉淀物涂片抗酸染色镜检阳性率可达30%。

(四)其他检查

(1)结核杆菌抗原检测:以ELISA双抗夹心法检测脑脊液结核杆菌抗原,是敏感、快速诊断结脑的辅助方法。

(2)抗结核抗体测定:以ELISA法检测结脑患儿脑脊液PPD-IgM抗体和PPD-IgG抗体,其水平常高于血清中的水平。PPD-IgM抗体于病后2～4天开始出现,2周达高峰,至8周时基本降至正常,为早期诊断依据之一;而PPD-IgG抗体于病后2周起逐渐上升,至6周达高峰,约在12周时降至正常。

(3)腺苷脱氨酶(adenosine deaminase,ADA)活性测定:ADA主要存在于T细胞中,有63%～100%结脑患者脑脊液ADA增高(>9 μ/L),ADA在结脑发病1个月内明显增高,治疗3个月后明显降低,为一简单可靠的早期诊断方法。

(4)结核菌素试验:阳性对诊断有帮助,但高达50%的患儿可呈阴性反应。

(5)脑脊液结核杆菌培养是诊断结脑可靠的依据。

(6)聚合酶链反应(PCR):应用PCR技术在结脑患儿脑脊液中扩增出结核杆菌所特有的DNA片段,能使脑脊液中极微量结核杆菌体DNA被准确地检测,其灵敏度和特异度超过目前使用的各种实验手段。

(五)X线、CT或磁共振(MRI)检查

约85%结核性脑膜炎患儿的胸片有结核病改变,其中90%为活动性病变,呈粟粒型肺结核者占48%。胸片证明有血行播散性结核病对确诊结脑很有意义。脑CT在疾病早期可正常,随着病情进展可出现基底节阴影增强、脑池密度增高、模糊、钙化、脑室扩大、脑水肿或早期局灶性梗死征。

五、鉴别诊断

(一)化脓性脑膜炎(简称化脑)

婴儿急性起病者,易误诊为化脑;而治疗不彻底的化脑脑脊液细胞数不甚高时,又易误诊为结脑,应予鉴别。重要鉴别点是脑脊液检查:化脑脑脊液外观混浊,细胞数多$>1\,000\times10^6/L$,分类以中性粒细胞为主,涂片或培养可找到致病菌,鉴别一般不难,但治疗不彻底的化脑脑脊液改变不典型,单凭脑脊液检查有时难与结脑鉴别,应结合病史、临床表现及其他检查综合分析。

(二)病毒性脑膜炎

起病较急,早期脑膜刺激征较明显,脑脊液无色透明,白细胞多在$50\times10^6～200\times10^6/L$,分类以淋巴细胞为主,蛋白质一般不超过$1.0$ g/L,糖和氯化物含量正常。

(三)隐球菌脑膜炎

起病较结脑更缓慢,病程更长,多有长期使用广谱抗生素和/或免疫抑制剂史。病初多无明显发热。颅高压症状显著,头痛剧烈,与脑膜炎其他表现不平行。视力障碍及视神经盘水肿较常见,症状有时可自行缓解。脑脊液呈蛋白细胞分离,糖显著降低,结核菌素试验阴性。最重要的鉴别点是脑脊液墨汁涂片可找到厚荚膜圆形发亮的菌体。

(四)脑肿瘤

尤其是婴幼儿较常见的髓母细胞瘤可经蛛网膜下腔播散转移,易发生颅神经障碍、脑膜刺激征及脑脊液改变,易误诊为结脑。但脑肿瘤一般无发热史,少见抽搐、昏迷,颅高压症状与脑膜刺激征不相平行,脑脊液改变较轻微,结核菌素试验阴性,脑部 CT 扫描或磁共振(MRI)有助于诊断。

六、并发症及后遗症

最常见的并发症为脑积水、脑实质损害、脑出血及颅神经障碍。其中前 3 种是导致结脑死亡的常见原因。严重后遗症为脑积水、肢体瘫痪、智力低下、失明、失语、癫痫及尿崩症等。晚期结脑发生后遗症者约占 2/3,而早期结脑后遗症甚少。

七、治疗

应抓住抗结核治疗和降低颅高压两个重点环节。

(一)一般疗法

应卧床休息,细心护理,对昏迷患者可予鼻饲或胃肠外营养,以保证足够热量,应经常变换体位,以防止褥疮和坠积性肺炎。做好眼睛、口腔、皮肤的清洁护理。

(二)抗结核治疗

联合应用易透过血-脑屏障的抗结核杀菌药物,分阶段治疗。

(1)强化治疗阶段联合使用 INH、RFP、PZA 及 EMB。疗程 2～3 个月,其中 INH 每天 10～15 mg/kg,最大剂量 300 mg,RFP 每天 10～20 mg/kg(＜600 mg/d),PZA 每天 30～40 mg/kg(＜750 mg/d),EMB 每天 15～25 mg/kg。

(2)巩固维持治疗阶段继用 INH,RFP。9～10 个月。抗结核药物总疗程不少于 12 个月,或待脑脊液恢复正常后继续治疗 6 个月。

(三)降低颅高压

由于室管膜炎症的刺激,脑脊液分泌增多,压力增高;加之脑底大量炎性渗出物及肉芽充填后,使脑脊液循环通路受阻而产生各种类型脑积水。最早于 10 天即可出现,故应及时控制颅内压,措施如下。

(1)脱水剂:常用 20%甘露醇,一般剂量每次 0.5～1.0 g/kg,于 30 分钟内快速静脉注入。4～6 小时 1 次,脑疝时可加大剂量至每次 2 g/kg。2～3 天后逐渐减量,7～10 天停用。其作用机制为使脑脊液渗入静脉而降低颅内压。

(2)利尿剂:乙酰唑胺一般于停用甘露醇前 1～2 天加用该药,每天 20～40 mg/kg(＜750 mg/d)口服,根据颅内压情况,可服用 1～3 个月或更长,每天服或间歇服(服 4 天,停 3 天)。该药系碳酸酐酶抑制剂,可减少脑脊液的产生而降低颅内压。

(3)侧脑室穿刺引流:适用于急性脑积水而其他降颅压措施无效或疑有脑疝形成时。引流量根据脑积水严重程度而定,一般每天 50～200 mL,持续引流时间为 1～3 周。有室管膜炎时可予侧脑室内注药。特别注意防止继发感染。

(4)腰椎穿刺减压及鞘内注药适应证:①颅内压较高,应用激素及甘露醇效果不明显,但不急需作侧脑室引流或没有作侧脑室引流的条件者。②脑膜炎症控制不好以致颅内压难于控制者。③脑脊液蛋白量>3.0 g/L 以上者。方法:根据颅内压情况,适当放出一定量脑脊液以减轻颅内压;3 岁以上每次注入 INH 20～50 mg 及地塞米松 2 mg,3 岁以下剂量减半,开始为每天 1 次,1 周后酌情改为隔天 1 次、1 周 2 次及 1 周 1 次。2～4 周为 1 个疗程。

(5)分流手术:若由于脑底脑膜粘连梗阻发生梗阻性脑积水时,经侧脑室引流等难以奏效,而脑脊液检查已恢复正常,为彻底解决颅高压问题,可考虑作侧脑室小脑延髓池分流术。

(四)糖皮质激素

能抑制炎症渗出从而降低颅内压,减轻中毒症状及脑膜刺激症状,有利于脑脊液循环,并可减少粘连,从而减轻或防止脑积水的发生。是抗结核药物有效的辅助疗法,早期使用效果好。一般使用泼尼松,每天 1～2 mg/kg(<45 mg/d),1 个月后逐渐减量,疗程 8～12 周。

(五)对症治疗

1.稀释性低钠血症

由于丘脑下部视上核和室旁核受结核炎症渗出物刺激,使垂体分泌抗利尿激素增多,导致远端肾小管回吸收水增加,造成稀释性低钠血症。如水潴留过多,可致水中毒,出现尿少、头痛、频繁呕吐、反复惊厥甚至昏迷。治疗宜用 3%氯化钠液静脉滴注,每次 6～12 mL/kg,可提高血钠 5～10 mmol/L,同时控制入水量。

2.脑性失盐综合征

结脑患儿可因间脑或中脑发生损害,调节醛固酮的中枢失灵,使醛固酮分泌减少;或因促尿钠排泄激素过多,大量 Na^+ 由肾排出,同时带出大量水分,造成脑性失盐综合征。应检测血钠、尿钠,以便及时发现,可用 2:1 等张含钠液补充部分失去的体液后,酌情补以 3%氯化钠液以提高血钠浓度。

3.低钾血症

宜用含 0.2%氯化钾的等张溶液静脉滴注,或口服补钾。

八、预后

预后与下列因素有关。

(1)治疗早晚:治疗愈晚病死率愈高,早期病例无死亡,中期病死率为 3.3%,晚期病死率高达 24.9%。

(2)年龄:年龄愈小,脑膜炎症发展愈快,愈严重,病死率愈高。

(3)病期和病型:早期、浆液型预后好,晚期、脑膜脑炎型预后差。

(4)结核杆菌耐药性:原发耐药菌株已成为影响结脑预后的重要因素。

(5)治疗方法:剂量不足或方法不当时可使病程迁延,易出现并发症。

随访观察复发病例全部发生在停药后 4 年内,绝大多数在 2～3 年内。停药后随访观察至少 3～5 年,凡临床症状消失,脑脊液正常,疗程结束后 2 年无复发者,方可认为治愈。

(孔 凡)

第十二节 脊髓灰质炎

一、概述

脊髓灰质炎又称小儿麻痹症,是由脊髓灰质炎病毒(poliovirus,PV)引起的主要表现为发热及肢体迟缓性瘫痪的急性传染病,可导致肢体残疾甚至死亡。在广泛接种脊髓灰质炎减毒疫苗(OPV)后,其发病率和死亡率明显降低,2000 年 WHO 西太区宣布中国已基本消灭脊髓灰质炎。但是,我国仍面临野病毒(WPV)输入性感染的风险,脊髓灰质炎疫苗衍生病毒(vaccine-derived polio virus,VDPV)感染病例仍时有发生。

二、病原和流行病学

PV 为 RNA 病毒,属小 RNA 病毒科肠道病毒属,按抗原性不同分为 I、II、III 型,各型间无交叉免疫。患者和隐性感染者是唯一传染源,在潜伏期末和瘫痪前期传染性最强。粪-口途径传播是主要的传播方式,也可通过鼻咽分泌物及飞沫传播。易感人群是婴幼儿,发病年龄以 6 个月至 5 岁最高。一年四季均可发病,以夏秋季为主。

三、诊断

(一)流行病学史

有脊髓灰质炎患者接触史;未接种脊髓灰质炎疫苗史。

(二)临床表现

潜伏期为 3～35 天,平均为 1～2 周。可分为无症状型、顿挫型和瘫痪型。90%～95%的 PV 感染无症状或仅有轻微非特异性表现,如发热、不适、畏食和咽痛。顿挫型因病毒未侵入神经系统,故症状轻,在上感样症状出现后 1～4 天,体温下降,症状消失,不发生瘫痪。瘫痪型的前驱期主要表现为发热、咽痛及咳嗽等上呼吸道感染症状,随后进入瘫痪前期,主要表现为热退后 2～6 天再次发热,肢体及颈背部疼痛,小婴儿拒抱,较大儿童体检时出现三角架征(患儿从床上坐起时两上臂向后伸直以支撑身体)、头下垂征(将手置于患儿肩下抬起躯干,其头下垂,与躯干不平行)及吻膝试验阳性(患儿坐起后屈曲膝关节和髋关节,不能自动地弯颈使下颌抵膝)。患儿多于再次发热后 3～4 天时进入瘫痪期,又可分三型。①脊髓型:最常见,以双侧不对称性弛缓性瘫痪为特点,并以单侧下肢为主。②延髓型:主要表现为脑神经麻痹及呼吸循环受损表现。③脑型:主要表现为高热、惊厥和肢体强直性瘫痪。

(三)实验室检查

外周血白细胞数正常。脑脊液早期特点为细胞数增加,以中性粒细胞为主,蛋白增加不明显,呈细胞-蛋白分离现象。

(四)病原学检查

一般在发病 1 周内从咽部、血及粪便中可分离出 PV,但较难从脑脊液中分离出病毒。如果血清和/或脑脊液中特异性 IgM 抗体阳性,或在恢复期中和抗体滴度≥4 倍升高,可确定诊断。

四、鉴别诊断

(一)感染性多发性神经根炎

感染性多发性神经根炎多见于年长儿,不呈流行性。起病缓慢,体温正常或低热,锥体束征常见,脑膜刺激征不明显。瘫痪特点是逐渐发生,呈上行性和对称性,多伴感觉障碍。脑脊液蛋白增加,细胞数正常,呈蛋白-细胞分离现象。

(二)其他肠道病毒感染

柯萨奇病毒 A 组、ECHO 病毒和肠道病毒 71 型感染可引起肢体迟缓性瘫痪,鉴别需依靠血清学特异性抗体检查和病毒分离。

(三)假性瘫痪

年幼儿童患骨关节疾病(如骨折、骨髓炎、关节炎、脱位、骨膜下血肿、急性风湿热及非特异性滑膜炎等)或肌内注射引起局部疼痛时,可影响肢体的活动。通过详细询问病史,结合体检或 X 线检查可以鉴别。

(四)家族性周期性麻痹

常有家族史及周期性发作史,无发热,往往突然对称性瘫痪,发作时血钾多降低,补钾后很快恢复。

(五)流行性乙型脑炎

起病急,高热,迅速出现嗜睡、昏迷、惊厥及呼吸衰竭;外周血白细胞数增加和中性粒细胞增多。

五、治疗

(一)前驱期与瘫痪前期

应卧床 1 周以上,避免过劳、外伤及手术;补充营养、多种维生素及水分。注射人丙种球蛋白。对症处理包括应用退热镇痛剂、局部湿热敷及热水浴。

(二)瘫痪期

治疗主要如下。

(1)保持肢体功能位:以免发生垂腕、垂足等现象。疼痛消失后进行主动或被动锻炼,避免骨骼畸形。

(2)适当营养:应给予营养丰富的饮食及大量水分,畏食者可插胃管喂养。

(3)促进神经传导的药物治疗:口服地巴唑 $0.1\sim0.2$ mg/(kg·d),疗程 10 天;加兰他敏 $0.05\sim0.1$ mg/(kg·d),肌内注射,从小剂量开始,疗程 30 天,一般在急性期后使用;新斯的明 $0.02\sim0.04$ mg/(kg·d),肌内或皮下注射。

(4)脑干型瘫痪:监测血压、呼吸及心率,观察有无呼吸肌麻痹,并及时处理和抢救。保持合理的体位,以防唾液、呕吐物吸入。最初不用胃管喂养,可静脉滴注复方氨基酸液及脂肪乳剂。咽肌麻痹,分泌物积聚时,行体位引流和吸引,保持呼吸道通畅,必要时气管切开。呼吸肌麻痹和吞咽困难同时存在时,应早行气管切开,辅助呼吸。有肺部感染时,给予适当抗菌药物治疗。伴循环衰竭者,需按感染性休克处理。保持水、电解质平衡。

(三)恢复期

加强肌肉锻炼如按摩、针灸及各种物理治疗,尽可能促进肌肉功能的恢复。可继续使用促进肌肉冲动传导的药物。

六、预防

(一)控制传染源

对患儿和疑似病例均应及时隔离,至少 40 天;密切接触者应医学观察 20 天。

(二)切断传播途径

加强环境及个人卫生管理,加强水、粪便及食品的管理。对患儿呼吸道分泌物、粪便及污染物品要彻底消毒。

(三)保护易感人群

主动免疫是本病预防的主要措施。目前普遍采用脊髓灰质炎混合多价糖丸,从生后 2 个月开始初次免疫,间隔 4~6 周,连服 3 次,4 岁时再加强 1 次。发现脊髓灰质炎疑似病例后,需行应急接种,即区域性强化免疫。被动免疫适用于未服过疫苗而与患者密切接触的 5 岁以内小儿或有先天性免疫缺陷患儿,肌内注射丙种球蛋白 0.3~0.5 mL/kg。

（孔　凡）

第十三节　传染性单核细胞增多症

一、概述

传染性单核细胞增多症(infectious mononucleosis,IM)临床以发热、咽扁桃体炎和淋巴结肿大以及外周血淋巴细胞和异型淋巴细胞增多为特征。典型传单主要由 EB 病毒(Epstein-Barr virus,EBV)感染引起,除免疫缺陷者有严重并发症外,大多恢复较好。其他病原如人巨细胞病毒(human cytomegalovirus,HCMV)、HHV-6、弓形虫、腺病毒、风疹病毒、甲型和乙型肝炎病毒等也可引起类似临床表现,又称单核细胞增多症样综合征,或称类传单。本节主要介绍 EB 病毒相关性传单。

二、病因及流行病学特征

EBV 属于疱疹病毒科 γ 亚科,为 DNA 病毒,表达核抗原(nuclear antigen,NA)、膜抗原(membrane antigen,MA)、早期抗原(early antigen,EA)和病毒衣壳抗原(viral capsid antigen,VCA)等多种抗原。EBV 主要感染有 CD21 受体的成熟 B 淋巴细胞,具有使靶淋巴细胞无限增殖的能力和潜伏-活化的特性。绝大多数原发感染后 EBV 进入潜伏状态。少数患者可呈慢性持续性感染(病毒基因在细胞内形成环化游离小体,依赖细胞酶进行复制,仅表达 6 种核蛋白、3 种膜蛋白和 2 种小 RNA 产物),可引起感染的 T 细胞、NK 细胞或 B 细胞发生克隆性增生,导致各种淋巴细胞增殖性疾病,还与 Burkitt 淋巴瘤、鼻咽癌、多克隆 B 细胞淋巴瘤及某些风湿病如干燥综合征等发生有关。

EBV 感染呈全球性分布,我国 3～5 岁儿童抗 VCA IgG 阳性率已达 90％以上。原发感染者为传染源,往往持续或间歇从唾液中排病毒数月之久。接触带病毒的唾液是主要传播方式。偶可经输血传播。EBV 也可从宫颈分泌物中排出,但无性传播和母婴传播的流行病学证据。

三、诊断

(一)病史
常无明确接触史。

(二)临床表现
潜伏期一般 30～50 天,在年幼儿童可较短。

(1)无症状或不典型感染:多见于年幼儿。显性表现常较轻微,如上呼吸道感染、扁桃体炎、持续发热伴或不伴淋巴结肿大。

(2)急性传染性单核细胞增多症:常先有 2～3 天前驱表现:头痛、不适、乏力及畏食等,然后出现下列典型征象。①发热、咽扁桃体炎和淋巴结肿大三联症:几乎均有发热,体温常≥39.5 ℃,可持续 10 天,个别长达 1～2 个月。约 80％有咽扁桃体炎,半数以上有白色膜状渗出,约 5％伴链球菌感染。>90％起病不久全身浅表淋巴结迅速肿大,颈部最为明显。纵隔淋巴结肿可致咳嗽和气促,肠系膜淋巴结肿可致腹痛。②脾大:见于 50％～70％病例,质柔软。脾破裂罕见,却为严重并发症。③肝大及肝功能异常:40％以上有肝酶增高;肝大见于 30％～50％;2％～15％有黄疸。少数呈重症肝炎样表现。④其他表现:可有皮疹。少见血液系统(贫血、血小板减少及粒细胞减少)、肺部(肺炎)、神经系统(脑炎、脑膜脑炎、吉兰-巴雷综合征及周围性面瘫)、心血管(心肌炎和心包炎)和肾脏(肾小球肾炎)等并发症。若无并发症,病程一般为2～4 周。

(3)免疫缺陷儿童 EBV 感染:常发生致死性单核细胞增多症、继发性低或无免疫球蛋白血症、恶性多克隆源性淋巴瘤、再生障碍性贫血及慢性淋巴细胞性间质性肺炎等。病死率高达 60％。

(4)慢性活动性 EBV 感染(chronic active Epstein-Barr virus infection,CAEBV):主要表现为持续性或反复发热,伴有淋巴结肿大和肝脾大,常有肝功能异常、贫血、血小板减少或全血减少、黄疸、皮疹和蚊虫叮咬过敏、视网膜炎等,若抗 VCA-IgG、抗 EAIgG 异常增高或抗 VCA-IgA和抗 EA-IgA 阳性,或病变组织包括外周血单个核细胞内 EBV DNA 载量增高即可诊断。病情常反复发作,根据临床征象和 EBV 载量分为活动性疾病和非活动性疾病状态。大多预后不良,常死于疾病活动期的严重脏器功能损伤,继发感染,并发 EBV 相关性噬血细胞综合征、间质性肺炎、神经系统并发症或恶性肿瘤等。

(三)实验室检查
病后 1～4 周内出现典型血常规改变,包括淋巴细胞增多≥5×10⁹/L 或 50％和异型淋巴细胞增多≥10％,白细胞计数一般为(10～20)×10⁹/L。

(四)病原学诊断
(1)血清学检查:抗 VCA-IgG 阳性表明既往或现症 EBV 感染;抗 VCA-IgM 是急性原发感染指标(持续 2～3 个月),但<4 岁者该抗体水平低,消失快(病后 3～4 周内消失);抗 EA 在急性晚期出现;抗 NA 在恢复期出现。抗 VCA IgG 和抗 NA 抗体将持续存在。在慢性活动性感染时,可见抗 VCA IgG 高滴度;抗 EA 常增高;抗 NA 阳性;或抗 VCA-IgA 和/或抗 EA-IgA 阳性;

而抗 VCA-IgM 通常阴性。

(2)病毒标志物检测:用核酸杂交和 PCR 法检测唾液或口咽洗液脱落上皮、外周血单个核细胞或血浆或血清和病变组织中 EBV DNA 或 EBERs 是最特异方法。还可用免疫标记法检测样本中病毒抗原。

(3)病毒分离:利用 EBV 感染使培养 B 细胞(人脐血或外周淋巴细胞)无限增殖的特性进行病毒分离鉴定,需耗时 6～8 周。

四、鉴别诊断

(一)链球菌性扁桃体炎

缺乏传单的其他体征,外周血白细胞总数、中性粒细胞和 C 反应蛋白增高。但若抗链球菌治疗 48 小时后发热等仍无缓解应考虑到本病。

(二)单核细胞增多症样综合征

异型淋巴细胞增多不如传单明显。风疹时咽峡炎不明显,少见淋巴结和脾大;腺病毒感染时咳嗽等呼吸道症状突出,淋巴结肿大少见;肝炎病毒感染时肝功能异常更严重,且无咽峡炎;HCMV感染时淋巴结肿和咽峡炎少见等特点有助鉴别。病原学检查是确定病原的重要手段。

(三)早期出现严重并发症

易因突出的器官或系统损害而误诊为其他疾病。此时,应注意动态观测血常规变化、监测 EBV 特异性抗体,及时检测外周血淋巴细胞或组织中病毒基因帮助诊断。

(四)继发其他疾病如川崎病、噬血细胞综合征或类风湿关节炎

已陆续有临床报道,可在本病急性阶段发生,更多见于 CAEBV 患儿。此时,综合分析病情演变特点、寻找病原学证据显得尤其重要,必要时可考虑相应诊断性治疗。

五、治疗

(一)支持对症治疗

急性期需卧床休息,给予对症治疗如退热、镇痛及护肝等。症状严重者可慎用短期常规剂量地塞米松;发生因扁桃体肿大明显或气管旁淋巴结肿致喘鸣或有血液或神经系统并发症时亦常需使用皮质激素。根据咽拭培养或抗原检测证实继发链球菌感染时需加用敏感抗生素。脾大者恢复期应避免明显身体活动或运动,以防脾破裂;脾破裂时应紧急外科处理或非手术治疗。因深部上呼吸道炎症致完全呼吸道梗阻时宜行气管插管。

(二)抗病毒治疗

目前尚缺乏对 EBV 感染有明显疗效的抗病毒药物。更昔洛韦体外有抑制 EBV 效应,临床急性期应用可缩短热程和减轻严重的扁桃体肿胀,但尚缺乏适宜的临床研究评估。可按抗 HCMV 诱导治疗方案给药,待体温正常或扁桃体肿胀明显减轻即可停药,无须维持治疗。

(三)慢性活动性 EBV 感染的治疗

目前认为,造血干细胞移植是 CAEBV 的治愈性手段。在造血干细胞移植前,如果处于疾病活动状态需应用联合化疗方案,控制病情。如果化疗期间,疾病持续处于活动状态,应尽快接受造血干细胞移植。日本学者提出三步策略和化疗方案可供参考:①第一步:抑制被激活的 T 细胞、NK 细胞和巨噬细胞。可选择泼尼松龙,$1～2$ mg/(kg·d);依托泊苷(VP-16),每周 150 mg/m^2;环孢素,3 mg/(kg·d),共 $4～8$ 周。②第二步:清除 EBV 感染的 T 细胞和 NK 细

胞。如果 EBV 载量下降＜1 个 log 数量级,可重复化疗或换用新的化疗方案。联合化疗方案:改良的 CHOP 方案(环磷酰胺:750 mg/ m²,第 1 天。吡柔比星:25 mg/m²,第 1、2 天。长春新碱2 mg/m²,第 1 天。泼尼松龙 50 mg/m²,第 1~5 天)。Capizzi 方案(阿糖胞苷:3 g/m²,每12 小时1 次,共 4 次。L-天门冬酰胺酶:10 000 U/m²,在阿糖胞苷滴注 4 小时后 1 次静脉滴注。泼尼松龙 30 mg/m²,第 1、2 天)。高剂量阿糖胞苷方案(阿糖胞苷 1.5 g/m²,每 12 小时 1 次,共12 次。泼尼松龙 30 mg/m²,第 1~6 天)。VPL 方案(VP-16:150 mg/m²,第 1 天。泼尼松龙:30 mg/m²,第 1~7 天。L-天门冬酰胺酶:6 000 U/m²,第 1~7 天)。③第三步:接受造血干细胞移植。若患者表现为 EBV 相关性噬血细胞综合征,可按噬血细胞综合征的化疗方案进行治疗。

六、预防

传单患者恢复期时仍可存在病毒血症,故在发病 6 个月后才能献血。已有 2 种 EBV 疫苗用于志愿者:表达 EBV gp320 的重组痘病毒疫苗和提纯病毒 gp320 膜糖蛋白的疫苗,有望开发应用于 EBV 感染的预防。　　　　　　　　　　　　　　　　　　　　　　　　　　　　(孔　凡)

第十四节　巨细胞病毒感染性疾病

一、概述

巨细胞病毒感染性疾病由人巨细胞病毒(HCMV)引起,多在儿童时期发生。绝大多数感染者无症状,但在先天感染和免疫抑制个体可引起严重疾病。婴幼儿期感染常累及肝脏。

二、病因及流行病学特征

HCMV 属疱疹病毒 β 亚科。为 DNA 病毒,表达即刻早期抗原(IEA)、早期抗原(EA)和晚期抗原(LA,病毒结构蛋白),暂定一个血清型。HCMV 具严格种属特异性和潜伏-活化特性。初次感染称原发感染;在免疫功能低下时潜伏病毒活化或再次感染外源性病毒则称再发感染。

我国一般人群 HCMV 抗体阳性率为 86%~96%,孕妇 95% 左右;儿童至周岁时已达 80%左右。感染者是唯一传染源,HCMV 存在于鼻咽分泌物、尿、宫颈及阴道分泌物、乳汁、精液、眼泪和血中。原发感染者可持续排病毒数年之久;再发感染者可间歇排病毒。传播途径主要有两种。①母婴传播:先天感染(经胎盘传播)和围产期感染(产时或母乳)。②水平传播:主要通过密切接触和输血等医源性传播。

三、诊断

(一)病史

常无明确接触史。先天感染患儿可有早产、小于胎龄或足月小样儿病史。输血后综合征患儿在病前 1~6 周(平均 3~4 周)有血制品输注史。

(二)临床表现

(1)先天感染:生后 2 周内实验室证实有 HCMV 感染可诊断之。5%~10% 有典型多系统器官受损表现,旧称巨细胞包涵体病(cytomagalic inclusion disease,CID)。黄疸(直接胆红素升高为主)和肝脾大最常见;可有血小板减少所致瘀斑、头小畸形、脑室扩大伴周边钙化、视网膜脉络膜炎、神经肌肉功能障碍如肌张力低下和瘫痪以及感音神经性耳聋;外周血异型淋巴细胞增多,脑脊液蛋白增高和血清肝酶增高,Coombs 阴性的溶血性贫血;可有腹股沟疝、腭裂、胆道闭锁、心血管畸形和多囊肾等畸形。另有 5% 为非典型者,可以上述 1 种或多种组合表现,单独存在头小畸形、肝脾大、血小板减少或耳聋相对常见。非神经损害多可恢复,但神经性损害常不可逆,可有智力障碍、感音神经性耳聋(显性感染发生率 25%～50%,不显性感染 10%～15%,可呈晚发性或进行性加重)、神经缺陷和眼部异常等后遗症。部分患儿可出现语言发育障碍和学习困难。

(2)婴儿围产期及生后感染:生后 3～12 周内开始排毒者为围产期感染。出生 12 周后开始排病毒为生后感染。显性表现:①HCMV 肝炎,呈黄疸型或无黄疸型,轻～中度肝大,常伴脾大,黄疸型常有不同程度淤胆,血清肝酶轻～中度升高。②HCMV 肺炎,多无发热,可有咳嗽、气促,偶闻肺部啰音。影像学检查多见弥漫性肺间质病变,可有支气管周围浸润伴肺气肿和结节性浸润。③输血后综合征,临床表现多样,可有发热、黄疸、肝脾大、溶血性贫血、血小板减少、淋巴细胞和异型淋巴细胞增多。常见皮肤灰白色休克样表现。亦可有肺炎,甚至呼吸衰竭。在早产儿,特别是极低体重儿病死率可达 20% 以上。早产儿和高危足月儿,特别是生后 2 个月内开始排病毒的早产儿发生后遗症的危险性增加。生后感染者不发生后遗缺陷。

(3)免疫正常儿童感染:显性感染在 4 岁以下可致支气管炎或肺炎;在 7 岁以下可表现为无黄疸型肝炎;在青少年则可表现为单核细胞增多症样综合征:不规则发热、不适和肌痛等,全身淋巴结肿大较少见,渗出性咽炎极少,多在发热 1～2 周后出现血常规改变(白细胞总数达 $10 \times 10^9/L$～$20 \times 10^9/L$,淋巴细胞＞50%,异型淋巴细胞＞5%);90% 以上有肝酶轻度增高,仅约 25% 有肝脾大,黄疸极少见。

(4)免疫抑制儿童感染:最常表现为单核细胞增多症样综合征,但异型淋巴细胞少见。部分因免疫抑制治疗有白细胞减少伴贫血和血小板减少。其次为肺炎,在骨髓移植者最为多见和严重,病死率高达 40%。HCMV 肝炎在肝移植受者常与急性排斥反应同时存在,以持续发热,肝酶升高,高胆红素血症和肝功能衰竭为特征。肾移植者可发生免疫复合物性肾小球肾炎。胃肠道疾病常见于艾滋病及骨髓、肾和肝移植者,病变常累及整个胃肠道,内镜可见溃疡,严重时见出血性和弥散性糜烂。还可发生脑膜脑炎、脊髓炎、周围神经病和多发性神经根炎等神经系统疾病。

(三)病原学检查

(1)病毒分离:最可靠,特异性最强。采用小瓶培养技术检测培养物中病毒抗原可缩短检出时间至24～32 小时。常采用尿样本,也可取体液和组织样本。

(2)HCMV 标志物检测:在各种组织或细胞标本中检测 HCMV 标志物如包涵体、病毒抗原、病毒颗粒和病毒基因(DNA 或 mRNA 片段),前 3 项任一项阳性或检出 HCMV mRNA 均表明有活动性感染。实时荧光定量 PCR 法检测病毒 DNA 载量与活动性感染呈正相关,高载量或动态监测中出现载量明显升高提示活动性感染可能。血清或血浆样本 HCMV DNA 阳性是活动性感染的证据;全血或单个核细胞阳性时存在潜伏感染的可能,高载量支持活动性感染。在新生儿期检出病毒 DNA 是原发感染的证据。

(3)血清学检查。原发感染证据:①动态观察到抗 HCMV IgG 抗体阳转。②抗 HCMV-

IgM 阳性而抗 HCMV-IgG 阴性或低亲和力 IgG 阳性。近期活动性感染证据：双份血清抗 HCMV IgG 滴度≥4 倍增高；抗 HCMV IgM 和 IgG 阳性。新生儿期抗 HCMV IgM 阳性是原发感染的证据。6 个月内婴儿需考虑来自母体的 IgG 抗体；严重免疫缺陷者或幼婴可出现特异性 IgM 抗体假阴性。

（四）诊断标准

（1）临床诊断：具备活动性感染的病毒学证据，临床上又具有 HCMV 性疾病相关表现，排除现症疾病的其他常见病因后可做出临床诊断。

（2）确定诊断：从活检病变组织或特殊体液如脑脊液、肺泡灌洗液内分离到 HCMV 病毒或检出病毒复制标志物（病毒抗原和基因转录产物）是 HCMV 疾病的确诊证据。

四、鉴别诊断

HCMV 感染的临床表现常难与其他病原感染相区别，故病原学检查是鉴别诊断的唯一可靠依据。由于 HCMV 致病力弱，免疫正常时无论原发或再发感染，绝大多数无症状，故在免疫正常个体应先排除其他病因，谨慎诊断 HCMV 疾病。在 CID 时，应与其他宫内感染如先天性风疹、弓形虫、梅毒螺旋体及单纯疱疹病毒等感染相鉴别。HCMV 引起单核细胞增多症样综合征时应与其他病原，特别是 EBV 相关性传染性单核细胞增多症鉴别。输血后综合征应排除 HBV 和 HCV 等输血后感染。

五、治疗

（一）抗病毒治疗

（1）更昔洛韦（ganciclovir，GCV）：治疗方案参照国外儿科经验。诱导治疗：5 mg/kg（静脉滴注＞1 小时），每 12 小时 1 次，共 2~3 周；维持治疗：5 mg/kg，1 天 1 次，连续 5~7 天，总疗程3~4 周。若诱导期疾病缓解或病毒血症/尿症清除可提前进入维持治疗；若诱导治疗 3 周无效，应考虑原发或继发耐药或现症疾病为其他病因所致；若维持期疾病进展，可考虑再次诱导治疗；若免疫抑制因素未能消除则应延长维持疗程，采用：①5 mg/kg，1 天 1 次；②6 mg/kg，每周 5 天；③序贯口服更昔洛韦 30 mg/kg，每 8 小时 1 次，或缬更昔洛韦，以避免病情复发。用药期间应监测血常规和肝、肾功能，若肝功能明显恶化、血小板和粒细胞下降≤25×10^9/L 和 0.5×10^9/L 或至用药前水平的 50% 以下应停药。粒细胞减少重者可给予粒细胞集落刺激因子，若需再次治疗，仍可使用原剂量或减量，或联合应用集落刺激因子以减轻骨髓毒性。有肾损害者应减量。

（2）缬更昔洛韦（valganciclovir，VGCV）：为 GCV 缬氨酸酯。2001 年获准用于 18 岁以上 AIDS 患者 HCMV 视网膜炎的治疗和移植患者预防用药。在先天感染新生儿的 II 期临床研究显示，口服单剂16 mg/kg 与静脉用 6 mg/kg 更昔洛韦等效。成人 900 mg 相当于静脉注射 GCV 5 mg/kg，诱导治疗900 mg，1 天 2 次，持续 21 天；维持治疗 900 mg，1 天 1 次。肾功能不全者剂量酌减。需与食物同服。主要不良反应有胃肠反应、骨髓抑制和眩晕、头痛、失眠等。

（3）膦甲酸钠（foscarnet，PFA）：一般作为替代用药。国外介绍儿童参照成人方案：诱导治疗：60 mg/kg，每 8 小时 1 次（静脉滴注＞1 小时），连用 2~3 周；免疫抑制者需维持治疗：90~120 mg/kg，1 天 1 次（静脉滴注＞2 小时）。维持期间疾病进展，则再次诱导或与 GCV 联用。主要有肾毒性，患者耐受性不如 GCV。

(二)对症治疗

对 HCMV 相关疾病予以相应处理,如肝炎时降酶、退黄及护肝治疗;肺炎有呼吸困难时给予氧疗等;注意防治二重感染。

六、预防

(一)一般预防

避免暴露是最主要的预防方法。手部卫生是预防的主要措施。使用 HCMV 抗体阴性血制品或洗涤红细胞(去除白细胞组分)可减少输血后感染。

(二)阻断母婴传播

(1)易感孕妇应避免接触已知排病毒者分泌物;注意手部卫生。

(2)带病毒母乳处理:已感染 HCMV 婴儿可继续母乳喂养,无须处理;早产和低出生体重儿需处理带病毒母乳。－15 ℃以下冻存至少 24 小时后室温融解可明显降低病毒滴度,再加短时巴斯德灭菌法(62～72 ℃,5 秒)可消除病毒感染性。

(三)药物预防

主要用于骨髓移植和器官移植患者。

(1)伐昔洛韦(valacyclovir,VACV):已在多个国家获准使用。主要用于移植后预防。口服剂量:肾功能正常时,2 g,1 天 4 次;肾功能不良(尤其肾移植后)者剂量酌减,1.5 g 1 天 4 次～1.5 g 1 天 1 次。一般需服药 90～180 天不等,总剂量不超过 2 000 g。

(2)GCV:同治疗剂量诱导治疗 7～14 天后维持治疗至术后 100～120 天。

(3)VGCV:2009 年获准用于 4 月龄～16 岁接受心脏或肾移植儿童的预防。儿童剂量(mg)＝7×体表面积(BSA)×肌酐清除率(CrCl),单剂不超过 900 mg;每天 1 次,术后 10 天内开始口服直至移植后 100 天。

(孔 凡)

第十五节　中毒型细菌性痢疾

细菌性痢疾是由志贺菌属引起的肠道传染病,而中毒型细菌性痢疾则是急性细菌性痢疾的危重型。起病急骤,临床以高热、嗜睡、惊厥、迅速发生休克及昏迷为特征。本病多见于 3～5 岁体格健康的儿童,病死率高,必须积极抢救。

一、病因及流行病学

本病的病原体为痢疾杆菌,属肠杆菌的志贺菌属。志贺菌属分成 A、B、C、D 四群,A 群为痢疾志贺菌,B 群为福氏志贺菌,C 群为鲍氏志贺菌,D 群宋内志贺菌。

我国引起流行的多数为福氏志贺菌,其次为宋内志贺菌。

急性、慢性痢疾病者及带菌者是主要传染源。其传播方式通过消化道传播,可通过污染的水和食物传播,夏秋季多见,多见于体格健壮的小儿,发病年龄以 3～5 岁多见。

二、发病机制

目前尚未完全清楚。引起中毒型细菌性痢疾与普通急性细菌性痢疾的机制不同,与机体对志贺菌的毒素反应有关。志贺菌侵袭人体后,细菌裂解,产生大量内毒素和少量外毒素。志贺菌内毒素从肠壁吸收入血,引起发热、毒血症及微循环障碍。内毒素作用于肾上腺髓质及兴奋交感神经系统释放肾上腺素及去甲肾上腺素等,使小动脉和小静脉发生痉挛性收缩。内毒素直接作用或通过刺激网状内皮系统,使组氨酸脱羧酶活性增加,或通过溶酶体释放,导致大量血管扩张物质释放,使血浆外渗,血液浓缩。此外,血小板凝聚,释放血小板因子3,促进血管内凝血,加重微循环障碍。

中毒型细菌性痢疾的病变在脑组织中最为明显,可发生脑水肿,甚至脑疝,临床表现为昏迷、抽搐及呼吸衰竭,常是导致中毒型细菌性痢疾的死亡原因。

三、病理

中毒型细菌性痢疾的肠道病变轻而不典型,特别在疾病的早期,中毒症状虽极严重,但病理改变并不明显,甚至在死亡病例中,结肠仅见充血、水肿。主要病理改变为大脑及脑干水肿,神经细胞变性及点状出血,肾小管上皮细胞变性坏死,部分肾上腺充血、皮质出血和萎缩。

四、临床表现

潜伏期通常为 1～2 天,但可短至数小时,长达 8 天。

(一)发病特点

起病急骤,突发高热,常在肠道症状出现前发生惊厥,短时期内(一般在数小时内)即可出现中毒症状。起病后体温很快上升至 39 ℃ 以上,可达 40～41 ℃,可伴有头痛,畏寒等症状,但无上呼吸道感染症状。肠道症状往往在数小时或数十小时后出现,故常被误诊为其他热性疾病。

(二)分型

根据其临床表现,分为如下几型。

1.休克型(皮肤内脏微循环障碍型)

主要表现为感染性休克。初起面色灰白,唇周青灰,四肢冷,指趾甲发白,脉细速,心率增快。后期出现青紫,血压下降,尿量减少,脉细速或细弱,甚至不能触及,心音低钝,无尿。重者青紫严重,心率减慢,心音微弱,血压测不出。并可同时伴心、肺、血液及肾脏等多器官功能不全的表现。

2.脑型(脑微循环障碍型)

病初起时小儿烦躁或萎靡、嗜睡,严重者出现惊厥。惊厥可反复发作,病初发作前后神志清楚,继之可转入谵妄昏迷,并可在持续惊厥后呼吸突然停止,这是由于脑细胞缺氧引起脑水肿产生脑疝所致。眼底检查可见小动脉直径变细,小静脉淤血扩张。此型较重,病死率高。

3.肺型(肺微循环障碍型)

主要表现为呼吸窘迫综合征。以肺微循环障碍为主,常由中毒型细菌性痢疾的休克型或脑型发展而来,病情危重,病死率高。

4.混合型

上述两型或三型同时存在或先后出现,此型极为凶险,病死率更高。

五、辅助检查

(一)血常规检查

白细胞总数及中性粒细胞增高,但发热仅数小时的患儿可以不高。

(二)大便常规检查

可见成堆白细胞、吞噬细胞和红细胞。尚无腹泻的早期病例,应用生理盐水灌肠后作粪便检查。粪便常规 1 次正常,不能排除该病的诊断,需要复查。

(三)大便培养

可分离出志贺菌属痢疾杆菌。

(四)特异性核酸检测

采用核酸杂交或聚合酶链反应可直接检查大便中的痢疾杆菌核酸,其灵敏度较高,特异性较强,快捷方便,是较有发展前途的检测方法。

六、诊断及鉴别诊断

3～5 岁的健康儿童,夏秋季节突然高热,伴反复惊厥、脑病和休克表现者,均应考虑本病。可用肛拭子或灌肠取便,若镜检发现大量脓细胞或红细胞可临床诊断,但需与下列疾病相鉴别。

(一)上呼吸道感染

初起高热可伴有惊厥,但惊厥很少反复,且高热时及惊厥后精神尚可,面颊潮红,而中毒型细菌性痢疾病者常精神萎靡,面色灰白。还可结合流行病学史以资区别。

(二)流行性乙型脑炎

流行性乙型脑炎也有发热,惊厥等表现。但其发热的热度是逐日升高,初 1～2 天热度并不很高,神经症状也常在发热 1～2 天后出现。乙脑很少有循环障碍,脑脊液检查常有异常,而中毒型细菌性痢疾的脑脊液检查无异常可资鉴别。

(三)流行性脑膜炎

流行性脑膜炎也有高热、惊厥、昏迷,亦可伴有面灰肢冷而很快发展为休克,但流脑常伴有呕吐,皮肤瘀点或瘀斑,脑膜刺激征亦较为明显,且多见于冬春季节。脑脊液检查可资区别。

(四)大叶性肺炎、尿道感染或败血症

这类细菌性感染亦常以发高热起病,偶尔也可发生抽搐,面色苍白等中毒症状,鉴别需依赖肺部体征,胸部 X 线检查,尿常规及血培养等加以区别。

(五)急性出血性坏死性小肠炎

常以发热起病,有血便,粪便具有特殊的臭味,腹痛较剧。热度一般不高,腹泻症状明显,严重时便血较多。休克常出现在后期。

七、治疗

本病病情凶险,必须及时抢救治疗。

(一)降温止惊

可采用物理、药物降温或亚冬眠疗法。持续惊厥者,可用地西泮 0.3 mg/kg 肌内注射或静脉注射(最大剂量≤每次 10 mg);或用水合氯醛 40～60 mg/kg 保留灌肠;或苯巴比妥钠肌内注射。

(二)控制感染

通常选用两种痢疾杆菌敏感的抗生素静脉滴注。因近年来痢疾杆菌对氨苄西林、庆大霉素等耐药菌株日益增多,故可选用阿米卡星、头孢噻肟钠或头孢曲松钠等药物。

(三)抗休克治疗

(1)扩充血容量,纠正酸中毒,维持水、电解质酸碱平衡。

(2)改善微循环:在充分扩容的基础上,适当应用血管活性药物,如多巴胺、酚妥拉明等。

(3)糖皮质激素可及早应用。地塞米松每次 0.2～0.5 mg/kg 静脉滴注,每天 1～2 次,疗程3～5 天。

(四)防治脑水肿和呼吸衰竭

首选 20％甘露醇减低颅内压,剂量每次 0.5～1 g/kg 静脉注射,每天 3～4 次,疗程 3～5 天,必要时与利尿剂交替使用。此外,保持患儿呼吸道通畅,保证血氧在正常范围内,若出现呼吸衰竭,及早给予机械通气治疗。

(孔 凡)

参考文献

[1] 戴淑凤.新生儿疾病诊疗速查[M].北京:北京大学医学出版社,2022.

[2] 赵静.现代儿科疾病治疗与预防[M].开封:河南大学出版社,2020.

[3] 朱鹏立.新生儿诊疗常规[M].福州:福建科学技术出版社,2020.

[4] 安文辉.小儿内科疾病临床诊疗思维[M].长春:吉林科学技术出版社,2019.

[5] 陈超,杜立中,封志纯.新生儿学[M].北京:人民卫生出版社,2020.

[6] 凌春雨.儿科疾病应用与进展[M].天津:天津科学技术出版社,2020.

[7] 陈惠芬,魏彦敏,邱净净,等.实用新生儿疾病诊疗手册[M].石家庄:河北科学技术出版社,2020.

[8] 刘峰.现代儿科疾病诊疗学[M].长春:吉林科学技术出版社,2019.

[9] 王伟丽.儿科与新生儿疾病诊疗实践[M].北京:科学技术文献出版社,2021.

[10] 石晶,母得志,陈大鹏.新生儿疾病症状鉴别诊断学[M].北京:科学出版社,2020.

[11] 惠晓霞.儿科疾病诊断与重症救治[M].长春:吉林科学技术出版社,2019.

[12] 赵小然,代冰,陈继昌.儿科常见疾病临床处置[M].北京:中国纺织出版社,2021.

[13] 吴玉芹.小儿临床呼吸病学[M].天津:天津科学技术出版社,2020.

[14] 闫军.实用儿科常见疾病诊疗实践[M].长春:吉林科学技术出版社,2019.

[15] 吕伟刚.现代儿科疾病临床诊治与进展[M].开封:河南大学出版社,2021.

[16] 李斌.儿科疾病临床诊疗实践[M].开封:河南大学出版社,2020.

[17] 谭国军.儿科常见疾病临床诊治要点[M].长春:吉林科学技术出版社,2019.

[18] 温杨.儿科常见感染性疾病循证释疑[M].成都:四川大学出版社,2021.

[19] 李倩.临床儿科常见病诊疗精要[M].北京:中国纺织出版社,2020.

[20] 梅梅.儿科学基础与诊疗要点[M].北京:中国纺织出版社,2021.

[21] 江载芳.实用小儿呼吸病学[M].北京:人民卫生出版社,2020.

[22] 魏淑英.儿科诊疗技术[M].长春:吉林科学技术出版社,2018.

[23] 张姣姣.实用儿科常见病临床诊疗[M].北京:科学技术文献出版社,2020.

[24] 孙勇.儿科疾病诊断与治疗[M].长春:吉林科学技术出版社,2019.

[25] 冯仕品.儿科常见病诊断与治疗[M].济南:山东大学出版社,2021.

[26] 张成红.实用临床儿科疾病诊疗常规[M].哈尔滨:黑龙江科学技术出版社,2020.

[27] 马德元.儿科疾病救治实践[M].长春:吉林科学技术出版社,2019.

[28] 王敏,杨丽霞,牛宛柯.儿科常见病诊断与治疗[M].北京/西安:世界图书出版公司,2021.

[29] 李冬梅.儿科疾病临床诊断与治疗规范[M].北京:科学技术文献出版社,2020.

[30] 周春,杨玲,赵洪春.儿科疾病临床治疗[M].南昌:江西科学技术出版社,2019.

[31] 郝德华.儿科常见病诊疗[M].长春:吉林科学技术出版社,2019.

[32] 于欣.实用儿科疾病诊治基础与进展[M].天津:天津科学技术出版社,2019.

[33] 林晓燕.儿科诊疗技术[M].长春:吉林科学技术出版社,2018.

[34] 万忆春.实用儿科疾病诊疗精要[M].长春:吉林科学技术出版社,2019.

[35] 刘雅琳.新编儿科诊疗学[M].长春:吉林科学技术出版社,2018.

[36] 祁文静,苏雅洁,李龙.不同病因新生儿惊厥临床特征分析[J].现代临床医学,2021,47(1):25-28.

[37] 李蕾,卢园园,王倩倩,等.溴吡斯的明与可乐定联合激发试验对儿童生长激素缺乏症的诊断价值[J].中国医药科学,2022,12(12):139-142.

[38] 黄琴蓉,周炫孜,李建佑,等.口服巴氯芬治疗痉挛型脑性瘫痪患儿痉挛的临床疗效研究[J].中国康复医学杂志,2022,37(3):331-335.

[39] 黄小湖.探讨小儿反复呼吸道感染与营养性疾病的关系[J].中国医药指南,2019,17(35):33-34.

[40] 许宏荣,刘波,符生针,等.儿童肠套叠空气灌肠复位的辐射剂量研究[J].放射学实践,2022,37(9):1150-1154.